Evidence-based Midwifery

循证助产学

主编　黄丽华　翟巾帼　田金徽

中国科学技术出版社

·北京·

图书在版编目（CIP）数据

循证助产学 / 黄丽华, 翟巾帼, 田金徽主编. 北京 : 中国科学技术出版社, 2025. 5.
-- ISBN 978-7-5236-1189-0

Ⅰ. R717

中国国家版本馆 CIP 数据核字第 2024UY7608 号

策划编辑	刘　阳　黄维佳
责任编辑	张凤娇
装帧设计	佳木水轩
责任印制	徐　飞

出　　版	中国科学技术出版社
发　　行	中国科学技术出版社有限公司
地　　址	北京市海淀区中关村南大街 16 号
邮　　编	100081
发行电话	010-62173865
传　　真	010-62179148
网　　址	http://www.cspbooks.com.cn

开　　本	787mm×1092mm　1/16
字　　数	475 千字
印　　张	20
版　　次	2025 年 5 月第 1 版
印　　次	2025 年 5 月第 1 次印刷
印　　刷	北京博海升彩色印刷有限公司
书　　号	ISBN 978-7-5236-1189-0/R·3400
定　　价	118.00 元

编者名单

主　编　黄丽华　东莞市妇幼保健院

　　　　翟巾帼　南方医科大学

　　　　田金徽　兰州大学

副主编　刘　军　北京大学第一医院

　　　　吴艳妮　南方医科大学南方医院

　　　　罗太珍　广州医科大学附属第三医院

　　　　张　贤　郑州大学

　　　　段冬梅　东莞市妇幼保健院

　　　　向　洁　四川大学华西第二医院

　　　　蔡军红　深圳市宝安区妇幼保健院

编　者　（以姓氏笔画为序）

　　　　王　菘　南方医科大学南方医院

　　　　王　敏　川北医学院附属医院

　　　　王秀虹　广州医科大学附属妇女儿童医疗中心

　　　　邓彩霞　珠海市妇幼保健院

　　　　田金徽　兰州大学

　　　　兰群芳　广西医科大学第七附属医院（梧州市工人医院）

　　　　吕海荣　西安市人民医院（西安市第四医院）

　　　　向　洁　四川大学华西第二医院

　　　　刘　军　北京大学第一医院

　　　　刘　怡　四川大学华西第二医院

　　　　刘　静　广州医科大学附属第五医院

　　　　刘燕南　湖南医药学院

　　　　孙晓宁　广州中医药大学

　　　　杜昌宇　广州市妇女儿童医疗中心柳州医院

　　　　李　燕　昆明医科大学第一附属医院

　　　　李春兰　珠海市妇幼保健院

　　　　李晓璇　珠海市妇幼保健院

　　　　杨　蕊　首都医科大学

　　　　杨文婷　广东省中山市人民医院

　　　　杨雯茜　四川大学华西第二医院

杨智慧　南方医科大学

肖　霖　南方医科大学

肖裕红　深圳市罗湖区妇幼保健院

吴泽婷　汕头大学医学院第一附属医院

吴艳妮　南方医科大学南方医院

何　琳　德阳市人民医院

邹银婷　广东茂名健康职业学院

张　贤　郑州大学

张亚香　广东省第二人民医院

张燕艳　遵义医科大学附属医院

陈蜜蜂　荆门市人民医院

陈慧子　惠州市第二妇幼保健院

幸君萍　东莞市妇幼保健院

林秀峰　北京大学第一医院

罗太珍　广州医科大学附属第三医院

侍成栋　深圳市宝安区妇幼保健院

胡婷婷　广州市第一人民医院南沙医院

段冬梅　东莞市妇幼保健院

郭晶晶　广东省妇幼保健院

黄丽华　东莞市妇幼保健院

黄秋红　广西医科大学第二附属医院

梁洁贞　东莞市妇幼保健院

梁晓晖　中山市中医院

董胜雯　天津医科大学

蓝勤勤　梧州职业学院

蔡军红　深圳市宝安区妇幼保健院

蔡泽华　东莞市妇幼保健院

蔡诗琪　深圳市宝安区妇幼保健院

谭　星　南方医科大学

翟巾帼　南方医科大学

学术秘书　蓝勤勤　梧州职业学院

姚　峥　南方医科大学

冉雪荣　南方医科大学

王诗颖　南方医科大学

内容提要

为将最前沿的科学理论有效地用于指导助产实践，在助产学领域开展循证实践，实现助产专业的规范化、可持续化发展，编者将现代科学循证理论融入产前、产中、产后，采用个案形式进行分解和系统总结，以通俗易懂的科学循证理论诠释助产实践。全书共 17 章，全面、系统地阐述了循证助产实践的相关模式、循证助产实践的基本步骤、循证问题的提出、证据资源及检索方法、文献的严格评价、证据的特征与分级、系统评价、干预性或观察性研究的 Meta 分析、诊断性实验的系统评价和 Meta 分析、质性研究的系统评价和 Meta 整合、专家共识、专家经验类研究的系统评价、对系统评价的再评价、助产学临床实践指南的评价和应用、循证助产在临床实践中的应用、循证助产实践的自我评价、循证助产教学等，内容前沿、新颖、实用，有利于助产士及妇产科工作者在繁忙的学习工作中快速、准确地获取相关循证学知识，从而在临床中融会贯通。本书适合临床助产士、助产教育人员、助产学专业学生，以及女性健康相关职业人员阅读。

主编简介

黄丽华 主任护师，硕士研究生导师，香港护理及助产专科学院院士（助产士和护理及卫生管理），东莞市助产专科学科带头人，东莞市妇幼保健院办公室主任。中国妇幼保健协会助产士分会常务委员，广东省护士协会生育教育分会会长，广东省护理学会助产护理专业委员会副主任委员。从事助产、护理管理30年，以学科带头人创建了东莞市助产特色专科、东莞市临床护理重点专科，牵头创建广东省护理学会助产专科护士培训基地、欧盟护士协会 – 南方医科大学深圳临床医学院中德助产专科护士培训基地、广东省护士协会粤港助产专科护士培训基地、中国妇幼保健协会专科助产士培训基地，推动医院成功获批为广东医科大学助产本科"2+2"临床学院。获南粤好助产士、广东省母乳喂养名医护士团队工作室、专科护士发展领导力奖、东莞市四类特色人才等荣誉，荣获全国妇幼健康科学技术奖科技成果三等奖。主持科研项目5项、重大科普项目2项，国家级和省级继续教育项目10余项。主编著作6部，发表论文10余篇。

翟巾帼 助产学博士，英国邓迪大学博士后，南方医科大学助产学系党支书记，博士研究生导师，中德助产专科护士，香港护理及助产专科学院双院士，德州儿童医院TCH访问学者，JBI循证卫生保健中心核心成员，耶鲁大学全球母婴质量研究联盟拓展研究领导人，20余种中英文期刊审稿人。从事临床工作20余年，历任妇产科护士长、护理部副主任。大湾区助产士分会会长，负责大湾区助产专科学院，为国内院校培养的首位助产学博士。所在"助产学"专业2024中国大学软科排名第一（A+），为"全国唯一一所高校入选该专业的国家级一流专业建设点"。获全国高校教师教学大赛一等奖2次、省级比赛一等奖1次，获"岭南优秀助产士""广东最美助产士"称号。主持30余项国家、省级等研究项目，发表高质量中英文论文百余篇，主编教材8部，副主编/译、参编国内教材10余部，参编国外专著2部。

田金徽　教授，中国科学院近代物理研究所博士后，博士研究生导师，兰州大学基础医学院副院长，甘肃省循证医学重点实验室副主任，两门省级一流课程、医学人工智能微专业和循证医学微专业负责人。4个国家级学会副理事长/副主任委员，1个国家级学会常务理事长兼秘书长，13个国家级学会委员，3个省级学会副主任委员。获第九届甘肃青年科技奖、甘肃省高校青年教师成才奖、兰州大学隆基教学新秀奖、骨干奖和创新奖，入选2023年和2024年全球前2%顶尖科学家榜单。作为主要完成人的研究成果获国家教学成果二等奖1项，甘肃省教学成果一等奖1项，兰州大学教学成果一等奖3项，首届国家教材建设奖全国优秀教材二等奖1项，甘肃省科学技术进步一等奖1项、二等奖2项、三等奖1项，中国药学会科学技术一等奖、中华中医药学会科学技术奖一等奖各1项。以第一或通讯作者身份在 *Lancet*、*Lancet Microbe*、*JAMA Network Open* 等 SCI 期刊发表论文40余篇，在 CSCD 期刊发表论文40余篇。主编和副主编教材/论著4部和6部。

前 言

近年来，我国助产学高等教育蓬勃发展。助产学是一门关注孕产妇及新生儿安全和健康的重要学科，其发展历史悠久，老一辈助产士多凭临床实际工作经验、沿袭"师带徒"的教育方法，传承助产知识和技能。随着循证实践的理念和科学方法在国内外卫生保健领域的不断普及和深入影响，循证助产理念也在助产领域生根发芽。在助产学领域开展循证实践，对降低孕产妇和新生儿死亡率、提高自然分娩率、提升生育健康水平具有不可替代的作用。

《中国妇女发展纲要（2021—2030 年）》指出，推进妇女健康事业发展，对提高全民健康素质、构建和谐社会、建设社会主义现代化强国具有重要意义。我们要深入推进健康中国建设，健全妇幼健康服务体系，保障母婴安全，不断提高妇女儿童身体健康、心理健康和社会适应良好状态。国家政策目标给新时期、新形势下的助产教育提出了新问题和新要求，如何培养适应行业特点、具有国际视角、符合国际标准的高级助产专科人才成为助产教育面临的新挑战和新任务。其中，循证助产实践能力作为高级助产专科人才的核心能力，对助产学专业发展尤为重要。

基于证据的助产实践（evidence-based midwifery practice，EBMP）可提高助产服务的专业性和服务质量。在繁忙的工作中，面对零散、碎片化的众多证据，助产从业人员常常困惑：如何高效地从海量信息中准确地筛选出证据，并将其应用于助产实践？循证助产可引导助产士在计划其护理活动过程中，审慎、明确、正确地将科研结论与其临床实践经验及孕产妇愿望相结合，全面获取证据，实施最优化决策。本书将现代科学循证理论融入产前、产中、产后，采用个案形式进行分解，并做出系统总结，用最前沿的科学循证理论指导助产实践，具有科学性、新颖性和实用性。助产士在获取最佳证据、对证据的质量评价、效果评价等过程中，若能充分调动主观能动性，有助于全面培养助产士循证实践能力，以实现助产专业的规范化、可持续化发展。

本书的编写团队由临床专家、循证研究专家和高等教育教学专家组成。在编写过程中，我们参阅了大量临床指南、专家共识和国内外专著，广泛听取了循证研究专家、助产及妇幼保健相关专业人员的建议，力求教材内容科学、指导明确。本教材主要面向助产士、助产教育人员、助产学专业医学生，以及女性健康相关职业人员，希望能为他们提供循证实践参考。

因助产理论在我国循证医学的证据尚在发展中，新的理论和观点多源于国外，希望本书中的新理论与传统观念的碰撞能给读者带来更广阔的视野和多方位思考。本书筹备、编写近一年，讨论删修数十次，务求精准，如您发现不妥之处，敬请批评指正。

在此向各位编者及所有在本书出版过程中给予支持和帮助的人士表示诚挚的感谢！特别感谢兰州大学、四川大学、郑州大学编写团队对本书的大力支持！

翟巾帼

目 录

第1章 循证助产学概述

学习目标

1. 理解循证助产学的含义。
2. 掌握循证助产学的基本要素。

一、循证助产学的概念

近年来，助产科学迅猛发展，这对助产专业人员提出了更高的要求——将循证助产学（evidence-based midwifery，EBM）应用于助产实践。

循证助产学受循证医学的启发，倡导循证理念，解决助产实践中如何应用研究成果的问题，是助产科学循证助产实践的具体形式。循证助产学可定义为助产专业人员慎重、准确、明智地应用当前所能获得的最佳研究证据与孕产妇个人价值观相结合，为孕产妇进行围产期的干预做出科学决策的过程，应以最新、最佳的证据为基础。同时循证助产强调个性化干预原则，将带有普遍规律的最佳证据用于具体的助产实践时，应结合个体孕产妇的特点、主观意愿，以及具体的医疗环境和技术条件等。其目的在于不断地提高围产期干预质量和助产专业人才的素质，并促进助产学的发展，从而更有效地为孕产妇服务，保障母婴的健康安全。这与传统意义上经验助产模式有所不同。

循证助产与传统助产模式主要的区别在于，它所应用的证据采用科学的标准，进行严格的分析评价，并被确认是真实且有实际意义的。能够用于具体的助产实践的最佳科学证据，是随着科学证据的进步不断更新的，具有前沿性。同时，循证助产坚持以人为本的原则，使孕产妇在接受围产期干预的过程中，能充分地表达自己的价值取向和意愿，构建良好、和谐的互相、依从关系，从而使循证助产实践的科学决策得以实现并可望获得最佳的结局。

循证助产学不等于助产科学研究，助产科学研究是指创造最佳证据，为助产实践或循证助产提供"证据"资源。也就是说，先有助产科学研究成果，才有循证助产学的产生和发展，而循证助产是将现存的最佳证据应用于助产实践，去解决孕产妇目前存在的"问题"。

二、循证助产学的基本要素

循证助产要求某种医疗手段应该经过真实可信的临床试验研究，以证实其是否有效，其合理性是一个不争的事实；是引导有效、科学地开展临床助产决策的理念和方法。循证助产学的基本要素由四个方面组成，分别为：①所有可获得的来自研究的最佳证据（best available external evidence from systematic research）；②助产人员的专业判断（clinical expertise）；③孕产妇的需求和偏好（maternity preference）；④应用证据的情景（context）。循证助产实践强调四者的完美组合。现将循证助产学的基本要素分述如下。

（一）所有可获得的来自研究的最佳证据

2000 年，循证医学奠基人 David Sackett 等将临床证据定义为"以患者为研究对象的各种临床研究（包括病因、诊断、防治措施、预后经济学评价与研究等）所得到的结果和结论"。这一概念明确界定了证据是由临床研究得出的结论，但忽视了专家意见或临床经验的重要性。此后，Gordon Guyatt 等指出，"任何经验性的观察都可以构成潜在的证据，不论该证据是否被系统收集或不被系统收集。"这一定义将研究得出的结论、临床经验或专家意见都界定为证据。2005 年，加拿大卫生服务研究基金（Canadian Health Services Research Foundation）资助了一项研究，采用系统评价的方法将证据定义为"证据是最接近事实本身的一种信息，其形式取决于具体情况，方法恰当、高质量的研究结果是最佳证据。由于研究常常自相矛盾、不充分或不可用，其他的信息就成为研究的必要替代或补充"。这一定义明确了证据具有等级性的特点，不再将专家意见或临床经验排斥在证据之外。但证据收集的不同形式，决定了其因果论证强度，方法恰当、高质量的研究结果是最佳证据。

证据是指临床助产相关的研究，包括基础医学研究，特别是以孕产妇为研究对象的临床助产研究及其系统评价或 Meta 分析，如诊断试验（包括体格检查）的精确度和准确度、治疗、预防措施和康复的效果和安全性、预后指标的预测能力。如果助产士仅依靠自己的经验而忽视最佳、最新的研究证据，就可能将过时的，甚至有害的方法应用于孕产妇，给孕产妇造成严重的损害。

在循证助产中，证据指经过研究及临床应用后，证明有效、可信、能够有力地促进医疗或孕产妇结局向积极方向改变的方法和措施，经过严格评价的研究结果可成为证据。最佳证据指来自具有临床意义且设计严谨的研究结论，但不是所有的研究结论都可以成为循证助产的证据，证据需经过严格界定和筛选获得。对通过各种途径检索得到的助产研究结果，需应用临床流行病学的基本理论、临床研究的方法学，以及有关研究质量评价的标准去筛选最佳证据，即看其研究的设计是否科学合理、干预方法是否对患者有效、研究结果是否具有真实性，是否对提高助产卫生保健质量有利，并进行证据的汇总。只有经过认真分析和评价获得的最新、最真实可靠，而且有重要临床应用价值的研究证据，才是循证助产应该采纳的证据。

同时，应该注意到助产领域证据的多元性问题，卫生保健领域的问题是多种多样的，因此研究方法也是多种多样的，助产学科的人文性和科学性决定了助产研究既注重随机对照试验等量性研究资料的价值，又重视质性资料和叙述性研究的意义。当今的循证医疗严格强调随机对照试验的作用，这使在助产学科领域开展和应用循证实践（evidence-based practice，EBP）受到了挑战。根据助产学科的属性和特点，循证助产注重证据的多元性。因此，从助产学科的角度而言，选择文献纳入系统评价时除了考虑传统的定量设计研究的结果外（随机对照试验、非随机对照试验、队列研究、病例对照研究等定量设计的研究结果），行为科学和人文社会科学领域的行动研究和质性研究的设计也应作为文献，在系统评价时纳入分析，也可以成为证据的来源。

（二）助产人员的专业判断

专业判断指助产人员应用长期临床实践所获得的临床经验和技能，对孕产妇的诊断、疾病状态、干预措施的利弊及孕产妇的期望与价值观迅速做出判断的能力。优秀的助产士能够对不同孕产妇做出及时、有效、准确的处理。开展循证助产时，助产人员应能够敏感地察觉到实践中的问题，并将文献中的证据与临床实际问题实事求是地结合在一起，而不是单纯地生搬硬套，机械化地引入证据。这些都是解决循证助产问题的突破口。研究证据应用过程发现，大部分证据应用项目是由助产人员发现证据与现有的临床实践存在差距所驱动。在证据临床转化过程中，它们之间的相互作用体现在变革性和适应性两种应用形态上。在变革性应用过程中，现有临床证据与实践存在较大差距。在适应性应用过程中，最新证据和助产人员目前的专业判断在实施过程中相互补充。通过证据检索，看到目前临床实践与最新的证据存在差距，而专业判断则促进证据真正地结合临床情景，植根系统。只要在应用过程中尊重助产人员的投入，反映出临床系统的价值观和内在文化，证据仍然有可能逐渐内化为助产士新的实践经验。尤为重要的前提是，助产人员要有系统的临床知识、发现问题的敏感能力、缜密的思维、丰富的实践经验，以及熟练的实践技能。有丰富经验和熟练技能的助产人员往往能够应用其临床技能和以往的经验明确孕产妇的健康状况、所面临的问题、喜好和需求、干预活动的潜在益处等，为孕产妇和家庭提供所需要的信息，提供支持性、舒适的环境。

临床助产人员是实施循证助产的主体，因为对孕产妇的任何处理和对疾病的诊治都是通过助产人员去实施的，所以实践循证助产的助产士须具备两个条件：掌握临床流行病学理论和方法；善于应用临床经验。助产人员需要不断更新和丰富自己的技能和知识，将其与临床经验密切结合。其中，临床流行病学的基本理论和临床研究的方法学是实施循证助产的学术基础。

知识拓展

阴道分娩术前是否常规剃毛备皮的循证助产实践

在对孕产妇阴道分娩术前是否常规剃毛备皮的循证助产实践中，助产士凭借丰富的临床经验和对临床分娩问题的敏感性，能够发现孕产妇在传统的剃毛备皮过程中可能发生的不良反应，并敏锐地察觉改革现有常规剃毛备皮的必要性，同时联络医院的相关管理机构和研究机构，做出探索改革措施的决定。

在进行国内外关于术前常规剃毛备皮的相关证据收集过程中，助产士同时还必须具备搜寻和评价研究论文的知识和技巧能力，才能熟练地搜寻到国内外关于阴道分娩术前剃毛备皮的文献，尤其是相关领域的系统评价，并对文献的质量进行严格评价，筛选出高质量的证据。因此，助产士需要不断更新自身观念，丰富自己的知识、理论和技能，并将临床经验和个人技能密切结合，这是开展循证助产的重要前提。

（三）孕产妇的需求和偏好

孕产妇的需求和偏好指的是她们在怀孕、分娩和产后期间对于医疗护理、个人关怀和社会支持方面的期待和需求，包括生理、心理和社会方面。满足孕产妇的个性化关怀需求是孕产妇自然分娩的难点和原则，不仅要考虑孕产妇的个性化需求，还要兼顾孕产妇关怀需求的群体性，即助产人员应不断提升助产服务技术和人文关怀水平，同时也要根据孕产妇个性化的需求提供针对性的助产措施，如对于更看重专业性的孕产妇，助产人员要加强配合方式、分娩知识等的讲解；对于情感支持需求强烈的孕产妇，应该加强陪伴，及时肯定其积极行为，帮助其坚定分娩信心等；对缺乏自然分娩心理准备的孕产妇，助产人员更要有充分的耐心，及时回应其感受，肯定其进步，为其提供生活协助，反馈产程进展情况，帮助其坚定和建立分娩信心；对关注胎婴儿安全的孕产妇，应及时反馈胎婴儿的情况，减轻孕产妇焦虑不安的情绪；对于某些恪守风俗的孕产妇及家庭，考虑到违反风俗可能造成的巨大心理压力，应在不违反原则的情况下尽量满足。

任何先进的诊治手段，首先都必须得到孕产妇的接受和配合，才能取得最好的效果。循证助产应以孕产妇为中心，孕产妇的行为和个人特征影响着证据应用过程，与其相关的结局指标被认为是考量循证助产项目是否成功的标志。循证助产提倡助产士在重视孕产妇的诊断、治疗的同时，应力求进入孕产妇的内心世界，从孕产妇的角度出发，去了解怀孕的过程及感受，尤其是对怀孕的担心与恐惧感，怀孕对身心与机体功能的影响，对治疗方案、措施的期望和态度等。鼓励孕产妇参与临床助产决策是为了尊重孕产妇的权利，不同的孕产妇因对其自身怀孕的关心程度、对助产士给予诊治措施的期望值，以及对不良反应的耐受性等不同，最终的选择会有差别。因此，循证助产必须充分考虑孕产妇及其家庭的需求。证据能否应用在孕产妇身上解决孕产妇的问题，取决于是否考虑孕产妇本身的需求。孕产妇的愿望和需求是开展循证决策的核心。现代助产观强调为孕产妇提供人文的、个性化的助产。孕产妇的需求具有多样性，在怀孕的同一阶段，每位孕产妇的需求可能是不同的，任何先进的诊治手段首先必须得到孕产妇的接受和配合才能取得最好的效果。由于孕产妇的自身情况、对怀孕后的注意事项的了解程度、医疗保险、个人经历和价值观及家庭背景的不同等，孕产妇可能不会表达出有什么需求，也可能会向医务人员表达其各式各样的需求。循证助产是对助产人员工作方法和思维方式的挑战，利用自身丰富的临床经验和熟练的临床技能，助产人员可运用"循证实践"的方法分析孕产妇多种多样的需求，寻求满足其需求的最佳方式，而非一味"按常规行事"。因为所谓"常规"往往强调群体，注重习惯，而"循证"则以尽可能满足孕产妇个体的需求和利益为目的，遵循最科学的证据，必要时不惜打破常规。

助产人员、医生、孕产妇之间平等友好的合作关系与临床决策是否正确密切相关，同时也是成功实施循证助产的重要条件。由于多数高等级的证据通常来自发达国家的研究成果，助产专业人士可能会考虑证据临床转化时的可行性和文化兼容性等原因，从而考虑"裁剪"部分证据。由于孕产妇的偏好与文化背景和知识水平密切相关，孕产妇个体对证据的选择行为非助产人员所能代替，因此，为让孕产妇充分地参与证据应用，是否需要"裁剪"证据应考虑孕产妇的参与和意见，而不是以助产人员的单向判断为依据，所以强调在开展循证助产过程中，助产人员必须秉持着以孕产妇为中心的观念，具备关怀照护的人文素质和利他主义的精神，注重对孕产妇个体需求的评估和满意度。

（四）应用证据的情景

应用证据的临床情景指助产专业人员在临床实践中基于最新的科学研究证据来做出诊断、制订治疗计划和助产方案的过程。在面对患者的具体临床状况时，医护人员需要结合患者的个体特征、病史、症状表现等，将科学研究的证据与临床实践相结合，以提供最佳的医疗助产方式。在应用证据的临床情景中，助产专业人员首先需要了解最新的临床研究成果和指南，包括临床试验、药物疗效研究、治疗方案比较等方面的证据。然后，结合孕产妇的具体情况，如年龄、病史、并发症等，进行综合性评估，并在此基础上制订个性化的诊疗方案。通过应用证据的临床情景，助产专业人员可以更加科学、客观地进行诊断和治疗，提高助产服务的质量和安全性，同时也为孕产妇提供更加有效和个性化的助产。

证据的应用必须强调情境，在某一特定情境获得明显效果的研究结论并不一定适用所有的临床情境，这与该情境的医院条件、资源分布情况、孕产妇的经济承受能力、文化习俗和信仰等均有密切的关系。如当孕产妇在分娩过程中出现严重的疼痛时，助产士会根据孕产妇的宫缩频率、持续时间、胎心率等指标，结合临床证据和疼痛管理指南，对孕产妇的分娩进展进行持续监测和评估，以制订个性化的疼痛管理方案，包括使用镇痛药物、调整分娩体位、应用物理疗法等来减轻孕产妇的疼痛。助产士会根据最新的研究证据，权衡镇痛药物的效果和可能的风险，确保产妇能够在安全、舒适的环境中完成分娩。

从微观到中观及宏观，不同层面的情景因素可以对循证助产起到促进或阻碍的作用。证据应用可通过三条途径切入临床情景，即自外而内、自上而下、自下而上，反映不同的证据应用项目，助产士在不同的实践环境中的作用及工作侧重点也不同。其中，管理者和实践者身处证据应用的系统中，而学术机构的研究者来自临床系统外，所处位置决定了其看待问题的视角、对证据应用的策略和临床情景的分析的侧重点不同。因此，在开展循证助产过程中，除要考虑拟采纳证据的有效性和科学性外，还应考虑证据在什么临床情境下实施，以充分评估证据应用的可行性、适用性和是否具有临床意义。

第2章 循证助产实践的相关模式

学习目标

1. 掌握 JBI 循证卫生保健模式的四个步骤。

2. 了解知识转化科学与循证卫生保健的关系模式图相关知识。

3. 了解 Johns Hopkins 循证实践概念模式。

4. 能够运用循证助产相关实践模式解决临床问题。

5. 概述当前助产相关实践模式在临床的应用情况。

6. 以 JBI 循证卫生保健模式为例，理解循证实践模式在助产临床工作中的意义和应用过程。

7. 基于 JBI 等循证实践模式，将循证证据运用于助产实践工作中。

情景案例导入

近年来，随着围产医学的快速发展，剖宫产技术越来越成熟。剖宫产术前留置导尿管有利于暴露手术视野，降低膀胱和尿路损伤的风险，但导尿术是一项侵入性操作，延长导尿管留置时间可增加尿路感染、尿潴留及尿道疼痛的发生率，降低舒适体验。2019 年国际加速康复外科协会发布最新指南，指南中提出，对于不需要进行严格排尿评估的产妇，应在剖宫产术后立即拔除导尿管，而国内剖宫产术后导尿管常规留置时间为 24~48h，与指南建议差距较大。因此，某医院妇产科护士，主管护师，决定与领导沟通并申请在科室做相关文献解读以求达成共识。

请思考以下问题：

如果你是该护士，接下来会怎么做？

一、JBI 循证卫生保健模式

英国临床流行病学家 Cochrane 在"医疗卫生保健的疗效与效益"的卫生资源有限的阐述中提出循证卫生保健，强调卫生保健领域中的实践活动及卫生决策应基于被严格的科学方法证实的证据。1996 年，Sackett 等把循证实践定义为"卫生保健人员明确地、审慎地、正确地把最佳证据同临床经验相结合，考虑到患者意愿，做出符合患者需求的临床决策的过程"。为了促进循证卫生保健的发展，很多机构推出了循证实践模式，以引领循证实践活动的开展，如 ACESTAR 循证实践模式、Johns Hopkins 循证护理实践模式，其中澳大利亚乔安娜·布里格斯研究所（Joanna Briggs Institute，JBI）循证卫生保健中心提出的 JBI 循证卫生保健模式（JBI model of evidence-based healthcare）较早被引入国内，JBI 循证卫生保健模式由澳大利亚 Joanna Briggs 循证卫生保健中心 Alan Pearson 教授等于 2005 年提出，复旦大学 JBI 循证护理合作中心胡雁教授于 2009 年将其引入中国，作为指导中国护理人员开展循证护理实践的理论框架。目前，JBI 已在全球设立超过 70 家循证卫生保健分中心。随着循证卫生保健的发展及 JBI 过去十几年在全球循证实践活动的开展，为了更清晰地阐述循证卫生保健的核心概念，明确各概念之间的逻辑关系，JBI 采用引文分析（citation analysis）对 2005 年至 2015 年发表的引用 JBI 循证卫生保健模式的文献进行主题分析，并通过焦点组访谈，在 2016 年正式推出了更新的 JBI 循证卫生保健模式（图 2-1）。

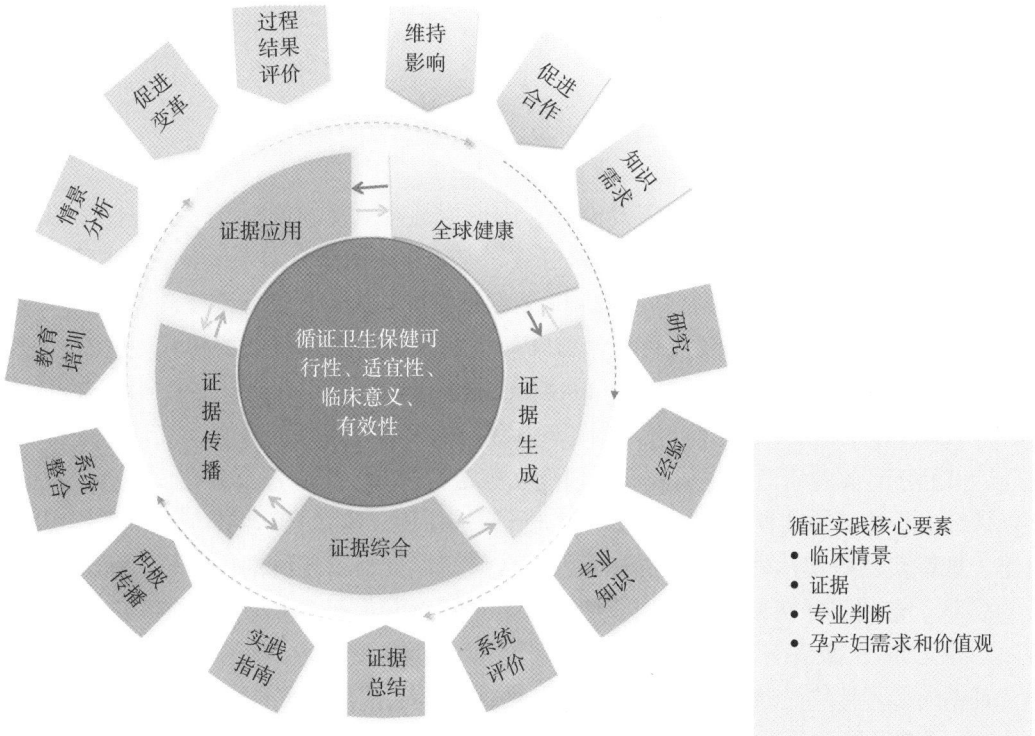

图 2-1　JBI 循证卫生保健模式

引自周英凤，胡雁，朱政，等，JBI 循证卫生保健模式的更新及发展［J］.护理学杂志，2017，32（3）：81-83.

新版 JBI 模式中心为循证卫生保健证据的四大属性：可行性（feasible）、适宜性（appropriate）、临床意义（meaningful）、有效性（effective），即 FAME 属性，更新后的 JBI 模式分别用红、橙、黄、绿、蓝、紫色代表不同组成部分，中心是循证卫生保健证据的四大属性，内圈由循证卫生保健宗旨全球健康，以及证据生成、证据综合、证据传播、证据应用四大步骤组成，为循证实践提供了概念性框架；外圈为内圈相对应的循证卫生保健宗旨及步骤提供实践方法。清晰表达循证实践的动态过程，新 JBI 模式中循证实践的步骤采用的是双向箭头，顺时针箭指明从证据生成、证据综合、证据传播、证据应用再到促进全球健康过程，逆时针箭方向代表循证实践动态、双向循环过程。

新 JBI 模式说明循证卫生保健过程与相关变量的逻辑关系，阐明循证实践是临床决策的过程，模式的核心内容为临床情景、最佳证据、患者价值观和需求，加上卫生保健人员的专业判断。新 JBI 模式循证实践的四个步骤包括：证据生成、证据传播、证据综合和证据应用。证据生成环节，JBI 模式坚持证据多元性观点，研究结论、公认论断都可作为证据来源，但需要通过严谨筛选和质量评价。证据综合环节包括三部分，即证据综合相关理论、质性和量性研究整合的方法学、系统评价，并推出证据等级系统，JBI 证据预分级和证据推荐级别系统（2014 版）是由澳大利亚 JBI 循证卫生保健中心制订的，用于对不同研究设计的证据进行预分级和推荐级别划分。该系统基于证据的属性即可行性、适宜性、临床意义和有效性，2014 版 JBI 干预性研究证据预分级将证据等级分为 1～5 级，推荐等级分为 A 级推荐（强推荐）与 B 级推荐（弱推荐），具体内容如下。

- 1 级：随机对照试验 / 实验性研究。
- 2 级：类试验研究。
- 3 级：观察性 – 分析性研究。
- 4 级：观察性 – 描述性研究。
- 5 级：专家意见 / 基础研究。

那么，在确定推荐等级时，需要充分考虑证据的有效性、可行性、适宜性和临床意义。其中，A 级推荐表示该证据具有较高强度，基于明确的研究结果，在临床实践中推荐广泛应用；B 级推荐则表示证据强度较弱，要根据具体临床情景进行权衡及决策。

JBI 证据预分级和推荐级别系统（2014 版）的优势：①体现证据多元性、有利于在推荐分级的评价、制订与评估（Grading of Recommendations，Assessment，Development，and Evaluation，GRADE）之前对不同设计类型和单项研究进行预分级；②快速进行文献定位，有利于证据检索时根据研究设计快速文献定位；③便于筛选及分类，有利于对单项文献研究进行快速筛选及分类，并进一步进行质量评价，建立 JBI 证据汇总、最佳实践信息册、推荐实践等实用性强的资源；④保留传统思路，保留传统的、按单项研究设计分级的思路，有利于开展教育及培训，使用者易于理解及应用；⑤适用范围广，容易结合 WHO GRADE 证据系统，保留原来按设计分类的证据类型描述，便于使用者掌握，同时强调证据的多元性特征和 FAME 属性，能广泛适用，可操作性强。

JBI 不但发展了证据质量评价工具，还提供了质性与量性研究系统评价的具体方案。证据传播环节，JBI 模式认为可通过周密计划，针对特定的目标人群，将证据用简洁易读的方式以最经济的形式通过培训、信息与教育将证据传播到相应的卫生保健机构和人员中。在证据应用环节，JBI 认为证据应用是实践创新过程，关注证据的导入对卫生系统、护理过程和护理结果的评价，并开发、推动证据应用的临床质量管理工具（临床证据实践应用系统）。

JBI 临床证据实践应用系统（practical application of clinical evidence system，PACES）是用于推动证据在临床实践中应用的工具。它为卫生保健机构人员提供了一种标准化的方法，帮助组织实施基于证据的实践变革与创新。PACES 包括以下 7 个主要步骤。

① 实践问题确定：明确要解决的临床问题或改进的领域。

② 证据收集：系统地检索和评估相关的研究证据，以确定最佳实践。

③ 现状评估：对目前的临床实践进行基线调查，了解实际情况及最佳实践的差距。

④ 行动计划的制订：根据证据及现状评估，制订具体的行动方案，包括变革的目标、策略和措施。

⑤ 变革实施：将行动计划付诸实践，在临床情境中实施创新的实践模式或改进措施。

⑥ 监测与评估：持续监测变革的实施过程及效果，评估实践改变情况。

⑦ 维持及推广：确保实践改进的持续性，将成功经验推广到其他领域及机构。

通过 PACES 系统的使用，使临床护理人员能更加系统地将研究证据应用到实践，提高临床护理质量与患者结局。该系统重点强调了多学科团队合作、持续质量改进和基于证据的决策，有利于推动临床实践的规范化和科学化发展。

需要注意的是，具体的 PACES 系统也许会因机构与实践环境的不同而有所改变。在实际运用中，也可根据具体情况进行适当的调整与定制。另外，培训及支持对于确保系统的有效性也是至关重要的。

（一）意义

JBI 循证卫生保健模式清晰阐明了循证实践的核心要素与步骤，并强调循证实践的过程是不断循环的，针对卫生保健实践中遇到的问题，需要获取证据，并对证据进行严谨地评价与综合，然后再传播到卫生保健机构人员中，促进证据在实践中的应用，以达到推进整体健康的宗旨。因此，JBI 循证卫生保健模式一推出，被迅速作为循证理论、方法和实践研究的指导性框架。

（二）核心要素

在 JBI 2005 年发布的模式中，循证实践的核心要素包含最佳证据、临床情景、患者的偏好及需求，以及卫生保健机构人员的专业判断，主要从证据的概念及循证卫生保健的内涵来界定。但循证实践成为临床决策的过程，卫生保健人员会更多地关注实践行为的有效性、可行性、适宜性及临床意义，且实践行为的四大属性与循证实践的每个部分都是密切相关的。因此，在新的 JBI 模式中，将循证卫生保健的可行性、适宜性、有效性和临床意义放在核心位置，并认为循证实践的核心要素决定了实践行为的四大属性，即目前已有的最佳证据、具体的临床情景、患者的偏好及需求、卫生保健机构人员的专业判断。

（三）宗旨

宗旨是通过循证实践，以促进全球健康（global health）的目标达成。考虑到宗旨对概念性框架的重要性，因此，在新的 JBI 模式中，将宗旨（全球健康）这部分移到了框架图的最顶端、中央位置，成为 JBI 模式的核心价值观。另外，在新的 JBI 模式中，对如何推进全球健康也进行了明确界定，包括了维持影响（sustainable impact）、促进合作（engagement）及知识需求（knowledge need）三个方面。JBI 模式指出，将证据应用到临床实践是非常具有挑战性的变革过程。因此，明确患者、医疗机构和卫生人员的需求，寻求全部利益目标人群的支持、参与和合作，促进证据应用和维持转化的成效，缩短研究与实践之间的差距，不断提升人群健康。

（四）阶段

新的 JBI 模式仍将循证实践分成四个阶段：证据生成、证据综合、证据传播、证据应用。

1. 证据生成 证据生成（evidence generation）阶段，与原模式相同，新的 JBI 模式仍秉承证据多元性观点，经验（experience）、研究（research）和专家共识（discourse）都可以作为证据的来源，所有证据都需要进行严谨的质量评价与筛选。但同原模式不一样的是，新的 JBI 模式认为，知识既可来自原始研究，又可来自二次研究，强调系统评价和原始研究在证据生成环节一样重要。此外，考虑到证据的 FAME 属性和整个模式的每个环节密切关联，因此，在新的 JBI 模式中，把证据的 FAME 属性从证据生成环节移到中间，成为循证实践的核心要素。

2. 证据综合　证据综合（evidence synthesis）阶段，JBI 原模式中证据综合包含理论、方法与系统评价三个部分，但是这三个部分并不是并列关系，理论与方法是开展系统评价的支撑条件。因此，新的 JBI 模式是基于证据综合的内涵（针对特定问题，对所有证据进行科学整合和严谨评价，以便于帮助卫生保健人员决策），证据综合包括系统评价（systematic review）、证据总结（evidence summary）及实践指南（clinical guideline）三个部分。源于研究设计不同，近年来系统评价不仅包括量性与质性研究的系统评价，还包含了经济学研究、诊断性研究、预后研究等系统评价，还有范围综述、系统评价再评价等，都是证据综合的重要形式。但源于系统评价局限于特定主题，因此，针对某个临床问题及某个专业领域问题的证据总结和临床指南，已成为证据综合的重要形式。

3. 证据传播　证据传播（evidence transfer）阶段，JBI 模式认为，应把证据通过多种形式传递到卫生保健机构人员手中，如期刊、电子媒介、培训等，以便于证据应用。因此，在原 JBI 模式中认定证据传播包括培训、信息及教育三个部分。而证据传播应是主动而非被动的过程，强调研究者与实践者的互动和参与，因此，新的 JBI 模式认为，证据传播包括积极传播（active dissemination）、教育培训（education programs）及系统整合（system integration）三个部分，强调可以通过周密的计划方案，针对特定的目标人群及临床情景，把证据转变成简洁易读、操作性强的形式，以最实惠的方式，将证据通过多种途径传播到卫生保健人员和机构中，使证据成为决策支持系统、政策制定及操作规范的有力依据。

4. 证据应用　证据应用（evidence implementation）阶段，证据应用旨在促使利益相关人群支持决策和质量持续改进，因此，新的 JBI 模式把证据应用从原来的 evidence etilization 更新为 evidence implementation，更强调证据应用是有目的、动态的实践变革过程，即关注证据导入对卫生系统、护理过程和护理结果的评价，又注重采用策略维持证据转化的成效。另外，原 JBI 模式认定证据应用的内容包括组织实践变革、引入证据和影响评价三个部分。新的 JBI 模式从证据应用的流程开始，根据英国 YORK 大学评论和传播中心中证据应用的观点，把证据应用的核心内容改为情景分析（context analysis）、促进变革（facilitation of practice change）及过程与结果评价（evaluation of process outcome）三个部分，强调了证据应用前应该对特定的情景进行分析，以明确促进和障碍因素，以便于采取有效的应对策略，推进实践变革，并通过过程与结果评价，巩固变革成效，针对新问题不断引入新证据，动态循环，推动质量持续改进。

循证实践的特点是环环相扣、持续推进的积极过程；提供一系列临床实践者可直接使用的循证实践工具及网络平台；提供丰富、有用的循证证据资源。循证实践也是一个持续、系统、多方参与的过程。实践者与研究者都需要预先思考循证实践的目标和临床情境、充分、准确地评估循证实践的促进因素与障碍因素，从而不断促进循证实践。

二、知识转化科学与循证卫生保健的关系模式图

随着全球信息化时代的到来，在医疗领域，知识转化科学的重要性日益凸显。美国医疗保健研究和质量署（Agency for Healthcare Research and Quality，AHRQ）在向美国国

会提交的一份报告中声明，其最终目标是将知识成果进行转化，提高研究成果、工具和科学知识的使用。这些知识可以在不同的实践环境、群体中，以及在不同的支付系统中发挥作用。总的来说，该机构旨在通过利用科学证据来改善医疗服务的质量和效果，即确保AHRQ的研究成果得到广泛传播，并随时准备用于日常医疗保健中。Pearson 和 Jordan 两位学者，基于这一背景，通过深入分析研究，结合 JBI 循证卫生保健模式，于 2012 年提出了一个创新的关系模式图（图 2-2），旨在阐明知识转化科学与循证卫生保健之间的关系，揭示了研究与实践之间普遍存在的距离，并具体指出了产生差异的两个主要方面。

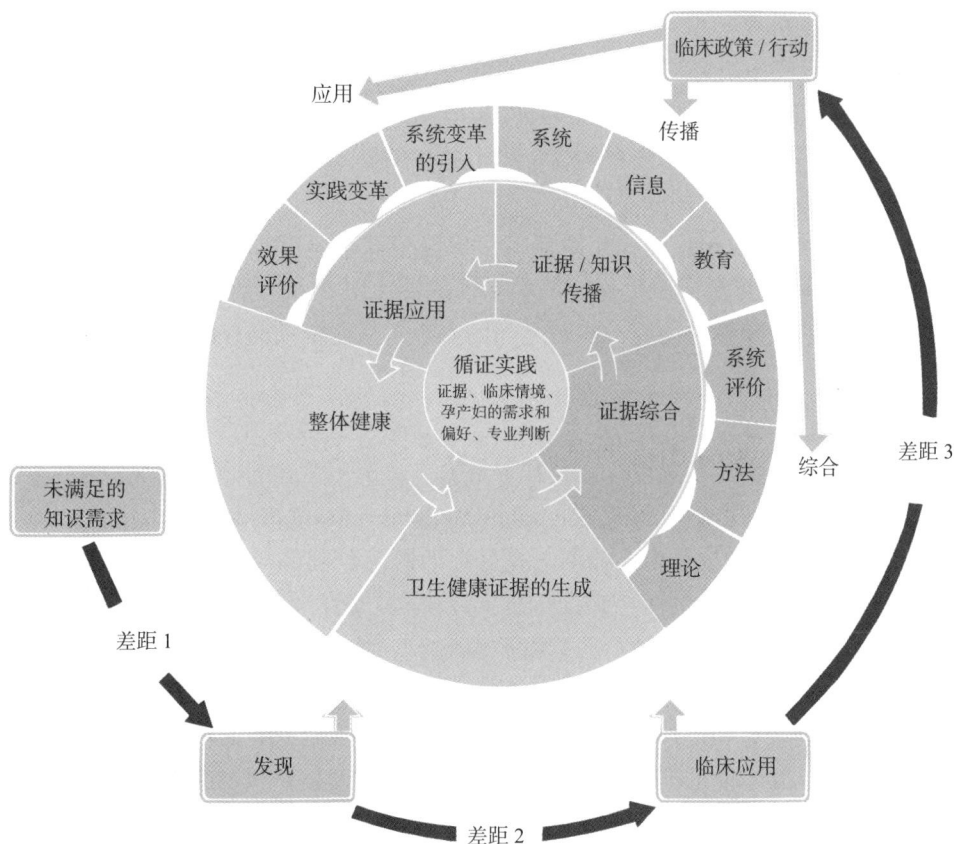

图 2-2 知识转化科学与循证卫生保健的关系模式

引自 A Pearson，Z Jordan，Z Munn. Translational Science and Evidence-Based Healthcare: A Clarification and Reconceptualization of How Knowledge Is Generated and Used in Healthcare [J]. Nursing Research and Practice，2012.

首先，新的临床干预措施与传统的临床实践方式之间存在显著的差异。这种差异不仅体现在治疗方法和技术上，还涉及医疗理念和患者卫生保健流程的更新。

其次，通过卫生技术评估来评价新的临床干预措施，并将其纳入日常卫生保健中，也存在一段难以逾越的距离。这通常涉及新技术的成本效益分析、安全性验证，以及长期效果的监测。

为了解决这些问题，Pearson 和 Jordan 强调了构建理论模型的必要性，以便缩短理论研究与实际应用之间的差距。他们特别指出了以下三类关键差距。

差距 1：知识的实际需求与知识的探索和研究工作之间的差距。这种差距体现在孕产妇、临床专业人员，以及社区、卫生机构和政府对知识的需求，与研究人员和科学家所进行的科研活动之间存在脱节。为解决这一差距可以采取一种综合性的研究项目选择方法，让进行研究的人员和研究的最终用户（如临床专业人员、孕产妇、社区和卫生机构等）之间进行积极协作。

差距 2：基础研究与临床应用研究之间的差距。这一差距表现在发现性研究（包括基础理论研究、流行病学研究、标杆研究）与临床应用研究（包括临床药物试验或其他临床应用研究）之间的分离。

差距 3：临床应用研究与临床实践之间的差距。这类差距有多种表现形式，包括知识转化（knowledge transformation，KT）与知识应用之间的距离。在知识转化研究领域，全球已经开展了众多工作，迫切需要构建一种汇总性的模式，以系统地整合研究过程的各个阶段。

为此，Pearson 和 Jordan 将 JBI 循证卫生保健模式与上述研究与实践的差距相结合，提出了知识转化科学与循证卫生保健的关系模式图（图 2-2）。在这一模式中，通过实施循证实践，可以有效地弥补研究与实践之间的差距，从而推动医疗服务质量的提升和患者护理结果的改善。

三、Johns Hopkins 循证护理实践模式

Johns Hopkins 循证护理实践模式（Johns Hopkins nursing evidence-based practice model and guidelines，JHNEBP）是由约翰斯·霍普金斯医院护理部与约翰斯·霍普金斯大学护理学院于 2007 年共同研发的一种循证护理实践模式，起初是为一线护理人员设计的临床决策模型，其目的主要是协助助产人员将护理临床、管理和教育领域的证据转化为实践策略。该模式把循证护理实践视为一个开放性系统，由 3 个基本要素构成模型的基本点，包括护理实践、护理教育和护理研究，并以最佳证据作为理论框架的核心元素，包括研究型和非研究型证据，对专业助产的各方面（护理实践、护理教育和护理研究）都起到了支持作用，受到内因和外因的共同影响。Johns Hopkins 循证护理实践模式流程分成 3 个阶段，分别为实践问题（practice question，P）、证据生成（evidence，E）和证据转化（translation，T），共包括 18 个步骤，即 PET 流程。

随着新科技的涌现和文档与病历电子化的转变，当今的助产人员更侧重于以完成任务为主的工作方式而忽略了思考的过程，只关注完成任务会阻碍助产人员对护理对象、内容、地点、时间及原因的反思。循证实践（evidence-based practice，EBP）不仅能够指引助产人员思考原因，也引导他们回答临床实践中的问题并做出护理决策。

（一）三大关键要素

护理实践、护理教育和护理研究构成一个三角形（图 2-3）。第一关键要素：护理实践，包括助产实践，是临床助产工作的基本组成部分，是将助产人员所掌握的知识转化成临床活动，反映了助产人员从知识到实践的转化。第二关键要素：护理教育，是助产人员构建专业理论知识和操作技能、维持能力水平、影响和改进其实践能力的重要途径。第三

图中文字：

护理实践

内因　　　　　　　　　　　　　　　　　外因

文化环境　　　　　　　　　　　　　　　认证机构
设备和物资　　　　　　　　　　　　　　合法性
人员配置　　　　　　　　　　　　　　　质量评价
机构标准　　　　　　　　　　　　　　　规范和标准

研究性
实验性
类实验性
非实验性
质性研究

非研究性
专业经历
质量促进
财务资料
临床专长
孕产妇的偏好和需求

护理教育　　　　　　　　　　　　　　　护理研究

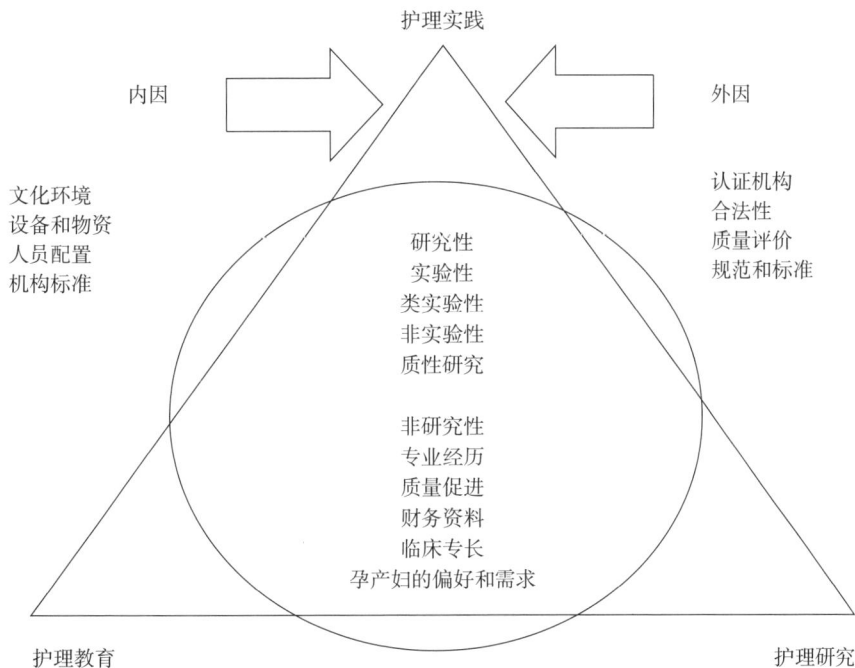

图 2-3　Johns Hopkins 循证护理实践模式

引自 Robin Newhouse，Sandra Dearholt，Stephanie Poe，et al. Johns Hopkins Nursing Evidence-Based Practice Model and Guidelines [M]. Indianapolis: Sigma Thea Tau Internatinal，2007.

关键要素：护理研究，助产士的批判性思维在指导临床决策的最佳证据方面尤为重要，能产生新的知识并基于科学证据推动临床实践的发展。Johns Hopkins 循证护理实践模式采用结构化的方法提高助产士在临床实践中提出问题和解决问题的能力，根据现有证据来评价并改进现行的临床护理实践，通过终身学习提高助产士专业技能和持续的胜任力。同时也要求助产研究以 EBP 作为理论指导，采用科学的方法来改善助产临床质量、助产体系和孕产妇的健康结局。

（二）核心

证据是 Johns Hopkins 循证护理实践模式的核心，分为研究型证据和非研究型证据。在证据转化阶段，首要考虑研究型证据。研究型证据解决特定环境下的特定问题，因此助产士人员应充分考虑研究类型、质量、结果是否能根植于当前的临床情景，以及实施改革的经济成本和风险等，研究能够提供最高级别的证据来引导助产实践的决策。而当研究型证据在临床中难以利用或数量有限时，可考虑非研究型证据，如临床指南、文献综述、国家和地方专业组织的建议、规范、质量项目、专家意见等。近几年来，随着越来越多的育龄女性主动参与到医疗卫生决策中，一些孕产妇偏好相关证据，如孕产妇访谈、孕产妇满意度和焦点小组等也构成了非研究型证据的来源。因此，临床助产人员应充分考虑具体的临床环境、孕产妇的价值观、信仰和偏好，协助并支持孕产妇做出正确的决策从而提高孕产妇依从性。

（三）内因和外因

Johns Hopkins 循证护理实践模式不仅受到证据的影响，同时还受内因和外因的影响。外因，包括认证机构、合法性、质量评价、规范和标准，用于确保组织实施各项临床实践和标准都是基于可靠证据；内因，包括文化环境、设备和物资、人员配置、机构标准。Newhouse 等进一步阐述组织机构创建支持循证实践环境的重要性，包括领导层建立 EBP 文化、不断提高实施 EBP 的能力、持续变革、克服各种障碍和阻力。一方面，组织需为高水平的助产研究和循证实践提供基础设施，包括增加基本设备，以及资源的有效分配；另一方面，领导者全力支持并参与循证实践项目的开展，对整个循证项目进行监督和持续变革，从而确保实践的正常进行。同时，Newhouse 等指出除机构自身的组织文化，病区或团队层面还存在着亚文化，两种文化能否有效协调将会影响临床决策。Johns Hopkins 循证护理实践模式对内外因素的细化使其在应用过程中更具有动态性和可操作性。

（四）3 个阶段

Johns Hopkins 循证护理实践模式流程，简称 PET 流程，分为 3 个阶段，其体现了从问题提出到应用的完整过程，为研究证据向实践的转化提供了明确且清晰的概念框架。

1. 实践问题　PET 流程的第一阶段，包括确定循证问题、界定问题范畴、分配职责、建立多学科团队、召开团队会议 5 个步骤。PET 第一步，基于临床情境提出具体的临床问题，并采用患者干预比较结果［研究对象（populationt）、干预措施（intervention）、对照（comparison）、结局（outcome），PICO］模式将问题结构化。同时界定问题范畴，明确具体的研究人群和利益相关者，建立多学科工作小组，并定期召开小组会议。本阶段的重点是在 PET 流程开始后尽早组建多学科团队，明确 EBP 团队的领导者。团队中至少应有一人负责与其他成员协商安排首次及后续的团队会议时间。领导者负责分配工作，监督工作进展，确保整个项目按计划进行。此外，领导者还应对 PET 流程充分了解，并在团队探讨 EBP 问题时提供帮助和相应的培训。

2. 证据生成　PET 流程的第二阶段是检索、评价并综合可获得的最佳证据。包括 5 个步骤：检索内外证据；评估证据；总结证据；对证据强度进行分级；做出推荐意见。在 Johns Hopkins 循证护理实践模式质量评价体系中，采用 I～V 级来划分证据强度，I 代表证据强度最强，而 V 强度最弱。质量评估根据等级高、中、低分别划分为 A、B、C 3 个级别。同时，Johns Hopkins 循证护理实践模式针对该阶段的各个步骤设计了专门的操作工具，包括"证据评估工具""单项证据总结工具"和"综合与建议工具"来帮助助产人员更规范、条理性地完成这一阶段工作。在证据阶段，团队要先明确证据的来源。全面检索文献资料是必不可少的一步，但也要搜寻其他类型的证据（如临床实践指南、专业机构发布的立场声明、质量改进和风险管理数据、专家意见、孕产妇偏好和助产士学会规范）。评判收集到的各个证据的强度和质量，总结单一证据后确定综合证据的发现、强度和质量。

3. 证据转化　转化包括研究型和非研究型证据的整合、实施、评估和宣传。PET 流程的第三个阶段共 8 个步骤：① EBP 团队分析证据转化的适宜性和可行性；②构建行动方案；③实施行动方案；④评估实施效果；⑤向决策制订者报告初步评估的结果；⑥确保决策制订者支持在机构内部实施所建议的改变；⑦明确后续行动；⑧成果交流。该阶段尤为重要的是，在组织的有力支持和资源有效分配下，通过团队培训、流程优化和使用评估工具等方式，以及对方案进行不断的评价、修订和验证，才能真正有效地实施变革，改善患者结局，以及提高患者的知识、信念和行为，实现系统的良性运转和循环发展。在 PET 流程的最后阶段，团队必须决定证据的强度和质量是否表明要改变当前的实践方式。如果决定需要做出改变，改变的实施往往是先以小型试行项目的形式开始进行。制订并监测试行项目的各项结果指标是关键的一步。如果结果达标，则团队应与机构的领导者合作，以更大的规模实施改变，并在机构内外宣传 EBP 项目的结果。

在当今的医疗服务中，助产人员出于多种原因需要在助产实践过程中应用 EBP。例如，越来越多的孕产妇要求医护人员提供更优质的护理，要求医院对孕产妇的治疗采取基于证据的干预措施。对助产服务质量展开的研究表明，助产人员时常缺乏将理论知识付诸实践的能力和安全恰当地使用新技术的能力。这些趋势将推动 EBP 在构建未来有效医疗服务系统中的应用。技术的持续快速发展使得临床助产人员要花更多的时间更新知识和技能，才能为孕产妇提供更有效的照护。EBP 不仅可以帮助助产人员使用新技术解决重要临床问题，还能帮助医疗服务机构选择更适用于机构自身和目标孕产妇的技术。

四、循证助产相关实践模式在临床中应用的案例

> **情景案例导入**
>
> 在全国分娩量跌破 1000 万关口，生育率持续下降的背景下，助产士面临重大挑战，建议扩大服务范围，提高服务质量。例如，在保障母婴安全的同时，更需要注重孕产妇感受、关注其分娩体验。第二、第三产程是正常分娩的重要步骤，需在此期间给予产妇更多基于循证的适宜技术及情感支持，将有利于改善就医感受，也响应了国家号召。
>
> **请思考以下问题：**
>
> 1. 当前背景下，与助产相关的哪些循证转化是有意义的？如何选择？
>
> 2. 在进行第二、第三产程护理的过程中，如何在实践中获取循证证据并运用理论模式概念框架指导证据在临床中的转化。

（一）当前助产相关实践模式在临床应用的情况

当前，国内外在助产领域的证据总结和证据转化的研究相对较少，目前的检索中发现有 JBI 循证卫生保健模式在循证助产实践过程中的运用。循证证据总结及证据的临床转化均作为理论框架模式和概念的支撑，结合临床最需要解决的问题进行转化，促进临床实践的改善和规范，达到持续改进临床助产质量的目的，最终为孕产妇提供最佳护理。现向大家演示基于 JBI 模式的临床转化案例，"借他山之石，琢己身之玉"，以思考循证助产实践是如何与临床工作相结合的。

【案例分析】

以冯嘉蕾等的《产妇正常分娩第二三产程护理的循证实践》循证助产相关实践模式为例。

1. 背景及意义 在撰写背景及意义部分时，要充分把循证证据和现实临床问题结合解释，研究的目的首先要明确且有临床现实意义。本案例中，作者陈述了第二、第三产程是正常分娩的重要步骤，但在过去的几十年里，一些未经证实就被广泛应用于第二、第三产程中的护理措施对产妇的妊娠结局，以及分娩体验产生诸多不良影响。而一些简单易行、可提升产妇分娩体验的措施却未在临床中得以实施，如延迟用力、情感支持、有效沟通等。在全球助产士相对短缺的状况下，产时一些过度护理措施增加了助产士的工作量，进一步加剧助产士短缺，从而影响助产服务质量。同时强调研究是应用循证的方法，总结并应用产妇正常分娩第二、第三产程护理方案的最佳证据并转化，从而达到提升助产服务质量，改善母婴结局的目的。

2. 理论模式概念框架 在进行循证证据总结和转化的过程中，需要阐述临床转化所依据的理论、模式或框架。现有的循证助产实践研究逐年增加，其中，使用较多的是 JBI 模式。该模式阐述了循证卫生保健的过程及相关变量之间的逻辑关系，认为循证实践是临床决策的过程，其核心内容包括最佳证据、临床情境、孕产妇的需求和偏好，以及卫生保健人员的专业判断。基于该模式，循证实践包括 4 个步骤，即证据生成、证据综合、证据传播及证据应用，强调循证实践是一个不断提升及改进的过程。

除了 JBI 模式外，复旦大学循证护理中心的"基于证据的持续质量改进模式图"、以整合式健康服务领域研究成果应用的行动促进（integrated promoting action on research implementation in health services，i-PARIHS）框架、Johans Hopkins 循证护理实践模式、知识转化模式（knowlege to action framework，KTA）、Lowa 循证实践模式等也可作为理论指导被运用于循证助产实践中，这些研究均以解决临床实践问题为出发点，对加快证据转化落地有积极作用。

3. 证据生成

(1) 确定循证护理问题：循证护理问题需要使用结构化原则（如 PIPOST）阐述研究问题，如研究对象、干预措施、实践人员、结局指标、研究情景、证据类型。不同理论模式概念框架和循证问题类型稍有不同。本案例中，按照 PIPOST 模式确定循证问题：P（population）为正常分娩的产妇；I（intervention）为正常分娩第二、第三产程护理、助产干预措施；P（professional）为助产士；O（outcome）为预期结局，包括建立和完善正常分娩产妇第二、第三产程各项护理措施及流程，提高助产士对正常分娩第二、第三产程护理措施的认知，产妇正常分娩率、会阴完整率提高，会阴侧切率、Ⅲ度及Ⅳ度裂伤发生率、意外分娩率、正常分娩后出血发生率下降；S（setting）为研究场所；T（type of evidence）为检索证据类型。

(2) 组建循证实践小组：循证实践小组由循证专家小组与审查小组组成，需要描述团队成员的专业背景、循证方法学基础、角色与分工。本案例中，循证专家小组包括 9 名成员，对职称、分工做了详细的描述。其中正高级职称 1 名，副高级职称 3 名，中级职称 5 名，主要参与检索、评价、总结最佳证据及整合审查指标。审查小组成员的选择要切实选择能确保转化质量的人员，且明确权责。本研究中审查小组包括4名成员，其中科护士长1名，负责项目的协调与护理质量审查；护士长1名，负责审查指标的落实；产房助产士2名，负责审查数据的收集与分析。

(3) 获取证据：呈现将要转化的证据来源、内容及等级，以及检索和筛选证据的方法学评价、适应性评价的过程和结果。

① 证据检索：选择本专业相关的国内外临床实践指南网站、妇产科专业学会网站及相关数据库等进行系统检索，确定中英文检索词。本案例中检索关于产妇正常分娩第二、第三产程护理措施的所有指南，确定纳入和排除标准。

② 证据汇总和指南的质量评价：采用临床指南评价体系Ⅱ（appraisal of guidelines for research and evaluation Ⅱ，AGREE Ⅱ）对指南的质量进行评价。根据FAME结构，对证据的可行性、适宜性、临床意义和有效性进行评价。采用JBI循证卫生保健中心证据分级及证据推荐级别系统，追溯证据参考的原始文献进行证据的等级划分，A为强推荐、B为弱推荐。本案例中，最终形成产妇正常分娩第二、第三产程的循证护理方案，包括9个方面，共20条最佳证据（表2-1）。

4. 循证护理方案的应用

(1) 研究对象：从实践者和患者/照护者两方面描述研究参与者的特征、招募方法和数量。本案例中，以产房的全部助产士作为研究对象，考察其对审查指标的执行情况；并分别选取某两个时段（均为期1个月）的正常分娩产妇各30名作为基线审查及第二轮后效评价审查的研究对象。确定产妇纳入和排除标准。

(2) 形成审查指标：对审查指标及证据的对应关系进行逐条的阐述，阐述审查的场所、方法、对象及时间。本案例中，在最佳证据的基础上，经过2轮相关利益人群讨论、循证专家裁决，最终确定25条审查指标（表2-2）。

(3) 证据应用前的基线审查：基线审查可以采用图表、文字等方法呈现审查的指标和审查的结果。本案例中，审查的过程指标有助产士对产妇正常分娩第二、第三产程护理措施的认知水平及对各项审查指标的执行率。审查的结局指标包括产妇正常分娩率、会阴完整率、会阴侧切率、Ⅲ度裂伤发生率、Ⅳ度裂伤发生率、意外分娩率、正常分娩产后出血发生率等。基线审查采用现场观察法、问卷调查法、文书记录查阅法、访谈法等收集数据，得出证据应用前的基线审查结果。

(4) 促进及障碍因素分析：可以引用循证实践模式或管理理论阐述促进及障碍因素的分析方法和结果。本案例中，选取基线审查结果中执行率＜50%的指标作为循证实践的重点。并针对这几项指标采用质性访谈的方法进行促进和障碍因素分析。访谈提纲根据"行动促进框架"编制，包括证据、证据实施时的组织环境和证据实施过程中的促进因素3个维度。分析访谈后审查小组提出促进因素为证据是基于循证研究的、新技术应用有益于产妇、管理者支持程度、助产士的积极性。障碍因素在系统层面为缺乏新技术的操作流程和政策面的支持；在实践者层面为助产士不知晓新技术具体操作，缺乏设施工具；在患者/照护者层面是产妇不了解新技术，不知道如何配合等。

(5) 循证实践变革措施：循证实践变革措施是依据促进及障碍因素来分别制订的，从系统层面、实践者层面、患者/照护者层面进行变革。

表 2-1　产妇正常分娩第二、第三产程循证护理方案的最佳证据总结

类　　别	证据汇总	推荐级别
人文支持	1. 助产士应告知产妇在低风险的情况下，妊娠、分娩和产后阶段是正常的生理过程，自然分娩是安全的	B
	2. 助产士提供的以产妇为中心的照护服务能够保护、促进并支持正常分娩	B
	3. 清晰的沟通和协作是提供优质母婴照护的基础	B
	4. 有效沟通，医护人员与产妇沟通应使用简单和易于对方接受的方式进行	B
	5. 为所有产妇提供的保健服务应维护其尊严、私密性和保密性，确保其免受伤害和避免错误治疗；产妇在产程中有知情权和选择权，并可得到持续的保健支持	B
	6. 在分娩前，向每位产妇提供基于循证的分娩镇痛相关信息，并讨论每种分娩镇痛方式的风险和益处	A
分娩陪伴	7. 所有产妇在产程中均可选择陪伴者	A
分娩体位	8. 告知产妇在分娩过程中采取直立体位的益处，鼓励其采用最舒适的姿势（无论是否使用硬膜外镇痛）	B
胎儿监测	9. 对于自然临产的健康产妇，不推荐进行持续的胎心监护	B
延迟用力	10. 鼓励产妇延迟用力，在胎儿监护正常、孕妇状态良好的情况下，如果胎先露部位于坐骨棘上 2cm 以上和（或）非枕前位时，且产妇没有迫切的用力意愿时，鼓励延迟用力	A
	11. 对于硬膜外镇痛的产妇，如果机构内有足够的资源延长第二产程观察时间，且能够及时评估和处理产程中的缺氧状态，则待产妇宫口开全后，推荐延迟 1~2h 或待其恢复向下用力的知觉后再指导其开始用力	B
会阴保护	12. 第二产程中，推荐根据产妇意愿和实际条件，采用减少会阴损伤和利于自然分娩的措施，包括会阴按摩、会阴热敷和会阴保护	B
	13. 对于阴道自然分娩的产妇，不推荐常规或无条件进行会阴侧切	B
宫底加压	14. 不建议在分娩时应用人工宫底加压加速分娩	B
预防产后	15. 建议对所有产妇在第三产程使用宫缩剂，以避免产后大出血	A
出血	16. 推荐使用缩宫素预防产后出血	A
	17. 推荐控制性牵拉脐带减少阴道出血量和缩短第三产程	A
	18. 对于已预防性使用缩宫素的产妇，不推荐为预防产后出血而采取持续性子宫按摩	B
	19. 没有缩宫素的医疗机构，推荐使用其他注射用宫缩剂或口服米索前列醇	A
延迟断脐	20. 无论何种分娩方式，对于不需要新生儿复苏的早产儿和足月儿，均鼓励延迟断脐≥60s	B

改编自冯嘉蕾，岳洁雅，陈飞，等.产妇正常分娩第二三产程护理的循证实践 [J].中华护理杂志，2020，55(12):7.

表 2-2 产妇正常分娩第二、第三产程循证护理方案的审查指标

序 号	审查指标	审查对象	审查方式
1	助产士向产妇进行宣教，产妇知晓妊娠、分娩和产后阶段是正常的生理过程	产妇（n=30）	访谈
2	助产士能在分娩前全面评估产妇的分娩需求	产妇（n=30）	查看分娩计划书
3	产妇在产程中提出的需求能得到满足	产妇（n=30）	访谈
4	助产士能与产妇进行顺畅的沟通，产妇理解助产士沟通的内容	产妇（n=30）	访谈
5	在沟通的基础上，产妇能配合助产士的工作（接生用力）	产妇（n=30）	现场观察
6	在进行操作前，助产士向产妇做好解释工作，做到知情同意（阴道检查/分娩镇痛）	产妇（n=30）	现场观察
7	助产士在进行护理操作过程中注意保护隐私（阴道检查）	产妇（n=30）	现场观察
8	由产妇自愿选择是否由家属陪伴分娩	产妇（n=30）	访谈、现场观察
9	低风险产妇，产程中采用间断性的胎心监测	产妇（n=30）	文书记录、现场观察
10	助产士知晓新产程标准	助产士（n=30）	问卷调查
11	分娩时不应用人工宫底加压加速分娩	产妇（n=30）	访谈、现场观察
12	无论是否使用硬膜外镇痛，助产士应鼓励产妇采用最舒适的姿势	产妇（n=30）	访谈、现场观察
13	有自由体位接生的流程	制度	文书记录
14	在胎儿监护正常、孕妇状态良好的情况下，如果胎先露部位位于坐骨棘上2cm以上和（或）非枕前位时，产妇没有迫切的用力意愿时助产士鼓励产妇延迟用力	产妇（n=30）	访谈、现场观察
15	使用硬膜外镇痛的产妇，推荐第二产程延迟1～2h或待产妇恢复向下用力的知觉后，再开始用力	产妇（n=30）	访谈、现场观察
16	有第二产程延迟用力的流程	流程	文书记录
17	在产妇知情同意的情况下，采用某些减少会阴损伤和利于自然分娩的措施，包括会阴热敷、会阴按摩和会阴保护	助产士（n=30）	访谈、现场观察
18	有会阴热敷和会阴按摩的流程	助产士（n=30）	文书记录
19	在有明确侧切指征的情况下进行会阴侧切	助产士（n=30）	文书记录
20	第三产程预防性使用宫缩剂	助产士（n=30）	现场观察
21	预防性使用缩宫素预防产后出血	助产士（n=30）	现场观察

（续表）

序　号	审查指标	审查对象	审查方式
22	使用控制性牵拉脐带减少出血及缩短第三产程	助产士（n=30）	现场观察
23	对于已预防性使用缩宫素的产妇，不采取持续性子宫按摩	助产士（n=30）	现场观察
24	对于不需要新生儿复苏的早产儿和足月儿，延迟断脐至少60s	产妇（n=30）	现场观察
25	正常分娩接生流程中含有晚断脐带的具体流程	流程	文书记录

引自冯嘉蕾，岳洁雅，陈飞，等.产妇正常分娩第二三产程护理的循证实践[J].中华护理杂志，2020，55(12):7.

① 系统层面：以循证为基础，制订新技术的标准化流程。根据最佳证据，参考系统综述及高质量的随机对照试验研究，结合审查小组的专家意见制订第二产程会阴按摩和会阴热敷流程。制订会阴条件评估表，列出会阴Ⅲ、Ⅳ度裂伤的危险因素。根据产妇第一产程宫口＞6cm时的会阴条件使用热敷、按摩技术。形成会阴按摩操作流程、会阴热敷操作流程，记录分娩结束后会阴保护措施及会阴完整情况。根据最佳证据，制订延迟用力的流程。

② 实践者层面：多项激励政策联合应用，鼓励助产士使用新技术。针对薄弱环节进行专题培训，建立考核机制。完善宣教资料及用物，便于临床应用。

③ 患者/照护者层面：产妇的分娩结局，由审查小组1名成员查阅科室每月分娩报表获得。

(6) 评价指标：从系统层面、实践者层面、患者/照护者层面描述评价指标。

① 系统层面：评价证据临床转化过程中，制度规范中的领导力、支持的科室环境及激励措施对于新技术的应用发挥着积极作用。本案例中，科室管理者鼓励新技术应用并提供硬件支持，通过领导力为新技术的应用营造出良好的科室氛围，通过多种激励机制的联合使用，提高助产士对于新技术应用的积极性，推动新技术在临床的顺利开展。

② 实践者层面：助产士对产妇正常分娩第二、第三产程护理措施的认知水平。助产士对审查指标的执行率。

③ 患者/照护者层面：产妇的分娩结局包括会阴完整率、会阴侧切率、Ⅲ度或Ⅳ度裂伤率、正常分娩率、意外分娩率、产后出血发生率。

(7) 使用统计学方法进行数据统计（略）。

(8) 结果与讨论：结果与讨论部分需要解释证据临床转化的方法、过程与结果之间的关系。同时因为证据转化和场景是高度依赖的，所以要解释证据转化在特定场景下对系统、实践者、患者/照护者的影响。解释实际结果与预期结果之间的差异和原因。本案例中，证据应用后，系统层面上，科室形成和完善了新技术标准化流程，从设施设备资源、领导力、组织文化方面都有改善并促进了证据的运用。实践者层面上，作为过程指标的助产士对产妇正常分娩第二、第三产程护理措施的认知水平、审查指标执行率均有提高，说明循证护理实践可以较好地指导助产士第二、第三产程临床护理工作，规范助产士的行为。患者 / 照护者层面上，产妇的分娩结局作为结局指标中，会阴完整率在证据应用后有显著提高，总体来说，研究最终达到了助产相关证据向临床转化的目的。

此外，讨论部分还需要阐述研究内部有效性方面的局限性，如设计、方法、测量、分析中存在的偏倚；同时阐述外部局限性，如研究对象数量、实践者循证知识掌握情况、设施设备资源、领导力、组织文化、可持续性等。并对后续研究提出建议。本案例中，描述了证据应用的局限性：结局指标不如预期的变化好，患者 / 照护者层面中的会阴侧切率、Ⅲ度或Ⅳ度裂伤率、正常分娩率、意外分娩率、产后出血发生率等指标有提高，但是差异无统计学意义；解释了本研究仅对执行率＜50% 的指标进行了变革，并没有把第二、第三产程全部指标纳入，如隐私保护、自由体位等方面，建议后期的研究可以完善该部分的内容；指出了本案例中样本量小的问题，建议进一步进行探讨。

【总结】

证据的临床转化是一个系统、复杂的变革过程，在过程中如何保障证据应用的科学性和安全性是证据应用的首要考虑问题。在本案例中，基于 JBI 循证卫生保健模式，严格按照循证护理问题结构化原则（如 PIPOST），通过检索产妇正常分娩第二、第三产程护理措施的指南，通过助产相关领域的专家小组总结最佳证据，并对指南的质量评价，最终从人文支持、分娩陪伴、分娩体位、胎儿监测、延迟用力、会阴保护、宫底加压、预防产后出血、延迟断脐 9 个方面进行证据汇总，保障了证据汇总和形成的科学性。

同时，结合临床情境、产妇意愿，通过分析促进、障碍因素制订改革措施和优化实践流程，最终促进证据向临床转化，体现了研究的实用性和专业性。证据转化存在对转化场所的高度依赖性，虽然有积极态度的助产士和其他产科护理工作者愿意尝试使用最佳证据于临床工作，但由于工作繁忙、缺乏行政管理支持和同事合议等原因，均影响助产士在临床环境中实施循证实践。因此，通过培训不断提高助产人员的循证意识和能力、优化人力资源、给予强有力的行政管理支持，可以弥合助产服务从证据到实践的差距，促进循证到临床的转化。

第3章　循证助产实践的基本步骤

学习目标

1. 能说出循证助产实践的基本步骤。
2. 能说出证据生成和证据综合的定义、步骤。
3. 能说出 JBI 证据临床应用模式的步骤。
4. 了解渥太华研究应用模式、PARIHS 框架、KTA 知识转化框架。
5. 了解证据传播的目的及意义。
6. 掌握循证助产实践的八个步骤。
7. 熟悉循证助产实践的实际应用。

情景案例导入

　　某进入产房实习的助产专业学生，在实习期间，她发现有些孕妇在产程中膀胱稍微充盈不能自解小便，部分老师会给予导尿帮助排空膀胱。她询问带教老师，产程中给予导尿，特别是多次导尿，会不会增加产后尿潴留的风险。

　　作为带教老师，请带领学生运用 JBI 证据临床应用模式制订循证实践方案，为学生解答产程中给予导尿是否会增加尿潴留的风险。

　　应用最佳证据指导临床实践是循证助产学的目的，那么该如何应用证据？证据又是如何产生的？本章详细介绍了循证助产实践的四个阶段，即证据生成、证据综合、证据传播、证据应用。

一、证据生成

　　循证卫生保健是一个从证据生成、证据综合、证据传播、证据应用到促进全球健康的主动、积极、动态、双向的循环过程。循证卫生保健应该在评估实践需求的基础上，秉持多元主义的哲学观，获取包括研究、经验、专家共识等在内的知识，以系统评价、证据总结及临床实践指南的形式评价、汇总某一特定主题相关的证据，借助教育培训、系统整合等方式推动证据在临床中的积极传播，在情境分析的基础上促进证据向实践转化的积极变革，通过过程及结果评价推动证据持续应用，维持变革的影响及促进利益关联者的密切合作，以达到促进全球健康这一目标，并成为下一轮循证实践的驱动力。

　　循证助产实践是临床助产决策的过程，其宗旨是通过循证助产实践，促进母婴健康。循证助产实践的基本要素，包括可获得的最佳证据、临床情景、孕产妇和母婴及其家属的需求和偏好，以及助产人员的专业判断。循证助产实践是一个系统的过程，主要涉及助产/护理组织、各级助产士。循证助产实践主要包括四个阶段和八个步骤。四个阶段为证据生成、证据综合、证据传播及证据应用。八个步骤包括：①明确问题；②系统的文献检索；③严格评价证据；④通过系统评价汇总证据；⑤传播证据；⑥引入证据；⑦应用证据；⑧评价证据应用后的效果。证据生成阶段主要包括两个步骤：①明确问题，明确助产临床实践中的问题，并将其特定化、结构化；②系统检索文献，根据所提出的助产临床实践问题进行系统的文献检索，以寻找证据。

循证助产实践四个阶段的第一阶段是证据生成，即证据的产生。证据可来源于研究结果、专家共识、专家临床经验、成熟的专业知识、逻辑演绎和推理等。设计严谨的研究，无论采用哪种方法论，其结果均比个人观点、经验报道更具有可信度。如果经过系统检索，尚无来自研究结果的证据时，其他类别的证据就代表了该领域现有的最佳证据。

JBI 循证卫生保健模式认为：证据来源是多样化的；助产专业人员对证据属性的理解是宽泛的；有效性是证据的重要属性之一；证据还需考察其可行性、适宜性、意义及有效性，即证据的 FAME 属性（feasibility，appropriate，meaningful and effective，FAME）。在证据生成阶段，JBI 循证卫生保健模式秉持证据的多元性特点，将研究、经验和专家共识作为证据的来源，但所有的文献资源均需要进行严格的质量评价和筛选。该模式同时认为，知识既可来自原始研究，又可来自二次研究，强调系统评价与原始研究在证据生成环节同等重要。例如，庄云婷等通过检索证据资源并获取孕妇下肢痉挛管理的相关证据，就是证据生成和证据综合的具体实践。该研究经过严格的文献检索、质量评价、证据提取和分级，最终共纳入 13 篇文献，包括 1 篇指南、4 篇临床决策、5 篇系统评价及3 篇随机对照试验。该研究系统检索了国内外相关指南网站、专业协会网站，以及Cochrane Library、PubMed、Embase、中国知网、中国生物医学文献数据库等数据库中关于孕妇下肢痉挛管理的指南、临床决策、证据总结、系统评价、专家共识和随机对照试验，检索时限为建库至 2021 年 12 月。

二、证据综合

证据综合即通过系统评价寻找并确立证据。证据综合阶段基于证据生成阶段继续开展下列两个步骤：①评价文献质量，严格评价纳入研究设计的科学性和严谨性、研究结果推广的可行性和适宜性，以及研究的临床意义，从而筛选出合适的研究；②汇总证据，对筛选后纳入的研究进行汇总，即对具有同质性的同类研究结果进行 Meta 分析，对不能进行Meta 分析的同类研究进行定性总结和分析。上述步骤即为进行系统评价的过程。

JBI 循证卫生保健模式认为，证据综合指在系统的文献检索、评价、筛选和综合的方法学指导下，构建系统评价、证据总结和实践指南。由于研究设计的不同，系统评价近年来不但包括量性和质性研究的系统评价，还涵盖了经济学研究、预后研究、诊断性研究等系统评价，以及范畴综述、系统评价再评价等，成为证据综合的重要形式。但由于系统评价仅局限于特定问题，因此，针对某一具体临床问题的证据总结，以及针对某一专科领域问题的临床实践指南，也成为证据综合的重要形式。

系统评价（systematic review，SR）也叫系统综述，是一种全新的文献综合方法，是指针对某一具体临床问题（如疾病的病因、诊断、治疗、预后、护理等），系统、全面地收集所有已发表或未发表的临床研究，采用临床流行病学严格评价文献的原则和方法，筛选出符合质量标准的文献，进行定性或定量合成，得出综合、可靠的结论。同时，随着新的临床研究结果的出现，系统评价还要及时更新，随时提供最新的知识和信息作为临床实践和研究的决策依据。

Cochrane 系统评价是指 Cochrane 协作网内的系统评价员按照统一工作手册（Cochrane reviewers' handbook），在相应 Cochrane 评价组编辑部的指导和帮助下完成并发表在 Cochrane 图书馆的系统评价。由于 Cochrane 协作网有严密的组织管理和质量控制系统，Cochrane 系统评价的制作过程严格遵循了 Cochrane 系统评价员手册，有固定的格式和内容要求，采用统一的系统评价软件（RevMan）录入和分析数据、撰写系统评价计划书和报告，评价结果发表后根据新的研究定期更新，有着完善的反馈和完善机制。因此，Cochrane 系统评价的质量通常比非 Cochrane 系统评价质量更高，被认为是评价干预措施效果的最佳证据资源。

目前，Cochrane 系统评价的结果已被许多国家作为卫生决策的参考依据。系统评价从方法学上可分为：随机对照试验的系统评价、非随机对照试验的系统评价、观察性研究的系统评价和诊断试验的系统评价等。不同类型的系统评价其制作过程都要经历从选题到设计研究方案，然后按照设计方案实施分析评价最终撰写成文的过程。但是，不同类型的系统评价在文献的检索策略、评价文献质量的方法、原始文献中数据的提取，以及统计分析等方面有一定的差别。

例如，庄云婷等通过检索证据资源并获取孕妇下肢痉挛管理的相关证据，就是证据生成和证据综合的具体实践。该研究经过严格的文献检索、质量评价、证据提取和分级，最终共纳入 13 篇文献，包括 1 篇指南、4 篇临床决策、5 篇系统评价及 3 篇随机对照试验。该研究由 2 名研究人员结合专家意见独立对纳入文献的相关内容进行提取与整合，由第 3 名研究人员核对，整合遵循如下原则：合并结果一致的数据；当不同来源的证据存在冲突时采取高证据质量优先、权威文献优先、循证结果优先的原则；所有证据采用 JBI 证据预分级及证据推荐级别（2014）分级，根据不同研究类型评定为 1~5 级，1 级为最高级别，5 级为最低级别。最终该研究总结出 24 条关于孕妇下肢痉挛管理的最佳证据，包括评估与诊断、风险因素、基本处理原则、急性处理、非药物干预和药物干预 6 个方面。该研究总结、形成了孕妇下肢痉挛的管理方案，包括评估与诊断要点、风险因素管理、干预措施等，为临床医护人员提供循证的参考依据。

三、证据传播

（一）循证助产证据传播的目的与意义

1. 证据传播的目的 在医疗领域中，循证实践正逐渐成为一种主导的医疗决策方式。而作为其重要分支，循证助产实践也将成为一种新的实践方式，以最佳的科学证据应用于产科学实践中，以此为基础进行医疗决策，以提供更安全、更有效的医疗服务。证据的传播对于循证助产至关重要。

而传播主体，是一切科学传播的基石。对于循证助产来说，证据传播的目的是将科学研究结果传达给需要这些信息的人。这意味着将最新的科学研究结果、临床实践指南和其他相关的最佳实践信息传达给医护人员、管理者、政策制定者、孕产妇等。然而，仅仅产生这些证据并不足够，如何将这些证据传播出去，使其在实践中发挥应有的作用，同样重要。传播循证助产证据是提高产科学实践质量的必要途径。通过传播循证助产证据，助产人员可以了解到最新的科学研究结果，从而更新他们的知识库，确保其决策是基于最佳的科学证据。

2. 证据传播的意义

(1) 帮助医护人员了解最新的医学知识，从而提高他们的临床决策能力。

(2) 传播最佳实践信息，有助于提高产科学实践的一致性，有助于减少医疗浪费，提高产科质量和安全性。由于缺乏统一的实践标准，不同医务人员可能会采用不同的方法来处理相同的情况。这不仅可能导致医疗资源的不必要浪费，还可能增加医疗错误的风险。通过传播和实践循证助产证据，医务人员可以共享最佳实践，从而提高整个助产系统的一致性和效率。

(3) 有助于提高孕产妇和公众对产科学的理解。公众对产科学的认识往往基于媒体报道或个人经验，而这些信息可能并不准确或全面。通过传播循证助产证据，我们可以向公众提供更准确、更全面的信息，帮助他们更好地理解产科学，从而做出更正确的健康决策。

传播循证助产证据对于提高产科学实践的质量、一致性和公众理解具有重要意义。

（二）循证助产证据如何有效传播

1. 由谁来传播 助产是综合性较强的学科，关系到母婴，医学领域涉及的学科较为广泛，医学强调权威性和科学性。目前医学发展迅速，各个学科精细化，因此传播内容的生成和制订建议是以医务人员，且以妇产科专业的医务人员为主，应具有丰富的助产临床经验工作者为宜，具体包括经验丰富的妇产科医生、助产士、妇产科主管护师及以上职称等。如指南的制订以医务人员和循证方法学人员等为主，证据的传播可以为多途径，如一个临床实践指南发布后，传播者可以是医务人员、孕产妇、媒体、出版社、政府部门等。

2. 证据传播的过程 传播并不仅仅是一个传递的过程，而是一个涉及证据的产生、评价、传播、应用和再评价的完整链条。在循证助产的背景下，这意味着从科研到实践的每一个环节都需要精心设计和实施。①证据的生成是这一链条的第一步。这需要研究者进行高质量的研究，以产生可靠的证据。不仅包括临床试验、观察性研究等传统的研究方法，也包括新兴的数据挖掘和人工智能等手段。②证据的评价，在这一步骤中，我们需要对所获得的证据进行严格的评价和筛选，以确定哪些证据是最佳的，可以用于指导实践。这需要依靠助产专业的评价人员和团队，他们应具备丰富的助产专业知识和助产相关的临床实践经验，能够准确判断证据的质量。③证据的传播，这并不仅仅是将证据发布出来，而是要确保医护人员能够理解、接受和应用这些证据。④证据的应用和再评价，在这一阶段，医护人员需要在实践中应用证据，并根据实际情况进行反馈和调整。同时，也需要对证据在当地情境的应用效果进行再评价。总的来说，循证助产证据的有效传播需要一个系统性的过程。从证据的产生、评价、传播到应用和再评价，每一个环节都需要精心设计和实施。如此，我们才能真正实现从科研到实践的转变，让更多的医务人员及孕产妇受益于循证助产实践。

3. 证据如何有效传播

(1) 制订传播策略：根据目标受众的特点，制订有针对性的传播策略，包括传播渠道、内容形式、推广计划等。确定受众目标，组织专业团队开会讨论，制订计划及流程，落实并执行，再跟踪观察，最后反馈总结。受众为孕产妇时可利用社交媒体，如微信公众号、教学 APP 等，也可以通过培训班、孕教学校、社区传播。

(2) 制作传播材料：如教科书、临床指南、科研课题、论文，以及科普视频、宣传册、海报、小品、动漫等。

(3) 传播渠道多样化

① 在线订阅或定期浏览，获取最新的循证助产证据医学专业网站、助产循证数字库、论坛和社交媒体平台。提高医护人员的信息检索、评价和应用能力，使其能够更加便捷地获取和使用循证助产证据。常见的数据库有 Cochrane Library、PubMed、UpToDate、Embase、Pubscholar、Web of Science、CINAHL、ClinicalKey 等英文数据库；中国生物医学文献数据库（SinoMed）、中国知网（CNKI）、万方（Wanfang data）和维普（VIP）、中汉电子图书、大医电子图书、中华医学期刊等中文数据库，以及临床指南发布网站 / 指南制订组织网站、权威的助产专业学会网站或循证机构及其发布的学术；继续医学教育（CME）等是获取科研证据的重要来源。此外，还有百度学术、中国大学慕课、外文医学信息资源检索平台等。应用辅助系统，如临床决策支持系统（Clinical Decision Support System，CDSS），CDSS 是一种基于计算机的辅助系统，可以为医护人员在临床决策时提供实时、个性化的支持。通过 CDSS，医护人员可以快速获取最新的研究证据和指南，并根据这些证据制订更加科学、有效的治疗方案。

② 教育培训：如制订指南，编写教科书，分享论文及科研成果，临床实践经验分享，参加学术会议、研讨会、培训课程、在线学习等。业余时医务人员与媒体机构合作，共同制作和发布科普文章、短视频等宣传资料；与相关政府部门合作，推动政策支持和实践推广。参加学术会议及多学科疑难病例讨论也是传播循证助产证据的重要途径。在日常工作中，遇到疑难复杂危重症孕产妇时，产科、麻醉科、新生儿科、内科、内分泌科、肿瘤科等不同专业的医护人员紧密合作，经过共同探讨，制订有针对性、安全的治疗方案，共同组织多学科团队协作，多学科团队协作也是一个重要的传播途径。共同制订和实施治疗方案，通过多学科团队协作，不同专业的医护人员可以相互学习和交流，共同提升循证助产的水平。每年国内外举办的各类产科会议、研讨会和培训班中，专家学者就最新的研究成果进行报告和交流。通过参加这些会议，医护人员可以了解最新的科研进展，与同行进行深入的讨论和交流，从而促进知识的传播和应用。定期组织相关的培训课程和研讨会，向产科医护人员传授循证实践的理念和方法。

(4) 监测与评估：为确保信息的有效传播，对传播效果进行定期监测和评估，以便及时调整传播策略，提高信息传递效率，如以下几种方式。

① 完善知识管理体系：建立和完善知识管理体系，整合各类循证助产证据资源，提高知识的系统性和可及性。将专业性强的循证助产证据转化为易于理解的语言和形式，以便于不同背景的受众均能有效获取。例如，可以采用图文并茂的宣传册、短视频等，降低知识获取的门槛。

② 鼓励临床实践创新，建立奖励机制：激励医护人员在临床实践中积极应用循证助产证据，开展科学研究和探索，推动产科医疗服务质量的持续改进。通过建立奖励机制，鼓励医护人员在临床实践中应用循证助产的理念和方法。同时，加强培训项目的设计与实

施，确保医护人员能够及时掌握最新的知识和技能。例如，设立优秀实践奖，对在循证助产方面取得突出成绩的单位和个人进行表彰；针对不同层次的医护人员设计个性化的培训课程，确保培训内容的针对性和实效性。

【小结】

循证助产证据传播的方式、途径及管理措施呈多样性。通过这些方式，我们可以将最新的研究成果和最佳实践证据快速、有效地传播给助产士、医生及其他需要的人群，帮助医务人员提升医疗技术、助产专业水平及产科质量；让群众了解并理解产科，孕产妇更容易参与并配合相关医疗，从而更好地保障母婴健康。未来，随着科技的发展和研究的深入，我们期待有更多的方式可以有效地传播和应用循证助产证据。

四、证据应用

传统护理方法指在没有系统性地应用科学证据的情况下，护理人员依赖个人经验、传统做法和直觉来提供护理服务。在助产领域，传统护理方法的应用较为广泛，如特定的分娩姿势、使用中草药缓解分娩疼痛、特定的产后护理习惯、新生儿特定的包裹方式等，这些做法往往基于经验、文化习俗或信仰，并无科学依据。虽然传统护理方法在过去的医疗实践中发挥了重要作用，但它也带来了一些影响。传统护理决策主要基于个人经验和习惯，可能导致不同护理人员的护理质量不一致、护理效果的不确定性，可能给患者带来潜在的风险，同时浪费了医疗资源。1989 年，一项震惊整个医学界的研究显示，在产科使用的 226 种方法中，疗效大于副作用的方法占 20%，有害或疗效可疑的方法占 30%，50% 的方法缺乏随机对照试验证据。该项研究启示，医学干预不能单纯依赖经验，应以证据为基础，并经过严格的科学评价。另外，20 世纪震惊医学界的一大悲剧——"反应停"事件警示我们，医疗专业人员和药品监管机构必须基于充分的科学证据来评估药物的安全性和有效性，医疗实践中必须始终遵循循证原则，确保患者安全和医疗质量。

当前，全球已有大量的证据资源，但证据转化却是一个缓慢的过程。研究指出，从原始研究的发表，到被纳入系统评价大概需要 6 年半的时间，而将整合后的证据应用于临床实践需要的时间则更长，大概需要 17 年。证据转化的滞后性导致有效的干预措施在临床实践中未被及时应用，或某些无效的干预措施被过度使用。证据转化是一个系统、复杂的变革过程，涉及循证实践的各个环节，需要概念框架或理论模式作为指导，以推动证据有效并符合伦理地转化，制订科学的变革策略及恰当的效果评价指标。

证据应用的几种常用模式

目前，常用的促进证据向临床转化的理论模式包括 JBI 证据临床应用模式、Ottawa 研究应用模式（Ottawa model of research use，OMRU）、促进研究应用的 PARIHS 框架（promoting action on research implementation in health service framework）、KTA 知识转化框架（knowledge to action framework，KTA）、基于证据的持续质量改进模式图等。许多护理及助产专业人员基于上述理论模式指导下将研究成果转化为临床实践，以提高服务质量和改善患者临床结局。

1. JBI 证据临床应用模式　JBI 证据临床应用模式由澳大利亚 JBI 循证卫生保健中心提出，在全球范围内被广泛应用于指导循证护理实践。该模式包括以下步骤：确定临床护理问题、组建证据应用项目小组、检索最佳实践证据、评价并汇总证据、制订审查指标及审查方法、开展基线审查、障碍及促进因素分析及制订对策、变革后审查及评价。该模式为循证实践提供了清晰的实施步骤，但针对障碍与促进因素分析这一非常关键的步骤未指明具体的实施方法。OMRU 由加拿大学者于 1998 年提出，该模式强调知识转化过程中的核心包括基于证据的变革、潜在采纳者、实践环境、干预措施、变革采纳和结果评价六大关键因素。OMRU 认为知识转化适用于不同层面变革的推动，包括个体、团队、机构、系统等，常用于指导分析证据转化过程中的障碍因素及促进因素。PARIHS 框架由英国学者于 1998 年提出，其核心观点认为循证实践行动的成功与否取决于证据水平及性质、证据应用的组织环境和证据转化为实践的促进措施三大核心元素，为卫生保健领域研究成果的转化和应用提供了三维矩阵概念框架，也常用于指导证据临床应用过程中的障碍与促进因素分析。通常，循证实践人员将 JBI 证据临床应用模式与 OMRU、PARIHS 框架等联合使用以指导证据临床应用。

例如，沈婷等联合采用 JBI 证据临床应用模式及 OMRU 制订了针对早产儿口腔运动干预的循证实践方案。该循证实践方案制订过程如下。①基于 PIPOST 模式构建循证护理问题。②建立证据应用项目小组（共 11 人，包括循证护理专家、科主任、护士长、护理人员）。③证据检索、评价及汇总。依据 6S 金字塔模型自上向下检索证据，对证据进行评价，提取并汇总证据，最后从早产儿口腔运动干预的有效性、干预对象、干预培训、干预前评估、干预方法、家长宣教 6 个方面总结了 12 条最佳证据。④制订审查指标。审查指标是临床质量改进的标准，也是评价实践活动是否有效的依据。审查指标的制订应基于现有的最佳证据，应有效、可信、可测量，且应涵盖结构、过程及结果指标。该证据应用项目小组基于 JBI 提出的 FAME 属性评价结果的基础上经过 2 轮讨论制订 13 条审查指标。⑤证据审查。项目组成员针对 13 条审查指标制订对应审查工具，在证据应用场所（新生儿科）进行临床现状审查，找出证据与实践之间的差距。⑥障碍因素分析，制订对策。基于基线审查结果，项目小组采用 OMRU 从"基础变革""潜在采纳者""实践环境"3 个元素对 13 条审查指标进行探讨，全面分析证据应用过程中的障碍和促进因素，通过多轮反复讨论拟定相应的对策，用于后续的实践变革。

2. 基于证据的持续质量改进模式图　基于证据的持续质量改进模式图由复旦大学 JBI 循证护理合作中心周英凤、胡雁等于 2017 年提出，是国内提出的本土化证据转化理论模式。它以持续质量管理 PDCA 循环原则作为指导，将持续质量改进的全过程分为 4 个阶段（证据获取、现状审查、证据引入和效果评价），阐述了针对临床实践中的问题，科学地检索及评价现有的证据，并制订基于证据的质量审查指标，通过现状审查，明确实践与证据之间的差距，通过对具体情境的障碍因素分析，构建针对性的策略，推动证据向实践转化，对证据应用后进行效果评价，明确证据应用对系统、实践者及患者的影响。其中，审查指标、障碍因素的分析是持续、动态的过程，对存在的问题转入下一个循环，以不断解决临床问题，推动临床护理质量持续改进。该模式将循证理念融入持续质量改进中，在国内应用较为普遍。

例如，闵辉等在基于证据的持续质量改进模式图的框架和 PDCA 循环模式的指导下，开展了一项提高分娩镇痛初产妇在第二产程中自主用力依从性的循证实践项目。该项目从证据获取、现况调查、证据引入到效果评价，根据证据应用后存在的问题进入下一个循环，不断促进据的临床应用效果，持续改进临床护理质量。项目实施过程如下：①确定循证问题，例如，如何将自主用力在分娩镇痛初产妇第二产程中的最佳证据应用于临床实践；②进行证据总结，包括证据检索、评价及汇总，最终纳入了10条最佳证据；③构建审查指标，证据应用小组基于纳入的10条最佳证据制订了6条质量审查指标；④现况调查，针对每一条审查指标分别确定合适的资料收集方法（如现场观察法、问卷调查法、访谈法等），按上述资料收集方法由证据应用小组对指标逐条进行质量审查，找出证据与临床实践现存的差距及问题；⑤证据引入的障碍因素分析及制订应对策略，采用头脑风暴法及鱼骨图分析，针对6条审查指标逐条从"人、法、物、时间"进行障碍因素分析，并根据障碍因素初步拟定可采取的行动；⑥证据应用后再次审查及效果评价，经过2周证据应用与实践变革，项目小组采用与现况基线审查同样的方法对指标逐条进行质量审查，逐步进行分析，发现在指标审查的过程中，针对其中4条审查指标资料收集的工具存在滞后和回顾资料的现象，故重新设计查检表，以确保审查指标的质量。然后再经过2周的证据应用与实践变革，项目小组采用更改过的审查方式对指标逐条进行质量审查，评价实施变革的效果。该项目发现，在第二产程中将分娩镇痛初产妇实施自主用力时机和方法的最佳证据进行临床应用，可显著降低产妇分娩的疲劳程度，改善其分娩体验和舒适度，从而促进自然分娩。

循证助产方法从安全性和有效性角度来看具有明显优势，能够确保孕产妇接受经过验证有效的助产服务，减少不必要的干预，保障母婴安全。各级医疗机构应加强对助产从业人员的循证实践培训，提升其证据转化能力，并营造证据转化的生态环境，促进证据应用落到实处。另外，虽然传统助产实践方法基于专业判断及临床经验，但在某些情况下（如提供心理支持、文化适应性照护等方面）也有其独特价值。因此，在助产实践中，我们可将传统知识和循证实践相结合，以满足孕产妇的全面需求，为其提供科学、个性化的医疗护理服务，以实现最佳的助产服务效果。

五、循证助产实践过程举例

情景案例导入

某硕士研究生，某医院产科助产士，勤奋好学，积极向上，善于思考，勤于动脑，在临床实践中对理论知识的实际应用尤其感兴趣。研究生学习期间学习过循证护理学和循证医学理论知识，对临床问题循证过程的理论知识熟记于心，可是怎么应用到自己本专业的工作中呢？空有理论知识，没有实践经验，其无从下手。于是决定与领导沟通并申请组织成立循证小组，在科室做一例循证助产实践项目。

请思考以下问题：

如何运用循证理论指导助产实践？

运用循证理论指导临床实践。本文将通过"预防孕妇下肢痉挛"这一案例，详细说明循证助产实践的过程。

第一步：问题的确立。下肢痉挛指腿部肌肉突然剧烈地不自主收缩，是孕妇常见的问题，发生率高达 30%～50%，多见于妊娠≥3 个月，其中近 2/3 的孕妇每周会出现 2 次以上的下肢痉挛，尤其是夜间。最常见的部位是小腿后部、大腿腘绳肌后部和大腿股四头肌前部。妊娠期下肢痉挛会对孕妇身心健康和母婴结局产生不良影响，如头疼、抑郁、睡眠障碍等；可间接导致分娩困难、胎儿缺氧和产后出血等，增加剖宫产率，威胁母婴安全。预防孕妇下肢痉挛的不良影响，采取相应措施对提高孕妇妊娠期生活质量有重要作用。因此，临床的问题是可以采取哪些措施有效预防孕妇下肢痉挛的发生、发展。依照 PIPOST 模式将临床问题结构化为循证问题。本案例中，P（population）为证据应用目标人群，即诊断为下肢痉挛或有预防下肢痉挛需求的孕妇；I（intervention）为干预方法，即妊娠期下肢痉挛的评估与诊断、风险因素、基本处理原则、急性处理、非药物干预、药物干预；P（professional）为专业人员，即临床医护人员；O（outcome）为结局，即妊娠期下肢痉挛的发生率、疼痛程度、睡眠质量；S（setting）为证据应用场所，即产科门诊、医院、社区或家庭；T（type of evidence）为证据类型，即临床决策、证据总结、指南、系统评价、专家共识、随机对照试验。

第二步：检索文献证据。按照金字塔"6S"证据模型，自上而下检索证据，若高级资源未能得到证据，则追溯到原始研究。以"leg cramp*/muscle cramp*/calf spasm/limb spasm""pregnan*/gestation/conception""prevention/management/guid*/evidence/eriteri*/consensus/standard"为英文检索词；以"下肢痉挛 / 腿部抽筋 / 小腿痉挛""妊娠 / 孕 *""指南 / 指导 / 预防 / 管理 / 护理 / 治疗"为中文检索词，检索数据库、指南网站及专业协会网站。中文数据库包括中国知网、维普数据库、万方数据库、中国生物医学文献数据库；英文数据库包括 BMJ 最佳临床实践、Cochrane Library JBI 循证卫生保健中心数据库。UpToDate、PubMed、Embase、Clinical Trial、Web of Science；指南网站，包括国际指南网（Guidelines International Network，GIN）、美国指南库（National Guideline Clearing house，NGC）、苏格兰校际指南网（Scottish Intercollegiate Guidelines Network，SIGN）、中国指南网；专业协会网站，包括美国妇产科医师协会（American College of Obstetricians and Gynecologists，ACOG）网站、加拿大妇产科医师协会（Society of Obstetricians and Gynecologists of Canada，SOGC）网站。

第三步：文献的纳入与排除标准。纳入标准：①研究对象为下肢痉挛的孕妇；②涉及妊娠期下肢痉挛管理的研究；③文献类型包括指南、系统评价临床决策证据总结、专家共识和随机对照试验；④语种为中文或英文。排除标准：①重复发表或有更新版本的文献；②文献翻译版本；③无法获得全文的文献。

第四步：对文献质量进行严格评价。指南采用临床指南评价体系 Ⅱ（AGREE Ⅱ）进行质量评价。量表分为范围和目的、参与人员、严谨性、清晰性、应用性和独立性 6 个领域，共 23 个条目。各个条目为 7 分制（1 分＝非常不同意，7 分＝非常同意），各领域得分＝［（各领域实际得分 － 理论最低分）/（各领域理论最高分 － 理论最低分）］×100%。根据各领域总分，选择推荐级别。系统评价采用系统评价的方法学质量评价工具（a measurement tool to assess systematic reviews，AMSTAR）进行独立评价，该量表共 11 个条目，每个选项根据"是""否""不清楚或未提及"计分。随机对照试验采用 JBI 循证中心系统工具进行评价，量表共10个条目，各个条目包括"是""否""不清楚"3个评价结果。临床决策追溯证据依据的原始文献，根据原始文献类型评价质量。

第五步：证据的提取、综合与评价。对纳入的研究进行分类、汇总、整合，整合遵循如下原则：合并结果一致的数据，当不同来源的证据存在冲突时采取高证据质量优先、权威文献优先、循证结果优先的原则。所有证据采用JBI证据预分级及证据推荐级别（2014）分级，根据不同研究类型评定为1～5级，1级为最高级别，5级为最低级别。

第六步：传播证据。将结果编撰成"孕妇下肢痉挛管理的最佳证据总结"或"孕妇下肢痉挛管理的最佳实践报告"，根据所在医院医护人员的特点、培训需求，设计教育培训项目，例如开展讲座、散发材料、应用多媒体等形式，将该最佳实践报告散发到产科医院和医院的产科医护人员中。

第七步：情景分析，引入证据。在对证据的真实性和相关性进行评价后，产科医院或医院的产科医务人员在临床工作质量控制小组的支持下组织建立循证助产小组，根据所在医院的条件，结合自身的临床经验和患者需求，评估上述证据中哪些证据可以应用到本医院孕妇下肢痉挛的预防。

第八步：应用证据，开展变革。循证小组达成集体共识，做出决定，引入相关内容，制订该医院产科的"预防孕妇下肢痉挛的工作流程"和"孕妇下肢痉挛管理质量评价标准"。用新的"预防孕妇下肢痉挛的工作流程"和"孕妇下肢痉挛管理质量评价标准"替代已有的流程和标准，开展预防孕妇下肢痉挛的管理实践，优化流程，并应用新标准进行质量管理。其间需要反复召开小组会议进行相关医务人员培训、孕妇和家属宣教，协调矛盾和解决问题，反馈结果。

第九步：评价证据实施结果。通过严格的质量管理程序，动态随访实施后相关医务人员的工作程序是否符合实践指南要求，孕妇下肢痉挛的发生率是否下降。

【小结】

实施循证助产实践应找到科学的研究证据，并根据科学证据进行临床决策和临床变革。通过系统的管理促进证据的应用，动态监测证据应用后的效果。在这一过程中，临床工作质量控制部门应关注实施某项干预措施时所处的具体情形，包括主流文化、孕产妇意愿、人际关系和领导方式、管理方法。同时通过相应的促进因素，改变医务人员的态度习惯、操作技能、思维方式和工作方法。

第 4 章　循证问题的提出

学习目标

1. 了解提出循证问题在助产实践中的重要性。

2. 掌握循证问题在助产实践中的来源。

3. 能够在助产实践中找出问题进行循证。

4. 掌握如何将临床实践问题转化为循证问题。

一、提出循证问题在助产实践中的重要性

在助产实践中，提出循证问题的重要性不言而喻。循证实践（EBP）强调基于科学证据进行决策，这一原则在助产领域同样适用。

提出循证问题在助产实践中的重要性，主要体现在以下几个方面。

1. 科学决策的基础　循证问题强调基于科学证据来制订助产实践中的决策。这有助于消除传统、直觉或非系统性经验可能带来的不合理或过时的做法，从而确保助产实践的科学性和有效性。

2. 提高助产质量　通过提出并解答循证问题，助产士和医生可以更加系统地了解分娩过程中可能遇到的问题，并找到最佳的处理方法。这有助于提高分娩的安全性，减少并发症的发生，提升母婴的健康水平。

3. 促进个性化护理　循证问题关注患者的个体差异和需求，促使助产实践更加个性化和精准。通过了解产妇的具体情况，助产士可以制订更加符合其需求的护理计划，提高护理效果，增强产妇的满意度。

4. 优化资源配置　循证问题的提出和解决有助于优化医疗资源的配置。通过评估不同助产方法和技术的效果，可以更加合理地分配人力、物力和财力资源，提高医疗服务的整体效率。

5. 推动专业发展　循证实践鼓励助产士和医生不断学习和更新知识，关注最新的研究成果和临床实践指南。这有助于推动助产专业的持续发展，提高助产士和医生的专业素养和综合能力。

6. 增强患者信任　通过基于科学证据的助产实践，可以增强产妇及其家属对医疗服务的信任。当产妇看到助产士和医生在决策过程中充分考虑了科学证据和自身需求时，她们会更加放心地配合医疗工作，从而提高分娩的顺利进行。

综上所述，提出循证问题在助产实践中具有重要意义，它不仅有助于提高助产质量和安全性，还可以推动助产专业的持续发展，增强患者信任。因此，在助产实践中应重视循证问题的提出和解决。

提供更多证据支持循证问题在助产实践中的重要性

1. 提高助产实践的科学性和有效性 循证护理强调以科学证据为基础，结合患者的具体情况和护士的临床经验，制订个性化的护理计划。这种方法避免了传统护理中可能存在的盲目性和主观性，提高了助产实践的科学性和有效性。多项研究证实，循证护理能够显著降低分娩过程中的并发症发生率，如产后出血、新生儿窒息等。例如，在肩难产的处理中，循证护理通过查阅最新的研究成果和临床实践指南，为助产士提供了科学、有效的处理方法，如屈曲大腿助产法、旋肩法等，这些方法能够显著降低肩难产导致的母婴并发症。

(1) 缩短产程时间：①多项研究表明，通过循证护理，助产士可以基于科学证据制订个性化的护理计划，这有助于缩短产妇的产程时间，如一项研究发现，接受循证护理产妇的总产程时间明显短于接受常规护理的产妇［循证护理组平均（6.88±2.58）h vs. 常规护理组平均（9.12±3.04）h，$P<0.05$］；②循证护理强调对产妇的生理和心理状态进行全面评估，从而采取最有效的护理措施，如合适的疼痛管理、体位调整和心理疏导等，有助于缩短产程。

(2) 减少产后出血量：①循证护理通过科学证据指导助产实践，有助于减少产后出血量。例如，一项研究显示，接受循证护理产妇的产后出血量明显少于接受常规护理的产妇［循证护理组平均（160.00±92.00）ml vs. 常规护理组平均（189.00±90.00）ml，$P<0.05$］。②循证护理强调对产后出血的高危因素进行识别和预防，如合理使用宫缩剂、加强产程监测等，这些措施有助于降低产后出血的风险。

(3) 提高新生儿健康水平：循证护理不仅关注产妇的健康，也重视新生儿的健康。通过科学证据指导助产实践，循证护理有助于提高新生儿的 Apgar 评分，即新生儿出生后的健康状况评估。例如，一项研究发现，接受循证护理的产妇所生的新生儿 Apgar 评分明显优于接受常规护理的产妇所生的新生儿（$P<0.05$）。

(4) 降低剖宫产率：①循证护理鼓励自然分娩，并通过科学证据指导助产实践，以降低不必要的剖宫产率。例如，一项研究显示，接受循证护理产妇的剖宫产率明显低于接受常规护理的产妇（循证护理组 3.75% vs. 常规护理组 16.25%，$P<0.05$）。②循证护理强调对产妇进行充分的产前评估和教育，提供个性化的分娩计划和疼痛管理，以促进自然分娩的顺利进行。

2. 提升患者满意度

(1) 循证护理注重患者的个体差异和需求，通过个性化的护理计划和有效的沟通技巧，提高了患者的满意度。在助产实践中，循证护理能够帮助产妇在分娩过程中保持放松和稳定的心态，减少疼痛和焦虑感，从而提高其对医疗服务的满意度。

(2) 循证护理促进围产期护理质量的提升。通过不断的学习和更新知识，助产士能够掌握最新的研究成果和临床实践指南，为产妇提供更加科学、有效的护理服务。

3. 优化医疗资源配置 循证护理通过评估不同助产方法和技术的效果，有助于优化医疗资源的配置。在有限的医疗资源下，循证护理能够确保将资源分配给最需要、效果最显著的围产期护理措施上，从而提高医疗服务的整体效率。

例如，在分娩过程中，循证护理强调对产妇进行充分的产前评估和产程监测，及时发现并处理潜在的风险因素，这有助于减少不必要的医疗干预和资源浪费。

4. 促进助产专业的持续发展

(1) 循证助产鼓励助产专业人员不断学习和更新知识，关注最新的研究成果和临床实践指南。这种持续学习的态度有助于推动助产专业的持续发展，提高助产专业人员的专业素养和综合能力。

(2) 随着医疗技术的不断进步和孕产妇需求的不断提高，循证护理为助产实践提供了持续改进的动力和方向。通过不断地提出和解决循证问题，助产实践能够更加适应医疗环境的变化和患者需求的变化。

【小结】

循证问题在助产实践中的重要性体现在多个方面，包括缩短产程时间、减少产后出血量、提高新生儿健康水平、降低剖宫产率，以及提升患者满意度等。这些证据都支持了循证护理在助产实践中的应用价值，并强调了基于科学证据制订围产期护理计划的重要性。循证问题在助产实践中的重要性不言而喻。它不仅提高了助产实践的科学性和有效性，优化了医疗资源的配置，还提升了患者满意度和护理质量，促进了助产专业的持续发展。因此，在助产实践中应充分重视循证问题的提出和解决。

二、循证问题在助产实践中的来源

情景案例导入

某女士，37 岁高龄初产妇，G_1P_0，孕 37 周，妊娠期糖尿病，因为缺乏经验产生焦虑，故来医院咨询。其担心分娩过程中的疼痛、可能的并发症，以及胎儿的安全，这些担忧促使其向助产士提出了一系列的问题，如分娩过程中如何减轻疼痛、如何确保胎儿在整个过程中的安全。助产士针对这些问题，结合临床经验并查阅国内外相关研究成果，为其提供科学、合理的解答和建议。例如，对于分娩过程中的疼痛问题，助产士向其介绍无痛分娩技术、拉玛泽呼吸法等缓解疼痛的方法；对于胎儿的安全问题，告知其胎儿监测的重要性及指导相关的监测方法。

请思考以下问题：

基于案例可以提出哪些循证问题？其问题来源在哪里？

在医学领域，特别是助产实践中，我们经常面临着一系列复杂的问题。循证医学的理念逐渐受到重视，它强调医疗决策应基于最新、经过严谨研究的证据。助产实践作为医疗领域中的一部分，也深受循证理念的影响。这些问题不仅关乎母婴的健康，更关乎生命的质量与延续。因此，我们需要一种科学的方法来处理这些问题。然而，我们需要理解，循证问题究竟是如何在助产实践中产生的？循证问题是指在助产实践中，根据临床经验和患者的具体状况，提出的需要通过证据来解决的实际问题。这些问题可能涉及产前护理及观察、产程管理、胎儿监测、产后护理等多个方面。如在产程管理中，我们可能会遇到如何优化产程以提高母婴安全的问题；在胎儿监测中，我们可能会关注如何准确判断胎儿的健康状况；在产后护理中，我们可能会思考如何降低产后出血的风险。接下来，我们来了解

这些循证问题在助产实践中是如何产生的。我们认识到，每名产妇和胎儿的情况都是独特的。因此，需要根据具体的临床情况和经验，提出针对性的问题。例如，针对高危妊娠的产妇，我们可以提出如何通过科学的管理方法降低母婴风险的问题。此外，随着医学技术的不断进步，新的诊疗技术和方法也不断涌现。因此，我们也需要根据新的医学研究进展，提出相应的问题。例如，近年来关于无创分娩的研究越来越多，我们就可以提出如何通过无创分娩降低分娩过程中母婴风险的问题。然而，在实践中，我们发现循证问题的来源多种多样，且对于助产实践的影响深远。我们需要明确什么是循证问题？循证问题指的是那些基于实践中的具体问题，经过系统评价和综合分析后得出的具有科学依据的问题。这些问题通常涉及疾病的诊断、治疗、预防和康复等多个方面。在助产实践中，循证问题主要体现在如何促进自然分娩、降低剖宫产率、促进产后体能康复、降低产后并发症、保证母婴健康、利用适宜助产技术确保母婴安全等方面。在医学领域中，循证实践已成为一种广泛应用的理念，它强调将最佳证据应用于临床决策。

在助产实践中，临床问题是最常见的循证问题来源。这些问题可能涉及产程管理、分娩方式选择、胎儿监测等方面。例如，在产程管理中，如何有效缩短产程、减少分娩并发症的发生是临床实践中亟待解决的问题。通过循证方法，可以系统地回顾和总结相关研究证据，为临床实践提供更为科学和可靠的依据。其中主要包含以下几种常见的分类。

（一）围产期

1. 产前诊断与筛查中的循证问题 产前诊断与筛查是助产实践中至关重要的环节，它旨在早期识别潜在的母婴健康问题，从而为后续干预提供依据。在此过程中，循证问题的来源主要包括以下几个方面。

(1) 诊断与筛查手段的选择：在众多的诊断与筛查手段中，如何选择最适合当前孕妇的检查方法，需要综合考虑有效性、安全性和成本效益等因素。

(2) 临界值的设定：临界值是判断母婴健康状况的重要依据，如何设定合理的临界值，既能保证诊断的准确性，又能避免过度干预，是亟待解决的循证问题。

2. 产程管理与干预中的循证问题 产程是孕妇分娩的重要阶段，产程管理与干预的合理性直接关系到母婴安全。在这一阶段，循证问题的来源主要包括以下几个方面。

(1) 产程监测手段的选择：如何根据孕妇的个体差异选择最合适的产程监测手段，以实时掌握产程进展情况，是产程管理中需要解决的循证问题。

(2) 干预时机的选择：针对产程中可能出现的问题，何时进行干预才能既避免对母婴造成不必要的伤害，又能确保母婴安全，是干预时机选择中需要考虑的重要循证问题。

3. 产后护理与康复中的循证问题 产后护理与康复是保障母婴健康、促进身体恢复的重要环节。在这一阶段，循证问题的来源主要包括以下内容。

(1) 产后护理方案的制订：如何根据产妇的个体差异制订个性化的护理方案，以满足其在心理、生理和社会等方面的需求，是产后护理中需要解决的循证问题。

(2) 产后康复措施的选择：如何选择安全有效的康复措施，帮助产妇尽快恢复身体健康和生育功能，避免并发症的发生，是产后康复中需要关注的循证问题。

在助产实践中，循证问题的来源广泛而复杂。从产前诊断与筛查、产程管理与干预到产后护理与康复，每个环节都存在着需要解决的循证问题。为了提高助产服务的质量和安全性，相关从业者应积极关注最新的研究成果和临床实践指南，不断更新知识体系，以便更好地解决这些循证问题。同时，未来的研究应致力于进一步明确循证问题在助产实践中的具体来源和影响机制，为制订更为精准的解决方案提供科学依据。

（二）在日常工作中

1. 临床经验的积累 – 孕产妇个体差异 临床经验的积累是循证问题的重要来源之一。在助产实践中，医护人员常常会遇到各种复杂的病例和特殊情况，通过对这些病例和情况的观察、分析和总结，可以提出一系列具有针对性的问题。这些问题往往是临床实践中最需要解决的问题，也是最具实际意义的问题。临床中患者之间存在个体差异，如年龄、种族、生理状况、遗传背景等，这些差异可能导致同样的治疗方案在不同患者身上产生不同的效果。因此，在助产实践中，需要针对患者的个体差异进行循证评估，以制订更为精准和个性化的治疗方案。在助产实践中，循证问题的重要性日益凸显。这些问题不仅涉及母婴的健康，还关乎医疗资源的合理利用与医疗质量的持续提升。

2. 临床决策中的疑问 助产士在为孕妇提供服务的过程中，时常面临临床决策的挑战。对于某些特定的情况或并发症，如胎儿生长受限或妊娠期糖尿病，即使具有丰富经验的助产士也难以单凭经验做出决策。此时，他们需要寻找最佳的证据来支持自己的决策，这类问题即属于临床决策中的疑问。

3. 实践与指南的不一致 在医疗领域，虽然已经有了较多公认的指南和标准，但在实际操作中，往往因为患者的个体差异、疾病的复杂性或资源的不均衡，导致实践与指南之间存在偏差。助产士在实践中遇到的这类问题，即属于实践与指南的不一致。

4. 新技术与旧知识的冲突 新技术的应用，随着医学的进步，新的技术和研究成果不断涌现。然而，并非所有的新技术都能立即应用于临床。有时，新知识与旧的实践之间存在冲突，助产士需要权衡两者之间的优劣，这类问题即属于新技术与旧知识的冲突。随着医学技术的不断发展，新的助产技术也不断涌现。这些新技术的应用是否安全、有效，需要经过严格的循证评估。例如，水中分娩技术在分娩镇痛中得到了应用，但其有效性、安全性对母婴结局的影响仍需进行循证评估。通过对新技术的循证评估，可以更好地了解其应用前景和潜在风险，为临床决策提供依据。

5. 患者及其家属的期望 在现代医疗环境中，患者及其家属对医疗服务的质量和效果有着更高的期望。他们可能对某些特定的治疗或护理措施有特殊的期望或疑虑。助产士在满足患者及其家属期望的过程中遇到的问题，属于患者及其家属的期望问题。

6. 跨学科合作中的问题 助产实践并非孤立存在，它需要与其他学科，如妇产科、内分泌科、肿瘤科、影像科、麻醉科、儿科、营养科等进行紧密合作。在这些跨学科的合作中，不同专业背景的医务人员可能会对某些问题产生不同的看法。助产士在协调这些差异时遇到的问题，属于跨学科合作中的问题。

7. 社会环境和伦理问题 在助产实践中，社会环境和伦理问题也是循证问题的重要来源。例如，在一些国家和地区，由于宗教信仰或文化背景的差异，一些助产技术在某些人群中可能受到限制或禁止。此外，在助产实践中，如何保护患者的隐私权、尊重患者的自主权等伦理问题也需要引起关注。通过对这些问题的循证研究，可以更好地平衡不同利益方的需求，促进助产实践的可持续发展。

循证问题在助产实践中具有广泛的来源。通过对这些问题的循证，可以更好地指导临床实践、提高医疗质量、保障母婴健康。循证问题的来源多样，在助产实践中，医护人员需要关注临床经验的积累、临床研究的进展、患者的需求和反馈，以及跨学科的合作与交流等方面。通过不断提出和解决循证问题，医生可以提高助产实践的水平，更好地服务于患者和母婴健康事业。一般情况下，我们提倡采用PICO的基本模式构建具体的循证问题。同时，根据不同问题的类型，可以对PICO的格式进行适当调整，如PECO［特定的人（population，P）、暴露因素（exposure，E）、对照（comparison，C）、结局（outcome，O）］、PIPOST［证据应用的目标人群（population，P）、干预措施（intervention，I）、应用证据的专业人员（population，P）、结局（outcomes，O）、证据应用场所（setting，S）、证据类型（type of evidence，T）］。为了提高助产服务的质量和安全性，助产士需要不断更新知识、提升循证思维能力，并积极寻找最佳证据支持临床实践。以确保母婴得到最优质的护理与服务，为构建和谐的医患关系奠定坚实基础。循证问题是助产实践中不可或缺的一部分。通过科学的方法解决这些问题，可以提高助产工作的效果和质量，为母婴健康提供更好的保障。为了提高助产服务的质量和安全性，相关从业者应积极关注最新的研究成果和临床实践指南，不断更新知识体系，以便更好地解决这些循证问题。同时，未来的研究应致力于进一步明确循证问题在助产实践中的具体来源和影响机制，为制订更为精准的解决方案提供科学依据。

三、如何提出一个好的助产循证问题

情景案例导入

某助产专业研究生，现任某医院产科助产士，积极向上、勤奋好学、善于思考，在临床实践中对理论知识的实际应用尤其感兴趣。研究生期间学习过循证护理学和循证医学理论知识，对临床问题循证过程的理论知识熟记于心，但其对如何将临床问题转化成循证问题，尤其是如何发现一个循证问题，又该如何提炼一个好的循证问题产生困惑，于是决定查阅相关循证书籍。

请思考以下问题：

该助产士该如何在助产实践中提炼一个有价值的循证问题？

首先，临床问题不是直接的循证问题，循证问题可以由临床问题经过提炼转化而来。

提出问题，不仅是查找证据的第一步，也是最重要的一步，而且提出一个好的、可回答的问题，本身就是循证实践的第一步。无论是作为研究者提供证据，还是作为用户使用证据均是如此。

提出一个好的助产循证问题，用可靠的方法回答问题有助于保障助产医学研究质量，有助于制订证据收集的策略，提高解决助产问题的能力。

一个好的助产问题的提出，应直接与目前的助产实践相关，并且措辞严谨便于寻找准确答案。一个好的助产问题的提出，是以丰富的理论知识和助产实践经验为基础的，是具备相关的医学科研方法学、社会心理学和较强责任心的专业助产人员，以最大限度服务于围生期女性、提高围生期照护质量为最终目的深入思考。善于观察和思考，有助于挖掘出一个好的助产问题。开展循证助产实践时，助产专业人员应该具备对专业问题的敏感性，这与丰富的助产经验和熟练的助产技能紧密相关。

循证问题常常来自于临床实践，然而，一个好的临床问题并不一定是一个好的循证问题。临床问题来源于临床实践、文献阅读和专业思考，而循证问题虽然来源于临床，但需要在临床问题的基础上进一步提炼，并使其具体化、结构化。

四、提出循证助产问题的实例分析

助产实践的问题一般主要涉及评估孕产妇围产期可能出现的状况，包括多种预防性、治疗性、干预措施有效性等问题，评估患者的预后情况，描述或解释某种现象或经历等。下面通过临床案例分析如何提出循证助产问题。

一位助产士观察到孕妇容易出现手部特殊性疼痛和麻木，这种现象常被诊断为腕管综合征。妊娠晚期女性，比其他非妊娠状态女性或妊娠早期女性发生腕管综合征的概率更高。这一现象引起了产科医务人员、患者，以及患者家属的关注。腕管综合征的发生使孕妇受到不必要的痛苦，而且长期受到腕管综合征负面影响的孕妇，更容易患抑郁症。因此，早期及时采取相应措施，管理腕管综合征非常重要。该助产士开始思考有什么方式可以预防腕管综合征的发生，但妊娠期女性处于特殊的生理状态，她选择的预防方式能否保障母胎安全仍缺乏证据支持，故决定先收集一些证据来支持这一想法。

该助产士着手查找预防腕管综合征的信息，先在中国知网上进行检索，通过输入关键词"腕管综合征"，截至编写时间检索到1311篇相关文献，然后在Medline上进行检索，通过输入"carpal tunnel syndrome"，检索到相关文献，有关于腕管综合征发生因素的，有关于腕管综合征发生率的，还有关于预防、评估、治疗等。由于文献过多，且很多文献是用不同语言发表的，很难找到与预防妊娠期腕管综合征直接相关的文献。这是文献检索范围过大的原因，需要限定检索条件来查找与该问题直接相关的文献。由此可知，如果文献检索范围太大，可能查找到很多文献，但其中一些文献与需要解决的问题没有直接的相关性。这时就需要限定检索范围。反之，如果检索范围过小，查找出的文献过少，也不利于全面收集真实有用的信息，这时可适当考虑设置范围较大的检索条件。

设计一个特异的检索策略首先需要对问题进行清晰的陈述，明确问题。在本案例中，主题是关于预防孕妇（而不是老年人或男性患者）腕管综合征的发生、发展。换言之，提炼出的循证问题为，如何对孕妇腕管综合征的发生、发展进行有效、科学的管理。将临床问题结合临床实践需求，转为循证问题。证据应用目标人群（P），被诊断为腕管综合征的孕妇；干预方法（I），妊娠期腕管综合征的评估与诊断、风险因素、基本处理原则、急性处理、非药物干预、药物干预等；专业人员（P），临床医护人员或社区预防保健部门医护人员；结局（O），妊娠期腕管综合征的发生率、疼痛程度、功能障碍、生活质量、孕妇对腕管综合征治疗的依从性等；证据应用场所（S），孕产服务相关机构；证据类型（T），指南、Meta分析、系统评价、证据总结、临床决策、专家共识、随机对照试验、队列研究。检索这些关键词就很容易找到与临床问题相关的信息。

此案例告诉我们，临床观察可能激发一个问题的产生，而将这个问题进行规范化、结构化、具体化处理，则是我们能够顺利进行循证助产护理的前提条件。循证助产问题可以来自临床实践，也可以来自知识激发的问题，如标准或指南中的问题、循证助产理念等。循证助产问题应该是规范化、具体化、结构化、易于回答的，依照 PIPOST 模式将临床问题转化为循证问题。此外，在提出循证助产问题时，应综合考虑到所提问题的可行性、创新性、临床意义和是否符合伦理标准等。

第5章 证据资源及检索方法

学习目标

1. 掌握助产证据资源的分类与来源。
2. 能够运用助产证据资源。
3. 能说出证据资源的检索步骤。
4. 能描述基本的检索方法和检索策略。
5. 能操作常用证据资源的检索方法。
6. 能运用常见的检索方法和策略完成证据资源的检索。
7. 具有严谨的工作作风、良好的心理素质和职业道德。

一、助产证据资源的分类与来源

情景案例导入

　　某三甲医院的产科部门正在更新其助产实践护理常规。为了确保护理常规的科学性和实用性，该部门组织了一个由多学科专家组成的团队，对现有的助产证据进行梳理和评价。该团队参考了多个权威专业组织发布的指南和专家共识，查阅了大量助产相关权威书籍及文献，同时还结合了本地医院的实际情况，制订出了符合本院特色的助产实践护理常规。

请思考以下问题：

该部门采用了哪几个类型的助产证据？

　　在医疗领域中，助产证据资源作为支持医疗决策、提升产科质量的重要依据，分类与来源对于保障母婴健康具有至关重要的意义。这些资源不仅有助于评估助产的工作质量，还能为他们的专业发展提供支撑。首先，文献检索既是获取最好证据的途径，又是开展循证助产的基础和关键。然而，循证助产证据资源永远离不开临床，证据资源的检索又可分为临床用证及科研创证检索。循证助产证据资源分类可参考以下内容。

循证医学证据的来源

1. 研究证据　原始研究与二次研究形成研究证据。二次研究是将某一主题相关的原始证据进行汇集筛选，包括系统评价（Meta 分析）、临床指南等为二次研究，二次加工统计分析的方法以森林图（forest plot）为主。2001 年，美国纽约州立大学医学中心（Medical Center of State University of New York）提出了"证据金字塔"（evidence pyramid）（图 5-1），清晰、易懂，且首次将动物研究和体外"试管"研究纳入证据分级系统，拓展了证据范畴。金字塔的顶端为系统评价和 Meta 分析。其证据质量以塔顶为最优质。

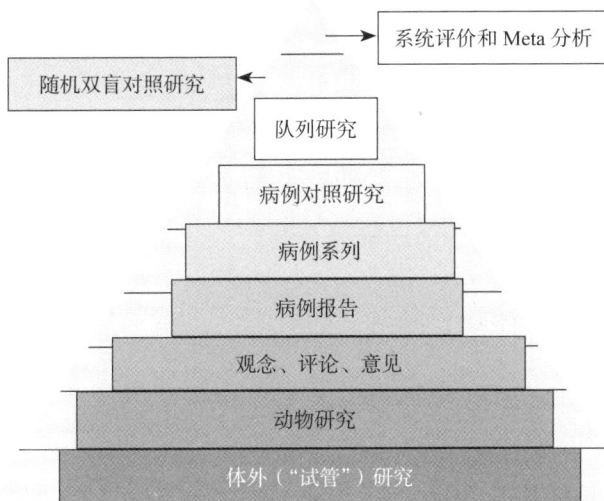

图 5-1　美国纽约州立大学医学中心"证据金字塔"（2001 年）

2. 非研究证据　非研究证据包含专家意见及个人经验，学术会议是交流和分享的平台，医护人员可以通过参加国际和国内的学术会议，了解最新的研究动态和趋势。

医学循证"6S"金字塔模型来源于加拿大医学信息学专家 Haynes R.B. 在 2001 年提出的循证医学资源分布的"4S"模型。随着循证实践的不断更新及深入探索和循证医学资源的不断丰富，该模型在 2006 年变为"5S"模型，到 2009 年更新至"6S"模型。在金字塔中的每个"S"代表 1 种资源类型，临床中如需检索可从上至下进行，从"6S"模型塔顶的计算机决策支持系统（system）开始，依次是证据综合（summary）、系统评价摘要（synopses of synthesis）、系统评价（synthesis）、原始研究的概要及评论（synopses of study），最后是原始研究（study）。"6S"中每一个"S"的含义及内容见图 5-2。

(1) 计算机决策支持系统（system）：该系统为循证医学证据资源最高等级，也可为最佳证据，国内较少，是指能够将患者的个体信息与研究证据相匹配的计算机决策支持系统。系统将电子病历中的临床特征与当前可获得的最好证据自动链接，为医务人员提供决策的信息，目前使用较多的计算机决策支持系统有 Best practice 和 UpToDate。

(2) 证据综合（summary）：可以理解为所有临床主题研究相关的总结及其相关技巧选择，其中涵盖循证医学临床实践指南和教科书。循证助产可检索循证助产相关专业书籍，如助产相关教科书、循证医学教科书、医学期刊、临床实践指南、助产相关专业网站。可提供参考的相关指南及数据库如下。

① 临床实践指南（clinical practice guideline，CPG）：以系统评价为依据经专家讨论后由专业学会制订、具有权威性、带有实践指导意义的证据，如国际妇产科联盟（International Federation of Gynecology and Obstetrics，FIGO）、美国妇产科医师学会（American College of Obstetricians and Gynecologists，ACOG）发布的《第一产程和第二产程管理指南》，中华医学会妇产科学分会组织编写的《正常分娩指南》《产后出血预防和治疗指南》，加拿大医学会临床实践指南，苏格兰校际指南网络（Scottish Intercollegiate Guidelines Network，SIGN），新西兰指南协作组，国际指南协作组，国际指南协作网

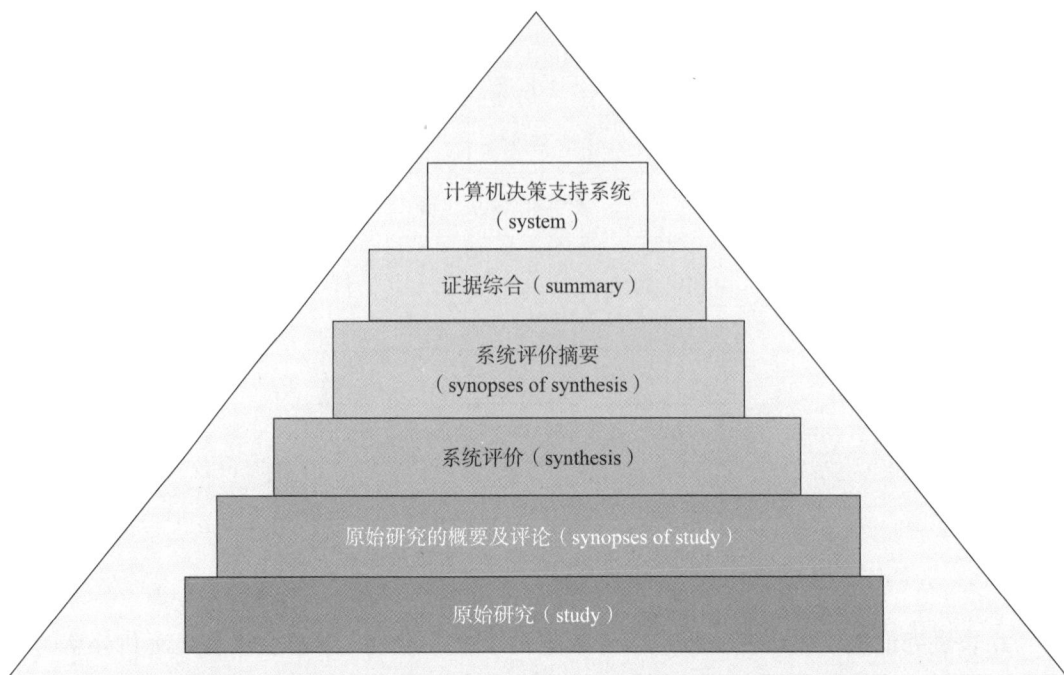

图 5-2　Haynes R.B. 等提出的 "6S" 证据资源金字塔模型（2009 年）

引自 DiCenso A, Bayley L, Haynes RB. Accessing pre-appraised evidence: fine-tuning the 5S model into a 6S model[J]. Evidence-Based Nursing, 2009, 12:99–101.

（Guidelines International Network，GIN），中国临床指南文库等。

② 循证助产相关数据库：BMJ（http://bestpractice.bmj.com/info/cn/）、NGC（www.guideline.gov）、JBI（http://joannabriggs.org/）、国际母乳喂养协会（Academy of Breastfeeding Medicine，ABM）（http://www.bfmed.org/）、北美母乳库协会（Human Milk Banking Association of North America）（www.hmbana.org）、加拿大安大略注册护士协会（Registered Nurses' Association of Ontario，RNAO）、英国国家卫生与临床优化研究所（National institute for Health and Care Excellence，NICE），以及循证护理多元集成型搜索引擎（SUMSearch 和 TRIP）、UpToDate、DynaMed、Clinical Evidence 等。助产实践的全球规范常用循证护理学信息网站包括英国 York 大学循证护理中心、澳大利亚 JBI 循证护理中心、加拿大安大略注册护士协会、复旦大学 Joanna Briggs 循证护理合作中心和 WHO 官网。

(3) 系统评价摘要（synopses of synthesis）：主要指证据摘要。对系统评价和原始研究的简要总结及专家对证据质量和证据结论的简要点评和推荐意见，通常表现形式是系统评价文摘库、护理期刊、临床实践指南解读、循证医学等，如 ACP Jounal Club、JBI evidence summary、Cochrane 效果评价文摘数据库（Cochrane Database of Abestracts of Reviews of Effects，DARE）、McMaster PLUS 和循证护理系列期刊等。

(4) 系统评价（synthesis）：主要以系统评价文献为主。发表在各期刊上的系统评价 Meta 分析（见 syntheses 中的循证系列期刊）。数据库中循证医学子数据库或模块包括 CDSR、PubMed（C1inical Queries 中的 "Systematic Review"；Limits 限定设置

"Article Types"下拉框中的"Review")、Embase（Embase.com 的 Limits 限定设置"Evidence Based medicine"下拉框中的"Coachrane Review""Ileta nalysis"和"Systematic Reviem"）、迈特思创数据库。

(5) 原始研究的概要及评论（synopses of study）：原始研究的概要及评论和系统评价均以原始研究为研究对象和基础，区别在于系统评价是对原始研究进行系统评价 Meta 分析，而原始研究的概要及评论是对原始研究进行阅读、整理归纳和分析，再结合自己的经验给出自己的观点，进行评论，即传统的文献综述。

(6) 原始研究(study)：数量最为庞大，又分为质性研究和量性研究，其质量参差不齐，质量等级可参考 1997 年 Howden 等把循证医学分为Ⅰ～Ⅳ级，其中，最佳证据为Ⅰ级或Ⅱ级证据。常用数据库包括 PubMed、Embase、ACP journal club、中国知网（CNKI）、万方数据、康奈尔医学指数（Cornell Medical Index，CMI）、中国生物医学文献数据库等。

为保障母婴安全，提高产科质量，通过对临床实践指南和系统评价的深入了解，以及对各类来源的全面把握，我们可以更好地利用助产证据资源，为临床决策提供科学依据。循环医学领域中证据分级评级系统中的评估、发展与评价的建议分级（grading of recommendations assessment，development，and evaluations，GRADE）也是一个至关重要的工具，可以善用它帮助临床医务人员和决策者对不同类型的证据进行质量评估和推荐强度判断。未来，随着医疗技术的不断发展，助产证据资源的内容和形式也将不断丰富和更新。因此，我们应持续关注国内外的研究进展，以便及时获取最新的知识和技能，提升我国助产服务的质量和安全性。

二、证据资源检索的基本步骤

情景案例导入

一位 28 岁的女性，怀孕 34 周，进行常规产前检查。她的生命体征、体检结果都是正常的。她担心与分娩有关的产后并发症，特别是尿失禁。在与朋友的交谈中，她了解到有些人接受了会阴侧切术，而有些人没有。你是一名助产士，她想听听你的指导，了解会阴侧切术是否可以防止产后尿失禁。对于经阴道分娩的产妇，实施会阴侧切术是否会降低产后尿失禁发生的风险？

请根据上述资料提出循证助产实践问题（以 PICOS 的格式），并制订基于 PubMed 的检索策略。

循证助产实践涉及的证据资源检索有两个目的。因为目的不同，对检索要求不同，所以助产士应首先明确检索目的后再进行检索。以"用证"为目的的检索是为了循证助产实践或证据转化而进行的文献检索。循证助产实践证据转化即助产士在临床中首先发现需要解决的助产实践问题，然后通过助产循证资源的查找获得高质量的助产循证证据，并将其通过转化过程应用到助产临床实践的过程。此种目的的检索强调查准率，便于临床助产士在短时间内检索到最佳证据。以"创证"为目的的检索是系统评价 /Meta 分析通过明确问题、检索文献、筛选文献、评价文献质量、收集资料及解释结果，最终产生证据的过程。

其在获取信息的途径与方法、数据库的选择与使用、不断完善检索策略的制订等方面更强调检索的系统、全面和无偏倚。制作系统评价应尽可能提高检索的查全率。

无论是"用证"的检索还是"创证"的检索，其检索基本步骤和基本检索方法大同小异，主要在数据库的选择和检索词的确定方面各具特点。两者的基本步骤都是先明确助产临床实践问题（或助产临床研究问题），选择（可能覆盖所研究临床问题）适当的数据库，确定恰当的检索词，制订检索策略并实施，最后评估检索结果是否回答了助产临床实践问题（助产临床研究问题）。若初次检索结果差强人意，则需调整检索策略，重新确定检索词，再次编制检索策略，直至检索结果满意为止。根据需求，进行定期更新。必要时，尚需进行手工检索。检索步骤如下。

1. 明确助产临床实践问题　当助产士在助产临床实践中提出一个具有临床意义的问题，并期望通过检索当前的最佳研究证据来帮助进行助产临床实践决策时，首先应对该助产临床实践问题进行分析，最常采用 PICOS 策略进行问题解析。一个好的循证助产实践问题应包括五个部分，即研究对象特征、干预措施、对照措施、临床结局和研究类型。本章情景案例为经阴道分娩的产妇提出实施会阴侧切术是否会降低产后尿失禁发生的风险，要回答这一问题，需要检索相关证据。首先需要将上述问题分解为 P（经阴道分娩的产妇）、I（会阴侧切术）、C（无侧切）、O（尿失禁）、S（随机对照试验或基于随机对照试验的系统评价）。

2. 选择可能覆盖所研究助产临床实践问题的数据库　以"用证"为目的的检索按照"6S"证据资源金字塔模型，应从最高的资源等级开始，即从计算机决策支持系统开始检索，然后依次为证据综合、系统评价摘要、系统评价、原始研究的概要及评论。如果仍不能得到所需要的证据，才需要检索原始研究。以"创证"为目的的文献检索的起始点则是原始文献，直接从原始研究的数据开始。另外，为了保证查全率，尚需检索会议论文数据库、学位论文数据库、灰色文献数据和线上数据库等。

3. 确定恰当的检索词　确定数据库后，需针对分解的助产临床实践问题选择恰当的检索词。检索词包括自由词（关键词）和主题词，列出一组与所提助产临床实践问题有关的词。例如，膀胱训练的检索词可以是 bladder train、bladder training、bladder retrain、bladder education 和 bladder re-education 等。关于试验方法学的检索词可以是 clinical trial、randomized 和 randomly，或 systematic review、meta-analysis 等。在检索实践中，由于助产临床实践问题（或助产临床研究问题）的主题内容在数据库中的检索用词中常标引得不够完善，或没有列入主题词表，为了提高检索质量和检索效率，在检索时需要同时运用主题词检索和关键词检索。若是"用证"，通常以 P 项和 I 项包含的重要特征词为检索词进行初次检索。若初次检索的结果数量较大，再将 C 项和 O 项中的需要特征词进一步地限定检索，提高查准率。若是"创证"制作系统评价或 Meta 分析，以上述 PICO 中的 P 项和 I 项包含的重要特征词为检索词进行初步检索，而各种不同的对照措施和结局指标通常不作为检索词使用。在初步检索文献量较大时，可同时将研究类型作为检索词进行限定。

4. 制订检索策略并实施　针对数据库的特点，以及所选助产临床实践问题的情况，制订检索策略。制订检索策略时需要确定检索的灵敏度和特异度，并根据对检索灵敏度和特异度的需求合理使用检索运算符。例如，对检索的灵敏度要求高时，可选择 OR 运算符来扩大检索范围，提高相关文献被检出的比例；对特异度要求高时，可选择 AND 或 NOT 运算符来缩小检索范围，排除非相关文献被检索出的比例，提高查准率。在检索过程中需根据检索目的的检索要求不断调整检索策略。

5. 评估检索结果是否回答了所提出的问题 根据提出的助产临床实践问题的性质，制订文献纳入、排除标准，将收集到的文献整理分析，筛选出符合标准的文献，并应用临床流行病学 / 循证医学的科学评价标准，评价研究证据。证据评价主要从证据的级别、真实性和适用性等方面进行，在此基础上选择最佳证据，为助产临床实践决策提供依据。

6. 定期更新 绝大多数循证资源所在的数据库或平台均支持定期更新的服务，通常以注册登记检索者 E-mail 提醒或 RSS 推送的方式实现，间隔的日期可由检索者自行选择，短则 1 周，便于检索者对检索进行及时的结果更新。

值得注意的是，由于某些期刊文献的电子版发表时间滞后于纸质版期刊，甚至少量期刊不被电子数据库收录，加之某些会议文献汇编及未能发表的灰色文献通过数据库检索也难以获全，在进行"创证"检索的过程中，需要进行手工检索。手工检索一般包括纳入文献的相关参考文献，与研究主题相关的会议文献汇编或期刊及灰色文献等。

三、基本的检索方法和检索策略

（一）基本的检索方法

检索词是表达信息需求和检索内容的基本单元。检索词的选择恰当与否直接影响检索效果。用于表达文献主题内容的词语是文献检索语言中的主题检索语言。主题检索语言应用较多的是主题词法和关键词法。

1. 主题词检索 主题词（subject heading）是规范术语，能较确切地表达文献的主题概念，能指引标引者使用相同的标准术语来描述同一主题概念。其主要有以下特点：①采用的词语有严格的规范。在主题词表中，可将多个相同概念、名词术语和同义词等用唯一的术语表达。②通过参照系统将非主题词变为主题词。③通过主题词表的树状结构或主题词等级索引（范畴表）等提示主题词之间的相互关系（如等同、包含、分支等）以便查找主题词。④通过主题词检索的组配规划，如主题词之间的交叉组配或主题词与副主题词的限定组配，使检索更具专指性。

许多中外著名数据库均采用主题词标引收录的文献，标引的过程将文献著者、标引人员和检索人员的自然语言统一为规范化的受控文献检索语言。主题词检索（subject searching）的检索用词来自主题词表。美国国立医学图书馆（National Library of Medicine）所编制的《医学主题词表》（*Medical Subject Headings*，MeSH），是对生物医学文献进行标引和检索的权威性工具。荷兰医学文摘数据库（Embase）也有一套比较成熟的主题词表（名称为 EMTREE）。EMTREE 不仅包含所有的 MeSH 主题词，并且与 CAS 登记号进行了链接。

医学主题词检索又称 MeSH 主题词检索、词表检索（thesaurus searching）或受控词检索（controlled vocabulary searching）等。掌握 MeSH 检索的使用方法，是生物医学文献检索的基础。采用主题词检索需要考虑以下因素。

(1) 不同数据库使用不同的主题词表：如 Medline 数据库使用的是 MeSH，Embase 使用的是 EMTREE。

（2）确定与检索主题相匹配的医学主题词：可通过检索系统提供的"MeSH"和"thesaurus"检索入口对主题词进行浏览和选择，如 PubMed 检索系统的"MeSH Database"。

（3）确定可对主题词检索范围进行限定的副主题词：论述文献中心内容的主题词称主要主题词；论述主题某一方面内容的词称副主题词；每个副主题词有特定的含义和使用范围，分别与不同主题词组配；副主题词和主题词组配使主题词更具有专指性。

（4）确定是否对主题词进行扩展检索：主题词树状结构表确定了主题词在分类表中的位置，体现了词与词之间的隶属关系，有助于从学科体系的角度来选择、确定合适的主题词，便于系统自动进行扩展检索。系统在检索某一主题词时，会自动将所选主题词的全部下位词进行检索，来实现对主题词的扩展检索。也可利用主题词的树状结构，缩小范围，直接对某主题词的某一下位词进行检索。

2. 关键词检索　关键词（key word）是指出现在文献中的具有检索意义，并能表达文献主要内容的名词。出现在文献题录、文摘或全文中的关键词，也被称为文本词（text word）。由于关键词或文本词不受词表约束，因此又称之为自由词（free word）。如果需要检索的助产临床实践问题在医学主题表中没有找到相应的主题词，或选择的检索系统没有主题词检索或主题词检索功能不完善，或一些医药科技中新出现的专业术语尚未被医学主题词检索系统收录时，宜采用关键词或自由词检索，可使用从文献的标题、文摘或关键词中出现的词进行检索。

采用关键词检索时需要考虑以下因素。

（1）注意筛选同义词：在文献中同一病证或同一干预措施可能有不同的提法，有多个同义词（synonyms）和相近词（alternative terms），如 physiotherapy、physical therapy。

（2）注意词形变化和拼写差异：有些自由词有不同的词尾或词的单复数形式变化。如 diet、diets 或 dietary。有些词有两种或多种拼写方法，如 behavior 和 behaviour，leukaemia 和 leukemia 等。检索时常常用截词符号代替，不同的数据库采用不同的符号。如 PubMed 截词符用 * 表示，如 bacter* 可检出以 bacter 为词干的单词 bacteria、bacterium 等，但仅限于 150 个单词。而 OVID 检索系统中的截词符号"$"为无限截词符，可代替任意字符，如 bacter$ 可检索出以 bacter 为词干的单词，如 bacteria、bacterium 等。"#"代表一个英文字母，如 wom#n 表示可检出 woman 和 women。"？"代表一个或多个英文字母，如 colo? 可检出 color 和 colour。

（3）注意缩写词：不少医学词汇只取首字母缩写词（acronyms）。如 EBM 代表 evidence based medicine。总之，主题词检索与关键词检索各有特色，检索时最好两者并用，以避免漏检。

（二）基本的检索策略

检索策略是指在分析检索信息需求的基础上，选择合适的数据库并确定检索途径和检索词，确定各词之间的逻辑关系与检索步骤的一种计划或思路，以制订出检索式并在检索过程中不断修改和完善检索式。构建检索式需要使用检索系统规定或允许的运算符。运算符在计算机检索中起着非常重要的作用。它用于连接已确定的检索词，构成检索式，达到扩大或缩小检索范围以提高检索效果的目的。

1. 常用的逻辑运算符（布尔逻辑运算符）

(1) AND（逻辑"与"）：AND 是具有概念交叉和限定关系的一种组配。在一个检索式中可有多个 AND，检出的文献同时含有两个或多个检索词，常用来缩小检索范围，提高查准率。

(2) OR（逻辑"或"）：CR 是具有概念并列关系的一种组配。检索文献时可同时含有或只含有两个或多个检索词中的一个，使用 OR 运算符可扩大检索范围，提高文献查全率。

(3) NOT（逻辑"非"）：NOT 是具有不包含某种概念关系的一种组配。使用 NOT 运算符可用来缩小检索范围，从检出文献中剔除部分文献，增强专指性，提高查准率。

2. 检索策略的适时修改和调整　在文献检索过程中，需要不断修改和完善检索策略，调整对检索式的灵敏度和特异度。选择高灵敏度，可扩大检索范围，提高相关文献被检索出的比例，提高查全率；选择高特异度，可缩小检索范围，排除非相关文献被检索出的比例，提高查准率。检索时需根据检索目的来选择检索策略的灵敏度和特异度。

(1) 扩大检索范围，提高查全率：当检索出的记录太少时，可以使用以下方法提高查全率。①采用主题词进行检索时，可通过所选主题词的上位词进行检索，以进行主题词扩展检索；还可选用多个主题词检索，使用主题词表提示的相关主题词进行扩展检索；选用全部副主题词或对副主题词进行扩展检索。②用 OR 运算符扩大检索范围，检索时可将不同称谓的检索词或将同义、近义的检索词（自由词）用 OR 进行连接，如 gene OR therapy。③采用截词检索，在检索词的词根或词尾加上截词符（*）进行扩展检索，如 disease* 可检索出 disease、diseases、diseased 等。④使用通配符检索，将通配符（？）加在检索词中进行检索，可检索出那些拼写不同而词义相同或相近的词，从而扩展检索，如 wom?n 可检索出 woman 和 women。⑤使用索引词表检索时可选用多个检索词进行检索。此检索软件自动用 OR 运算符构成检索式进行检索，从而扩大检索范围。⑥如检索词之间有连接符"–"，取消连接符以扩大检索范围，如 drug-abuse，去掉"–"可扩大检索。

(2) 缩小检索范围，提高查准率：如果检索出的文献太多，可用以下方法缩小检索范围。①采用主题词进行检索时，如所选用的主题词专指性不强，且该词下还有专指性更强的下位词，应选用专指性强的下位词检索；②选择合理的副主题词，使用主题词、副主题词组配检索；③用运算符缩小检索范围，常用的运算符有 AND、NOT 等；④屏幕浏览选词，在不明确某主题词拼写形式的情况下，可先用自由词检索，显示记录时在 MeSH 字段选择检索内容的主题词，进而选择副主题词进行检索；⑤通过"suggest"功能选词，输入自由词后点击"suggest"功能按钮，系统会显示一组与自由词概念接近的主题词供选择，可结合检索内容对这组词选择，并进行检索。

（三）检索实例分析

例如，L. Luo 等发表的题为 *Interventions for Leg Cramps in Pregnancy* 的系统评价文章中，检索的数据库主要包括 Cochrane Pregnancy and Childbirth's Trials Register、ClinicalTrials. gov、WHO 国际临床试验注册平台（ICTRP）（2019 年 9 月 25 日）等。

针对 Cochrane Pregnancy and Childbirth's Trials Register 数据库的检索策略为 MeSH 主题词检索，使用的 MeSH 主题词包括 Administration、Oral、Ascorbic Acid［administration & dosage］、Bias、Calcium［administration & dosage］、Leg、Magnesium［administration &

dosage〕、Muscle Cramp〔*therapy〕、Pain Management〔methods〕、Placebos〔therapeutic use〕、Pregnancy Complications〔*therapy〕、Quality of Life、Randomized Controlled Trials、Vitamin B Complex〔administration & dosage〕、Vitamins〔administration & dosage〕。

针对 ICTRP 和 ClinicalTrials.gov 这两个数据库的检索策略如下。

ICTRP:〔leg AND cramp AND pregnancy〕OR〔leg AND cramps AND pregnancy〕OR〔leg AND cramp AND pregnant〕OR〔leg AND cramps AND pregnancy〕。

ClinicalTrials.gov:〔pregnancy | Interventional Studies | Cramp〕OR〔pregnant | Interventional Studies | Cramp〕OR〔pregnancy | Interventional Studies | Leg Cramp，Nocturnal〕OR〔pregnant | Interventional Studies | Leg Cramp，Nocturnal〕。

例如，庄云婷等通过检索证据资源并获取孕妇下肢痉挛管理的相关证据。该研究按照金字塔"6S"证据模型，自上而下检索证据，若高级资源未能得到证据，则追溯到原始研究。本研究以"leg cramp*/muscle cramp*/calf spasm/limb spasm""pregnan*/gestation/conception""prevention/management/guid*/evidence/criteri*/consensus/standard"为英文检索词；以"下肢痉挛/腿部抽筋/小腿痉挛""妊娠/孕*""指南/指导/预防/管理/护理/治疗"为中文检索词，检索数据库、指南网站及专业协会网站。中文数据库包括中国知网、维普数据库、万方数据库、中国生物医学文献数据库；英文数据库包括 BMJ 最佳临床实践、Cochrane Library、JBI 循证卫生保健中心数据库、Up To Date、PubMed、Embase、Clinical Trial、Web of Science；指南网站包括国际指南网（GIN）、美国指南库（National Guideline Clearing house，NGC）、苏格兰校际指南网络（SIGN）、中国指南网；专业协会网站包括美国妇产科医师协会（ACOG）网站、加拿大妇产科医师协会（Society of Obstetricians and Gynecologists of Canada，SOGC）网站。检索时限为建库至 2021 年 12 月。该研究共检索出 403 篇文献，其中，PubMed 87 篇、Embase 75 篇、Web of Science 149 篇、Cochrane Library 56 篇、Clinical Trials 3 篇、JBI 2 篇、UpToDate 9 篇、中国知网 5 篇、维普数据库 11 篇、中国生物医学文献数据库 3 篇、指南网 3 篇。查重后获得文献 319 篇，通过阅读题目和摘要排除文献 287 篇，阅读全文排除 19 篇，其中 7 篇无中文或英文版本，8 篇研究内容不符合，4 篇已有更新版本。最终纳入 13 篇，包括 1 篇指南、4 篇临床决策、5 篇系统评价及 3 篇随机对照试验。

四、常用证据资源的检索方法

根据"6S"循证资源金字塔，其中各层资源的数据库或网站均具备检索的特点。以下选择四个使用率较高且检索较为成熟的常见国内外数据库进行介绍。

（一）Cochrane 图书馆的检索方法

目前出版的 Cochrane 图书馆为一年更新 4 次，更新后的版本覆盖以往各期的内容。从互联网检索 Cochrane 图书馆的途径有多种，其中 John Wiley & Sons 有限公司提供的 Cochrane Library 网络版可获得更多的信息。在欧美发达国家，其全文在网络上对全民公开。在我国，通过网络可以进行文献检索和对内容摘要的浏览。

(1) 网址：http://www.thecochranelibrary.com。

(2)Cochrane Library 的检索功能：Cochrane Libray 可针对一个或多个数据库，或所有数据库进行检索；提供的 Cochrane 系统评价的全文有 PDF 格式的文件；提供检索链接（如点击主题词进行主题词检索）、参考文献链接等。此外，浏览 Cochrane 系统评价时可直接链接系统的"反馈"功能，为读者对该系统评价提供"反馈"意见提供方便。其中"Search limits"之下，提供了可供选择的内容，可选择全部数据库，也可选择其中一个或一个以上的数据库。

具体检索方法

(1) Cochrane 图书馆的检索界面：进入 Cochrane 图书馆后，即可见到检索界面。检索界面主页左上方和右上方分别为"browse"浏览区和"search"检索区。

在"browse"浏览区，列出了可供浏览的以下两种模式。

① "Cochrane Reviews"浏览途径：分为主题浏览（by topic）、新记录浏览（new reviews）重新记录浏览（update reviews）、首字母顺序浏览（A～Z）、专业组浏览（by review group）。

② "other resources"浏览途径。

在"search"检索区，有检索词输入框及与该框平行的检索字段选择框，并可选择在检索区的下方提供的高级检索、主题词检索、检索史检索和检索式存储等几种检索模式和检索功能。

在检索过程中如需回到检索主界面，点击屏幕上方第一排的"home"。

(2) Cochrane Library 的检索模式及方法。

① 检索模式（search）：在主页检索区的检索词输入框内输入检索词，点击"go"按钮，数据库即可对数据库的各文本字段进行检索，如 title、abstract、authors name、citations、keywords 字段。只要有检索词出现在这些字段中，该记录即被命中。

② 高级检索模式（advanced search）：点击右上方检索词输入框下面的"advanced search"，选择高级检索模式。

高级检索模式允许检索者建立更复杂的检索式，能对检索范围进行各种限定或扩展。该检索模式对检索字段和逻辑运算符的选择均可通过下拉式菜单进行操作。"search"检索模式在检索方面的特点同样适用于此检索模式。

检索者可以利用检索词输入框右边提供的下拉式菜单进行字段限定检索，可限定检索的字段有"search all text""record title""author""abstract""keywords""title""abstract or keywords""table""publication type""source""DOI"（digital object identifier）。

检索框内可使用星号、引号、逻辑运算符等构成检索表达式。在一个检索框内完成了一个检索表达式之后，检索者可以利用检索词输入框左边提供的下拉式菜单选择逻辑运算符"AND""OR""NOT"与另一个检索表达式进行组配。

③ 主题词检索模式（MeSH search）：点击右上方检索词输入框下面的"MeSH search"，即可选择主题词检索模式。Cochrane 图书馆主题词采用美国国立医学图书馆编制的医学主题词表（MeSH）。

④ 检索史检索模式（search history）：点击界面右上方检索词输入框下面的"search history"按钮，即可进入检索史检索模式。

⑤ 检索结果存取功能：在检索史检索模式下，可选择性地对已列在"current search

history"之下的检索结果进行存储，点击屏幕下方的"save search strategy"（存储到计算机默认路径）或"save to disc"（存储到指定的磁盘存储器）。

重新运行检索结果时可在"save searches"模式下点击已存文件名之后的"run"按钮，或点击"import saved searches from file"之下的"浏览"选中已存的文件名，然后点击"submit query"即可。

（二）PubMed 的检索方法

PubMed 的访问网址是 http://www.ncbi.nlm.nih.gov/pubmed。

PubMed 的主页有以下主要内容：①检索提问框，位于 PubMed 下拉菜单右侧的条形框，该框右侧的"search"按钮用于执行检索功能。由于检索提问框处于活动状态，进行检索时在每屏中均可见到检索提问框。但应注意提问框上面显示的当前检索或浏览状态的提示"PubMed"或"MeSH"等。②"feature bar"（特征栏），该栏位于检索提问框下方，有"advanced"辅助检索功能按钮。③"PubMed services"（PubMed 服务），位于特征栏下方有"PubMed services"栏目。在该栏目中分为"using PubMed""PubMed tools""more resources"三部分。在各部分中常用的主要有以下几项内容，"journals in NCBI database"（NCBI 期刊数据库）、"MeSH database"（主题词数据库）、"single citation matcher"（单篇引文匹配器）、"batch citation matcher"（多篇引文匹配器）、"clinical queries"（临床查询）、"topic-specific queries"（主题特征查询）、"link out"（与链接有关的功能）。

1. 基本检索　可在检索提问框内输入任何有实质性检索意义的词、短语、缩写或姓名等进行检索，也可以通过使用逻辑运算符组成检索方法，然后点击检索提问框右边的"search"按钮（或"回车"）执行检索功能。

PubMed 设有自动转换提问词功能。当检索词输入到检索提问框执行检索功能时，系统自动将检索词逐一与主题词转换表（MeSH translation table）、期刊名转换表（journals translation table）、短语列表（phrase list）和作者索引（author index）中的词进行核对，并转换、匹配为相应的词。给短语加上双引号，则不执行自动转换提问词功能。

PubMed 检索支持布尔逻辑运算检索，但逻辑运算符 AND、OR、NOT 必须用大写。优先运算采用从左至右的方式，加括号可将括号内的检索式作为一个单元优先运算。具有对主题词和副主题词进行自动扩展检索的功能。

支持截词检索，截词符用"*"表示；作者名可自动进行截词检索。

2. 通过"feature bar"的辅助检索功能按钮进行检索

(1) 限定检索：点击检索界面左侧"filters"，检索者可对特定的检索范围进行限制。

限定内容主要有：①出版时间（published in the last），系统默认为"any date"。②论文类型（type of article），可供选择的论文类型有"clinical trial""editorial""letter""Meta-Analysis""practice guideline""randomized controlled trial""review"等。但应注意对论文类型或出版物类型的限制只针对 Medline，不针对 PreMedline 数据库。③对物种（species）的限制，包括人和动物。④子集及扩展（subsets）的限制，限定内容中除AIDS、bioethics、cancer 等外，还有与循证医学关系密切的"systematic reviews"。⑤对语种（languages）和性别（sex）进行限定，对性别的限定只针对 Medline 数据库，默认状态是对性别不加限制。⑥对年龄（ages）进行限定，可供选择的年龄有十余种，但对年龄进行限制只针对 Medline 数据库。

（2）高级检索（advanced）：点击检索页面上的"advanced"按钮，即可进入高级检索。高级检索页面主要包括检索条件、资助书写检索式和检索记录三个部分。高级检索可以添加具体条件和运用逻辑符号更加精确地检索。筛选条件包含了作者、时间、杂志、语言等。第一个部分"Add terms to the query box"可下拉式选择检索方式，可以实现组合检索；第二部分"Query box"为自主书写检索式进行检索，在第一部分设置检索时，这里会自动生成检索式，当然也可以自己直接书写检索式；第三部分"History and Search Details"记录了检索历史和检索式，可将自己的检索式保存，下次可直接使用。

（三）Embase 数据库的检索方法

荷兰医学文摘数据库（Embase）实行 IP 控制或用户名、密码限制，不提供免费检索服务。

网址为 http://www.embase.com。

Embase 的检索途径很多，包括 Quick、PICO、PV Wizard、Medical device、Advanced、Drug、Disease、Device、Citation information，各有特点。循证助产学常用的检索途径，包括 Quick 快速检索、Advanced 检索、PICO 检索。

1. Quick 检索 可改变具体检索字段（全字段、篇名、摘要、作者关键词、机构、主题词、主要主题词、副主题词、作者、CAS 注册号、会议名称、设备制造商名、设备商标名、药物商品名、药物制造商名、期刊名、MEDLINE PMID 等 35 个范围），通过布尔逻辑算符连接每个检索词，再限定检索的出版时间及循证医学类型。

值得注意的是，默认 Quick 检索时可进行自动词语匹配，下拉选择其他检索字段后不会进行自动词语匹配，需要自己找全同义词。

2. Advanced 检索 Advanced 检索界面的各种下拉选项可对检索词进行不同限制，类似 PubMed 的 filters。

Mapping 匹配检索词的检索范围，默认勾选的四个条目足以实现宽泛检索。

3. PICO 检索 包括研究对象（population，P）、干预内容（intervention，I）、对照内容（comparison，C）、结局指标（outcome，O）、研究设计（study design，S）。在 PICO 检索模块，输入检索词系统会自动匹配相应 Emtree 主题词，同时提示同义词，默认主题词扩展检索。

在上述所有检索中，检索结果数目都会及时显示在 show results 处。这个数目提示我们应及时调整自己的检索策略。

4. 结果处理

（1）检索历史：可以在此编写或修改检索式，如 AND/OR → NOT。

（2）检索结果分析：点击"Index miner"将检索结果进行聚类，如按词频高低。

（3）精炼结果：在"results filters"处按照 sources、drugs、diseases、study types、floating subheading（副主题词）等进一步缩窄结果。其中从药物、疾病的角度，系统统计了相关 key subheadings 及对应文章数量，如药物不良反应。

（4）输出结果：点击"Full record"显示全记录界面，第一次检索结果较少时点击"Similar records"进行扩展，点击"View Full Text"链接至出版商全文。输出结果时可选择输出检索式或文献记录，步骤都是先勾选要输出的记录→选数量→点击"Export"输出→RIS 形式（可用各类文献管理软件打开）。

（四）SinoMed 的检索方法

从 SinoMed 的检索界面上可以看出，主要检索途径为快速检索、高级检索、主题检索、分类检索、期刊检索、作者检索、机构检索、基金检索、引文检索等。

1. 快速检索 首先点击图中右上角"选择数据库"中下拉式菜单后，选择中国生物医学文献数据库，即可进入检索界面。

(1) 检索词 / 检索式输入框：用于输入检索词或检索式。

(2) "检索"按钮：系统对提交的检索式进行查找，显示检索命中结果。

(3) "清除"按钮：清除输入框的检索式。

2. 高级检索 可在主屏幕"检索词 / 检索式输入框"内使用以下命令组成检索式进行检索。

(1) 构建表达式：每次只允许输入一个检索词。同一检索表达式里不支持逻辑运算符检索。

(2) 常用字段：由中文标题、摘要、关键词及主题词四个检索项组成。

(3) 智能检索：实现检索词及其同义词（含主题词）的扩展检索。

(4) 精确检索：检索结果与检索词完全匹配的一种检索方式，适用于关键词、主题词、作者、分类号及刊名等字段。

(5) 限定检索：可以对文献的年代、文献类型、年龄组、性别、研究对象等特征进行限定。

(6) 检索历史：最多能保存 200 多条检索表达式，可实现一个或多个历史检索表达式的逻辑组配检索。检索策略可以保存到"我的空间"和订阅 RSS。

3. 主题检索

(1) 打开主题检索屏幕：点击主屏幕的主题检索按钮，即可进行主题词检索。

(2) 选择检索入口下拉菜单列出的中文主题词或英文主题词检索方式。例如，在检索框中输入一个检索词"妊娠期糖尿病"进行查找；系统显示含有"妊娠期糖尿病"的主题词列表供检索选择。词条中带有"见"字时，前面的词为主题词的款目词（同义词），后面的词为正式主题词；词条中无"见"时，前后均为主题词。

(3) 选择恰当的主题词"妊娠期糖尿病"后，点击进入该主题词的注释信息显示界面，全面了解该主题词的各种注释信息和树形结构，以确定是否和检索主题一致。

(4) 根据需要选择"加权检索""扩展检索"，添加组配相应的副主题词"诊断"后，点击"主题检索"按钮进行文献检索。

4. 分类检索

(1) 点击主屏幕的"分类检索"按钮，即进行分类检索。在类名、类号输入框输入学科类名或类号来实现。

(2) 从系统返回的类名列表中选择准确类名"妊娠期糖尿病"。

(3) 根据需要，选择是否扩展检索；对于可复分的类号，选择复分组配检索（可选择多个复分号）；最后点击"分类检索"按钮，操作完成。

5. 期刊检索　可从刊名、出版地、出版单位、期刊主题词或 ISSN 等途径查找。

6. 作者检索　支持第一作者检索与分析评价。

(1) 输入作者姓名，勾选"第一作者"。

(2) 选择要检索或分析的"第一作者"姓名，点击"下一步"。

(3) 选择要检索或分析的"第一作者"所在机构，点击"查找"或"分析"按钮，查看相应结果。

7. 机构检索　可通过输入机构名称直接查找机构，也可同分类导航逐级查找所需机构。机构名称支持单字通配符（？）和任意通配符（％）检索。通配符的位置可以置首、置中或置尾，如北？大学、解放军％医院、％人民医院。

8. 基金检索　可通过输入基金名称或基金项目（项目名称或项目编号）直接查找基金，也可同分类导航逐级查找浏览。基金名称支持单字通配符（？）和任意通配符（％）检索。通配符的位置可以置首、置中或置尾，如教育？基金、国家％基金、％大学基金。

9. 引文检索

(1) 点击"常用字段"下拉菜单，可以选择被引文献的题名、出处、主题及作者等。输入要检索的内容，点击"检索"。引文检索支持逻辑运算符"AND""OR""NOT"检索。多个检索词之间的空格执行"AND"运算，如妊娠期糖尿病 AND 产科检查。支持单字通配符(？)和任意通配符(％)检索。通配符的位置可以置首、置中或置尾，如？期糖尿病、％肝疫苗。检索词含有特殊符号"–""("时，需要用英文半角双引号标识检索词，如"1, 25-$(OH)_2D_3$"。

(2) 检索历史：最多能保存 200 多条检索表达式，可实现一个或多个历史检索表。

第6章　文献的严格评价

学习目标

1. 掌握文献严格评价的基本原则。
2. 了解文献严格评价的目的和意义。
3. 能够运用文献严格评价的基本原则系统评价一份医学文献。
4. 具有严谨的工作作风、良好的心理素质和职业道德。
5. 了解随机对照试验的起源与发展。
6. 了解随机对照试验的设计原理与原则。
7. 掌握随机对照试验评价的基本方法。
8. 能够运用随机对照试验评价的基本方法系统评价一份医学文献。
9. 掌握类实验研究评价的基本方法。
10. 能够运用评价工具评价一篇类实验研究文献。
11. 了解常见分析性研究评价工具的分类和评价特征。
12. 能够根据研究类型选择正确的评价工具，并对分析性研究进行评价。
13. 掌握描述性研究评价的基本方法。
14. 能够运用描述性研究评价的基本原则系统评价一份医学文献。
15. 掌握诊断性实验评价的基本方法。
16. 能够运用诊断性实验评价的基本原则系统评价一份医学文献。
17. 掌握案例系列、个案报告及专家意见类论文质量评价的基本方法。
18. 能够运用文献质量评价工具指导助产相关案例系列、个案报告论文的撰写。
19. 掌握质性研究论文质量评价的基本方法。
20. 能够运用文献质量评价工具指导助产相关质性研究设计和论文的规范报告。
21. 掌握系统评价研究质量评价的基本方法。
22. 能够运用文献质量评价工具正确评价一份系统评价论文。

情景案例导入

　　某医院妇产科助产士，主管护师，勤奋好学，积极向上，善于思考，勤于动手。近年来，随着国家人口政策的转变，助产专业迅猛发展，临床分娩方式更趋向自然分娩，尽量减少手术人为干预。基于目前的助产发展现状，该助产士对常规为经阴道分娩的产妇会阴侧切的助产手术操作提出质疑，同时，通过广泛查阅国内外相关文献证实"会阴侧切"为非必要不操作，于是决定与领导沟通并申请在科室做相关文献解读以求达成共识。

　　请评价该助产士的做法。

一、文献严格评价的目的和意义

助产专业人员对文献质量进行评价，从而审慎地将最佳证据应用到助产实践决策中，是助产循证学系统评价的必要步骤，这个过程称为文献的严格评价（critical appraisal）。本文将从以下四个方面介绍在助产循证实践中进行文献严格评价的目的和意义。

1. 文献严格评价是系统评价的必要步骤 系统评价（systematic review，SR）是对原始研究的二次综合分析与评价。对原始研究进行系统评价得出的结论是否可靠，取决于所纳入的原始研究的结果是否真实。对于不真实的研究结果进行综合分析，必然会产生错误的结果。因此，对纳入的每一项原始研究进行严格的质量评价，是针对一个临床问题进行系统评价的必要步骤，只有纳入质量合格的研究，才能降低偏倚，确保系统评价结果的可靠性。

2. 为助产工作人员节省宝贵的时间 在助产循证实践中评价文献真实性是为了去伪存真，从大量的文献中找出真正有实用价值、有科学性和可靠性的证据，从而让工作繁重的助产工作人员仅使用少量的时间，就能从大量的国内外文献、参差不齐的研究结果中查阅到所需要的准确信息，为围生期孕产妇选择有效的围生期照顾与支持管理方案提供科学依据，从而改进助产实践决策，提高照顾与管理质量，确保母婴安全。

3. 为助产学研究和管理提供正确的导向 助产循证实践要求我们根据患者具体问题，不断查询资料，全面系统地了解当前某一领域的研究现状，为今后研究提供立题依据，实现"有证用证，无证创证"助产学实践模式。同时，严格评价获得的研究证据，能发现前人在研究某一临床问题时再设计、实施、资料分析和论文撰写中存在的缺陷，避免在今后的研究中出现同样的问题，有助于促进助产实践科研方法学的规范化，提高研究质量。

4. 为卫生政策制订者提供可靠依据 对文献进行严格评价可以为卫生行政部门决策者制订政策提供真实、可靠的依据，确保政策制订的正确性。促进卫生决策、新技术开发、医疗保险科学化，合理利用卫生资源。

二、文献严格评价的基本原则

随着计算机信息技术和自媒体平台的迅猛发展，孕产妇容易获得各种各样的医学知识，互联网上提供的医学信息和对围生期问题的解答有时缺乏严格的科学依据。孕产妇受医学知识限制，缺乏鉴别真伪的能力。如果我们助产工作者掌握评价研究证据的原则就可以更准确地解答孕产妇的问题。不同来源、不同类型的研究在设计、实施、统计分析和论文报告方面质量也不一致，因此，我们应该依据科学、规范的评价标准对文献进行严格评价。通常，无论评价哪一种类型的医学文献都应综合考虑文献的内部真实性、临床重要性和适用性3个方面。

（一）内部真实性

内部真实性（internal validity）是评价研究证据的核心，是指研究结果反映真实情况的程度，即该文献的研究方法是否合理、统计分析是否正确、结论是否可靠、研究结果是否支持作者的结论等。通常是指研究结果受各种偏倚的影响程度。下面详细介绍几种偏倚类型及应对措施。

1. 选择偏倚 选择偏倚（selection bias）指各组的基线特征不同导致的系统差异，主要出现在研究初始阶段研究对象的选择和分组过程，因研究者的偏好或兴趣，有意识地选择符合自己要求的研究对象，并且不正确地组成观察组或试验组，使两组观察对象在研究开始时已存在除干预措施以外的差异，从而影响研究结果。如果在分配研究对象时，采用的随机方法不完善，可能会造成各组基线资料不具有可比性。另外，如果用于分组的随机序列公开化，使得研究者或研究对象能够预计到下一个研究对象将会入选到哪一组，可能会掺杂主观因素，从而带来偏倚。常见控制选择偏倚的方法，包括严格控制研究对象的纳入和排除标准，干预性研究采用随机分组的方式，病例对照研究尽量选择新诊断患者等。其中干预性研究分配研究对象时必须做到随机化（randomization），并对随机分配方案实施分配隐藏（allocation concealment）。分配隐藏的措施包括下列几种：由不直接参与研究的工作人员控制随机分配方案；采用相同外观、按顺序编号的试验；使用按顺序编号的不透明密闭信封等。分配方案的隐藏应至少维持到实际分配研究对象时，确定某研究对象分配到哪一组后，不要随意改变分组情况。

2. 实施偏倚 实施偏倚（performance bias）指除了要验证的干预措施外，各组接受的其他措施也不同所导致的系统差异，主要发生在干预实施过程中。降低实施偏倚的措施是将干预方案进行标准化，并对干预者和研究对象实施盲法（blindness）。如果干预者知道研究对象接受的是哪一种干预措施会有意或无意地对干预组的研究对象提供格外的关注；如果研究对象知道自己接受的是哪一种措施，会倾向于报告更多的症状。另外，在研究过程中，如果对照组的研究对象由于各种原因有意或无意地应用了试验组的措施，也会导致实施偏倚。例如，对照组的对象通过与试验组的对象进行交流，学到了干预方法的一部分，并应用到了自己身上，从而造成沾染（contamination），给研究结果带来干扰。

3. 测量偏倚 测量偏倚（detection bias）指在测评结局指标时，是否采用客观标准判断结果或采用盲法，由于测评方法可信度低或各组采用的测评方法不一致所造成的系统差异，尤其当结局指标是由测评者进行主观判断时。例如，一项以阴道炎作为结局指标，由研究者通过观察做出判定的研究。如果测评者知道研究对象属于试验组还是对照组，可能会有意或无意地倾向于对某一组的研究对象做出过高或过低的评价，从而影响测评结果的真实性。因此，为了降低结果测量偏倚，在测评各组的结局指标时，应采用统一、标准化、可信度高的测评方法和结果判定标准，并对结果测评者实施盲法。

4. 失访偏倚 失访偏倚（attrition bias）指各组因退出、失访、违背干预方案的人数或失访者的特征不同而造成的系统差异。失访的原因往往是发生不良反应、疗效差、出现并发症、搬迁、死亡等，如果失访率较高或各组间失访情况不一样，会使研究结果失真。因此，在研究过程中，应尽量采取措施减少失访的发生，将失访率控制在20%以内。同时，应尽量获取失访者的信息，采用意向性分析（intention to treat analysis，ITT）将失访对象的资料也纳入数据分析中，减少由于失访对结果带来的影响。

5. 报告偏倚 报告偏倚（reporting bias）指报告与未报告的结果之间存在的系统差异。在发表的论文中，如果作者选择性报告各组间存在统计学差异的结果，而不报告各组间无统计学差异的结果，则会产生报告偏倚。因此，为了降低报告偏倚，应将所有预先设定的结局指标的结果均报告出来。

6.混杂偏倚 混杂偏倚（confoun bias）指同时存在两种以上影响最后结果的因素混杂在一起，掩盖或夸大了某一因素的效果，可能错误地判定最终结果是由某单一因素引起的，导致与真实值偏离。混杂偏倚是在研究的设计阶段未能对混杂因素加以控制和在资料分析时未能进行正确校正所造成的偏倚，可出现在整个临床试验研究中。常见的混杂偏倚的控制技巧：设计阶段可采用限制、随机分组、配对等方式；测量和结果判断采用盲法；资料分析阶段可采用分层分析、标准化分析或多因素分析。

综上所述，临床试验设计、实施、分析的整个过程都会产生影响质量的因素，证据质量评价主要包括外部真实性和内部真实性。影响内部真实性的主要因素是研究设计和研究实施的过程是否具备科学性和规范性，如研究对象的分配方法、干预实施的过程、结局指标的测评方式及控制等。评价文献的内部真实性时，应重点关注研究方法是否科学、合理、严谨。

（二）临床重要性

重要性（importance）是指研究结果是否具有临床应用价值。评价研究结果的临床应用价值主要采用客观指标，不同的研究问题评价指标不同。评价证据的临床重要性应重点关注证据所涉及临床问题是否明确、具体，所选择的评价指标是否正确等问题。

1.用于病因或危险因素研究的指标 当研究问题是探讨病因及危险因素时，如果采用的是随机对照试验或队列研究，常用相对危险度来评价研究结果的重要性；如果采用的是病例对照研究，则用比值比（odds ratio，OR）来评价研究结果的重要性。

(1) 相对危险度：相对危险度（relative risk，RR）指病因暴露组的发病率与未暴露组发病率的比值。如表 6-1 所示病因暴露组的发病率为 $a \div (a+b)$，未暴露组的发病率为 $c \div (c+d)$。$RR = [a \div (a+b)] \div [c \div (c+d)]$。若 RR=1，表示两组无差异；若 RR>1，表示暴露因素或干预措施增加结局的风险；若 RR<1，表示暴露因素或干预措施降低结局的风险。

表 6-1　暴露因素与发病结局

分　组	结　局		合　计
	发　病	未发病	
暴露组	a	b	a+b
非暴露组	c	d	c+d

(2) 比值比：OR 表示病例组中暴露于该因素者与未暴露者之间的比值为对照组中该项比值的倍数。如表 6-2 所示，OR=ad/bc。

表 6-2　病例组与对照组中的病因暴露情况

病因情况	病例组	对照组
暴露（＋）	a	b
非暴露（－）	c	d

2. 用于防治措施效果研究的指标 如果研究问题是探讨某干预措施的效果，除了用某特定临床结局的发生率（如治愈率、有效率、病死率、不良反应发生率）或某观测指标的均数和标准差来评价干预措施的临床效果外，通常还使用绝对危险降低率（absolute risk reduction，ARR）、相对危险降低率（relative risk reduction，RRR）、获得一例最佳效果需治疗的病例数等指标来评价临床效果的差异度。

(1) 绝对危险降低率：指对照组临床结局的发生率（clinical event rate，CER）与试验组某结局发生率（experimental event rate，EER）的差值，即 ARR=CER−EER。

(2) 相对危险降低率：指对照组临床结局的发生率（CER）和试验组临床结局发生率（EER）的差值与对照组临床结局发生率（CER）的比值，即 RRR=（CER−EER）÷CER。

(3) 获得一例最佳效果需治疗的病例数（number needed to treat，NNT）：其计算公式为 NNT=1÷ARR。

3. 用于诊断性试验的指标 对于诊断性试验来说，常用来评价研究结果重要性的指标包括灵敏度（sensitivity，Sen）、特异度（specificity，Spe）、准确度（accuracy，Acc）、患病率（prevalence，Prev）、阳性预测值（positive predictive value，+PV）、阳性似然比（positive likelihood ratio，PLR）等。其中灵敏度和特异度是评价诊断性试验的两个稳定而可靠的指标。

(1) 灵敏度，指诊断性试验检测为阳性的人数，在用金标准确定为"有病"的病例中所占的比例，即真阳性率。如表 6-3 所示，灵敏度（Sen）=a÷（a+c）。灵敏度越高，则假阴性的病例（漏诊率）越少，有助于筛查相应的疾病。

表 6-3　诊断性试验与金标准的检测结果

试　验	金标准	
	+	−
诊断性试验（+）	a	b
诊断性试验（−）	c	d

(2) 特异度，指诊断性试验检测为阴性的人数，在用金标准诊断为"无病"的人数中所占的比例，即真阴性率。如表 6-3 所示，特异度（Spe）=d÷（b+d）。特异度越高，则假阳性的病例（误诊率）越少，有助于确定诊断。

(3) 准确度，指诊断性试验检测为真阳性和真阴性的总人数在全部受试者中所占的比例。如表 6-3 所示，准确度（Acc）=（a+d）÷（a+b+c+d）。

(4) 患病率，指由金标准诊断为"有病"的病例数在接受诊断性试验的全部受试者中所占的比例。如表 6-3 所示，患病率（Prev）=（a+c）÷（a+b+c+d）。

(5) 阳性预测值，指在诊断性试验检测为阳性的病例中，用金标准诊断为"有病"的病例所占的比例。如表 6-3 所示，阳性预测值（+PV）=a÷（a+b）。

(6) 阳性似然比，指诊断性试验的真阳性率与假阳性率的比值。如表 6-3 所示，真阳性率=a÷（a+c）；假阳性率=b÷（b+d）。因此，阳性似然比（PLR）=[a÷（a+c）]÷[b÷（b+d）]。由此可见，似然比综合了灵敏度与特异度的临床意义。

（三）适用性

适用性又称研究的外在真实性（external validity），指研究结果在研究对象以外的人群是否具有应用价值，能否推广应用到具体病例中。在推广应用研究结果时，我们应综合考虑患者的病情和依从性、经济因素、社会因素、文化背景及当下医疗条件、临床特征等。适用性主要与研究对象的特征、干预措施的实施方法、研究背景、结局评估标准等密切相关。研究人群与其他人群的特征差异、社会环境、经济因素等均会影响证据的适用性。因此，评价证据的适用性时，应从以下几个方面来考虑。

1. 拟干预对象是否与研究证据中的研究对象情况相似 任何研究所产生的证据不能直接套用到每个具体的患者身上，应与患者的实际情况相结合，否则会出现偏差。在评价其适用性时，应重点考虑证据中研究对象的纳入标准与拟干预对象是否相符，特别是在人口社会学特征（如年龄、性别、文化程度、种族、经济状况）及临床特征上（如疾病严重程度、病程、合并症）是否存在很大差异。如果以上特点大体一致，则该证据可适用于拟干预的对象；如果存在很大差异性，该证据就不一定适用。

2. 研究证据中的干预措施在你的医院能否实施 对拟采用的干预措施，我们需考虑拟应用对象所处的医疗环境是否具备应用该证据所需的人力、技术力量、设施和设备条件、社会经济因素等。否则该措施即使被证明的确有效，也无法在实际工作中实施。

3. 权衡拟干预对象接受研究证据中的干预措施能获得的利弊 临床决策必须权衡利弊和考虑费用，当利大于弊且费用合理时，应用在服务对象身上才能体现价值。因此，在将已通过研究证明有效的干预措施用于服务对象之前，应对该措施可能给服务对象带来的利弊进行综合评价。某些措施虽然可能被研究证明有助于改善临床结局（利），但也可能由此对服务对象带来一些负面效应或不良反应。例如，对癌症患者来说，告诉患者病情真实情况有助于早期治疗和获取患者的配合，但也会增加患者的心理负担，可能降低其生存质量。

4. 拟干预对象对干预措施的期望和选择 循证实践强调任何临床决策的制订应结合个人的专业知识和经验、当前最佳的研究证据和患者的选择进行综合考虑，应以患者为中心。目前在临床工作中，越来越多地强调患者参与医疗决策。由此可见，在决策是否对服务对象应用某措施之前，应尊重服务对象的意愿及其经济承受能力，了解其价值观及其对干预结果的期望。

三、随机对照试验评价的基本方法

情景案例导入

某医院妇产科助产护士，主管护师，近期在查阅关于产妇产后康复的相关文献时，检索到一篇"基于微信的多模式护理方案对孕产妇产后康复的影响：一项随机对照试验"的论文，计划针对此文章进行质量评价，并在科室做解读分享。

请思考以下问题：

1. 随机对照试验的原理与原则是什么？

2. 如何评价一篇随机对照试验的文献？

在信息时代的飞速发展中，人们容易获得各种各样的医学知识，但众多的信息中，有些信息缺乏严格的科学依据。随机对照试验作为目前评估临床及护理干预措施效果最严谨、最可靠的研究设计方法，更需要进行严格评价。

（一）起源与发展

1828 年，法国医生 Louis 用对照比较的方法，证明放血疗法治疗肺炎反而会增加死亡的风险，但直到 1923 年，美国权威临床教科书仍然推荐放血疗法为治疗肺炎和心脏衰竭等疾病的常规治疗。

1948 年，人类历史上首个随机对照试验（randomized controlled trial，RCT）"链霉素治疗肺结核"诞生，该研究用简单却严谨的随机分组方式，解决了临床研究的组间可比性的问题。很快，RCT 这种研究设计被广泛接受，并奉为评估医学干预疗效的金标准。以 RCT 这种研究方法为重要代表，临床流行病学（clinical epidemiology）在 20 世纪后期异军突起，对流行病学的发展和循证医学的产生奠定了坚实的基础。

20 世纪 70 年代，RCT 已被各个临床学科用来评估干预措施的效果，同时积累了大量研究结果。然而，这些研究结果并不都是科学准确的。随着医学的进一步发展，医学界开始系统地总结来自随机对照试验的科学证据，淘汰无效措施，所有新的医学技术投入医学实践以前必须经过严格的科学评估。至此，随机对照试验评价的重要性及系统性被日渐重视。

（二）随机对照试验的设计原理与原则

根据研究目的和研究假设来选定目标人群，采用可靠的诊断标准、明确的纳入和排除标准来确定研究对象；选择符合标准且自愿参加试验的研究对象，采用随机化方法将研究对象随机分配至实验组或对照组，然后分别接受各自相应的干预措施，经过一段适当的观察期后，测量干预后效果，根据结果的资料类型，采用相应的统计学方法进行数据分析、处理和评价。其基本设计原理见图 6-1。

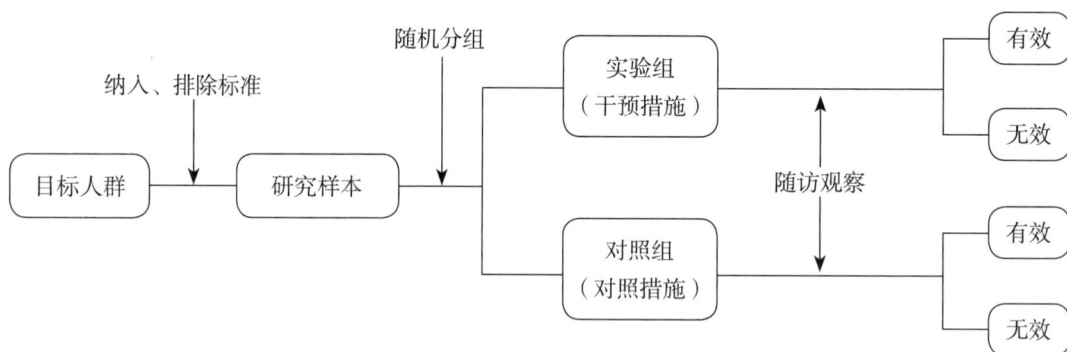

图 6-1　随机对照试验设计原理示意

随机对照试验的设计需遵循 3 个基本原则，即对研究对象进行随机化分组、设置对照组、应用盲法。尽可能减少各类偏倚，使研究结果更具真实性和可比性。随机的意义在于控制研究的选择性偏倚和混杂偏倚，增加组间的可比性，经统计学处理可以获得可靠、真实的结果。除随机和对照外，通常还会采用分配隐藏（allocation concealment）、盲法、提高依从性和随访率等降低偏倚的措施。

（三）随机对照试验评价的基本方法

1. 随机对照试验的质量评价 Cochrane 协作网 2011 年更新的"对干预性研究进行系统评价的 Cochrane 手册 –5.1.0 版"中提出，可从 7 个方面对随机对照试验进行质量评价（表 6–4）。评价者需对每个项目做出偏倚风险低（low risk of bias）、偏倚风险高（high risk of bias）、不清楚（unclear risk of bias）的判断。如果研究完全符合标准，则发生各种偏倚风险低，质量等级为 A；如果研究部分符合标准，发生偏倚不清楚，质量等级为 B；如果完全不符合标准，发生偏倚风险高，质量等级为 C。

下列将展开表 6–4 中 7 个方面的详细说明，如何对随机对照试验论文进行质量评价。

表 6–4　Cochrane 协作网对随机对照试验真实性评价

评价项目及偏倚类型	评价结果		
	偏倚风险低	偏倚风险高	不清楚
1. 随机顺序产生			
2. 随机方案分配隐藏实施偏倚（performance bias）			
3. 对研究对象/干预实施者采取盲法检查/测量偏倚(detection bias）			
4. 对结果测评者采取盲法失访偏倚（attrition bias）			
5. 结局指标数据完整性/失访情况报告偏倚（reporting bias）			
6. 只选择性报告研究结果的可能性			
7. 其他方面的偏倚来源			

（1）随机顺序的产生：一篇 RCT 论文，应详细描述随机序列的产生方法，让评价者判断按此方法分配的各组间是否具有可比性。如果随机分配方法不科学，会增加选择偏倚的可能性。进行质量评价过程中，可依据以下标准做出判断：①偏倚风险低，作者提及以下的随机方法，采用随机数字表、采用计算机产生随机数字、抛硬币、掷骰子、抽签等；②偏倚风险高，作者提及下列准随机/半随机方法，如按出生日期的单双号顺序进行分组，按入院日期的某种规律进行分组，按住院号的某种规律进行分组，或其他明显的非随机分组方法，例如，根据医生的判断、患者的意愿、实验室的检查结果、干预的可得性等来进行分组；③不清楚，作者未明确提及关于随机顺序产生过程的相关信息，只是简单地提及将研究对象随机分为试验组和对照组，单凭这样的描述，评价者无法判断随机顺序的产生过程。大多数此类描述的研究，往往并未进行真正的随机分组。

（2）对随机方案的分配隐藏：在随机对照试验中，应对随机分配方案进行分配隐藏，使研究者和研究对象在入选分组的过程中，无法预见分配顺序。若未采用分配隐藏，则会增加选择偏倚的可能性。因此，论文中应详细描述随机分配方案隐藏的方法，让评价者能判断出该研究是否真正做到了分配隐藏。在进行质量评价时，可依据以下标准做出判断：

①偏倚风险低，作者提及下列方法，如通过电话、网络或药房控制的随机分配，采用相同外观按顺序编号的药物容器，使用按顺序编号的不透明密闭信封等。②偏倚风险高，作者提到下列内容，使得研究者或研究对象能预见分配顺序。例如，使用公开的随机分配表，用于分组的信封未密闭或透明、轮流或交替分组的方式，按出生日期或病历号的某种特征进行分组等。③不清楚，关于分配隐藏的信息不充分，让评价者无法进行判断。例如，论文中未提及分配方案的隐藏，或仅提及使用信封进行分组，但未明确描述信封是密闭、不透明的。

(3) 对研究对象及干预实施者采取盲法：在 RCT 论文中，应描述是否对研究对象和干预实施者采用了盲法（blinding）。研究过程中，假如研究对象或干预实施者知晓分组情况及该组采用的干预措施，则会增加实施偏倚或测量偏倚的可能性。进行质量评价时，可依据以下标准做出判断：①偏倚风险低，作者提及对研究对象及研究人员采用盲法，且不容易被识破，或虽然并未采用盲法，但不会对结果产生影响；②偏倚风险高，研究中未采用盲法，且会对结果产生影响，或虽试图对研究对象和研究人员实施盲法，但很容易被识破，且结果会因此受影响；③不清楚，文中关于盲法的信息描述不够充分，使得评价者无法判断是否真正对研究对象和研究人员实施了盲法。

(4) 对结果测评者采取盲法：应详细描述研究中每个测评指标是否对结果测评者采用了盲法。若结果测评者知晓研究对象被分配到了哪一组，以及采取的是什么干预措施，则会增加检出 / 测量偏倚的可能性。须对研究中的每个主要结局指标进行该方面的评价。在进行质量评价时，可依据以下原则做出判断：①偏倚风险低，作者提及对结果测评者采用了盲法，且不容易被识破或未对结果测评者采用盲法，但不会对结果测评产生影响；②偏倚风险高，未对结果测评者采用盲法，且结果测评会因此受影响或虽试图对结果测评者采用盲法，但很容易被识破，且结果测评会因此受到影响；③不清楚，文中关于盲法的信息描述不充分或方法中未提及该结果指标，使得评价者无法判断该研究是否真正对结果测评者实施了盲法。

(5) 结局指标数据的完整性：应详细描述每项结局指标中不完整的结局数据，报告各组的失访和退出人数及其原因。进行系统评价的作者应把失访对象的结局数据重新纳入资料分析中。不完整结局资料的数量、特征或处理方式不当都会增加失访偏倚的可能性。在进行质量评价时，可依据以下标准做出判断：①偏倚风险低，研究中无失访或失访的原因与结局指标关联不大；干预组和对照组失访的人数及原因相似；失访的比例或效应值不足以对干预效果产生影响；采用恰当方法将失访的数据纳入结果分析中；②偏倚风险高，干预组和对照组失访的人数或原因不均衡，并很可能与结局相关；失访的比例或效应值足以对干预效果产生临床意义上的影响；丢弃干预组大量失访的数据进行结果分析；③不清楚，对失访和退出的信息描述不充分，例如，未描述随机分组时的人数、失访的人数及原因或方法部分未提及该结果指标。

(6) 选择性报告研究结果的可能性：进行系统评价的作者应该阐述如何对选择性报告结果的可能性进行判断，以及是否出现了选择性报告结果的其他情况；选择性报告研究者所期望的结果可能会导致报告偏倚。在进行质量评价时，可依据以下标准做出判断：①偏倚风险低，结果中报告了系统评价所关注的所有结局指标，或者未报告出系统评价中所关注的所有结局指标，但该研究列出了所有在方法中报告的结局指标，且其他未报告的指标是由于在该研究方案中无法获得。②偏倚风险高，结果中没有报告事先列出的所有结局指标；结果中报告了一个或多个方法，但未事先列出测评工具和测评方法的结局指标；系统评价中所关注的一些指标在该研究中报告不全，无法纳入 Meta 分析中。③不清楚，信息不充分，令评价者无法判断，但这种情况较少见。

（7）其他方面偏倚的来源：应阐述研究实施过程中导致偏倚的其他因素。

2. 澳大利亚 JBI 循证卫生保健中心对 RCT 的评价方法　澳大利亚 JBI 循证卫生保健中心（2008）对随机对照试验类研究提出了以下 10 条评价方法（表 6-5）。评价者需对每个评价项目做出"是""否""不清楚"的判断，并最终经过小组讨论，决定该研究是纳入或审慎纳入，还是排除。

下面将展开表 6-5 中 10 个方面的详细说明，如何对随机对照试验论文进行质量评价。

表 6-5　澳大利亚 JBI 循证卫生保健中心对随机对照试验真实性的评价方法

评价项目	评价结果		
	是	否	不清楚
1. 是否真正采用了随机分组方法			
2. 是否对研究对象实施了盲法			
3. 是否对分组者采用了分配隐藏			
4. 是否描述了失访对象的结局，并将其纳入分析			
5. 是否对结果测评者实施了盲法			
6. 试验组与对照组在基线时是否具有可比性			
7. 除了要验证的干预措施外，各组接受的其他措施是否相同			
8. 是否采用相同的方式对各组研究对象的结局指标进行测评			
9. 结果测评方法是否可信			
10. 资料分析方法是否恰当			

（1）是否真正采用了随机分组方法：随机化是评判随机对照试验质量的重要指标之一。通常有 3 类随机方法，即完全随机化（randomization）、分层随机化（stratified randomization）、准随机化或半随机化（quasi-randomization or pseudo-randomization）。真正的随机化是指每个研究对象真正拥有同等的机会被分配到每个组，常用方法是采用计算机产生的随机数字表确定分组序列。真正的随机化能最大限度地降低选择偏倚，使得每组的研究对象在基线资料上具有同质性。分层随机化也是随机对照试验中常用的一种随机方法，该方法用于降低由于组别差异大而对结果有重要影响的混杂因素，需使其在每组中均衡分布。准随机化或半随机化是按照入院顺序、出生日期的单双号等进行分组，这种分组方法并非真正的随机化，可能会增加选择偏倚的风险。因此，论文中应详细描述分组的具体过程和方法，才能使质量评价者确定该研究是否采用了真正的随机化。但在某些论文中，

作者通常使用过于笼统的术语来描述分组方法，例如"随机""随机分配""随机化"，而没有描述具体的分组方法，导致评价者难以判断该研究是否为真正的随机化。在这种情况下，评价者应就研究中分组的具体方法事先进行讨论，并达成一致意见，再各自进行独立评价。

(2) 是否对研究对象实施了盲法：如果不对研究对象实施盲法，则研究对象知道自己被分配到了哪一组，可能会因为被分到对照组而感到焦虑，或因为知道被分配在试验组而过度乐观，努力去迎合研究者的期望。这意味着研究对象会在报告结果指标（如疼痛）时出现低估或高估的倾向，从而对研究结果产生影响。此外，不对研究对象实施盲法还会增加失访的可能性，尤其是对照组的研究对象。

(3) 是否对分组者采用了分配隐藏：在进行分组的过程中，负责入选和分组的人不应该预知下一个研究对象将会被分配到哪一组。可采用由中心控制的电话或传真进行随机分组，或将随机分配方案放进按顺序编码的不透明密封信封中。有些研究根据公开的随机数字表产生的序列进行分组或未在论文中提及分配隐藏，这样会增加由于各种人为因素导致的选择性偏倚。

(4) 是否描述了失访对象的结局，并将其纳入分析：通常采用意向性分析将失访对象纳入到最终分析中。对于失访对象，不管他们实际上接受了多少干预，或是否收集到了完整的结局指标，均应被纳入到其应被随机分配的组中进行分析。意向性分析可降低由于对照组或试验组失访/死亡过多所造成的各组对象特征不同带来的偏倚。

(5) 是否对结果测评者实施了盲法：在随机对照试验中，若结果测评者知道研究对象是哪个组的，就会更倾向于做出有利于结果的判断，从而造成结果的偏差。因此，应对结果测评者实施盲法，以降低偏倚。在进行质量评价时，应判断该研究是否对结果测评者真正实施了盲法。

(6) 试验组与对照组在基线时是否具有可比性：基线的同质性或可比性与分组方法有关，如果采用的是真正的随机分组，各组的基线资料更有可能均衡分布于每个组，从而更有可能具有可比性。但是，随机化并不能确保基线的可比性，因此在原始研究论文中，应用数据报告各组的基线特征，进行统计学分析，关注那些有统计学差异的基线特征。

(7) 除了要验证的干预措施，各组接受的其他措施是否相同：在对研究进行评价时，应仔细阅读干预措施部分，以判断除了要验证的干预措施外，各组研究对象在其他措施方面是否存在差异。如果由于研究设计的纰漏，使各组在其他措施方面也存在差异，就会出现实施偏倚。

(8) 是否采用相同的方式对各组研究对象的结局指标进行测评：在随机对照试验中，对结局指标的界定、所用的量表或问卷、评分方法、施测方式等在各组之间应该保持一致。同时，在进行质量评价时，应通过论文中关于研究方法的描述，判断各组的结果测评者及其接受的培训是否相同。

(9) 结果测评方法是否可信：应判断论文中对测评工具的描述是否充分；在以前的研究或本研究的干预试验中是否对其效度进行过验证。这些方面的问题会增加测量偏倚的风险。另外，还应对所报告的结果进行质量评价。如果论文中只报告了均数或百分比的变化，但未报告基线资料，则无法确定组间结果的相关性。

(10) 资料分析方法是否恰当：在对资料分析方法进行评价时，应考虑是否有比该论文中所用方法更适合的统计方法可以选用。如果资料分析方法错误或不恰当，直接影响研究结果的科学性和可靠性。

3. 英国牛津大学循证医学中心对 RCT 的评价方法 英国牛津大学循证医学中心（2005）提出从以下几个方面对随机对照试验类研究进行评价（表6-6）。评价者对每个评价项目做出"是""否""不清楚"的判断。

表 6-6 英国牛津大学循证医学中心对随机对照试验真实性的评价方法

评价项目	评价结果		
	是	否	不清楚
1. 是否采用了随机分组方法			
2. 各组在基线时是否具有可比性			
3. 除了要验证的干预措施外，各组接受的其他治疗和护理措施是否相同			
4. 是否对研究对象及结果测评者采取了盲法			
5. 是否将所有入选的研究对象纳入结果分析中			

（1）是否采用了随机分组方法：在临床试验中，通常采用计算机随机数字表进行分组；在小样本的临床试验中，通常由一位研究小组之外的人操纵分组过程。评价该研究是否为真正的随机分组时，可从论文的方法部分寻找与此有关的信息。在方法部分应详细描述研究对象的分组方法及随机顺序是如何产生的，在分组时是否实施了分配隐藏。

（2）各组在基线时是否具有可比性：如果做到了真正的随机分组，各组间在基线时应该具有可比性。在进行质量评价时，可从论文的结果部分寻找与此有关的信息。在论文的结果部分，应将各组的基线特征列在一个表格中，包括可能对结局指标有影响的人口社会学特征、疾病资料的描述性数据，以及比较有无差异的统计量值，如 x 值、t 值、F 值及对应的 P 值。

（3）除了要验证的干预措施外，各组接受的其他治疗和护理措施是否相同：在 RCT 中，除了要验证的干预措施不同外，各组研究对象接受的其他治疗、检查、护理等措施均应相同。在进行质量评价时，可从论文的方法部分寻找与此有关的信息，方法部分应介绍各组具体的干预措施、随访的安排及实施情况等。

（4）是否对研究对象及结果测评者采取了盲法：在进行随机对照试验时，最理想的做法是实施双盲，即研究对象和结果测评者均不知晓研究对象的分组情况。如果该研究采用的是客观性结局指标，如死亡率，盲法就不太重要了；而如果采用的是主观性结局指标，如症状、功能，那么对结果测评者实施盲法就非常必要了。在进行质量评价时，可从方法部分寻找作者是否对干预措施进行了伪装，例如，将安慰剂做成与试验药物相同的外观。另外，方法部分应描述结局指标是如何测评的、结果测评者是否知晓研究对象的分组情况。

（5）是否将所有入选的研究对象纳入结果分析中：在 RCT 中，应尽量将失访人数降到最低，失访率不应超过 20%。失访会对结局指标带来一定程度的影响，从而导致失访偏倚。因此，应将失访对象的资料也纳入结果分析中，即意向性分析，在进行质量评价时，可从论文的结果部分寻找与此有关的信息。在结果中，应描述随机分组时各组的人数，即描述基线资料的表格，并报告最终实际有多少研究对象被纳入结果分析中，失访的人数和原因是什么。

4. CONSORT 声明对随机对照试验的报告评价方法　很多随机对照试验类论文中存在信息不充分的问题，从而影响文献质量评价的准确性。因此，为了提高随机对照试验的报告质量，加拿大的 CONSORT 小组于 1995 年出台了 CONSORT 声明（Consolidated Standards of Reporting Trials Statement），提出了随机对照试验应报告的信息清单和描述整个试验过程中受试者流动的流程图。表 6-7 中列出的是 2010 年更新的 CONSORT 声明中关于随机对照试验应报告的信息清单。

CONSORT 声明列出了随机对照试验应报告的信息清单，并描述整个试验过程中受试者流动的流程图，非常详细且具有参考意义，具备了一篇 RCT 论文所需包含的全部因素，并按步骤列出了所有内容的相关事项，已被国际许多主流医学期刊所认可。

随着生活水平的提高及信息化的普及，孕产妇及家属对助产的要求越来越高，产科医护人员在科学技术日益发展的现代社会，需要不断地更新相关知识及技术，这需要大量的循证及临床实践。例如，会阴侧切的时机、断脐的时机、无痛分娩的时机、自由体位分娩等，这些都需要在临床做大量的 RCT 来进行科学的探索，最终确立对孕产妇及新生儿最合适的方案。而如何进行 RCT，又该如何评价一篇 RCT 论文的质量，是本章所解答的内容。

四、类实验研究评价的基本方法

情景案例导入

某医院产科助产士，主管护师，思维活跃，积极好学。有医学指征的剖宫产手术是保障母婴安全、改善母婴结局的重要医疗技术手段。随着快速康复外科理念的提出和推进，其想到在分娩过程中，无论经阴道分娩还是剖宫产分娩，均涉及疼痛、麻醉、分娩和手术方式及分娩前后的管理，因此需要融入快速康复理念，既能达到产后快速康复，又能帮助产妇享受分娩的过程。因此，在查阅文献的基础上，其与领导沟通拟在科室开展一项促进产后快速康复的干预研究，但考虑到伦理原因，难以设计为 RCT 研究，故将研究设计类型定为类实验研究。

请思考以下问题：

如何基于类实验研究的质量评估方法评价此项研究设计？

类实验研究（quasi-experimental study）亦称准实验性研究，与实验性研究的区别在于，类实验研究未按随机原则进行分组或设立对照组，或两个条件都不具备，但一定有对研究对象的干预措施。在以人作为研究对象的临床研究中，由于临床实践或伦理规范的限制，有时很难做到理想化的随机分组，因此类实验研究在护理研究中普遍存在。虽然类实验研究对因果关系的论述强度较弱，不如 RCT 的可信度高，但也能从一定程度上说明干预措施与结局指标之间的因果关系。

表 6-7 CONSORT 声明中关于随机对照试验报告的信息清单

论文标题	条目号	对照检查的条目	所在页码
文题和摘要	1a	从文题中能识别是随机对照试验	—
	1b	用结构式摘要概括试验设计、方法、结果和结论	—
引言			
背景	2a	阐述科学依据及试验理由	—
目的	2b	列出具体研究目的和假设	—
方法			
试验设计	3a	描述试验设计（如平行设计、析因设计），包括受试者分配到各组的比例	—
	3b	说明试验开始后对试验方法所做的重要改变（如入选标准的改变），并说明原因	—
研究对象	4a	描述研究对象的入选标准	—
	4b	描述收集资料的场所	—
干预	5	详细描述各组干预措施的细节，使同行能够重复，包括在何时、如何实施的	—
结局指标	6a	清晰地界定主要和次要结局指标，包括在何时、如何测评的	—
	6b	说明试验开始后对结局指标是否有更改。若有，应说明原因	—
样本量	7a	说明样本量是如何确定的	—
	7b	必要时，说明进行中期分析和终止试验的原则	—
随机化			
序列的产生	8a	描述产生随机分配序列的方法	—
	8b	描述随机化的类型及任何限定的细节（如怎样分区组和各区组的样本量）	—
分配隐藏机制	9	描述执行随机分配序列的方法（如按顺序编码的容器或密闭的不透明信封）；实施干预前为何隐藏分配序列所采取的措施	—
文题和摘要			
随机化的实施	10	说明由谁产生随机分配序列；由谁招募受试者；由谁将受试者分配到各组中	—

（续表）

论文标题	条目号	对照检查的条目	所在页码
盲法	11a	若实施了盲法，描述分配干预措施后谁设盲（如受试者、干预实施者、结果测评者）；是如何实施盲法的	—
	11b	如有必要，描述干预措施的相似之处	—
统计学方法	12a	描述比较各组主要和次要结局指标的统计方法	—
	12b	描述附加分析方法，如亚组分析、调整分析结果	—
文题和摘要			
受试者流动（极力推荐使用流程图，图6-2）	13a	描述随机分配到各组的受试者例数，接受预期干预的例数，纳入主要结局分析的例数	—
	13b	描述随机分组后，各组脱落和被剔除的例数，并说明原因	—
招募受试者	14a	描述招募和随访日期	—
	14b	描述中断或停止试验的原因	—
基线资料	15	用表格列出每一组受试者的基线数据，包括人口学资料和临床特征	—
纳入分析的例数	16	描述各组纳入分析的受试者数目，以及是否按最初的分组进行分析	—
结局和估计值	17a	报告各组每项主要和次要结局指标的结果，效应估计值及其精度（如95%可信区间）	—
	17b	对于二分类结局指标，建议使用同时提供相对效应值和绝对效应值	—
辅助分析	18	报告所做的其他分析，如亚组分析、调整分析，指出哪些是预先设定的，哪些是探索性的分析	—
危害	19	报告各组出现的所有不良事件或非预期效应应讨论	—
讨论			
局限性	20	指出试验的局限性，潜在偏倚或不精确的原因，以及出现多种分析结果的原因	—
可推广性	21	指出结果的可推广性（外部效度和实用性）	—
结果阐释	22	对结果进行阐释，与其他相关证据比较异同，并权衡获益与危害	—
其他信息			
试验注册	23	试验的注册号和注册机构名称	—
试验方案	24	可能的话，告知从何处获取完整的试验方案	—
资助情况	25	基金资助和其他支持（如提供药品）的来源，资助者所起的作用	—

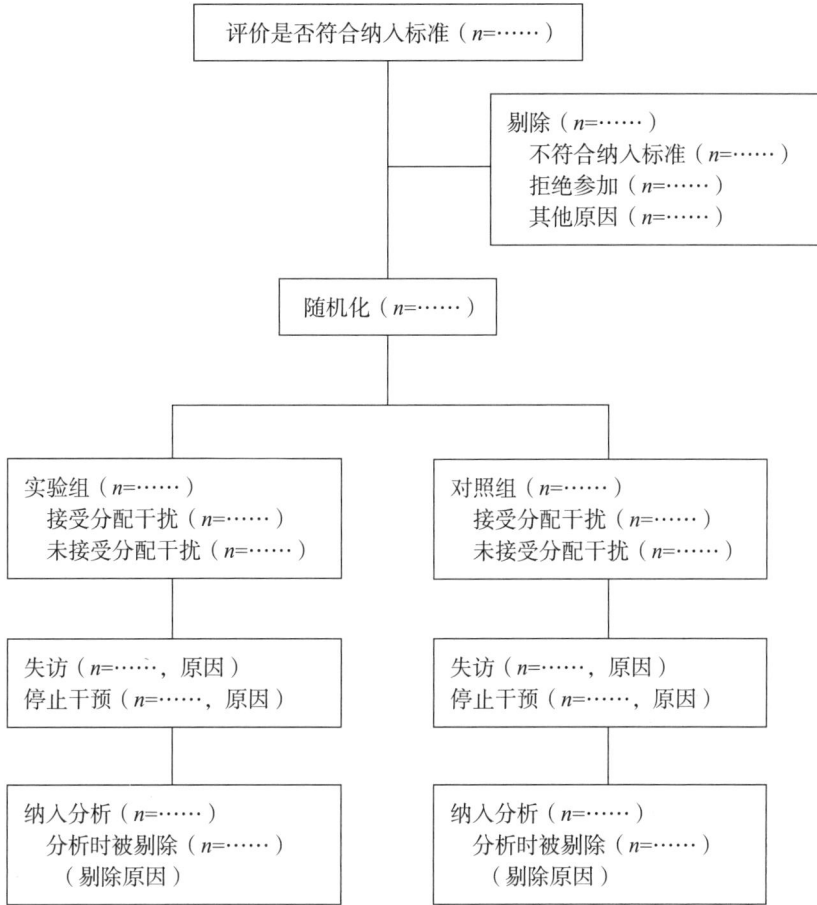

图 6-2　受试者流动的流程示意

（一）澳大利亚 JBI 循证卫生保健中心的评价工具

澳大利亚 JBI 循证卫生保健中心（2016）对类实验研究论文的质量评价工具包含 9 个评价项目。评价者需对每个评价项目（表 6-8）做出"是""否""不清楚""不适用"的判断，并最终经过小组讨论，决定该研究是纳入、排除，还是需获取进一步的信息。

表 6-8　澳大利亚 JBI 循证卫生保健中心对类实验研究的真实性评价

评价项目	评价结果			
	是	否	不清楚	不适用
1. 是否清晰阐述了研究中的因果关系				
2. 组间基线是否具有可比性				
3. 除了要验证的干预措施外，各组接受的其他措施是否相同				
4. 是否设立了对照组				
5. 是否在干预前后对结局指标实施多元化的测量				

（续表）

评价项目	评价结果			
	是	否	不清楚	不适用
6. 随访是否完整（如不完整，是否报道失访并采取措施处理失访问题）				
7. 是否采用相同的方式对各组研究对象的结局指标进行测评				
8. 结局指标的测评方法是否可信				
9. 资料分析方法是否恰当				

1. 是否清晰阐述研究中的因果关系：类实验研究的设计原理与队列研究相似，将符合纳入标准的研究对象分为接受试验措施组和对照措施组，分别接受各自的干预措施，然后观察两组研究对象结局指标的差异。因此，如果因果关系不清晰，会导致读者对哪个变量是"因"、哪个变量是"果"产生混淆。

2. 组间基线是否具有可比性：由于在类实验研究中，研究对象的入组是非随机化的，试验组和对照组研究对象可能来自不同组别而存在系统差异，导致各组研究对象多方面的特征存在差异，影响结果的可信度。因此，基线资料的可比性对类实验研究尤为重要。评价者应核实各组基线资料的具体数据及比较组间差异的统计分析结果，判断各组的基线资料是否具有可比性。

3. 除了要验证的干预措施外，各组接受的其他措施是否相同：在类实验研究中，试验组和对照组可能会非同期进行。因此，两组研究对象除了接受各自不同的干预措施外，发生在研究过程中的其他措施（如历史因素）也可能对结果的可信度产生影响。评价者应核实各组干预措施的细节信息，判断除了要验证的干预措施外，各组研究对象接受的其他措施是否存在差异，尤其是非同期进行时。

4. 是否设立了对照组：类实验研究中，对照组能控制因疾病的自然转归对结局的影响。对照组可以是同期对照、历史性对照或自身前后对照，同期对照不但可以控制疾病的自然转归对结局的影响，还可以控制外部事件对结局的影响；历史性对照则不能控制外部事件对结局的影响；自身前后对照则无法控制疾病的自然转归对结局的影响。因此，评价者应核查研究采用了何种对照，以判断不同对照对结果可信度的影响。

5. 是否在干预前后对结局指标实施多元化的测量：随时间的推移，研究对象即使不接受干预也可能会出现一些改变，这可能会干扰干预效应，特别是在自身前后对照的情况下，影响结果的可信度。此外，有时研究对象被选择接受干预是因为其在某些测量指标上得分较高或较低，统计回归效应会影响研究结果的真实性。简而言之，研究对象因为某些测量指标存在极端值而被选择，但他们在其他测量指标上不一定是极端值，因此，应在干预前后对结局指标实施多元化的测量。

6. 随访是否完整，如不完整，是否报道失访并采取措施处理失访问题：同 RCT 一样，类实验研究中如果研究对象未能完成所有的干预措施，或未能完成结局指标的测评，则会给干预效应带来假象，影响结果的可信度。因此，评价者应核查研究中随访的信息，了解研究对象是否完成了研究全过程，若随访不完整，研究者采取了哪些处理措施。

7.是否采用相同的方式对各组研究对象的结局指标进行测评：在资料收集阶段，对各组研究对象结局指标的测量方法是否相同会影响结果的可信度，尤其是结局指标比较主观或受时间影响时。因此，评价者应核实关于结局指标测评方法的细节信息，判断各组的测评工具、施测方式、测评时间等是否相同。此外，研究中若采取自身前后对照，评价者还需判断测试（testing）因素和测试手段（instrumentation）因素对结果可信度的影响，前者是研究对象引起的变异，后者是测量工具引起的变异。

8.结局指标的测评方法是否可信：某些测量方法可能会随时间或使用次数增加而改变，制造干预措施有效的假象，特别是在历史对照或自身前后对照的情况下，影响结果的可信度。因此，评价者应仔细核实关于结局指标测评方法的细节信息，判断测评工具及方法的可信性，如测评者的人数、是否对测评者进行了培训、评定者间一致性、测评工具（如问卷、量表等）的信度等。

9.资料分析方法是否恰当：同RCT一样，在类实验研究的资料分析阶段，也应根据研究目的，结合资料类型，以及考虑样本的大小，选择恰当的统计分析方法。有时为了控制混杂因素，会对研究对象进行分层分析，或当各组基线资料不一致时，采用恰当的统计方法（如协方差分析、Logistic回归分析等）进行校正。因此，评价者应仔细核查该研究统计分析的目的、资料类型、设计时是否采用分层、各组基线资料是否均衡等，进一步判断采用的统计分析方法是否恰当、是否使用了恰当的效应值（effect size）等。

（二）TREND声明对类实验研究的报告要求

为了提高类实验研究的报告质量，美国疾病控制与预防中心（Centers for Disease Control and Prevention，CDC）于2004年发布了关于非随机设计研究报告规范的TREND（Transparent Reporting of Evaluations with Nonrandomized Designs，TREND）声明（2004，version 1.0），提出了类实验研究应报告的项目清单。类实验研究的报告规范TREND声明见表6-9。在提交类实验研究报告前，需对照以下清单检查论文是否符合TREND规范。

表6-9 类实验研究应报告的信息清单（TREND）声明

论文标题	条目号	对照检查的条目
文题和摘要	1	从文题中能识别出研究人群及分配方法
		用结构式摘要概括出研究目的、方法、结果和结论
引言		
背景	2	阐释研究背景、进行研究的理由、干预的理论依据
目的	3	描述研究的目标及假设
方法		
研究对象	4	描述研究对象的入选标准、抽样方法、样本来源、收集资料的场所
干预	5	详细描述每组的干预方法，包括干预的内容、方式，每次持续的时间、频次和周期，由谁实施干预，在哪儿实施干预，提高依从性的方法等

（续表）

论文标题	条目号	对照检查的条目
结局指标	6	清晰界定主要和次要的结局指标
		收集资料的方法及质量控制
		研究工具的信度和效度
样本量	7	说明样本量是如何确定的
		说明进行中期分析或终止研究的原则
分配方法	8	说明分配单位是个人、群体，还是社区
		描述分组的具体方法（如区组、分层）
		说明用来降低由于非随机分组所致潜在偏倚的方法，如匹配
盲法	9	说明是否对研究对象、干预提供者、结果测评者实施了盲法，描述如何实施盲法的
分析单位	10	描述最小分析单位是个人、群体，还是社区
统计分析方法	11	描述用来比较各组间主要结局指标的统计分析方法
		描述用来进行附加分析的统计分析方法，如亚组分析、校正分析
		描述所用的统计分析软件

结果

论文标题	条目号	对照检查的条目
受试者流程图	12	用流程图的方式，列出在招募、分配、干预、随访、资料分析等各阶段研究对象的例数、失访或剔除的例数及原因
招募	13	界定招募和随访的日期
基线资料	14	列出每组研究对象在基线时的人口学资料和临床特征
		比较每组失访、保留、总体研究对象的基线特征有无差异
基线一致性	15	研究对象在基线时的一致性，以及用来控制组间基线差异的统计分析方法
用于分析的例数	16	每组用于分析每种结局指标的例数
		是否采用了意向性分析
结局及估计	17	报告各组主要和次要结局指标的结果，列出估计效应值和可信区间
		将阴性结果也纳入结果中
附加分析	18	报告附加统计的结果，包括亚组分析、控制混杂因子之后的分析
不良事件	19	报告每组出现的重要不良事件或非预期效应

论文标题	条目号	对照检查的条目
讨论		
结果阐释	20	结合研究假设对结果进行阐释；指出研究的局限性，包括潜在偏倚的来源、不精确及多种分析结果的原因
		结合可能的机制，对干预的有效性进行阐释
		分析实施干预的促进因素和阻碍因素
		分析研究结果对实践及政策的启示
可推广性	21	结合研究人群的特征，以及干预的特点、随访时间长短、干预实施的场所、依从性等，分析结果的可推广性
结论	22	结合当前的证据和理论依据，对结果进行概括性的阐释

五、分析性研究评价的基本方法

> **情景案例导入**
>
> 　　某医院妇产科助产护士，主管护师，勤奋好学，善于思考。近期其在查阅关于阴道分娩会阴侧切的相关文献时，检索获得一篇《选择性会阴侧切与Ⅰ度自然裂伤产后盆底改变的对比研究》，其计划针对此文章进行质量评价，并在科室做解读分享。
>
> 　　**请思考以下问题：**
> 　　该助产士可以采用的文献评价工具有哪些？

　　分析性研究是指在假设的前提下，针对特定的人群，通过一定的调查方法（比较或对照），验证既定的假设或提出全新的假设，它包括队列研究和病例对照研究两种。其中，队列研究是用于检验病因假设、确定疾病危险因素的流行病学研究方法。病例对照研究则是指通过比较某患者与健康者对照暴露于某个或某些潜在危险因素的百分比差异，以判断这些危险因素与该疾病有无联系及关联程度大小的研究方法。

　　分析性研究方法属于观察性研究方法，没有施加人为的干预因素，通过设置合适的对照组，分析某疾病（或某结局）与特定暴露因素的关系，从而检验疾病发生的可能原因或影响因素。

　　此处主要介绍目前科研实践中常用的四种评价队列研究和病例对照研究的质量工具。

（一）常用分析性研究质量评价工具

　　1. 纽卡斯尔－渥太华量表（Newcastle-Ottawa Scale，NOS）　NOS由加拿大纽卡斯尔大学和澳大利亚奥塔瓦大学共同开发的观察性研究质量评价工具，主要适用于评价队列研究和病例对照研究。针对两种研究方法分别有两种NOS评价标准（表6-10和表6-11），各分3个维度和8个条目，从研究人群选择、组间可比性、暴露评价或结果评价三个方面

表 6-10 NOS：队列研究

维　度	条　目	评价标准
研究人群选择	暴露组的代表性如何（1分）	• 得分项：真正代表人群中暴露组的特征；一定程度上代表了人群中暴露组的特征 • 非得分项：选择某类人群，如护士、志愿者；未描述暴露组来源情况
	非暴露组的选择方法（1分）	• 得分项：与暴露组来自同一人群 • 非得分项：与暴露组来自不同人群；未描述非暴露组来源情况
	暴露因素的确定方法（1分）	• 得分项：固定的档案记录（如外科手术记录）；采用结构式访谈 • 非得分项：研究对象自己写的报告；未描述
	确定研究起始时尚无要观察的结局指标（1分）	• 得分项：是 • 非得分项：否
组间可比性	设计和统计分析时考虑暴露组和未暴露组的可比性（2分）	• 得分项：研究控制了最重要的混杂因素；研究控制了任何其他的混杂因素（或特定重要因素） • 非得分项：未对存在的重要混杂因素进行校正
结果测量	研究对于结果的评价是否充分（1分）	• 得分项：盲法独立评价；有档案记录 • 非得分项：自我报告；未描述
	结果发生后随访是否足够长（1分）	• 得分项：是 • 非得分项：否
	暴露组和非暴露组的随访是否充分（1分）	• 得分项：随访完整；有少量研究对象失访但不至于引入偏倚（规定失访率、描述失访情况） • 非得分项：有失访（规定失访率）但未行；未描述随访情况

帮助科研工作者测定研究报告的质量。NOS 评分采用星级系统，满分为 9 颗星。NOS 官方网站提供了量表的发展信息及量表内容，可供了解和使用。NOS 引申自随机对照试验的评价方法，在评价队列研究和病例对照研究方面表现出较好的实际兼容性，是 Cochrane 协作网非随机研究方法学组用于培训中并推荐使用的质量评价工具，因此在当前使用较为广泛。

2. 澳大利亚 JBI 循证卫生保健中心关于分析性研究的质量评价标准　澳大利亚 JBI 循证卫生保健中心于 2016 年 11 月发展了针对不同类型的质量评价工具，其中关于分析性研究的质量评价也包括队列研究标准和病例对照研究标准。

(1) 队列研究 JBI 质量评价标准：该标准包括 11 个条目，从研究对象的来源及特征、混杂因素的控制、结局指标的测量等方面评价队列研究过程的质量控制，每个条目均采用是、否、不清楚及不适用进行判断，见表 6-12。

(2) 病例对照研究 JBI 质量评价标准：该标准包括 10 个条目，从研究对象的特征、混杂因素的测量及控制、结局指标的测量、资料分析方法等方面评价病例对照研究过程的质

表 6-11 NOS：病例对照研究

维 度	条 目	评价标准
研究人群选择	病例确定是否恰当（1分）	• 得分项：恰当，有独立的确定方法或人员 • 非得分项：恰当，如基于档案记录或自我报告；未描述
	病例的代表性（1分）	• 得分项：连续或有代表性的系列病例 • 非得分项：有潜在选择偏倚或未描述
	对照的选择（1分）	• 得分项：与病例同一人群的对照 • 非得分项：与病例同一人群的住院人员为对照；未描述
	对照的确定（1分）	• 得分项：无目标疾病史（端点） • 非得分项：未描述来源
组间可比性	设计和统计分析时考虑病例和对照的可比性（2分）	• 得分项：研究控制了最重要的混杂因素；研究控制了任何其他的混杂因素（或特定重要因素） • 非得分项：未对存在的重要混杂因素进行校正
结果测量	暴露因素的确定（1分）	• 得分项：固定的档案记录（如外科手术记录）；采用结构式访谈且不知访谈者是病例或对照 • 非得分项：采用未实施盲法的访谈（知道病例或对照的情况）；未描述
	采用相同的方法确定病例和对照组暴露因素（1分）	• 得分项：是 • 非得分项：否
	无应答率（1分）	• 得分项：病例和对照组无应答率相同 • 非得分项：描述了无应答者的情况；病例和对照组无应答率不同且未描述

量控制，每个条目均采用是、否、不清楚及不适用进行判定，见表 6-13。

2018 年，复旦大学附属儿科医院联合复旦大学护理学院及复旦大学 JBI 循证护理合作中心发表了《JBI 循证卫生保健中心关于不同类型研究的质量评价工具——分析性研究的质量评价》，分上下两篇。文中对以上两种分析性研究的质量评价工具进行了详细的条目解读，以供国内学者参考。

3. 英国牛津循证医学中心文献严格评价项目清单 英国牛津循证医学中心文献严格评价项目（critical appraisal skills program，CASP）于 1993 年成立于英国牛津大学，主张运用循证方法来进行论文研究，从而真正实现科学服务于医疗卫生健康及社会保健研究的愿景，项目团队（英国牛津循证医学中心）制作了用于系统性评价研究质量的 CASP 清单（CASP Checklist），其中包含队列研究 CASP 清单和病例对照研究 CASP 清单。CASP 清单考虑了研究的外部适用性，故在针对单个队列研究或病例对照研究的质量评价时，更为推荐。

(1) 队列研究 CASP 清单：该清单包括 12 个问题，其中前 2 个是筛选问题，后 10 个是细节问题；1～7 个和 10～12 个均用"是""否""不知道"判定，见表 6-14。

(2) 病例对照研究 CASP 清单：该清单包括 11 个问题，其中前 2 个是筛选问题，后 9 个是细节问题；1～6 个和 9～11 个均用"是""否""不知道"判定，见表 6-15。

表 6-12　队列研究 JBI 质量评价标准

条　目	评价结果			
	是	否	不清楚	不适用
1. 两组研究对象是否来自于同一人群				
2. 是否采用相同方式测评两组的暴露因素				
3. 是否采用有效且可信的方法测量暴露				
4. 是否识别了混杂因素				
5. 是否采用措施处理了混杂因素				
6. 研究 / 暴露开始时研究对象是否未出现观察结局				
7. 是否采用有效且可信的方法测量结果				
8. 是否报告随访时间且随访时间足以获得结果的发生				
9. 随访是否完整，若没有，是否描述并探究失访的原因				
10. 是否采取措施解决不完整的随访				
11. 资料分析方法是否恰当				

表 6-13　病例对照研究 JBI 质量评价标准

条　目	评价结果			
	是	否	不清楚	不适用
1. 两组人群在疾病或暴露进程中是否具有可比性				
2. 病例与对照的配对是否适当				
3. 病例与对照是否使用同样的识别标准				
4. 暴露因素的测量方法是否标准、有效及可靠				
5. 病例与对照的暴露因素的测量方法是否相同				
6. 是否确定混杂因素				
7. 是否采取措施控制混杂因素				
8. 结局指标的测量方法是否标准、有效及可靠				
9. 暴露时间是否足够长				
10. 资料分析方法是否恰当				
11. 两组人群在疾病或暴露进程中是否具有可比性				

表 6-14 队列研究 CASP 清单

条 目	提 示
第一部分 研究结果可靠吗	
1. 研究是否提出了清晰明确的问题	①研究的人群；②研究的危险因素；③可能的结局；④可能的有益或有害的效应
2. 回答问题的方式是否合适	①队列研究适合研究目的吗；②队列研究能解决问题吗
3. 队列研究人群的选择方式是否合适	①是否可以代表研究的人群；②样本人群有什么特征吗；③是否包含了所有应纳入的人群
4. 是否准确地测量暴露因素以减少偏倚	①使用的是主观还是客观的测量方法；②测量结果的真实性如何（是否是被验证的）；③测量方式是一样的吗
5. 是否精确测量了研究结果以减少偏倚	①使用的是主观还是客观的测量方法；②测量结果的真实性如何（是否是被验证的）；③有无可靠的系统方法来探查所有的病例（测量疾病的发生）；④不同组的诊断方式是否相似；⑤是否对研究对象及结果评价者采取盲法在设计阶段严格控制
6. A 作者是否考虑到所有重要的混杂因素（列出作者忽略但您考虑到的因素）；B 在设计和（或）分析中是否对混杂因素采取措施	①在设计阶段的严格控制；②在分析阶段使用技术手段，如建模、分层、回归、灵敏度分析来纠正、控制、调整混杂因素
7. A 对研究对象的随访是否完成；B 随访时间是否足够长	①不管效应的好坏，应该有足够的时间来显露；②失访的人群可能具有不同的结局；③在开放或动态队列中，对于离开和加入队列的研究对象有无特殊要求
第二部分 研究结果是什么	
8. 研究结果如何	①基线的结果；②是否报道暴露组和非暴露组的比例或比率，两者有区别吗；③暴露因素与结局的关联强度如何（RR 值为多少）；④绝对危险度降低值（ARR 值）是多少，可信区间是多少
9. 研究结果的精确度如何	
10. 结果是否可信	①无法忽略的大效应量；②有无偏倚、机遇或混杂因素的影响；③研究的设计和方法是否有缺陷导致结果不可靠；④考虑 Bradford Hills 标准(时间序列、剂量 – 效应梯度、生物学相似性、一致性)
第三部分 研究结果适用吗	
11. 试验结果能否适用于当地人群	①纳入试验的研究人群是否与你所研究的人群相似；②当地的环境和研究中的是否相似；③能否量化对当地人群的有益和有害效应
12. 研究结果与其他证据是否符合	

CASP. 英国牛津循证医学中心文献严格评价项目

表 6–15　病例对照研究 CASP 清单

条　目	提　示
第一部分　研究结果可靠吗	
1. 研究是否提出了清晰明确的问题	①研究的人群；②研究的危险因素；③研究是为了检测有益或有害的效应
2. 回答问题的方式是否合适	①在目前的情况下，病例 – 对照研究是否符合研究目的（结局是否罕见或有害）；②病例对照研究能否解决研究问题
3. 病例的选择方法是否合适	①是否准确定义了病例；②病例组具有代表性吗［地理学上的和（或）暂时的］；③有无建立可靠的系统来选择病例；④研究发病率还是患病率；⑤病例组有无特征；⑥研究时间范围是否与疾病 / 暴露有关；⑦样本量充足吗；⑧计算把握度了吗
4. 对照组的选择方式是否合适	①对照组具有代表性吗［人口学上和（或）暂时的］；②对照组有无特征；③应答率高吗，不应答的人群是否具有不同特征；④使用匹配选择、人群来源还是随机选择；⑤样本量充足吗
5. 是否准确测量暴露因素以减少偏倚	①暴露因素是否有明确的定义，测量方法是否准确；②研究者使用的是主观还是客观的测量方法；③测量方法的真实性如何（是否被验证）；④病例组和对照组使用的测量方法是否相似；⑤在适合使用盲法的地方是否使用了盲法；⑥时间顺序正确吗（研究的暴露因素是否在结局前）
6.A. 作者考虑了哪些混杂因素（列出作者忽略但您考虑到的因素，如基因、环境及社会经济等）；B. 在设计和（或）分析中，研究者对潜在混杂因素采取措施了吗	①在设计阶段的严格控制；②在分析阶段使用技术手段，如建模、分层、回归、灵敏度分析来纠正、控制、调整混杂因素
7. 研究结果如何	①基线的结果；②分析方法合适吗；③暴露因素与结局的关联强度如何（OR 值为多少）；④调整混杂因素后，混杂因素是否还起作用；⑤调整混杂因素是否对 OR 值有很大的影响
第二部分　研究结果是什么	
8. 研究结果的精确度如何，危险效应的估计值精确度如何	① P 值是多少；②可信区间是多少；③研究者是否考虑所有重要的变量；④如何评估排除人群的研究效应
9. 结果是否可信	①无法忽略的大效应量；②有无偏倚、机遇或混杂因素的影响；③研究的设计和方法因有缺陷而导致结果不可靠吗；④考虑 Bradford Hills 标准（时间序列、剂量 – 效应梯度、生物学相似性、一致性）
第三部分　研究结果适用吗	
10. 试验结果能否适用于当地人群	①纳入试验的研究人群是否与你所研究的人群相似；②当地的环境和研究中的是否相似；③能否量化对当地人群的有益和有害效应
11. 研究结果与其他证据是否符合	考虑所有可得到的，来自随机对照试验、系统评价、队列研究及病例 – 对照研究且一致性较好的证据

CASP. 英国牛津循证医学中心文献严格评价项目

4. 加强流行病学中观察性研究报告 加强流行病学中观察性研究报告（STrengthening the Reporting of OBservational studies in Epidemiology，STROBE）为提高观察性研究的报告质量，2004 年 9 月，在英国 Bristol 大学召开的国际会议上，作为会议代表的流行病学家、方法学家、统计学家、著名杂志的编辑及少数医生，共同讨论并制订了最初的 STROBE 清单，主要目的和用途是服务于改进观察性研究报告，旨在为描述观察性的、调查暴露与健康之间关联的研究提供一些写作建议，也被用于评估观察性研究的质量。目前 STROBE 清单已几经更新，并在其官网发布了针对不同研究类型的详细清单。

STROBE 声明（检查表）包括 22 个条目（表 6-16），涉及文题和摘要、引言、方法、结果和讨论。其中 18 个条目通用于评价队列研究、病例对照研究和横断面研究，另外 4 个条目分别根据不同研究类型而设置。

表 6-16　STROBE 声明——队列、病例对照和横断面研究（通用）

项目与主题	条目号	条目内容
文题和摘要	1	① 采用专业术语描述研究类型 ② 摘要内容丰富，能准确表述研究的方法和结果
前言		
背景和合理性	2	解释研究的科学背景和依据
研究目标	3	阐明研究目标，包括任何预先确定的假设
方法		
研究设计	4	描述研究设计的要素
研究现场	5	描述研究现场，包括具体场所和相关时间（研究对象征集、暴露、随访和数据收集时间）
研究对象	6	① 队列研究描述研究对象的入选标准、来源和方法，描述随访方法；病例对照研究描述病例和对照的入选标准、来源和方法，描述选择病例和对照的原理；横断面研究描述研究对象的入选标准、来源和方法 ② 队列研究：配对研究需描述配对标准、暴露与非暴露数量；病例对照研究：配对研究需描述配对标准及与每个病例匹配的对照
研究变量	7	明确界定结局指标、暴露因素、预测指标、潜在混杂因素及效应修饰因子，如有可能应给出诊断标准
资料来源与评估	8	描述每一研究变量的数据来源和详细的测定、评估方法（如有多组，应描述各组之间评估方法的可比性）
偏倚	9	描述潜在的偏倚及消除方法
样本量	10	描述样本量的确定方法
定量指标	11	解释定量指标的分析方法，如有可能应描述如何选择分组及其原因

（续表）

项目与主题	条目号	条目内容
统计学方法	12	① 描述所用统计学方法，包括控制混杂因素的方法 ② 描述亚组分析和交互作用所用方法 ③ 描述缺失值的处理方法 ④ 如有可能，队列研究应解释失访资料的处理方法；病例对照研究应解释病例和对照的匹配方法；横断面研究应描述根据抽样策略确定的方法 ⑤ 描述灵敏度分析方法
结果		
研究对象	13*	① 报告各阶段研究对象的数量，包括征集者、接受检验者、检验合格者、纳入研究者、完成随访者和进行分析者的数量 ② 描述各阶段研究对象退出的原因 ③ 可考虑使用流程图
描述性资料	14*	① 描述研究对象的特征（如人口学、临床和社会特征），以及暴露因素和潜在混杂因素的信息 ② 描述各相关变量有缺失值的研究对象数量 ③ 队列研究描述随访时间（如平均随访时间、总随访时间）
结局资料	15*	① 队列研究报告发生结局事件的数量或根据时间总结发生结局事件的数量 ② 病例对照研究报告各暴露类别的数量或暴露的综合指标 ③ 横断面研究报告结局事件的数量或总结暴露的测量结果
主要结果	16	① 给出未校正和校正混杂因素的关联强度估计值、精确度（如95%CI），阐明哪些混杂因素被校正及其原因 ② 对连续性变量分组时报告分组界值（切分点） ③ 如果有关联，可将有意义时期内的相对危险度转换成绝对危险度
其他分析	17	报告其他分析结果，如亚组和交互作用分析、灵敏度分析
讨论		
重要结果	18	概括与研究假设有关的重要结果
局限性	19	结合潜在偏倚和误差的来源，讨论研究的局限性及潜在偏倚的方向和大小
解释	20	结合研究目的、局限性、多因素分析、类似研究的结果和其他相关证据，客观、全面地解释结果
可推广性	21	讨论研究结果的普适性及可推广性（外推有效性）
其他信息		
资助	22	给出研究的资金来源和资助者（如有可能，给出原始援救的资助情况）

*. 病例对照研究提供病例和对照的信息，队列研究和横断面研究则提供暴露组和未暴露组的信息
STROBE. 加强流行病学中观察性研究报告

此外，2023 年，为了鼓励和帮助中国科研工作者应用 STROBE 声明，以准确且透明地报道研究结果，AME 出版公司（AME Publishing Company）发布了《观察性研究论文撰写规范 STROBE 解读》一书，对 STROBE 指南的 22 个条目进行了充分解读。

（二）应用说明

以 2020 年《现代预防医学》的一篇文章《孕前体质指数和孕期增重对新生儿出生体重及分娩方式影响的队列研究》为例，采用 NOS（队列研究）进行质量评价，见表 6-17。

表 6-17 采用 NOS（队列研究）进行质量评价

维　度	研究人群选择				组间可比性	结果测量		
条目	暴露组的代表性（1分）	非暴露组的选择方法（1分）	暴露因素的确定方法（1分）	确定研究起始时，尚无要观察的结局指标(1分)	设计和统计分析时考虑暴露组和未暴露组的可比性（2分）	研究对于结果的评价是否充分（1分）	结果发生后随访是否足够长（1分）	暴露组和非暴露组的随访是否充分（1分）
得分	★	★	★	★	★☆	★	☆	☆
总计						★★★★★★（6颗星）		

六、描述性研究评价的基本方法

描述性研究（descriptive study）是指不对研究对象进行任何的人为干预，而是在自然状态下描述某人群的特征及疾病或健康状况。

（一）横断面研究

横断面研究（cross-sectional study）是在特定的时间内（某时或短时间内），通过调查的方法，对特定人群中某疾病或健康状况及影响因素进行调查，以描述该病或健康状况的分布及其与相关因素的关系，是描述性研究中最常用的一种方法。横断面调查常用的评价工具是澳大利亚 JBI 循证卫生保健中心（2016）对分析性横断面研究（analytical cross-sectional study）的真实性评价工具，其包含 8 个评价项目（表 6-18）。评价者可以对每个评价项目给出"是""否""不清楚""不适用"的判断，并最终通过小组讨论，决定该研究是纳入、排除，还是需获取进一步的信息。

表 6-18 澳大利亚 JBI 循证卫生保健中心对横断面研究的真实性评价

评价项目	评价结果			
	是	否	不清楚	不适用
1. 是否清晰界定了研究对象的纳入、排除标准				
2. 是否详细描述了研究对象及研究场所				
3. 是否采用了有效、可信的方法测评暴露因素				
4. 是否采用了客观、标准的方法测评健康问题				
5. 是否明确了混杂因素				

（续表）

评价项目	评价结果			
	是	否	不清楚	不适用
6. 是否采取措施控制了混杂因素				
7. 是否采用了有效、可信的方法测评结局指标				
8. 资料分析方法是否恰当				

每个评价项目的具体方法如下。

1. 是否清晰界定了研究对象的纳入、排除标准 清晰界定样本的纳入标准，确定恰当的研究对象是开展横断面研究评价的关键环节。因此，需要清晰地描述论文中研究对象的纳入和排除标准。纳入和排除标准应具体。

2. 是否详细描述研究对象及研究场所 论文中的研究对象来源及基本特征，包括人口学资料、场所及取样时间，需要在论文中详细描述。详细描述"研究对象和研究场所"是为了使其他研究者可以判断该样本是否与目标人群具有可比性。某些疾病或健康问题因地域和人群而异，不同性别、年龄、国家等导致调查结果也大不相同，如同为妊娠高血压患者，年轻者与年长者、农村与城市人群对其态度会截然不同。如果只是粗略将研究对象描述为"妊娠高血压疾病患者"，而不描述"研究场所"，即使研究结果再好，他人都无法进行比较。

3. 是否采用有效、可信的方法测评暴露因素 论文中需要清晰地描述对暴露因素的测评方法，需有金标准来判定其效度。信度则通常包括内部一致性信度、评定者间信度。任何想反映临床问题现状的研究都应确保对该健康或疾病问题有准确有效的判定方法。如想要测评妊娠期糖尿病患者的生活质量如何，如果只采用观察者报告、自评问卷或信效度不好的量表等，则造成结果主观或不准确。

4. 是否采用客观、标准的方法测评健康问题 判断纳入的患者在研究中是否依据公认的诊断标准或定义。如果研究对象没有使用公认的诊断标准或定义，需要阐述其依据了哪种关键特征来匹配研究对象的。对目标问题的测评方法不标准、不可信，则会影响结果评估的有效性。如调查某个城市所有妊娠期糖尿病患者的生活质量现状，需要进行多中心调查，最后将各个中心的数据结果进行合并。此时，即使各个中心针对妊娠期糖尿病患者的生活质量都采用了有效可信的调查量表，但却使用多个版本的量表，且测评人员的资质大不相同，评估合并的结果便毫无意义。

5. 是否明确了混杂因素 如果各组间的其他因素不同，包括要研究的暴露因素也不同，会对结果带来干扰，这些因素则称为混杂因素。典型的混杂因素包括各组研究对象的基线特征、预后因素及与要验证的暴露因素同时存在的其他暴露因素。高质量的研究应识别出这些潜在的混杂因素，并尽可能对其进行测评。但难以测评的是行为、态度、生活方式等方面的混杂因素。

6. 是否采取措施控制了混杂因素 系统在研究设计和数据分析中采取措施达到控制混

杂因素带来影响的目的。例如，在研究设计中对研究对象采用分层抽样、对研究对象进行匹配等，在数据分析阶段中采用多元回归分析方法。

7. 是否采用有效、可信的方法测评结局指标 结局指标的测量方法是否具有信度和效度，结局指标的测量方法的信度和效度直接影响到结局判断的正确性。阅读论文的方法部分，如果结局指标（如妊娠高血压）的判定是依据公认的标准或明确的定义，可将该项目评定为"是"。如果妊娠高血压的判定是基于观察者报告、自评问卷或量表，则会增加测量偏倚的风险，客观性受到质疑。测评工具是否经过信效度检测，会影响结局判定的有效性，需要对论文中的测评工具进行判定。此外，还需要关注结局指标是如何被测量的，判定结果者有无接受过测评工具使用的统一培训。有多名结果测评者时，需要判断他们的背景是否类似，如教育水平、临床经验、研究经验、在该研究中承担的责任等。

8. 资料分析方法是否恰当 应判断该研究中有无更恰当的统计分析方法。研究中应详细阐述采用了哪些统计分析方法，判断统计方法是否恰当，与研究假设是否相符，混杂因素处理是否合理。如果采用了回归分析的方法，还需要明确阐述自变量有哪些；如果采用了分层分析方法，则需要阐述是依据什么变量来分层的。此外，还应判断采用的统计分析方法与研究假设是否相符。

（二）现况调查类研究

澳大利亚 JBI 循证卫生保健中心（2016）对现况调查类研究（prevalence study）的真实性评价工具包含 9 个评价项目（表 6-19）。评价者需对每个评价项目做出"是""否""不清楚""不适用"的判断，并最终经过小组讨论，决定该研究是纳入、排除，还是需获取进一步的信息。

表 6-19　澳大利亚 JBI 循证卫生保健中心对现况调查类研究的真实性评价

评价项目	评价结果			
	是	否	不清楚	不适用
1. 确定抽样框架是否能代表目标人群				
2. 研究对象的抽样方法是否恰当				
3. 样本量是否足够				
4. 是否详细描述了研究对象及研究场所				
5. 样本中各个亚组是否有相近的应答率，以保证资料分析时有充分的覆盖率				
6. 是否采用有效的方法确定健康问题				
7. 是否采用标准、可信的方法对所有研究对象的健康问题进行测评				
8. 资料分析方法是否恰当				
9. 应答率是否足够，是否采取了恰当的方法处理低应答率的问题				

每个评价项目的具体方法如下。

1. 确定抽样框架是否能代表目标人群 "抽样框架"指的是在抽取具体研究对象之前先要确定在哪些"不同医院或不同社区"等进行抽取。"抽样框架"直接决定研究样本是否具有代表性及能否将调查结果推论到整个总体。因此，抽样框架的科学性至关重要。能代表目标人群取决于对研究人群总体特征及其所在地域的了解。如果研究人群是妊娠高血压患者，同时应考虑该研究人群的人口学特征和疾病特征。确定抽样框架时，应考虑特定人群的年龄段、服药情况及有无其他潜在的影响因素等。

2. 研究对象的抽样方法是否恰当 论文中需要描述具体是如何抽样的。如果研究对象的抽样方法不当，则纳入研究对象对其研究总体的代表性较差，造成结论外推性较差。大多数现况调查研究应尽可能采用随机抽样方法。但如果是将抽样框架中的全部个体都纳入，则不需要随机抽样；如果采用的是整群抽样的方法，例如在某区域随机抽取医疗机构，需详细描述整群抽样的具体过程；如果采用的是方便出样，则样本对总体的代表性较差。

3. 样本量是否足够 样本量越大，在估计现患率时可信区间越窄，研究结果越精确。样本量太小会影响研究结果的准确性，但过大则会导致工作量增加、资源浪费。论文中需要描述样本量估算依据，例如，某健康问题的现患率越低，其所需的样本量则越大。另外，还需要分析进行亚组分析时样本量是否足够。但是对于全国性的大样本调查，可不描述样本量估算依据。

4. 是否详细描述了研究对象及研究场所 详细描述"研究对象和研究场所"是为了使其他研究者可以判断该样本是否与目标人群具有可比性。某些疾病或健康问题会因地域和人群而异，如不同年龄、不同国家、不同人口社会学变量。

5. 样本中各个亚组是否有相近的应答率，以保证资料分析时有充分的覆盖率 如果样本中各个亚组具有不同的应答率，会导致覆盖率偏倚（coverage bias）。某项研究中可能整体的应答率很高，但某个亚组（如年长者组）可能会有很低的应答率。

6. 是否采用有效的方法确定健康问题 该项目针对的是测量偏倚或分类偏倚，任何想反映临床问题现状的研究都应确保对该健康 / 疾病问题有准确、有效的判定方法。如果结局指标的测评有公认的诊断标准或明确定义依据，则可将该项目判定为"是"。如果结局指标采用观察者报告、自评问卷或量表进行测评，则可能增加过高或过低报告的风险，其客观性受到质疑。但很多健康问题没有公认的诊断标准或明确定义，有些测评工具难以将健康问题进行分级。应判定测评工具是否经过信效度检测，这会影响结局判定的有效性。

7. 是否采用标准、可信的方法对所有研究对象的健康问题进行测评 如果测评工具经过信效度检测，还应关注是如何实施测评的，包括资料收集者有无接受过测评工具使用方法的统一培训。如果有多名资料收集者，需要判断他们的背景是否类似，如教育水平、临床经验、研究经验、在该研究中承担的责任；还需要判断他们对所有研究对象是否采用了一致的测评方式。

8. 资料分析方法是否恰当 需要详细描述论文中采用的统计分析方法，清晰地描述用以计算患病率的分子、分母、百分比及可信区间。另外，还需要判断统计分析方法与研究假设是否相符。

9. 应答率是否足够，是否采取了恰当的方法处理低应答率的问题　研究中如果有太多的研究对象拒绝或退出研究，会降低研究的效度。因此，论文中需要报告应答率及无应答的原因，并比较应答者与无应答者在人口社会学特征方面有无差异。如果无应答的原因与结局指标之间无关联，或应答者与无应答者在人口社会学特征方面无差异，研究者应对应答率不高的问题做出解释。

七、诊断性实验评价的基本方法

诊断性试验（diagnostic test）是指应用临床各种试验、医疗仪器等检查手段，对就诊的患者进行检查，从实验室检查结果来诊断和鉴别诊断疾病的试验。诊断性研究（diagnostic study）是研究疾病诊断的试验方法，包括对各种实验室检查、影像学检查、放射性核素，以及内镜等诊断方法的研究。

（一）澳大利亚 JBI 循证卫生保健中心的评价工具

澳大利亚 JBI 循证卫生保健中心（2016）对诊断性试验论文的真实性评价工具由10 个评价项目组成（表 6–20）。评价者需在每个评价项目做出"是""否""不清楚""不适用"的判断，并最终通过小组讨论，决定该研究是纳入、排除或需获取进一步的信息。

表 6–20　澳大利亚 JBI 循证卫生保健中心对诊断性试验的真实性评价

评价项目	评价结果			
	是	否	不清楚	不适用
1. 是否采用了连续抽样或随机抽样方法				
2. 是否避免了病例对照设计				
3. 是否避免了不恰当的排除标准				
4. 判定诊断性试验的结果时，是否不知晓金标准的结果				
5. 如果用了诊断阈值，是否预先设定				
6. 金标准能准确区分目标结局				
7. 判定金标准的结果时，是否不知晓诊断性试验的结果				
8. 诊断性试验和金标准检测的时间间隔是否恰当				
9. 所有研究对象是否都使用相同的金标准进行检测				
10. 是否将所有研究对象都纳入了数据分析				

每个评价项目的具体方法如下。

1. 是否采用了连续抽样或随机抽样方法　论文中应描述研究对象的具体纳入标准、招募过程。采用随机化入组的研究应阐述具体随机方法，评审者应判断方法是否恰当。对于采用连续抽样的研究方法，如果研究中没有明确提及"连续入组"的字眼，而在描述入组方法时，采用"所有……期间的患者均被纳入"的描述，也是可接受的。

2. 是否避免了病例对照设计　如果研究设计中纳入的研究对象是已经通过其他方式确定其为某疾病或健康问题的患者，然后研究者仍需要检测验证的诊断方法是否能准确识别出这些患者，则对该项目的评价应为"否"。

3. 是否避免了不恰当的排除标准　如果因为可能影响诊断性试验的实施、解释或结果，不恰当地排除一些患者，则可能会导致结果偏倚。例如，排除难以实施该诊断方法的患者，排除处于边缘结果的患者和排除有明确临床指标确诊的患者等，都属于不恰当的排除。

4. 判定诊断性试验的结果时，是否不知晓金标准的结果　在诊断性试验中，应由不知晓金标准试验结果的研究者对诊断性试验的结果进行判定。在实施诊断性试验时，还没有使用金标准做出结果判断。如果该研究达到了上述要求，则将该条目的评价应为"是"。如果金标准试验和待评价试验由同一人完成，则将该条目的评价应为"否"，除非有其他特殊的原因（例如，数据的收集和结果分析是分开进行的，而研究者不知晓患者的身份及"金标准"试验的结果）。

5. 如果用了诊断阈值，是否预先设定　诊断准确性研究界值的确定可以基于数据来选择，也可以预先设定。如果诊断性试验研究的结果是依据观察法，不涉及诊断界值（例如，诊断结果是基于对某一特定特征的观察结果），对该条目的评价应为"不适用"。

6. 金标准能否准确区分目标结局　应判断是不是选取确诊该疾病或健康问题的金标准作为该研究中参考的诊断标准。另外，论文中应详细描述金标准试验的实施过程，使评价者能确信判断该方法实施的正确性及恰当性。

7. 判定金标准的结果时，是否不知晓诊断性试验的结果　条目4在这里同样适用，应该由不知晓诊断性试验结果的研究者对金标准试验结果进行判断。如果该研究达到了上述要求，则该条目的评价应为"是"。如果金标准试验和待评价试验由同一人进行完成，则该条目的评价应为"否"，除非有其他特殊的原因（例如，数据的收集和结果分析是分开进行的，而研究者不知晓患者的身份及"金标准"试验的结果）。

8. 诊断性试验和金标准检测的时间间隔是否恰当　"金标准"试验和待评价试验检测时间应尽可能接近，以确保患者的病情不会有明显的改变。可根据样本人群的一般人口学特征和疾病特征来确定最大的可接受的"金标准"试验和待评价试验检测的间隔时间。

9. 所有研究对象是否都使用相同的金标准进行检测　所有研究对象均应接受同样的金标准，将其划分为有（无）某种疾病或健康问题。如果待评价试验的结果受"金标准"试验的影响（如若发现明显的假阴性结果，研究设计可能会要求进行"双重检查"），可能会导致灵敏度和特异度的测量偏倚。另外，某些研究对不同的患者实施并联试验，并将结果合并。研究存在上述任意一种情况时，则该条目的评价应为"否"。

10. 是否将所有研究对象都纳入了数据分析　论文中应对失访对象进行分析，描述失访的原因和例数，以及是否对结果产生影响（在评价这一条目时存在主观性，总体而言应保持低容忍的态度，但是从一个大样本中丢失个别样本时，并不会对结果导致负性影响）。如果纳入分析的数据结果很难解释失访样本的情况，会导致诊断试验准确度降低，则该条目的评价应为"否"。

（二）CASP 的评价工具

英国牛津大学循证医学中心文献严格评价项目（CASP，2013）中诊断性试验论文的真实性评价工具由 12 个评价项目组成，分别从以下三个方面进行评价：①结果是否真实；②结果是什么；③结果是否适用于该情境。其中结果真实性的评价包括 6 个项目（表 6-21），项目 1 和 2 是筛选问题。评价者需对每个评价项目做出"是""不清楚""否"的判断。

表 6-21 CASP 对诊断性试验的真实性评价

评价项目	评价结果		
	是	不清楚	否
1. 是否清晰阐述了具体的研究问题			
2. 所用的金标准是否恰当			
3. 是否对所有研究对象都进行了诊断性试验与金标准的测评			
4. 判定诊断性试验的结果时，是否受到了金标准结果的影响			
5. 是否清晰描述了被诊断人群的疾病状态			
6. 是否详细描述了实施诊断性试验的方法			

CASP. 英国牛津循证医学中心文献严格评价项目

每个评价项目的具体方法如下。

1. 是否清晰阐述了具体的研究问题 判断该诊断性研究是否详细、清晰地阐述了研究的人群、诊断试验、场所及结局指标。

2. 所用的金标准是否恰当 判断该诊断性研究是不是使用目前最好的金标准在所用的参考试验中。

3. 是否对所有研究对象都进行了诊断性试验与金标准的测评 判断该诊断性研究是否对所有纳入的研究对象都进行了诊断性试验和金标准的测验，不论诊断性试验的结果如何。

4. 判定诊断性试验的结果时，是否受到了金标准结果的影响 判断该研究在判定诊断性试验的结果时是否采用盲法，诊断性试验和金标准的检测是否进行独立实施。

5. 是否清晰描述了被诊断人群的疾病状态 判断该诊断性研究有无详细描述纳入研究对象的疾病状态，包括疾病症状、疾病分期或疾病严重程度、有无伴随的其他疾病，以及鉴别诊断等。

6. 是否详细描述了实施诊断性试验的方法 判断该诊断性研究实施诊断性试验时有无标准流程。

（三）QUADAS 清单

诊断准确性研究质量评估（quality assessment of diagnostic accuracy studies，QUADAS）清单被 Cochrane 协作网推荐使用作为诊断性试验系统评价方法学组的诊断性试验方法学评价的工具，并将其纳入的手册及 RevMan 5 软件作为对诊断性试验的真实性评价。2003

年 QUADAS 清单由英国约克大学 Whiting 等制订，由 14 个评价项目组成。Cochrane 协作网推荐其中的 11 个评价项目应用于评价诊断性试验的方法学质量中（表 6-22），另外 3 个项目是对报告质量的评价。评价者需在每个评价项目中做出"是""否""不清楚"的判断。

表 6-22　QUADAS 清单对诊断性试验的真实性评价

评价项目	评价结果		
	是	否	不清楚
1. 研究对象的疾病谱具有代表性			
2. 金标准准确区分目标结局			
3. 金标准与诊断性试验检测的间隔时间足够短，以避免病情变化			
4. 所有研究对象均接受了金标准的检测			
5. 所有研究对象无论诊断性试验结果如何，都接受了相同的金标准检测			
6. 金标准独立于诊断性试验			
7. 判定金标准的结果是在不知晓诊断性试验结果的情况下进行的			
8. 判定诊断性试验的结果是在不知晓金标准结果的情况下进行的			
9. 解释试验结果时，可参考的临床信息与临床应用相同			
10. 报告了难以解释的或中间的试验结果			
11. 对退出研究的病例进行了解释			

QUADAS. 诊断准确性研究质量评估

八、案例系列、个案报告及专家意见类论文评价的基本方法

（一）对案例系列论文的质量评价

案例系列（case series），又称病例系列，是对曾经暴露于某种相同干预措施的一批相同疾病患者的临床结果进行描述和评价的报告方法。目前助产领域也日益关注某种特殊疾病或新的治疗方案（包括药物暴露）对孕产妇及新生儿健康结局的影响，通过案例系列论文的撰写和发表为研究者和实践者提供分析或决策的线索。澳大利亚 JBI 循证卫生保健中心（2016）案例系列论文的质量评价工具包含 10 个评价项目（表 6-23）。评价者需对每个评价项目做出"是""否""不清楚""不适用"的判断，并最终经过小组讨论，决定该研究是纳入、排除，还是需获取进一步的信息。

表 6-23　澳大利亚 JBI 循证卫生保健中心对案例系列论文的真实性评价

评价项目	评价结果			
	是	否	不清楚	不适用
1. 是否清晰界定了案例的纳入标准	□	□	□	□

评价项目	评价结果			
	是	否	不清楚	不适用
2. 是否采用标准、可信的方法测量确定案例系列中所有研究对象的疾病或健康问题	☐	☐	☐	☐
3. 是否采用有效的方法确定案例系列中所有研究对象的疾病状况	☐	☐	☐	☐
4. 案例系列是否是连续纳入的	☐	☐	☐	☐
5. 案例系列中研究对象的纳入是否全面	☐	☐	☐	☐
6. 是否清晰报告了研究对象的人口学资料	☐	☐	☐	☐
7. 是否清晰报告了研究对象的临床资料	☐	☐	☐	☐
8. 是否清晰报告了案例的结局或随访结果	☐	☐	☐	☐
9. 是否清晰报告了场所或临床情境的相关信息	☐	☐	☐	☐
10. 资料分析方法是否恰当	☐	☐	☐	☐

总体评价： ☐纳入 ☐排除 ☐需获取进一步的信息

每个评价项目的具体方法如下。

1. 是否清晰界定了案例的纳入标准 论文中应清晰报告研究对象的纳入和排除标准，如疾病类型和分期、严重程度等。

2. 是否采用标准、可信的方法测量确定案例系列中所有研究对象的疾病或健康问题 论文中应清晰描述用什么流程和方法测评患者疾病或健康状况的，其方法应是统一、标准、可信的，尤其是多中心案例系列研究。

3. 是否采用有效的方法确定案例系列中所有研究对象的疾病状况 案例应有明确的诊断标准，最好基于公认的诊断标准或明确的定义。研究中使用的测量工具应描述其信度和效度。如果结局的测评依据公认的诊断标准或明确的定义，可将该项目判定为"是"；如果结局的判定是基于观察者报告、自评问卷或量表，则会增加过高 / 过低报告的风险，客观性受到质疑。

4. 案例系列是否是连续纳入的 案例系列中研究对象的纳入方法是否连贯，直接影响结果的可信度，连续纳入病例的研究可信度要高于非连续纳入病例研究。不能仅选择疗效好或典型病例，以避免夸大疗效。例如，"连续纳入 2021 年 6 月至 2023 年 6 月在我院产科门诊进行围产保健的所有 16 例 1 型糖尿病孕妇"，其可信度高于"我们报告了 16 例 1 型糖尿病孕妇的案例系列"。

5. 案例系列中研究对象的纳入是否全面 案例系列中对研究对象的样本量没有统一的标准，但样本的纳入是否全面，对结果的可信度造成重要影响。因此，案例的纳入应尽可能来自多中心或来自不同级别的机构，不但纳入疗效好、典型的病例，也应纳入疗效差、不典型、依从性不好的病例，以探讨干预措施不良反应或患者依从性差的原因。

6. 是否清晰报告了研究对象的人口学资料 论文中应清晰描述研究对象的人口学资料，如年龄、性别、民族/种族、文化程度、所在地区等，以为研究结果的外推提供依据。

7. 是否清晰报告了研究对象的临床资料 论文中应清晰描述研究对象的临床资料，如疾病类型、疾病分期、合并症、既往治疗情况、诊断性试验或辅助检查的结果等。

8. 是否清晰报告了案例的结局或随访结果 论文中应清晰报告对案例进行治疗或干预后的结局，以反映治疗/干预策略的疗效和安全性。前瞻性案例系列应有恰当的随访时间，尽可能选择终点结局指标，无法获得时可选择中间指标。同时，应报告不良事件。

9. 是否清晰报告了场所或临床情境的相关信息 有些疾病在不同地理区域的人群中发病率存在明显差异。因此，论文中应清晰报告该研究汇总的案例所处的地域、场所或临床情境，以便于其他研究者确定该研究中的案例是否与其关注的人群可比。

10. 资料分析方法是否恰当 案例系列研究往往对结局指标进行分层分析及报告，如按照疾病分期或患者特征等。评价者应核查研究采用了何种统计分析方法，判断该方法是否恰当。

（二）对个案报告论文的质量评价

个案报告（case report）是针对一例或几例具有共性的罕见案例进行回顾性分析，以为研究者和临床专业人员提供分析和决策的参考。澳大利亚 JBI 循证卫生保健中心（2016）个案报告论文的质量评价工具包含 8 个评价项目（表 6-24）。评价者需对每个评价项目做出"是""否""不清楚""不适用"的判断，并最终经过小组讨论，决定该研究是纳入、排除，还是需获取进一步的信息。

表 6-24 澳大利亚 JBI 循证卫生保健中心对个案报告论文的真实性评价

评价项目	评价结果			
	是	否	不清楚	不适用
1. 是否清晰描述患者的人口特征	□	□	□	□
2. 是否按照时间顺序清晰描述患者的病史	□	□	□	□
3. 是否清晰描述患者的临床状况	□	□	□	□
4. 是否清晰描述诊断性试验、身体评估的方法及结果	□	□	□	□
5. 是否清晰描述干预或治疗措施	□	□	□	□
6. 是否清晰描述干预后的临床状况	□	□	□	□
7. 是否识别并描述不良反应或意外事件	□	□	□	□
8. 是否提出了可借鉴的建议	□	□	□	□
总体评价： □纳入 □排除 □需获取进一步的信息				

每个评价项目的具体方法如下。

1. 是否清晰描述患者的人口学特征 个案报告中是否清晰描述了患者的年龄、性别、种族、病史、疾病诊断、预后、既往治疗措施、既往及目前诊断性试验的结果及用药，以及患者所处的场所。

2. 是否按照时间顺序清晰描述患者的病史 个案报告应清晰描述患者的病史，以及与疾病有关的家族史、心理社会状况、既往治疗措施及其效果，以呈现疾病的发展规律，为探讨疾病的性质、病因、转归等提供线索。

3. 是否清晰描述患者的临床状况 论文中应详细描述患者目前的临床状况，包括疾病的症状、体征、发生频次、严重程度，以及鉴别诊断。

4. 是否清晰描述诊断性试验、身体评估的方法及结果 个案报告不但为罕见病例提供病因线索，同时也用来探讨疾病的致病机制。因此，论文中应提供详细信息，让读者知晓该患者是如何被评估的，包括各种诊断性试验、身体评估的方法及实施过程。

5. 是否清晰描述干预或治疗措施 个案报告应清晰描述对患者采取的治疗方案或干预措施，例如药物治疗所涉及药物的种类、给药途径、剂量、频次、不良反应等；手术治疗或其他特殊治疗的具体方式和过程等。例如，在《1例心肺联合移植术后患者成功妊娠并分娩的护理》一文中，作者不仅给出了移植术后患者妊娠管理的相关证据，也清晰报告了多学科团队在结合国内外最新文献及个案具体情况后，制订的个体化免疫抑制方案（包括具体实施过程）。

6. 是否清晰描述干预后的临床状况 个案报告应清晰描述采取治疗方案或干预措施后患者症状的变化情况，必要时可提供影像学资料或图表，为探讨疾病的治疗方法和治疗机制提供依据。

7. 是否识别并描述不良反应或意外事件 对于任何治疗/干预措施/药物来说，都可能在某些患者身上出现不良事件。个案报告中应清晰描述所发生的不良事件或意外事件，包括不良反应、发生频次、严重程度等，尤其是用了新药或新的治疗措施时。

8. 是否提出了可借鉴的建议 个案报告应从疾病的发生发展、病情、诊断治疗的临床实践等方面，总结经验和教训，为临床人员遇到类似案例时提供借鉴。

（三）对专家意见类论文的质量评价

专家意见（expert opinion）是指关于某事的专家观点或判断，可以基于正式的经验性证据，也可以是专家对某一卫生保健问题的看法或建议。在缺乏高质量研究证据的情况下，经过严格的质量评价后，专家意见类文本证据可作为医疗卫生保健决策依据的有效补充。澳大利亚 JBI 循证卫生保健中心（2016）专家意见和专家共识类文献的质量评价工具包含 6 个评价项目（表 6-25）。评价者需对每个评价项目做出"是""否""不清楚""不适用"的判定，并最终经过小组讨论，决定该研究是纳入、排除，还是需获取进一步的信息。

表 6-25 澳大利亚 JBI 循证卫生保健中心对专家意见类文献的真实性评价

评价项目	评价结果			
	是	否	不清楚	不适用
1. 是否清晰描述了意见的来源	☐	☐	☐	☐
2. 意见是否来源于该领域有影响力的专家	☐	☐	☐	☐

（续表）

评价项目	评价结果			
	是	否	不清楚	不适用
3. 所提出的意见是否以相关人群的利益为中心	☐	☐	☐	☐
4. 意见是否说明了支持得出该结论的论证过程	☐	☐	☐	☐
5. 意见是否参考了现有文献	☐	☐	☐	☐
6. 意见是否说明了与既往文献不一致的观点	☐	☐	☐	☐

总体评价：　☐纳入　　　☐排除　　　☐需获取进一步的信息

每个评价项目的具体方法如下。

1. 是否清晰描述了意见的来源　在评价专家意见类文献时，应首先关注文献中所提出的观点来源，作者是否清楚描述了提出该观点的专家姓名、职业、工作角色、专业背景、专业资质等。

2. 意见是否来源于该领域有影响力的专家　文中应明确写出作者及其专家团体的资质、目前的职业角色、所属单位或是否隶属于特定组织或团体（如 WHO、中华护理学会、国际助产士联盟等）等信息。评价者在进行质量评价时，可根据这些信息判断该文作者在该领域是否具有一定影响力和一定的权威性，以判定其观点是否能代表该领域的意见。

3. 所提出的意见是否以相关人群的利益为中心　评价该项目时，评价者应通过阅读文献关注该文提出的观点是否以使研究相关的人群获得最佳健康结局或是以某个专业、特定机构或团体的利益为中心。要注意剔除某些为企业代言或具有商业利益性质的文献。

4. 意见是否说明了支持得出该结论的论证过程　在进行质量评价时，需考虑下列问题，文献的结论部分提出的主要论点是什么；作者用什么作为论据来支持该观点；论述是否有逻辑性；是否对所提出观点的合理性进行论证。

5. 意见是否参考了现有文献　专家意见的提出应有明确的理论依据，评价者应判断文献中意见的提出是否基于对现有证据的充分了解；意见的作者参考了哪些现有文献来支持其论点；如果文中的重要观点均有清晰的参考文献标注，可评价为"是"。

6. 意见是否说明了与既往文献不一致的观点　针对此项目，重点判断该文所提出的观点或建议与已往文献或主流观点是否有不一致的地方。如存在不一致，需进一步考量该文是否对自己所提出的观点进行了合理的论证，是否有高质量的证据或参考资料的支持等。

【小结】

循证助产意味着助产专业人员做出的每一个决策应基于现有的最佳证据、临床经验和服务对象的偏好。然而，很多措施无法完全通过量性或质性研究得出结论，在助产实践中很多决策都来源于高年资助产专业人员的临床经验或专家团队论证达成的共识。在缺乏研究证据的情况下，公开发布的案例系列、个案报告，以及专家意见类文本证据可作为一种补充，以体现助产领域证据的多元性。但在应用此类证据指导临床实践时，应依据质量评价工具科学评价论文的方法学质量，充分考虑案例系列、个案报告，以及专家意见类文本证据的真实性和可信度，以提高临床决策和助产实践的科学性和有效性。

九、质性研究评价的基本方法

> **情景案例导入**
>
> 　　随着不良妊娠环境及生育政策调整的影响，高龄、高危妊娠孕妇相继增多，围产期丧失等不良妊娠结局的发生率也呈上升趋势。某医院产科护士小王在临床工作中发现围产期丧失对女性的心理和社会功能有较大影响，容易出现悲伤、抑郁等负面情绪，甚至引发家庭矛盾、社交恐惧等，并影响其下次妊娠的信心。小王进一步查阅文献发现目前国内外已有多项针对女性围产期丧失体验的质性研究，但不同研究间存在时间、地域及文化等的差异。于是小王决定与科室科研秘书一同开展针对此主题质性研究的 Meta 整合，对国内外相关研究进行汇总分析，以全面了解该人群的真实体验，为构建相关心理干预措施提供参考。
>
> **请思考以下问题：**
>
> 　　1. 相较于量性研究，质性研究对助产临床实践有何独特的价值和意义？
>
> 　　2. 如何对质性研究文献进行质量评价？

　　质性研究（qualitative research）是以研究者本人为研究工具，在自然情景下采用多种资料收集方法对社会现象进行整体性研究，使用归纳法分析资料和形成理论，通过与研究对象互动并对其行为和意义建构而获得解释性理解的一种活动。在助产领域，质性研究的论文数量逐日递增，其研究结果的证据转化也应引起研究者的重视。而同量性研究一样，质性研究也需要经过严格评价才能成为循证助产实践的参考依据。质性研究常用的方法包括现象学研究法、扎根理论法、人种学研究法、行动研究法等。资料收集方法有观察法、访谈法、小组讨论法及文献或档案回顾法等。对质性研究进行质量评价时，重点关注下列方面：①该研究所用的哲学观、研究的方法学、具体的研究方法，以及对结果阐释之间的一致性；②研究者所致偏倚的程度；③研究对象所报告的原话与资料分析所得结论之间的关系。

　　目前在护理与助产领域应用最为广泛的质性研究文献质量评价工具主要包括澳大利亚 JBI 循证卫生保健中心的质性研究真实性评价工具，英国牛津大学循证医学中心制订的文献质量评价项目（CASP）——质性研究评价标准等。下面将结合这两个标准对质性研究文献的质量评价进行解读。

（一）澳大利亚 JBI 循证卫生保健中心的质性研究真实性评价工具

　　澳大利亚 JBI 循证卫生保健中心（2016）质性研究论文的质量评价工具包含 10 个评价项目（表 6-26），主要从质性研究的哲学基础及方法学角度进行评价。评价者需对每个评价项目做出"是""否""不清楚""不适用"的判断，并最终经过小组讨论，决定该研究是纳入、排除，还是需获取进一步的信息。

表 6–26　澳大利亚 JBI 循证卫生保健中心对质性研究的真实性评价

评价项目	评价结果			
	是	否	不清楚	不适用
1. 哲学基础与方法学是否一致	□	□	□	□
2. 方法学与研究问题或研究目标是否一致	□	□	□	□
3. 方法学与资料收集方法是否一致	□	□	□	□
4. 方法学与资料的代表性、典型性及资料分析方法是否一致	□	□	□	□
5. 方法学与结果阐释是否一致	□	□	□	□
6. 是否从文化背景、价值观的角度说明研究者自身的状况	□	□	□	□
7. 是否阐述了研究者对研究的影响，或者研究对研究者的影响	□	□	□	□
8. 研究对象及其观点是否具有典型性	□	□	□	□
9. 研究是否符合当前的伦理规范或是否通过伦理委员会的批准	□	□	□	□
10. 结论的得出是否源于对资料的分析和阐释	□	□	□	□

总体评价：　□纳入　　　　□排除　　　□需获取进一步的信息

每个评价项目的具体方法如下。

1. 哲学基础与方法学是否一致　在进行质量评价时，应判断该文是否清晰阐述了这个研究的哲学基础或理论假设，是否明确描述了该研究采用的方法学，以及两者是否存在一致性。例如，某项针对助产服务模式优化的质性研究其哲学基础是批判理论，采用的方法学是行动研究，那么两者就是一致的，这与批判理论视角下研究的批判倾向、行动取向和结果导向的特点相符；而如果研究的哲学基础是建构主义，采用的方法学是问卷调查法，那么两者就是不一致的。有些研究只描述了采用质性研究法，而没有描述哲学基础和方法学，那么对这一条的判断就是"不清楚"。

2. 方法学与研究问题或研究目标是否一致　在进行质量评价时，应判断该研究所采用的方法学是否与提出的研究问题相一致。例如，某研究的研究问题是探索围产期丧失胎儿女性的情感体验，采用的是现象学研究法，该例中的方法学与研究问题是一致的；而如果某研究是评价积极心理干预对分娩疼痛体验的效果，采用的方法学是人种学研究法，那么方法学与研究问题是不一致的。

3. 方法学与资料收集方法是否一致　该项目关注的是资料收集方法与方法学是否一致。例如，某研究采用现象学研究法，通过个人访谈法收集资料，该例中的资料收集方法与方法学是一致的；如果某研究关注的是行为类问题，仅通过问卷调查法收集资料，那么资料收集方法与方法学就不一致了。

4. 方法学与资料的代表性、典型性及资料分析方法是否一致　该项目关注的是研究对象的代表性和典型性，以及资料分析方法与方法学是否一致。例如，某研究采用现象学研究法，通过访谈法了解剖宫产术后再次妊娠阴道分娩（vaginal birth after cesarean，VBAC）

产妇的真实体验。如果访谈对象仅选择既往社会因素剖宫产后阴道分娩的产妇，则研究对象代表性差，应同时选择既往存在剖宫产指征的 VBAC 产妇。另外，资料分析过程中应将研究对象描述的各类体验都纳入到结果报告中，如果仅报告研究对象的普通体验，而丢弃那些独特的、个性化的体验，那么资料分析与方法学就不一致。

5. 方法学与结果阐释是否一致　该项目关注的是阐释方式与方法学是否一致。例如，某研究采用现象学研究法，探讨产妇对围产期身体意向的体验，如果该研究结果引用研究对象的原话及研究者的分析建议医护人员在围产期照护中应关注孕产妇身体意向并考虑个体差异性，则该例中的结果阐释与方法学是一致的。但是，如果将研究结果用于设计一个标准化的评估表格或采用统计分析阐述结果，那么这种结果阐释与方法学就是不一致的。

6. 是否从文化背景、价值观的角度说明研究者自身的状况　在质性研究中，研究者对研究过程起到不可忽视的影响。因此，在进行质量评价时，应知晓研究者的文化背景、个人所持的价值观和理论定位。一篇高质量的质性研究论文应对此进行描述。

7. 是否阐述了研究者对研究的影响，或者研究对研究者的影响　应评价研究者对研究过程及其对结果阐释的潜在影响，或研究对研究者的影响。此时应考虑以下问题，该论文是否阐述了研究者与研究对象的关系；研究者是否批判性地探究了其在资料收集过程中的角色和潜在影响；文中是否报告了研究过程中发生意外事件时研究者如何应对。

8. 研究对象及其观点是否具有典型性　在对该项目进行评价时，应判断所访谈或观察的研究对象是否具有典型性，反映了该类研究对象的主要观点。另外，该论文报告结果时，是否引用了研究对象的原话作为结论的依据和基础，以确认该论文是否充分代表了研究对象的观点。

9. 研究是否符合当前的伦理规范或是否通过伦理委员会的批准　质性研究常通过深度访谈和深入观察收集资料，往往会涉及研究对象个人的一些相对隐私的内容。因此，在进行该类论文的质量评价时，应判断该研究是否有规范的告知和知情同意程序，是否与当前的伦理规范相符合，或该研究是否得到了伦理审查委员会等机构的批准。

10. 结论的得出是否源于对资料的分析和阐释　评价者应判断该研究的结论是否源于对通过观察、访谈法或其他方法所获取资料的归纳和分析。

（二）英国牛津大学循证医学中心 CASP——质性研究评价工具

CASP（2013）质性研究论文的真实性评价工具包括 10 个评价项目（表 6-27），评价者需对每个评价项目做出"是""不清楚""否"的判断。与澳大利亚 JBI 循证卫生保健中心（2016）对质性研究论文的质量评价工具相比，CASP 主要从质性研究设计的严谨性、结果的可信度、研究结果与现有实践的相关性进行评价。

表 6-27　CASP 对质性研究论文的真实性评价

评价项目	评价结果		
	是	不清楚	否
1. 是否清晰阐述了研究的目标	□	□	□
2. 采用质性研究方法是否恰当	□	□	□

（续表）

评价项目	评价结果		
	是	不清楚	否
3. 研究设计对该研究目标来说是否恰当	☐	☐	☐
4. 入选研究对象的方法是否恰当	☐	☐	☐
5. 资料收集方法是否恰当	☐	☐	☐
6. 是否充分考虑了研究者与研究对象之间的关系	☐	☐	☐
7. 是否考虑了伦理问题	☐	☐	☐
8. 资料分析方法是否缜密	☐	☐	☐
9. 结果陈述是否清晰	☐	☐	☐
10. 研究的价值有多大	☐	☐	☐

CASP. 英国牛津循证医学中心文献严格评价项目

十、系统评价研究评价的基本方法

情景案例导入

选择恰当的分娩体位对于促进自然分娩有重要意义。相关研究发现第二产程直立位可降低阴道助产率，缩短第二产程，降低会阴侧切率，但也可能增加产后出血和会阴裂伤的可能。某助产护士（同时也是助产方向在读硕士研究生）通过文献检索发现目前国内外已陆续发表了有关第二产程直立位益处和风险的系统评价，但由于不同系统评价间所纳入研究对象、研究类型的异质性，以及方法学质量的参差不齐，研究结果存在不一致。其产生困惑，究竟如何针对产妇的情况做出是否直立位分娩的选择？通过进一步咨询导师，其决定对国内外发表的第二产程直立位分娩益处与风险的系统评价进行全面检索和质量评价，以对相关研究证据进行总结，为分娩体位选择的临床决策和临床实践提供指导。

请思考以下问题：

1. 系统评价的结论是否能直接指导临床实践？
2. 如何对系统评价文献进行质量评价？

系统评价（systematic review，SR）是针对一个特定的问题，系统、全面地收集相关证据，采用统一的科学评价标准，筛选出符合质量标准的文献，进行定性或定量合成，得出综合、可靠的结论。系统评价是高证据质量的来源，能为临床工作者、患者及其他决策者提供重要信息。近年来，系统评价文献数量明显增多，方法也日趋复杂，由于进行系统评价的人员水平参差不齐，出现了方法学不够严谨、报告不够规范等问题。助产研究者和实践者在阅读或应用相关领域系统评价的结论指导临床实践前，应对其方法学进行严格评价，以确定系统评价的结论是否真实、可信。

目前常用的系统评价质量评价工具包括澳大利亚 JBI 循证卫生保健中心（2016）的评价工具和系统评价评估工具（a measure tool to assess systematic reviews，AMSTAR）。

（一）澳大利亚 JBI 循证卫生保健中心的评价工具

澳大利亚 JBI 循证卫生保健中心（2016）系统评价论文的真实性评价工具共有 11 个条目（表 6-28），包括"是""否""不清楚""不适用"四种评价结果。最终经过小组讨论，决定该研究是纳入、排除，还是需获取进一步的信息。

表 6-28　澳大利亚 JBI 循证卫生保健中心对系统评价论文的真实性评价

评价项目	评价结果			
	是	否	不清楚	不适用
1. 所提出的循证问题是否清晰、明确	☐	☐	☐	☐
2. 文献纳入标准对该循证问题是否恰当	☐	☐	☐	☐
3. 检索策略是否恰当	☐	☐	☐	☐
4. 检索数据库或资源是否充分	☐	☐	☐	☐
5. 采用的文献质量评价标准是否恰当	☐	☐	☐	☐
6. 是否有≥2 名评价者独立完成质量评价	☐	☐	☐	☐
7. 提取资料时是否采取一定的措施减少误差	☐	☐	☐	☐
8. 合并研究的方法是否恰当	☐	☐	☐	☐
9. 是否评估了发表偏倚的可能性	☐	☐	☐	☐
10. 所提出的政策或实践推荐建议是否基于系统评价的结果	☐	☐	☐	☐
11. 提出的进一步研究方向是否恰当	☐	☐	☐	☐

总体评价：　☐纳入　　　☐排除　　　☐需获取进一步的信息

每个评价项目的具体方法如下。

1. 所提出的循证问题是否清晰、明确　一个清晰的循证问题需要包括 P（研究人群）、I（干预措施）、C（对照措施）、O（结局指标）等要素。结构化循证问题的确定能够清晰界定系统评价的范畴，也有助于下一步检索策略的制订。

2. 文献纳入标准对该循证问题是否恰当　文献纳入标准应与循证问题相匹配，且纳入标准中应清晰界定 PICOS 要素，包括纳入人群的诊断标准、年龄范围、疾病严重程度等，干预要素，主要和次要结局指标，研究类型等。

3. 检索策略是否恰当　论文方法部分或补充材料中应详细描述所采用的检索策略，检索词尽量全面、检索式要正确。

4. 检索数据库或资源是否充分　系统评价需要全面检索相关证据，以降低发表偏移。中英文数据库均需检索，检索的数据库类型也应尽可能全面，包括综合性数据库（如四大中文数据库、Medline、Embase 等）、专业数据库（如 CINAHL）及灰色文献数据库（如临床试验注册平台及相关网站）。

5. 采用的文献质量评价标准是否恰当　评价时应关注论文所选择的质量评价标准是否与纳入文献类型相符合。例如，对某项助产干预措施的效果进行系统评价，应选择符合纳入文献研究设计类型的评价工具（如针对 RCT 或类实验研究的质量评价工具）进行评价。

6. 是否有≥2 名评价者独立完成文献质量评价　不同评价者对文献质量评价标准的理解可能会有差异，为保证文献质量评价的客观性，系统评价应明确提出由至少 2 名评价者彼此独立地对文献质量进行评价，并交叉核对。如有分歧，通过讨论或与第三方协商解决。

7. 提取资料时是否采取一定的措施减少误差　提取资料时为了避免研究者主观因素的影响、降低偏倚，同样需要 2 名或以上研究者独立提取。其他减少误差的措施还包括提取资料时设定统一的表格、对研究者进行统一培训等。论文中应对以上过程进行清晰描述。

8. 合并研究的方法是否恰当　如进行了 Meta 分析，应判断其方法是否恰当，是否进行了异质性检验（采用的模型是否正确）并阐释异质性的原因。如异质性过高，可进行描述性综合。

9. 是否评估了发表偏倚的可能性　为减少发表偏倚对系统评价结果的影响，必须对发表偏倚进行评估，可以采用 Egger 检验、漏斗图、森林图等。注意，该评价项目不适用于质性研究证据的系统评价。

10. 所提出的政策或实践推荐建议是否基于系统评价的结果　论文中应基于系统评价的结果，阐述对政策或实践的推荐建议。应判断在形成推荐建议时，是否考虑了结果的论证强度和纳入研究的质量。

11. 提出的进一步研究方向是否恰当　评价者应结合评价结果，针对作者在论文讨论或小结部分提出的进一步研究方向的合理性做出评价。

（二）系统评价评估工具

来自荷兰、加拿大研究机构的临床流行病学、循证医学专家于 2007 年制订并发表了系统评价评估工具（AMSTAR）。2017 年，由原研发小组专家成员联合非随机干预研究领域专家、医学统计学家、工具评价制订方法学家，在综合相关评论性文章、网站反馈意见和自身实践经验的基础上，对 AMSTAR 进行修订和更新，并于 2017 年正式推出了 AMSTAR 2。AMSTAR 2 适用范围包括基于随机对照试验（RCT）或非随机干预研究（NRSI）或两者都有的系统评价，但不包括诊断性试验系统评价、网状 Meta 分析、单个病例数据的 Meta 分析、概况性评价和现实主义评价。

AMSTAR 2 共包含 16 个条目（表 6-29），根据评价标准的满足程度评价为"是""部分是"和"否"。完全满足评价标准时，评价为"是"；部分满足标准时，评价为"部分是"；当系统评价中没有报告相关信息时，评价为"否"。

表 6-29　AMSTAR 2 评价清单

评价项目	评价结果		
1. 研究问题和纳入标准是否包括了 PICO 部分	□是		□否
2. 是否声明在系统评价实施前确定了系统评价的研究方法，对于与研究方案不一致处是否进行说明	□是	□部分是	□否
3. 系统评价作者在纳入文献时是否说明纳入研究的类型	□是		□否
4. 系统评价作者是否采用了全面的检索策略	□是	□部分是	□否
5. 是否采用双人重复式文献选择	□是		□否
6. 是否采用双人重复式数据提取	□是		□否
7. 系统评价作者是否提供了排除文献清单并说明其原因	□是	□部分是	□否
8. 系统评价作者是否详细地描述了纳入的研究	□是	□部分是	□否
9. 系统评价作者是否采用合适工具评估每个纳入研究的偏倚风险	□是	□部分是	□否
10. 系统评价作者是否报告纳入各个研究的资助来源	□是		□否
11. 做 Meta 分析时，系统评价作者是否采用了合适的统计方法合并研究结果	□是	□否	□未进行 Meta 分析
12. 做 Meta 分析时，系统评价作者是否评估了每个纳入研究的偏倚风险对 Meta 分析结果或其他证据综合结果潜在的影响	□是	□否	□未进行 Meta 分析
13. 系统评价作者解释或讨论每个研究结果时是否考虑纳入研究的偏倚风险	□是		□否
14. 系统评价作者是否对研究结果的任何异质性进行合理的解释和讨论	□是		□否
15. 如果系统评价作者进行定量合并，是否对发表偏倚（小样本研究偏倚）进行充分的调查，并讨论其对结果可能的影响	□是	□否	□未进行 Meta 分析
16. 系统评价作者是否报告了所有潜在利益冲突的来源，包括所接受的任何用于制作系统评价的资助	□是		□否

AMSTAR. 系统评价评估工具

　　AMSTAR 2 并不是根据每个条目的评价结果提供一个总分，因为高得分可能会掩盖一些非常严重的方法学缺陷，如文献检索不全面或没有对纳入的研究进行偏倚风险评估等。因此，AMSTAR 2 推荐重点考虑关键的条目是否存在方法学缺陷，并据此评价系统评价的总体质量即对总的评价结果进行"信心"（overall confidence）分级（表 6-30）。

表 6-30　系统评价总体质量的信心分级

信心分级	含　义
高	无或仅 1 个非关键条目不符合：针对研究问题，系统评价基于可获取研究的结果提供了准确而全面的总结
中	超过 1 个非关键条目不符合 *：基于可获取研究的结果，系统评价可能提供了准确的总结
低	1 个关键条目不符合并且伴或不伴非关键条目不符合：基于可获取研究的结果，系统评价可能不会提供准确而全面的总结
极低	超过 1 个关键条目不符合，伴或不伴非关键条目不符合：基于可获取研究的结果，系统评价不可能提供准确而全面的总结

关键条目包括表 6-29 条目 2、4、7、9、11、13 和 15，关键条目的选取可以根据特定情况进行调整

*.当多个非关键条目不符合时，会降低对系统评价的信心，可从中级降至低级

第7章 证据的特征与分级

学习目标

1. 掌握证据的特征。

2. 熟悉中国助产实践证据发展的特殊性。

3. 熟悉助产实践证据的发展对助产领域的意义。

4. 掌握 GRADE 证据质量分级标准和 GRADE 推荐强度分级。

5. 理解 GRADE 证据分级的应用注意事项。

6. 了解应用 GRADE 证据分级的必要性。

7. 掌握 GRADE 系统在助产学科中的应用研究类型。

8. 理解 GRADE 系统在助产学科中应用的重要性。

一、助产实践证据的特征

助产循证要求将助产实践经验（内部证据）与当前可得到的最佳证据（外部证据）结合，再考虑孕产妇的意愿和价值观及具体情境，做出最佳决策。其核心思想为助产决策应尽量以客观证据为依据。产科医生开具医嘱、助产士制订助产护理方案或实践产科相关指南、政府机构制定产科医疗卫生政策等，都应参考当前可得的最佳证据进行决策和管理。如果研究者仅依靠自己的经验而忽视最新、最佳的研究证据，可能将过时的，甚至有害的方法应用于孕产妇，给孕产妇造成严重的损害。若忽视经验即使得到了最佳的证据也可能用错，因为最佳的证据在用于每一名具体孕产妇时，必须因人而异，根据其临床、病理特点、人种、人口特点、社会经济特点和试验措施应用的可行性灵活运用。

助产实践证据主要是指与助产临床实践相关的研究，特别是以孕产妇为研究对象的临床研究及其系统评价或 Meta 分析，如随机对照试验的准确性和精确性，观察指标的科学性，干预和预防措施的效果和安全性。助产实践证据及其质量是实践助产循证的决策依据。产科医生或助产士所做的助产决策是基于此前所有、当前得到的最佳证据，并关注最佳证据的科学性、适用性和可转化性。科学的助产实践证据是科学助产决策的重要依据和手段。高质量的助产实践证据特征如下。

（一）助产实践证据的特征

助产实践证据是指采用明确方法，从科学性和助产实践相关性角度严格评价后获得的研究证据，具有以下特征。

1. 科学性和真实性 助产实践证据的生产须针对特定问题、经过科学设计、偏倚控制、严格实施和客观分析，并能溯源，接受时间和实践的检验，以正确引导临床助产士为孕产妇做出助产决策。

2. 等级性 证据具有等级性，证据的等级系统包括证据的质量等级和推荐级别。证据质量是指对预测值的真实性有多大把握，常用高证据质量、中证据质量、低证据质量等区分。推荐强度是遵循某一特定推荐意见的程度，其程度常用强推荐或弱推荐区分。在助产实践中，证据是经过严格的界定和筛选而获得的最佳证据。这需要对证据的科学性、可行性、适宜性、临床意义、有效性，以及经济性进行严格的评价。只有经过谨慎的分析和评价后，产科医务人员才能根据临床特定的情况选择运用最佳的证据。目前被广泛接受和使用的证据等级划分系统主要有牛津大学循证医学中心的证据等级系统，由 GRADE 工作组推出的证据分级和推荐意见系统，以及由澳大利亚 JBI 循证卫生保健中心根据证据的 FAME 结构（证据的可行性、适宜性、临床意义和有效性）所制订的"JBI 证据等级系统"。

3. 多样性　助产实践相关的研究类型具有多样性，包括随机对照试验、队列研究、病例对照研究、横断面研究等。随机对照试验提供的证据被认为真实性和可靠性最强，是卫生保健系统实践活动中设计最精密的、最能科学地反映干预效果的实证。然而助产实践相关研究问题的特殊性，以及常常涉及的各种伦理问题，使得随机对照试验并不适用于所有的助产实践相关研究问题，比如自由体位是否能够促进孕妇分娩期产程进展。由于待产及分娩期的特殊性，干扰的因素太多且无法完全控制，无法进行严格的随机对照试验，回答此问题适合的研究方案是多组别的观察性研究而非随机对照试验。中国助产领域的干预性研究虽然呈上升趋势，但研究质量仍不令人满意，特别是随机方案、盲法、孕产妇失访等问题的实施、处理、报告等方面都有待进一步改善。虽然随机对照研究的证据级别最高，但忽略了孕产妇的主体性和整体性，助产实践研究的特性使得量性研究的运用存在一定的局限性，故在助产实践研究中仅仅将目光专注于随机对照试验所提供的证据是远远不够的。其他设计严谨的研究方法，如队列研究、病例对照研究及横断面研究等都可以提供证据。

4. 灵活性　助产实践对象和研究内容的复杂性，决定了助产实践的研究类型具有灵活性。由于助产的特点是促进自然分娩，针对不同类型的孕产妇，助产实践的内涵也随之改变。助产实践更注重人的整体性，强调人的心理、社会层面、人本主义精神。助产强调将研究证据与临床实际和孕产妇的价值观相结合。在这个结合过程中，不仅需要量性研究的支持，还需要运用质性研究的结果提供孕产妇对助产实践过程的体验、态度、信仰、心理变化等，以保证提供给孕产妇最"适宜"的助产方案。质性研究是以研究者本人作为研究工具，在自然情境下，采用多种资料收集方法，如访谈、观察、实物分析等，对研究现象进行深入分析，从原始资料中形成结论和理论，通过与研究对象互动，对其行为和意义建构获得解释性理解的一种活动，故在研究人类健康与疾病的过程中，质性研究被认为是较恰当的方法，其在助产领域中被广泛使用。在第二届世界补充替代医学大会上，专家指出质性研究将是 21 世纪医学研究的主要方向之一。采用质性研究和量性研究相结合的护理诠释了循证护理尊重和结合患者价值观的理念。助产实践研究进行证据综合时，除了考虑量性研究外，质性研究也可以纳入系统评价中作为可分析的文献。Cochrane 质性研究方法工作组（Cochrane qualitative research methods group，CQRMG）于 1998 年成立，致力于推广质性研究方法并产生质性研究的系统评价，并将质性研究的结果作为临床证据指导，为质性资料的 Meta 整合提供指导。另外，JBI 也建立了质性研究证据合成的专业组（the synthesis of qualitative evidence），并推出了质性研究 Meta 整合的方法学，开发了质性研究系统评价在线应用软件（qualitative assessment and review instrument，QARI）。

5. 开放与共享 助产实践证据作为解决助产临床问题的知识产品，消耗产科医务人员、研究员、孕产妇的各种资源生产出来，应向所有需要者开放，为人类所共享，方便获取。为此，经过去粗取精、去伪存真，优化已建立的具有不同智能化程度的助产实践证据资源，最大限度地发挥助产实践证据的价值。

6. 动态和更新 值得注意的是，循证医学强调使用当前最好的证据，即证据的时效性。因为，临床研究新证据不仅可以否定曾经已被接受的助产实践方法，还将随时被更准确、更有效和更安全的新证据取代。开展助产循证实践不能将证据固化，更不能认为证据是不能推翻的。随着对分娩的深入研究和认识的升华、助产条件的改变、孕产妇人群的更迭、新评价体系和标准的出现，助产适宜技术也在不断更新、取代和淘汰中，研究证据也需要不断更新，指南、流程等均应每3年左右更新一次，才能为孕产妇做出当前最好的决策。

7. 非唯一性 需要强调的是，助产实践证据在进行助产决策时是必要的，但不是唯一的，助产决策受许多因素的影响和制约，除了研究证据，还有孕产妇和产科医生的因素，如孕产妇的价值观、文化程度、宗教信仰、经济状况，产科医生的经验和外部因素（如医疗保险、国家的政策法律、卫生资源的可获得性）等。因此，助产决策必须综合考虑多方面的因素。科学的证据帮助助产士做出合理的决策，但不能代替助产士的作用。

（二）助产实践证据的发展对助产领域的意义

助产循证作为循证医学的分支之一，可代表助产士凭以往经验或习惯进行助产护理实践活动的方式，强调在做出助产决策时，遵循来自科学研究的研究结论、合理且科学的助产实践证据，不盲目接受来自未经过专业且严谨评估的科研文章的结论。助产实践证据的发生和发展对助产临床实践、助产教育、助产科研和管理等方面产生了极大的影响。

1. 促进助产临床实践决策的科学化 对于助产临床实践，助产实践证据发展的目的是解决助产临床实践中的难题，从而促进助产专业的发展。助产实践证据是在个人经验、专业知识和孕产妇参与助产决策的基础上，结合现有最佳证据为孕产妇做出最佳决策，从而提高临床助产士的素质，规范助产实践行为模式。

2. 促进助产教育模式的转变 助产实践证据发展目的是促进助产教育模式的转变。从传统的医学教育模式（以授课为基础的学习，lecture-based learning）向循证医学教育模式（以问题为基础的学习，problem-based learning）转变：①有助于培养助产学生积极思维的方法、探索精神、创新能力，为今后从事临床及科研工作打下基础；②有助于强化助产学生自学能力、横向思维能力、运用知识的能力、不断更新知识的能力；③培养助产学生具备医生的素质及能力，包括与孕产妇交流的能力，了解助产与社会的关系，加强与人相处的协作能力，从而提高助产专业学生在面对一个具体孕产妇时，具有进行临床思维、诊断与鉴别诊断、处理及治疗程序，以及回答孕产妇与家属各种问题的能力。

3. 为临床助产研究和管理提供正确的导向 助产实践证据的发展要求我们：一方面，根据临床上助产相关的具体问题不断查寻资料，使我们能全面、系统了解当前的研究现状，从中发现一些未解决的临床助产问题，作为今后研究的立题依据，为临床研究导向，实现"有证，查证用证；无证，创证用证"的循证医学实践模式；另一方面，我们不断严格评价获得的研究证据，能发现前人在研究某一助产临床问题时在设计、实施、资料分析和论文撰写中存在的缺陷，避免今后研究中出现同样的问题，有助于促进助产科研方法学的规范化、提高研究质量。在管理方面，助产实践证据的发展同样可促进助产管理者的决策、新助产技术开发、助产人力资源管理的科学化，合理利用助产资源。

（三）中国助产实践证据发展的特殊性

如何结合中国助产的实际情况，借用西方助产专业领域科学研究的证据，提高我国的助产专业的服务水平，是一个十分值得认真思考和讨论的问题。在中国推进助产实践证据的发展会面临以下几个关键性问题：①绝大多数助产实践证据资源多是根据欧美国家的研究证据建成，然后我国借鉴，缺乏或没有足够的本土化证据的加入，其推荐意见直接套用到人种不同的中国孕产妇及国内相对落后的医疗条件是否适用；②多数助产士的检索、评价和利用证据的意识和能力有待提高；③重要的助产相关的优质研究绝大多数以英文发表，即使中国助产士都熟练掌握了检索、评价与使用医学文献的技能，许多助产士仍可能因语言障碍而不能直接快速阅读英文文献；④多数医疗机构缺乏高质量、易于操作的助产循证医学数据库资源供助产士方便、快速查寻；⑤中国的助产士起点低，助产综合素质不高，实践助产循证的时间、精力有限；⑥助产中医适宜技术与西方引入的助产适宜技术并重、中西助产适宜技术并用的特殊国策对高证据质量产生和使用的挑战。

近年来，我国的助产学蓬勃发展，推动助产各方面研究的发展，深化助产学科的建设，是我国助产专业发展的重点内容。通过引进国外科学的助产循证资源，加强与国外循证实践机构的密切合作和联系，结合我国助产专业的特点，积极开展助产研究的系统评价，构建我国本土化的助产循证实践指南或患者版指南是势在必行的。加强助产人力资源培养和优化，培养具有高水平助产循证实践能力的助产人才。加强与医疗团队的合作，采用多种多样的方法开展助产循证实践，进而推动助产循证证据实践的发展。

二、证据分级系统的发展和演变

随着循证方法学研究的成熟与完善，证据分级体系的演进经历了不断探索和不断超越的过程，但目前全球尚无完全统一的证据分级系统。证据分级概念最早于 20 世纪 60 年代由美国社会学家 Campbell 和 Stanley 首次提出，将随机对照研究的质量设定为最高，并引入了内部真实性和外部真实性的概念。

（一）CTFPHE 证据分级标准及推荐意见

医学证据分级始于 20 世纪 70 年代。1979 年，加拿大定期体检特别工作组（Canadian Task Force on the Periodic Health Examination，CTFPHE）首次对研究证据系统分级并给出推荐意见，基于试验设计良好的 RCT 级别最高，专家意见级别最低。采用了这种证据分级的方法，提出了首个 CTFPHE 证据分级标准及推荐意见医学证据分级体系。

（二）David Sackett 证据分级标准及推荐级别

1986 年，CTFPHE 成员之一，David Sackett 针对 1979 年标准的以上不足，提出了该证据分级系统的完善版，首次对 RCT 提出质量标准，如大样本 RCT 优于小样本 RCT，并且将推荐级别与证据质量相对应撰文提出了证据的五分法，但该标准未区分队列研究与病例 – 对照研究，也未纳入专家意见。

（三）AHCPR 证据分级与推荐强度

1992 年，美国卫生保健政策研究所（Agency for Health Care Policy and Research，AHCPR），现更名为美国卫生保健研究与质量机构（Agency for Health Care Research and Quality，AHCRQ）制订的临床实践指南，将随机对照试验的 Meta 分析作为最高级别的证据，这是首次将 Meta 分析列入证据的分级中，见表 7–1。

表 7–1　1992 年 AHCPR 证据分级与推荐强度

证据级别	定　义	推荐强度
Ⅰa	随机对照试验的 Meta 分析	A
Ⅰb	至少 1 项随机对照试验	B
Ⅱa	至少 1 项设计良好的非随机对照试验	
Ⅱb	至少 1 项设计良好的准实验性试验	
Ⅲ	设计良好的非实验性试验，如对照试验，相关性研究和病例研究	C
Ⅳ	专家委员会报告，权威意见，临床经验	

AHCPR. 美国卫生保健政策研究所

（四）NEEBGDP 证据等级及推荐强度

1996 年，英格兰北部循证指南制订项目组（North of England Evidence-Based Guidelines Development Project，NEEBGDP）将证据等级及推荐强证据等级均分为 3 级，将设计良好的 RCT 及其系统评价或 Meta 分析均作为最高级证据，非对照研究或共识的专家意见列为最低级证据。

（五）英国牛津大学循证医学中心新版证据分级体系

1998 年 David Sackett、Rob Phillips 等制订了一系列证据分级和推荐意见系统并于2001 年 5 月发表在英国牛津循证医学中心的网站上，该系统首次在证据分级基础上提出了分类概念，涉及诊断、治疗、病因、预后、干预、危害、经济学分析 7 个方面，成为循证医学教学和循证临床实践中公认的经典证据分级系统，也是循证教科书和循证期刊使用最广泛的证据分级系统。2011 年牛津循证医学中心发布新版证据分级体系包括诊断、预后、干预、危害 4 个方面。目前应用较广泛的英国牛津大学循证医学中心证据分级系统，将证据按照质量等级分为 5 级（1、2、3、4、5），并按照推荐等级分为 4 级（A、B、C、D），见图 7–1。

（六）SIGN 证据分级和推荐强度

2001 年苏格兰院际间指南网络（scottish intercollegiate guidelines network，SIGN）在AHCPR 标准的基础之上进行完善，发布了更详细的证据分级和推荐强度，此标准中证据等级与推荐级别均为 4 级，将 SR、RCT、Meta 分析共同作为最高级别的证据。

（七）"新九级标准"证据等级金字塔

2001 年，美国纽约州立大学医学中心推出证据等级金字塔，又称为"新九级标准"，首次将动物研究和体外研究纳入证据分级系统，拓展了证据范畴，见图 7–2。

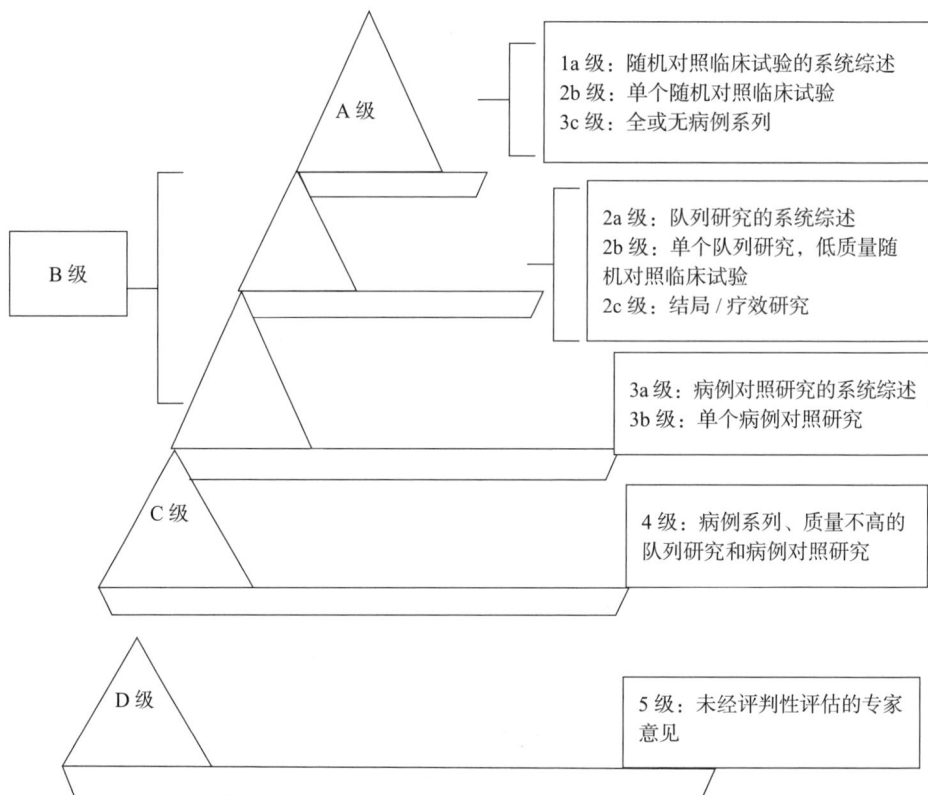

图 7-1　牛津大学循证医学中心的证据分级系统

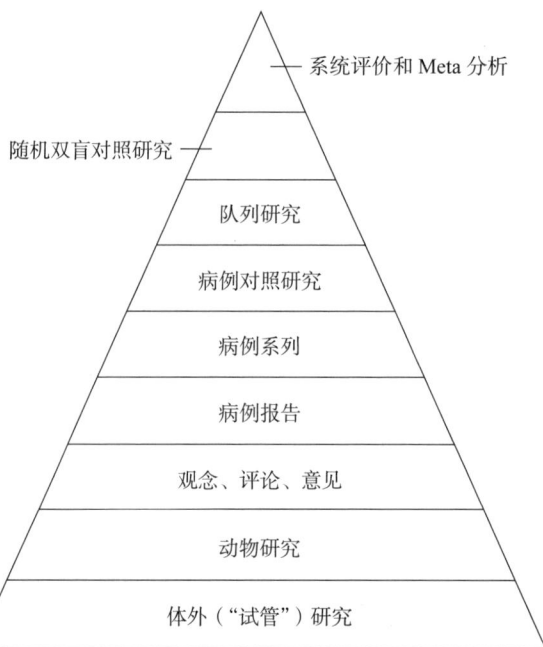

图 7-2　"新九级标准"证据金字塔［美国纽约州立大学医学中心"证据金字塔"（2001 年）］

（八）WHO 等级证据分级

WHO 于 2003 年提出的等级证据分级（表 7–2），首次提出高质量的观察性研究也可作为高证据质量，而具有严重缺陷的 RCT 也会作为极低证据质量。此系统虽尚未彻底摒弃原有的"研究设计类型"，但已开始不严格按照设计类型判断证据质量，为以后的证据分级体系提供了新思路，也为 GRADE 系统的提出奠定了基础。

表 7–2　WHO 证据分级标准

证据等级	描　述
高质量	无严重缺陷的随机对照试验或具有极强因果关联且无严重方法学问题的观察性研究
中质量	在设计或实施过程中存在缺陷的随机对照试验或类实验研究设计，具有很强的、一致性好的因果关联且无明显混杂的观察性研究
低质量	设计或实施过程中存在极其严重缺陷的随机对照试验，或无严重方法学问题的观察性研究
极低质量	设计或实施过程存在极其严重缺陷的随机对照试验或观察性研究

（九）"6S" 金字塔模型

2009 年，Dicense 等在 2007 年加拿大 McMaster 大学 Brian Haynes 教授提出的 "5S" 模型基础上更新为 "6S" 金字塔模型，见图 5–2。

纵观全球证据分级推荐体系的历史与现状，其发展经历了从局部到整体，即从重视研究设计类型到重视证据总体。从 CTFPHE 首先将专家意见纳入，到"证据金字塔"将动物研究和体外研究作为最低级别证据纳入分级，体现了证据分级体系的多元化和研究问题及适用领域的扩大。

三、循证助产常用的证据分级系统

证据是循证医学核心，循证护理也同样重视证据的等级，基于随机对照试验（RCT）的系统评价 /Meta 分析是 GRADE 系统出现之前公认的最高级别证据。在临床实践中，对证据的真实性、重要性和适用性（与患者的关联程度）进行严格评估是必不可少的，其中证据的真实性尤为关键。为了规范证据的质量和推荐的力度，目前已经制订了多种关于证据级别和推荐强度的标准。然而，这些标准却存在方法不统一、标准不一致，甚至相互矛盾的问题。为了解决这些问题，包括 WHO 在内的 19 个国家和国际机构于 2000 年共同成立了 GRADE 工作组。该工作组在 2004 年正式推出了 GRADE 证据质量分级和推荐强度系统，此举在证据医学发展史上是一个重要的里程碑。1998 年，由 Bob PhilipsChris Ball 和 David Sacket 教授等制订了新的分级标准，并于 2001 年正式发表于英国牛津循证医学中心网站上，但该分级体系过于复杂，初学者不易掌握，该小组成员分别于 2009 年和 2011 年对其进行了更新。

（一）牛津大学循证医学中心证据分级系统

牛津大学循证医学中心证据分级系统是应用时间最长的分级系统，2011 版的干预性研究证据分级系统见表 7–3。

表 7-3　牛津大学循证医学中心干预性研究证据分级系统

证据水平	描　述
1	对多项随机对照试验的系统评价
2	单项高质量的随机对照试验，或高质量的观察性研究
3	非随机对照的队列研究或前瞻性随访研究
4	病例系列，病例对照研究或历史对照研究
5	基于机制的推理

证据的质量等级将根据研究设计的质量、精确性、直接性（研究的 PICO 与问题的 PICO 不匹配）、研究间的一致性、效应量小而降级或效应量大而升级

（二）WHO 的 GRADE 系统

2004 年 WHO 的国际 GRADE 工作组推出了证据的 GRADE 系统，进一步发展了证据的质量分级和推荐强度系统。GRADE 系统代表了当前对研究证据进行分类分级的国际最高水平，综合考虑研究设计、研究质量、研究结果的一致性、证据的直接性，以及发表偏倚。对不同级别证据的升级与降级有明确、综合的标准，并明确承认患者价值观和意愿的作用，就推荐意见的强弱，分别从临床医生、患者、政策制定者角度做了明确、实用的诠释，而不是硬性与证据质量分级一一对应。影响推荐强度的因素包括证据的质量、结果的利弊关系、患者及医务人员的价值观和意愿，以及成本及资源应用情况。

证据质量：指对观察值的真实性有多大的把握度，见表 7-4。

表 7-4　GRADE 证据的质量等级

推荐强度	具体描述	研究类型举例	表示方法
高 -A	非常确信真实的效应值接近效应估计值	• 随机对照试验 • 质量升高二级的观察性研究	≥0 分
中 -B	对效应估计值有中等程度的信心：真实值有可能接近估计值，但仍存在两者大不相同的可能性	• 质量降低一级的随机对照试验 • 质量升高一级的观察性研究	-1 分
低 -C	对效应估计值的确信程度有限：真实值可能与估计值不相同	• 质量降低二级的随机对照试验 • 观察性研究	-2 分
较低 -D	对效应估计值几乎没有信心：真实值很可能与估计值大不相同	• 质量降低三级的随机对照试验 • 质量降低一级的观察性研究 • 系列病例观察 • 个案报道	≤-3 分

GRADE. 评估、发展与评价的建议分级

内涵：指南制订者必须对在具体情况中所使用的证据质量做出判断，当系统评价本身不能或至少不该做推荐时，其证据质量的定义不同。对系统评价而言，证据质量反映的是疗效评估的可信程度。

推荐强度：指南使用者遵守推荐意见对目标人群产生的利弊程度有多大把握。"利"，降低发病率和病死率、提高生活质量、降低医疗负担和减少资源消耗；"弊"，增加发病率和病死率、降低生活质量或增加资源消耗，见表 7-5。

表 7-5　证据质量与推荐强度的演进

阶段	最高证据质量	主要代表	优　点	缺　点
第一阶段	随机对照试验	GTFPHE 标准	简单明了，操作性强	分级过于简单，科学性不够
第二阶段	系统评价 /Meta 分析	OCEBM 标准	精确性，一致性，针对性，适用性	没有考虑研究偏倚及研究结果的间接性
		证据金字塔	将动物研究和体外研究纳入证据分级系统，简洁明了、形象直观、传播广泛	
第三阶段	随机对照试验	GRADE 标准	• 首次从指导终端用户使用角度进行分级 • 首次模糊证据分类概念，凝练出统一的证据分级标准 • 将证据质量分级与临床使用的推荐强度联合 • 开发了相应的分级软件	

GRADE 系统的推出，突破了以往单纯按照研究设计划分证据质量等级的局限性，综合考虑系统评价级纳入研究，降低的因素包括偏倚风险、不一致性、间接性、不精确性、发表偏倚，提高的因素包括效应值很大、有剂量 – 效应关系、负偏倚等因素。分级原则首先将来自随机对照试验的系统评价结果初定为高证据质量，来自观察性研究的系统评价结果初定为低证据质量，然后按照 GRADE 的证据降级和升级原则，即降低质量的因素和升高质量的因素，进行升级或降级后，最终将证据划分为"高、中、低、极低"4 个等级，如果 RCT 中存在可能降低证据质量的因素，则降为中等质量，如观察性研究中有增加证据质量的因素，则上升为中等质量，见表 7-6。

表 7-6　GRADE 系统证据推荐强度

推荐强度	具体描述
强推荐支持使用某干预	评价者确信干预措施利大于弊
弱推荐支持使用某干预	利弊不确定或无论质量高低的证据均显示利弊相当
弱推荐反对使用某干预	
强推荐反对使用某干预	评价者确信干预措施弊大于利

GRADE. 评估、发展与评价的建议分级

该系统适用于对 RCT 和观察性研究的系统评价进行证据等级判断，但其局限性在于未涉及质性研究、经济学评价、诊断性试验、描述性研究等设计，对来自专家共识的系统

评价也无法进行证据质量评级，也不主张对单项研究进行质量分级。

（三）GRADE 标准的优势

1. 权威 由一个具有广泛代表性的国际指南定制小组制订。

2. 明晰 明确界定了证据质量与推荐强度，清楚评价了治疗方案的结局。

3. 合理 对不同级别证据的升降级有明确、综合的标准。

4. 透明 从证据到推荐全程透明。

5. 人性 明确承认价值观与意愿的作用。

6. 全面 就推荐意见强弱，分别从医生、患者、政策制定者角度做出诠释。

7. 灵活 适用于系统评价、卫生技术评估、指南制订。

（四）GRADE 质性研究证据的分级

GRADE 工作组在 2010 年对定性研究系统评价中存在的研究质量差异、结论不一致等问题时，提出了一套改进方法，并开发了针对质性研究证据分级的 CERQual（Confidence in the Evidence Reviews of Qualitative Reseach）工具。该工具从 4 个方面评价定性系统评价证据：①方法学局限性（methodological limitations）；②相关性（relevance）；③结果一致性（coherence）；④数据充分性（adequacy of data）；并用高、中、低、极低 4 个等级表示系统评价证据级别。CERQual 工具最早开发于挪威知识转化中心的 Claire Glenyon Lewin 教授联合 Cochrane 协作网、CampbellGRADE 工作组和 WHO 等国际相关机构制订的定性系统评价分级系统评价证据提供支持（图 7-3）。

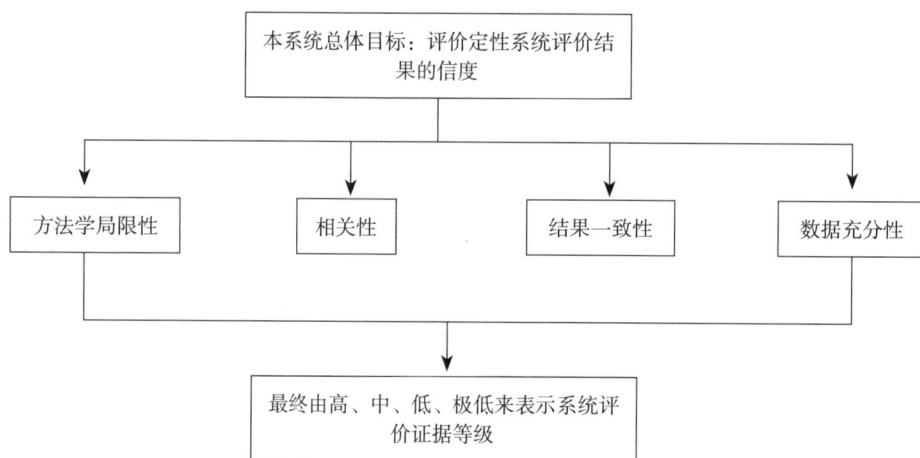

图 7-3　定性系统评价证据分级

证据分级体系的未来发展：从定性到定量（单个 RCT 到多个 RCT 的 Meta 分析），从局部到整体（只考虑试验设计到考虑研究质量、内外部真实性等），从个别到一般（临床、预防到基础、管理），从分散到统一（各自为政到全球统一），证据分级标准的车轮从未停歇，仍将继续在实践中不断修正、超越。

四、GRADE 系统简介

2000 年，WHO 组织了 19 个国家和国际组织的 67 名循证医学专家、临床专家、各权威标准的制订者负责人及证据研究者共同探讨合作制订了 GRADE 证据分级系统。该 GRADE 证据分级系统对证据质量分级与推荐强度标准进行了国际统一规范，并于 2004 年正式推出。我们从以下四个方面介绍 GRADE 证据分级系统。

（一）应用 GRADE 证据分级的必要性

1. 区别证据质量和推荐强度 该系统第一次明确定义了证据质量和推荐强度两个概念，较为清楚地分割了证据的质量与推荐的强度。其中，证据质量是疗效评价正确性的确定程度，推荐强度是遵循推荐的利弊确定的程度。

2. 提供质量评估框架 该系统突破了以往主要从研究设计角度考虑证据的局限。在此之前，对证据的评价通常主要通过对纳入研究的单篇文献进行评价，然后再对所有同质性研究进行合并，最后对合并后的结果进行解释。由于缺乏对所有证据的全面考虑，结论可能存在偏倚和误导。GRADE 证据分级系统提供了一种评估质量的框架，以达到分级结构化、系统化、透明化和清晰明确的特点。

3. 明确不同研究方案结果 GRADE 证据分级系统对不同研究方案的重要结果进行评价；同等级证据的降级和升级均具有明确性，并且从使用者而不是研究者的角度来制订研究证据的等级，在一定程度上拓宽了适用范围并考虑了研究证据的时效性。

（二）GRADE 证据质量分级标准

GRADE 证据分级系统划分过程会考虑到原始研究的设计方法、研究质量及研究结果一致性等因素。该系统最终对每一结局相应的证据质量分为高、中、低和极低 4 个等级，见表 7-7。在影响证据质量因素方面，包括了 5 个关于可能降低证据质量的因素和 3 个关于可能提高证据质量的因素。其中，5 个可降低证据质量因素分别为精确性、偏倚风险、间接性、不一致性，以及发表偏倚。另外，3 个提高证据质量因素包括以下 3 个因素，即效应量大、剂量反应及可能的混杂因素。

在可降低证据质量因素中，精确性通常指的是研究纳入的观察事件和患者相对较少，以至于该可信区间较宽时，证据质量降低。偏倚风险包括失访过多、盲法缺失、隐蔽分组缺失、未进行意向性分析，以及未报道结果。间接性有两类：第一类如欲比较两种或两种以上干预方法的临床效果时，如果目前暂无直接比较的 RCT 研究，但存在两种或两种以上分别与常规干预比较的 RCT 研究，即可进行关于两种或两种以上干预方法在临床效果方面的间接比较。第二类间接证据包括人群、干预措施、对照措施、预期结局等指标。不一致性指的是不同研究间大相径庭的疗效评估（意味着各种疗法的疗效确实存在差异）。差异可能源于人群、干预措施或结局指标。当结果存在异质性而研究者未能意识到并给出合理解释时，证据质量亦降低。发表偏倚是指若研究者未能发表研究（通常是阴性结果的研究）时，证据质量亦会减弱。典型情况是当公开的证据仅局限于少数试验而这些试验全部由企业赞助，此时不得不质疑发表偏倚的存在。

在可降低证据质量因素中，即效应量大指的是当方法学严谨的观察性研究显示疗效显著或非常显著且结果一致时，将提高其证据质量。剂量反应指的是干预措施药物剂量和引起的效应大小之间有明显的关联。可能的混杂因素，如经济较落后地区的医院患者病死率高于经济相对发达的医院。该结果是在忽略经济相对发达的医院卫生资源更多，患者社会经济状况普遍较好，由于健康意识较强，就诊时病情较轻的情况下得出的。

在临床中，高证据质量通常符合标准的随机对照试验（RCT）、大规模队列研究或多个高质量系统评价。此类证据极少可能被后续研究推翻。中等质量的证据略低于高证据质量，但可能支持决策。此类证据有可能被后续研究推翻。低质量的证据则极可能被后续研究改变。极低证据质量通常是任何疗效评估都极不确定。GRADE 证据质量分级标准的具体定义见表 7-7。

表 7-7　GRADE 证据质量分级标准

质量等级	定　义
高	非常确信真实的效应值接近效应估计值
中	对效应估计值我们有中等程度的信心：真实值有可能接近估计值，但仍存在两者大不相同的可能性
低	对效应估计值的确信程度有限：真实值可能与估计值大不相同
极低	对效应估计值几乎没有信心：真实值很可能与估计值大不相同

（三）GRADE 推荐强度分级

在临床实践中，研究证据的质量等级往往并不等于研究证据的推荐等级，所以提出了 GRADE 系统推荐强度分级。我们从"利"和"弊"两个方面进行考虑研究证据，以确定遵守推荐意见是利大于弊还是弊大于利。此外，GRADE 推荐强度除了考虑证据质量和利弊平衡外，还需考虑以下 2 个关键因素：成本及价值观；意愿。另外，推荐强度被分为强推荐和弱推荐这两个别级，见表 7-8。在研究证据质量方面，若是研究证据质量越高，则推荐强度分级越强；在利弊平衡方面，若是利弊间的差别越小，则推荐强度分级越强；在研究成本方面，若是一项研究干预的花费越低和消耗的资源越少，则推荐强度分级越强；在价值观和意愿方面，若是参与研究人群（如患者）之间的价值观和意愿差异越小或不确定性越小，则推荐强度分级越强。GRADE 推荐强度分级见表 7-8。

表 7-8　GRADE 推荐强度分级标准

推荐强度	具体描述
强	明确显示干预措施利大于弊或弊大于利
弱	利弊不确定或无论质量高低的证据均显示利弊相当

（四）GRADE 证据分级的应用注意事项

GRADE 证据分级适用于三个研究领域，包括系统评价、卫生技术评估和指南评价，但各个研究领域应用却不完全相同。在系统评价中，GRADE 证据分级系统仅对研究证据质量分级，但不给予相关的推荐意见；在指南评价中，则需在对证据质量分级的基础上形成推荐意见，并对其推荐强度进行分级。另外，在应用 GRADE 证据分级系统之前，研究人员应评估关于研究系统评价的报告质量和方法学质量。如果证据出现明显缺陷，应放弃分级，否则可能对 GRADE 证据分级的结果产生一定程度的误导。

五、GRADE 系统在助产学科中的应用

GRADE 系统是一种证据质量和推荐强度分级的国际标准，在多个学科中都有广泛应用。GRADE 系统在助产学科中应用具有非常重要的意义。在助产学科中，它可以用来评估不同分娩方式的优缺点，以便为孕妇提供最佳的建议。此系统在产科应用非常有益，由于分娩过程中的选择往往取决于很多因素，如产妇的健康状况、胎儿的情况及临床特定因素。GRADE 系统提供了一种标准化、结构化的方法来分析这些选择。此外，由于分娩过程，各种复杂的情况可能会导致结果的异质性，这可能会影响研究结果的解释和实施。GRADE 系统则可以考虑到这些因素，对结果进行合理的权重和调整，以便更好地指导临床实践。

（一）GRADE 系统在助产学科中的应用举例

GRADE 明确界定了证据质量和推荐强度及其区别，对不同级别证据的升级与降级有明确、统一的标准，从而保证在临床证据到推荐意见的过程中决策的公开透明。GRADE 系统目前主要应用于助产学科中的 Meta 分析、系统评价再评价，以及指南等研究类型。

譬如某项 Meta 分析的临床问题是亚临床甲状腺功能减退与流产发生风险。该研究把妊娠前 20 周且患有亚临床甲状腺功能减退患者暴露于流产发生下，观察的结局指标（outcome）是未治疗的亚临床甲状腺功能减退、经治疗的亚临床甲状腺功能减退和亚临床甲状腺功能减退合并甲状腺自身抗体阳性。作者通过采用 GRADE 系统分级方法对队列研究中各个主要结局指标进行证据质量评价。结果为未治疗的亚临床甲状腺功能减退、亚临床甲状腺功能减退合并甲状腺自身抗体阳性两个结局指标的证据质量等级为高级，亚临床甲状腺功能减退结局指标的证据质量等级为中级，见表 7-9。

表 7-9 亚临床甲状腺功能减退与流产发生风险的证据质量

结局指标	患者数量（研究数量）	相对效应值（95%CI）	描述性风险比较			证据质量
			对照组假定风险	试验组相应风险	风险（95%CI）	
未治疗的亚临床甲状腺功能减退	23 086（11 项）	RR=1.89（1.6~2.24）	32‰	61‰	52~72	高
经治疗的亚临床甲状腺功能减退	4352（5 项）	RR=1.14（0.82~1.57）	45‰	51‰	37~70	中
亚临床甲状腺功能减退合并甲状腺自身抗体阳性	3339（4 项）	RR=2.69（1.94~3.73）	28‰	75‰	54~104	高

为了进一步阐述 GRADE 系统在不同研究类型应用情况，本文检索部分相关文献，对其进行 GRADE 结论解读。

为了进一步阐述 GRADE 系统在 Meta 分析、系统评价再评价，以及指南不同研究类型应用情况，本文检索部分相关文献，对其进行 GRADE 结论解读，见表 7-10。

表 7-10　对文献进行 **GRADE** 结论解读

题　目	网络干预疗法对产后抑郁症治疗效果的 Meta 分析	口服降糖药治疗妊娠期糖尿病（GDM）安全性及有效性评估的系统评价再评价	妊娠期急性脂肪肝临床管理指南（2022）
研究类型	Meta 分析	系统评价再评价	指南
摘要中的结论	现有证据表明网络干预疗法可改善产后抑郁患者的抑郁情绪	口服降糖药二甲双胍和格列苯脲具有较好的血糖控制效果，二甲双胍的餐后血糖控制效果甚至优于胰岛素治疗效果。尚无数据说明口服降糖药格列苯脲或二甲双胍对孕妇及胎儿的远期影响	基于前期多次的临床问卷调查环节，指南制订小组确定了临床医师最关注的 9 个临床问题，并对其逐一给出了推荐意见，包括 AFLP 的门诊筛查、诊断、术前风险评估、分娩方式选择、麻醉方式选择、围产期并发症、人工肝治疗的指征、预后的评估及治疗期间如何监测
GRADE 质量评价结果	中等级别	38 个结局指标中，2 项为高质量，13 项为中等质量，14 项为低质量，9 项为极低质量，主要降级因素是研究的局限性和不精确性	部分结果如下：①建议将妊娠 35～37 周作为高危孕妇门诊筛查的时机（GRADE 分级：低）；②推荐将血常规、肝功能和凝血功能检查作为门诊筛查的一线指标（GRADE 分级：低）

GRADE. 评估、发展与评价的建议分级

　　尽管 GRADE 系统在目前已应用助产学科，然而，在 2021 年发表于中国循证医学杂志的《GRADE 在我国临床实践指南 / 专家共识中的应用研究》提出以下建议，中国临床实践指南 / 专家共识对 GRADE 分级系统的应用仍待提高，应采用 GRADE 系统来提高临床实践指南 / 专家共识的方法学质量。

（二）在系统评价中应用 GRADE 的注意事项

　　GRADE 适用系统评价和指南，但在各自领域的运用不完全相同，应用存在一定差异。对于系统评价，GRADE 仅用于对证据质量分级，而不给出推荐意见；对于指南，需在对证据质量分级的基础上形成推荐意见，并对其推荐强度进行分级。

六、质性研究整合后的证据质量评价

情景案例导入

　　小连，某医院助产士，主管护师，善于思考，积极向上。近年来，随着孕产妇服务需求的提升和医疗服务模式从以疾病为中心到以孕产妇为中心的转变，临床对产妇安全舒适分娩的体验愈加重视。基于上述助产发展的现状，小连对孕产妇分娩创伤体验展开调查，发现当前已有对孕产妇分娩创伤体验的原始研究与整合性研究，但缺少对整合性证据的质量评价。于是小连决定与上级沟通，并展开相关整合性证据质量评价，以求确认证据的可靠性。

请思考以下问题：

你认为小连的做法对临床工作有什么启发？

（一）JBI 系统评价质量评价工具

澳大利亚 JBI 循证卫生保健中心研制的系统评价质量评价工具可用于对质性研究系统评价和 Meta 整合进行快速质量评价。该工具目前的最新版本是 2016 版，包括 11 个条目，涵盖循证问题合理性、文献纳入和排除标准、检索策略合理性、检索的充分性、文献质量评价的组织、文献质量评价的方法、文献提取、文献整合、克服发表偏移的方法、提出推荐建议、提出研究方向（表 7-11）。

表 7-11　JBI 系统评价质量评价工具

评价项目	评价结果			
	是	否	不清楚	不适用
1. 所提出的循证问题是否清晰明确（PICo 的合理性）				
2. 文献纳入标准对该循证问题来说是否恰当				
3. 检索策略是否恰当				
4. 检索文献的数据库或资源是否充分				
5. 采用的文献质量评价工具是否恰当				
6. 是否由≥2 名评价者独立完成文献质量评价（阐述评价者的专业背景和方法学培训经历）				
7. 提取资料时是否采取一定的措施减少误差（文献筛选流程图、文献提取表、评价者均有专业背景和方法学培训、出现争议时请第三方讨论）				
8. 合并研究的方法是否恰当（呈现"整合结果–类别–提取的结果"逻辑框架图、应用示例展示结果）				
9. 是否评估了发表偏倚的可能性				
10. 所提出的政策和（或）实践建议是否基于系统评价结果				
11. 提出的进一步研究方向是否恰当				

针对 JBI 工具中提到的循证问题，构建质性研究系统评价的问题采用 PICo 模式。P 为研究对象或特定人群（population），主要描述研究对象是哪些，这类人群的主要特征是什么；I 为感兴趣的现象（interest of phenomena），主要描述拟研究的现象、体验或过程；Co 为具体情形（context），描述所处的具体情形有什么特点，例如"参加临床药物试验的乳腺癌内分泌治疗患者治疗期间有哪些经历？什么因素影响了她们服药的依从性？"转化为 PICo 循证问题：P 是内分泌治疗期间的乳腺癌患者，I 是患者的治疗依从性问题，Co 是这些患者参加临床药物试验这个现象。关于合并研究的方法，除了呈现"整合结果–类别–提取的结果"逻辑框架图，还应确保同层次主题之间具有相对独立性和互斥性，上层整合性概念应能涵盖下层的类别，提取的研究结果应能够支持上层的类别和整合结果。以《中国女性乳腺癌患者真实体验的质性研究的 Meta 整合》为例，研究中形成了"生活重建"这一整合结果，如果在"生活重建"这一整合性结果下只包含"努力""应对身体残疾""接

受与转变""康复期的态度"这 4 个类别下的提取结果，删除"诊断时的态度""确诊时的态度""治疗期的态度""有并发症时""不确定感"等归属关系模糊的类别，则构建"生活重建"这一整合性概念的逻辑一致性会更充分。

JBI 对研究质量的评价主要关注研究的内部真实性，即研究结果接近真实值的程度。当研究结果与真实值之间出现偏离时，即为偏倚。评价者在使用 JBI 质量评价工具前，应详细了解每个评价条目的内涵，针对每个条目，应仔细核查文献，不但应评价是否做到该条目，还应评价是否正确。而对评价结果为"否""不清楚""不适用"的条目，应进一步评价对结局指标的影响。此外，尤其重要的是，由于目前对各个条目的权重并不清楚，相同条目对不同研究的影响也不同，因此，不建议根据条目进行打分的定量评价方式，以避免造成偏倚。

（二）Meta 整合评价和分级的 ConQual 系统

Meta 整合评价和分级的 ConQual 系统包含评价 Meta 整合研究所形成的整合性证据体（body of evidence）的可信度（credibility）和可靠性（dependability）。可信度指 Meta 整合结果应来源于原始研究且准确显示与人的经验感受相关的描述和解释。可靠性包含适用性（applicability）及可审查性（auditability）。适用性指结果能够引起有相似经历和感受的人的共鸣，适用于整合性研究中特定研究对象以外的情境，具有一定的概括性（generalization）。可审查性指整合研究目的明确，详细充分地描述所用的方法，所用整合方法是合理的、可解释的。

目前针对量性研究的"证据体"多采用 GRADE 系统进行评价和分级，但量性评价的系统并不适用于对质性研究的"证据体"进行评价并分级。因此，JBI 循证卫生保健中心于 2014 年研制了对质性研究 Meta 整合后的"证据体"进行评价分级的 ConQual 系统。该系统通过可靠性（表 7-12）和可信度（表 7-13）对质性研究整合形成的"证据体"进行综合性评价。与 GRADE 系统类似，ConQual 系统同样将质性研究整合形成的"证据体"分为四个质量等级：高、中、低、极低。

表 7-12 质性研究 Meta 整合的证据体可靠性评价

评价项目	降级结果	降级方法
1. 方法学与研究问题或研究目标是否一致		
2. 方法学与资料收集方法是否一致	• 不降级 ↔	• 4～5 项结果为"一致"
3. 方法学与资料呈现和分析的方法是否一致	• 降一级 ↓	• 2～3 项结果为"一致"
4. 是否从论文及理论的角度说明研究者的立足点	• 降二级 ↓↓	• 0～1 项结果为"一致"
5. 是否阐述了研究者对研究的影响或是研究对研究者的影响		

表 7-13 质性研究 Meta 整合的证据体可信度评价

评价项目	降级结果	降级方法
1. 结论明确（unequivocal），结果毋庸置疑，不可挑战	不降级 ↔	整合的证据体来自多项明确的研究结果

评价项目	降级结果	降级方法
2. 结论模棱两可（equivocal），结果和原始资料缺乏明显的关系，所以研究结果可被挑战	降一级 ↓	整合的证据体中既有明确的又有模棱两可的结果
	降二级 ↓↓	整合的证据体来自多项模棱两可的结果
3. 结论未获支持（unsupported），结果没有原始资料支持，或原始资料与研究结果毫无关系	降三级 ↓↓↓	整合的证据体中既有模棱两可的结果，又有未获支持的结果
	降四级 ↓↓↓↓	整合的证据体中均未获支持的结果

最后，运用结果概要表（summary of findings table）对质性研究 Meta 整合的结果进行总结，内容包括以下 7 个方面：①标题、人群、感兴趣的现象和情景；②整合结果；③研究类型；④可靠性评价；⑤可信度评价；⑥ ConQual 总评价；⑦总体分析。

示例：结果概要表。

标题（title）：高科技医学成像的患者体验：定性证据的系统评价

人群（population:）：接受过高科技医学成像治疗的人员

感兴趣的现象（interest of phenomena）：患者接受高科技诊断成像治疗的体验意义

情景（context）：到医学成像部门就诊的成年患者

整合结果	研究类型	可靠性	可信度	ConQual 总评价
接受影像学检查的人通常期望在扫描过程中发现健康问题	质性研究	降一级 *	降一级 **	低

*. 由于所包含的主要研究普遍存在可靠性问题（大多数研究未说明研究者的立场，也未阐述他们对研究的影响），整体评级降低了一级

**. 整合的证据体中既有明确的又有模棱两可的结果

ConQual 系统是专门适用于 Meta 整合的评价工具，原则上其他质性研究的整合方法也可以使用 ConQual 系统进行评估。这种评估方法具有较强的实用性，通过对证据体的质量等级进行评估，能够帮助医疗保健专业人员对是否使用证据体做出临床决策进行判断。

与 ConQual 系统类似的是定性系统评价证据分级系统 CERQual，该工具的重点是确定质性研究系统评价结果的信度，即系统评价结果与所研究问题真实情况的相符程度。这两种工具都旨在提供与 GRADE 方法相似的质性评价方法，并对整合结果进行了等级评价。不过两种工具的主要区别在于，ConQual 系统侧重于评价 Meta 整合结果的可靠性和可信度，而 CERQual 工具侧重于从方法学质量角度评价结果的合理性和与真实结果的一致性。

（三）撰写质性研究 Meta 整合报告学规范 ENTREQ 声明

为提高质性研究系统评价与 Meta 整合报告的规范性与透明性，澳大利亚悉尼大学公共卫生学院的 Alison Tong 教授团队和英国约克大学健康科学学院的 Kate Flemming 教授团

队联合相关学者，于 2012 年在 *BMC Medical Research Methodology* 杂志上联合发布了"提高质性研究系统评价透明性（enhancing transparency in reporting the synthesis of qualitative research，ENTREQ）的声明"。声明提出，研究者在撰写质性研究系统评价和 Meta 整合报告的过程中，应对照此声明构建论文结构和组织具体内容，声明内容共 21 条（表 7-14）。

表 7-14 报告质性研究系统评价的 ENTREQ 声明

编 号	条 目	指导和描述
1	整合的目的	陈述该质性研究系统评价的研究问题
2	整合的方法	明确该整合的方法学基础或理论框架，并陈述选择该方法的合理性［例如，Meta 民族志（Meta-ethnography）、主题分析综合法（thematic synthesis）、诠释性批判主义整合法（critical interpretive synthesis）、扎根理论整合法（grounded theory synthesis）、现实主义整合法（realist synthesis）、汇集性整合法（Meta-aggregation）、Meta 研究（Meta-study）、框架整合法（framework synthesis）］
3	检索方法	指出检索是否有预先计划（包括制订全面的检索策略以寻找可能的研究），或具有反复性（寻找所有可用的概念以达到理论性饱和）
4	纳入标准	详细说明研究的纳入、排除标准（如依据研究人群、语言、年份、出版物的类型、研究类型）
5	资料来源	描述检索的资料来源［例如，电子文献数据库（Medline、Embase、CINAHL PsycINFO、Econlit）、灰色文献数据库（学位论文、政策报告）、相关组织的专业网站、专家意见、通用网站检索（Google 学术等）、手工检索、参考文献］，并提供使用这些数据库/资源的理由
6	文献检索策略	描述文献检索的过程（如提供与研究对象、临床或健康主题、经验、社会现象相关的术语的文献检索策略，质性研究筛选、检索的限制）
7	筛选研究的方法	描述研究筛选的过程（如依据标题、摘要或全文进行筛选及独立筛选研究的研究者人数）
8	纳入研究的特征	说明纳入研究的特征（如出版年份、国家、研究问题、研究对象、研究对象数量、资料收集方法及研究分析方法）
9	筛选研究的结果	明确筛选出来的研究数量并提供排除研究的原因（如进行全面的检索，提供纳入研究数量和排除研究的理由，并用图/流程图表示；对反复进行的检索应根据修订的研究问题或对理论构建的贡献度进一步描述纳入、排除标准）
10	研究质量评价的理由	描述选择用于评价纳入研究和研究结果质量的方法准则（如研究的效度和稳定性、报告的透明度，研究结果的内涵及可用性）
11	研究质量评价的工具	陈述用于评价研究质量、选择研究结果的工具，如现有的工具（CASP、JBI QARI、COREQ、Mays、Pope）或评价者开发的工具，并陈述评价的领域；描述研究小组、研究设计、资料分析及解释、报告规范等情况
12	研究质量评价的过程	指出研究质量评价是否由多位评价者独立进行，以及是否需要达成共识

编　号	条　目	指导和描述
13	研究质量评价的结果	说明研究质量评价的结果。如有可能，指出哪些文章是基于评价后被剔除的，并陈述剔除的理由
14	资料提取	说明对原始研究的哪些部分进行了分析，资料是如何从原始研究中提取的（例如，所有文本标题下的"结果 / 结论"都以电子版信息的方式提取并录入相关计算机软件中）
15	软件应用	如果有使用计算机软件，说明所使用软件的名称及版本
16	评价者数量	确定参与资料编码和分析的人员
17	编码	描述对资料进行编码的过程（如逐行编码，用以寻找概念）
18	对研究结果的对比	描述研究内部和研究之间是如何进行研究结果对照的（如纳入的研究结果被逐个编码后分类到预先构建的概念中，必要时创建新的概念）
19	主题的获取	指出获取主题或概念的过程是采用归纳法或是演绎法
20	引文	提供来自原始研究的引文以说明主题 / 概念，并确定其为来自研究对象的引文或是研究者的分析
21	呈现整合结果	以丰富、精练、超越对原始研究简单总结的形式呈现整合结果（例如，新的解释、证据模型、概念模型、分析性框架、新理论或概念的构建）

上表是 ENTREQ 声明中关于质性研究系统评价及 Meta 整合报告的条目清单。在提交质性研究系统评价及 Meta 整合报告之前，需对照上述清单检查汇报的整合结果是否符合 ENTREQ 规范

ENTREQ. 提高质性研究系统评价透明性

第8章 系统评价

学习目标

1. 了解系统评价的历史和发展。
2. 掌握系统评价的基本概念和方法步骤。
3. 能够运用系统评价的基本原则探讨某一助产问题。
4. 具有严谨的科研精神。
5. 掌握系统评价与传统文献综述、Meta 分析的基本概念。
6. 熟悉系统评价与传统文献综述和 Meta 分析的异同点。
7. 熟悉系统评价在助产实践中的步骤及每个步骤的要点。
8. 能够运用本章所学到的知识制订一份系统评价的研究计划。

情景案例导入

分娩疼痛是产妇在分娩过程中普遍经历的不适感，其疼痛程度和持续时间因人而异。传统的疼痛控制方法包括药物镇痛和非药物镇痛两种。近年来，随着非药物镇痛方法的研究逐渐增多，如按摩、音乐疗法、针灸等，这些新方法在缓解分娩疼痛方面展现出了一定的潜力。然而，各种方法的有效性、安全性，以及适用人群等方面仍存在争议。

你是医院的一名助产士，在这样的背景下，你需要一种科学的方法来全面评估各种镇痛方法的优劣，为临床实践提供最佳证据支持。

请思考以下问题：

1. 什么方式能为临床实践提供最佳证据支持？

2. 作为一名助产人员，如果你要去做关于分娩镇痛研究的系统评价，具体的操作步骤有哪些？

一、系统评价的概述

（一）基本概念

系统评价（systematic reviews，SR）又称为系统综述或系统评述，是一种对原始研究的二次综合分析与评价的临床研究方法。系统评价针对某一具体问题，系统、全面地收集已发表或未发表的相关临床研究文献，采用统一的纳入标准筛选出符合标准的原始研究，并对其进行质量评价，对符合质量标准的研究结果进行定性或定量合成，得出可靠的综合结论。

（二）系统评价的意义

系统评价作为一种科学、客观、规范、透明的研究证据合成的方法，可用于任何领域。随着循证医学（evidence-based medicine，EBM）及其理念的不断发展，系统评价作为当前最高级别的证据已广泛应用于临床医学、公共卫生等卫生政策决策之中，包括评估治疗效果、比较不同治疗方法、评估诊断方法的准确性、探索病因和发病机制等，其优势尤为明显。

(1) 节约时间：医务人员无须耗费大量精力去搜寻、拣选，以及评估数量众多的原始研究。系统评价已然完成了此类工作，给予了现成且历经严格拣选与评估的信息。

(2) 提升决策质量：系统评价针对所有相关研究予以综合评估，给予医疗决策更为全面且可靠的根据。这有益于医务工作者做出更具智慧和科学性的决策，增进医疗的质量与效率。

(3) 推动知识更新：系统评价往往聚焦于最新的研究成果，故而能够及时展现医疗领域的最新动态与变化。这有助于医务工作者持续了解最新知识，并将这些知识运用到临床实践当中。

（三）历史与发展

系统评价是英国著名的流行病学家 Archie Cochrane 在 1979 年提出的。他在 *Effectiveness and Efficiency: Random Reflections on Health Services* 中提出"由于医疗资源有限，因此应该将已被证明有显著效果的医疗保健措施应用于临床实践，而随机对照试验是检验干预效果最佳的方法"。Archie Cochrane 主张医学干预的研究结论应当建立在经过严格评价的随机对照试验的汇总分析的基础上。他的这种主张奠定了系统评价必要性的理论基础。美国学者 Cynthia D. Mulrow 在分析 1985—1986 年间发表在著名医学期刊 *JAMA*、*NEJM*、*Ann Intern Med* 和 *Arch Intern Med* 上的综述时指出，医学综述应当着眼于解决某一特定问题，进行有效的检索，确立清晰的纳入与排除标准，采用标准化的评价流程和方式，客观且全面地整合结果。同时，评价人员需指出当前综述存在的局限性，并给出后续改进的建议。他的这一观点为系统评价奠定了方法学基础。随后，现代意义上的 Cochrane 系统评价（Cochrane Systematic Review）的雏形在 1989 年初步形成。彼时英国产科医师 Lain Chalmers 及其团队对短疗程、低价格类固醇药物治疗有早产倾向孕妇的随机对照试验进行了总结归纳，结果表明类固醇药物可以显著降低婴儿死于早产并发症的风险。这一药物的推广使得欧洲新生儿死亡率减少了 30%～50%。1992 年 10 月，由 Lain Chalmers 牵头，在英国卫生服务中心资助下正式成立英国 Cochrane 中心，1993 年成立国际 Cochrane 协作网，致力于制作、保存和传播卫生领域随机对照试验的系统评价，并定期发表于 Cochrane 图书馆。目前，Cochrane 图书馆已成为国际最权威、当前认可度最高的循证医学数据库。

（四）分类

1. 根据纳入的原始研究的类型　可分为基于临床对照试验的系统综述和基于观察性研究的系统综述。目前，基于随机对照试验的系统综述数量较多，在理论方法上较为完善且论证强度较高。

2. 根据纳入的原始研究的方式　可分为前瞻性、回顾性和累积性系统综述。

3. 根据资料分析时方法　可分为定性系统综述和定量系统综述（含 Meta 分析）。

系统评价在发展过程中出现了多种类型，也反映了该领域的演进过程。早期比较多见的 Meta 分析、累积性 Meta 分析、Cochrane 系统评价、单个病例资料的 Meta 分析，近年来又提出了伞状综述（umbrella review）、范围性综述（scoping review）、快速综述（rapid review）、网络 Meta 分析（network Meta-analysis）等。这些分类和演进反映了医疗保健领域新的需求和统计学分析方法的进展。其中，Cochrane 系统评价被认为是循证医学的"金标准"证据，是被公认最高级别的证据之一。这类系统评价实施过程中有严格的质量控制措施，是在专业方法学组的编辑指导和支持下按照 Cochrane 协作网统一工作手册完成并发表在 Cochrane 图书馆的系统评价。Cochrane 系统评价根据研究目的可分为干预研究系统评价、诊断准确性系统评价和方法学系统评价等。

（五）步骤与方法

系统评价所采用的步骤与方法是否正确，会直接左右其结果和结论的真实性与可靠性。倘若纳入的原始研究质量欠佳，或开展系统评价的方式不妥当，就很可能产生具有误导性的结果。不同种类的系统评价在文献检索策略、文献质量评价手段、数据提取，以及统计分析等方面存在一定差异，然而其基本的方法和步骤较为相近。鉴于当下 Cochrane 系统评价被视作高质量的系统综述，此处会对 Cochrane 系统评价的方法和步骤予以介绍（图 8-1）。

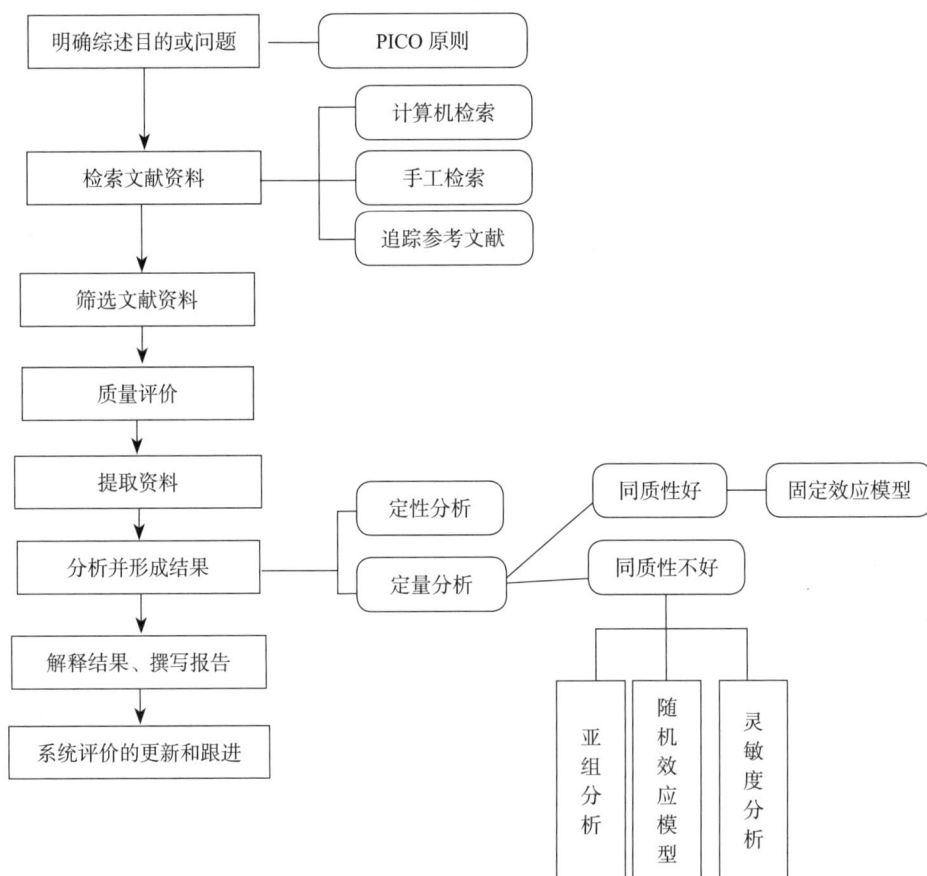

图 8-1　系统综述步骤图示

PICO. 研究对象、干预措施、对照、结局的英文缩写，是基于循证医学理论的一种将信息格式化的检索方式

（六）系统评价的原则

1. 预先确立清晰的研究问题与研究目标，且依据研究问题设定研究的入选标准。

2. 展开全面、系统性的文献检索工作，力求收集并纳入全球范围内所有相关的研究。

3. 在筛选文献、判别合格与否、评估方法学质量，以及采集数据的进程中，应当采用公认、可信、可重复的操作方式。

4. 针对纳入的研究的方法学质量予以评价和归纳。

5. 探查研究结果的异质性，探寻其成因，并妥善处置无法解释的异质性情况。

6. 运用加权平均的手段对研究进行合并，估算总体结果。在同一个 Meta 分析中合并的研究应尽量保持一致。

（七）系统评价的格式

Cochrane 系统评价有标准格式，通常包括以下部分。

1. 标题 准确简洁地反映研究主题。

2. 摘要 概括研究的背景、目的、方法、主要结果和结论等关键内容。

3. 引言 阐述研究问题的背景、重要性，以及明确具体的研究问题。

4. 方法

(1) 确定纳入和排除标准：详细说明研究对象、干预及对照措施、结局指标、研究设计和方法学质量等方面的入选和排除条件。

(2) 文献检索策略：描述如何全面、系统地进行文献检索，包括所使用的数据库、检索词、时间范围等。

(3) 研究选择：说明选择研究的过程，包括评审员如何独立筛选以及解决分歧的策略，同时记录排除的研究及其原因。

(4) 质量评估：介绍用于评估纳入研究质量的方法和具体标准。

(5) 数据提取：阐述从纳入研究中提取数据的方法和所涉及的具体内容。

5. 结果

(1) 纳入研究的特征：呈现纳入研究的基本信息，如研究设计、样本量、干预措施等。

(2) 研究质量评估结果：总结对各纳入研究的质量评价情况。

(3) 主要结果：通过文字、表格或图表等形式展示研究的主要发现。

6. 讨论 对研究结果进行深入解释和分析，与其他相关研究进行比较和讨论，探讨研究的局限性，并提出对未来研究的建议。

7. 参考文献 列出在系统评价中引用的所有文献。

需注意，Cochrane 系统评价的具体格式可能会根据不同的研究领域和问题有所调整，但总体上会遵循上述基本框架。

（八）系统评价的撰写要求

系统评价的撰写需要具备一些基本知识、能力，也需要熟悉国际上相关撰写指南的规定和要求。基本的背景知识应当包括循证医学的基本知识和常用技术；能力方面主要应当具备较为熟练的英文文献阅读能力和一定程度的数据管理能力。

2009 年在 *Ann Intern Med* 和 *BMJ* 等国际期刊上发表的 PRISMA 指南是国际医学期刊普遍接受的系统评价撰写指南。该指南包括一套由 27 条规定组成的清单，并详细介绍了其背景、内容、原理等。

（九）系统评价的质量评价

系统评价类文献的质量如何，我们需要借助评价工具来评定。目前常用的质量评价工具主要有三种：英国文献严格评价项目（critical appraisal skills programme，CASP）（2013）的评价工具、系统评价评估工具（assessment of multiple systematic reviews，AMSTAR）（2007）和澳大利亚 JBI 循证卫生保健中心（2016）的评价工具（表 8-1）。

表 8-1　澳大利亚 JBI 循证卫生保健中心的评价工具

评价项目	评价结果			
	是	否	不清楚	不适用
1. 所提出的循证问题是否清晰、明确				
2. 文献纳入标准对该循证问题来说是否恰当				
3. 检索策略是否恰当				
4. 检索数据库或资源是否充分				
5. 采用的文献质量评价标准是否恰当				
6. 是否有 2 名或 2 名以上的评价者独立完成质量评价				
7. 提取资料时是否采取一定的措施减少误差				
8. 合并研究的方法是否恰当				
9. 是否评估了发表偏倚的可能性				
10. 所提出的政策或实践推荐建议是否基于系统评价的结果				
11. 提出的进一步研究方向是否恰当				

其中，澳大利亚 JBI 循证卫生保健中心（2016）的评价工具是最常用的评价工具。该评价工具有 11 个条目，包括"是""否""不清楚""不适用"四种评价结果。系统评价的质量，取决于以上 11 条标准，仅需要六步便可以辨别出一篇系统评价质量的高低（图 8-2）。

二、系统评价与传统文献综述、Meta 分析的异同点

情景案例导入

某医院妇产科助产士，平时勤奋好学，善于思考总结临床遇到的问题。近年来，随着社会经济和文化的发展，剖宫产率不断上升。其通过临床观察，发现剖宫产术后的患者，下床活动早的产妇比下床晚的产妇恢复更快，且并发症也更少。但是因为产妇对早期活动知识的缺乏，术后产妇早期离床活动的依从性较低。因此，其通过检索国内外相关文献，利用循证医学来评价早期离床活动在剖宫产术后应用的有效性，为临床护理及患者宣教提供参考依据。

> **请思考以下问题：**
>
> 如果你是这位助产士，你了解系统评价吗？你会如何针对这个问题进行系统评价？

系统评价、传统综述和 Meta 分析都是我们科研工作中比较常见的文献形式。系统评价是循证医学中经常提到的术语，它与循证医学的发展密切相关。在科研人员的研究工作中，还将接触到与系统评价密切相关的另外两种类型的研究方法 – 传统文献综述和 Meta 分析。它们与系统评价既有相似之处，又有许多不同之处。在科研过程中，你可能会有这样的疑问，这三者之间有什么区别和联系，在具体应用中又该如何选择？

（一）系统评价、传统文献综述、Meta 分析的基本概念

1. 系统评价 系统评价（SR），也被翻译为系统综述，是一种临床研究方法，针对某一具体临床问题（如疾病的病因、诊断、治疗、预后），系统、全面地收集现有已发表或未发表的临床研究，采用临床流行病学严格评价文献的原则和方法，筛选出符合质量标准的文献，进行定性或定量合成，得出可靠的综合结论。

2. 传统文献综述 传统文献综述（review）是对某一个领域、某一个方向的课题、问题或研究专题搜集大量资料，通过分析、阅读、整理、提炼出本领域的最新进展，描述前人已经做了哪些工作，进展到何种程度，要求对国内外相关研究的动态、前沿性问题做出较详细的综述，并提供参考文献。客观概括地反映事实、学术见解或建议，做出综合性介绍和阐述的一种学术论文。它可以使读者在短时间内获得该主题的历史和现状，在学术争鸣上受到启发，在实践中有所借鉴。综述不是简单的文献资料罗列，而是对阅读和收集的材料，加以归纳、总结，并做出基于文献事实的评论和结论。

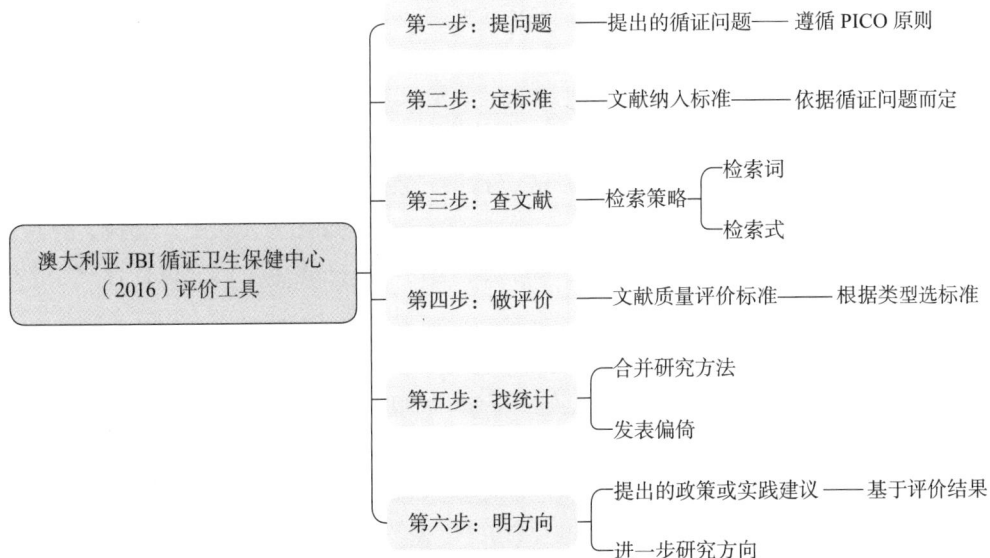

图 8-2 JBI 系统评价工具思维导图

3. Meta 分析　Meta 分析（Meta-analysis），常译为"荟萃分析""元分析"等名称。拆解它的名字可以发现它是由 Meta 和 analysis 两部分组合而来。而 Meta 这个词根在英语中有两层意思，一个是元、本质；另一个则是指在……之上、超越……，如 Metaphysics 一词，形容在物理学之上、超越了物理学的范畴，属于意识形态领域，所以这个单词的意思是形而上学。在这里，Meta-analysis 沿用了第二层意思。可以理解为在分析之上的分析方法，也就是指它是一种将多个独立的临床研究分析综合起来再次进行定量分析的统计学方法。

（二）系统评价与传统文献综述和 Meta 分析的异同点

通过定义我们知道系统评价与传统文献综述和 Meta 分析从本质上来讲都是对某一临床问题的总结，都进行文献收集整理。但是我们通过对比系统评价（系统综述）和传统文献综述的英文名字，就会发现系统评价（systematic review）和文献综述（review）仅一词之差，主要区别就在于 systematic。三者关系见图 8-3。

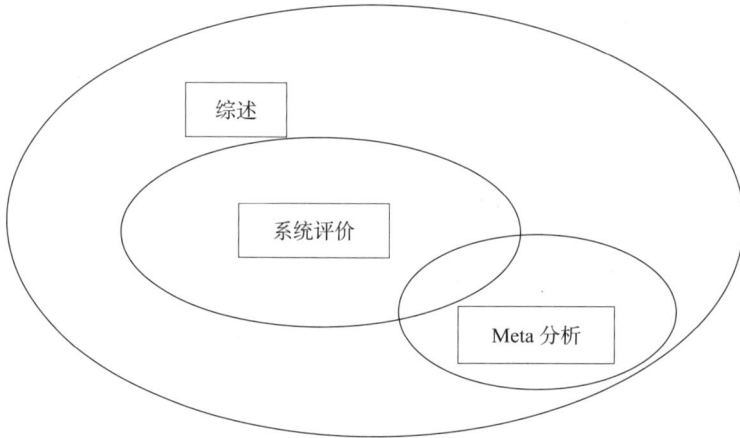

图 8-3　综述 = 传统综述 + 系统评价［包括定性系统评价 + 定量系统评价（**Meta 分析**）］

从定义上不难发现，系统评价会更加强调收集文献的过程需要"系统而全面"、筛选文献的方法需要按照"严格的规范和方法"，定性和定量地合成必须参照临床流行病学的原则进行。所以，Meta 分析只是一种方法，指的是能够用于针对临床研究进行定量合并的一种统计学方法论。且如果这种方法不基于明确、科学的方法去收集、选择、评价临床研究的资料，保证变量的同质性，而仅单纯地采用这个方法将多个研究进行合成，那么结论将毫无意义。

系统综述是利用高质量的一级文献进行合并分析从而认识临床问题的重要循证方法，为了获得高质量的研究结果服务临床，需要遵循 PICOS 原则。研究对象（population，P），需要研究的对象人群或代表与研究对象相关的问题；干预措施（intervention，I），对研究人群采用的治疗干预措施或与观察指标；比较组（comparison，C），代表对照组和将给予治疗措施或观察的指标；结局（outcome，O），代表与结局指标和相关的问题；研究类型（study design，S），即研究设计是什么，队列研究、病例对照还是横断面。在循证医学中，系统评价可以是定性的［定性系统评价（qualitative systematic review）］，也可以是定量的

［定量系统评价（quantitative systematic review）］，这些定量的系统评价部分，就属于 Meta 分析了。当然，并不是所有的 Meta 分析都是定量系统综述。

系统评价可以通过规范的工作流程，确保纳入的临床资料是全面的，以及筛选后的临床研究是可以被定性或定量合成的，然后再利用 Meta 分析的方法论，针对已纳入的文献进行统计学上的合成，得出定量的综合性结论，以此作为可供临床参考证据。

Meta 分析实际上是一种统计分析方法，能将多个独立、可以合成的临床研究综合起来进行定量分析。Meta 分析（Meta-analysis），用于比较和综合针对同一科学问题不同研究结果的统计学方法，常用于系统综述中的定量合并分析。与单个研究相比，通过整合所有相关研究，可更精准地估计医疗卫生保健的效果，并有利于探索各研究证据的一致性及研究间的差异性。而当多个研究结果不一致或都无统计学意义时，采用 Meta 分析可得到接近真实情况的统计分析结果（表 8-2）。

表 8-2 综述、系统评价、Meta 分析的比较

项　目	综　述	系统综述	Meta 分析
研究问题	范围广	常集中于单个问题	常集中于单个问题
文献来源	不全面	较全面	较全面
检索方法	多不说明	明确的检索策略	明确的检索策略
文献选择	无明确标准	有明确选择标准	有明确选择标准
文献评价	无或不统一	统一、严格	统一、严格
数据展示	一般没有	详细	详细
结果合成	定性研究	定性或定量研究	定量研究
结论推断	部分遵循研究依据	大多遵循研究依据	严格遵循研究依据
结果更新	不定期更新	定期更新	定期更新

尽管目前 Meta 分析与系统评价常常被混为一谈，甚至成了循证医学的代名词，但只有按照系统评价要求进行的 Meta 分析才能成为高等级的循证医学证据。

所以系统评价和常见的临床研究实验设计一样，拥有自己一整套具有可重复性、客观性的工作流程，这个工作流程确保了系统评价结果的稳健性和可验证性（图 8-4）。无论这个系统评价是交给 A 研究员，还是 B 研究员来做，都可以得到同一个结果或相近的结果，保证结论可被复现。也正是因为系统评价有了这样的特性，所以系统评价所得到的证据无论在哪个证据评级中都位于金字塔的顶端（图 8-5）。这也是为什么常规 Meta 分析文献的标题，一般都会在后缀标注 A Systematic Review And Meta-Analysis。很多人会将 Meta 分析和系统评价混为一谈，是因为目前关于 Meta 分析的定义仍然存在争议。但究其本质，我们可以很清晰地区分 Meta 分析是一种统计分析方法，而系统综述是一种研究类型，Meta 分析只是系统综述在定量合成过程中用到的方法。

系统评价除了可以定量合成还可以定性合成，即定性分析系统评价，而 Meta 分析也

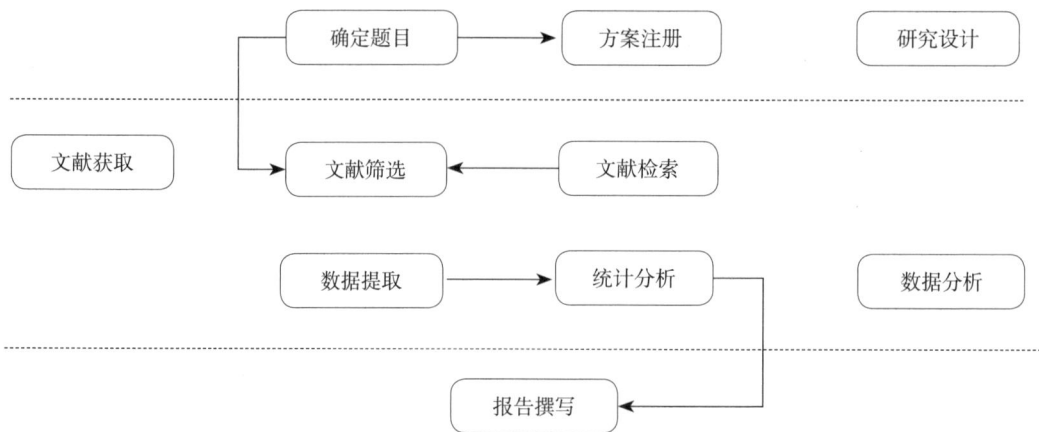

图 8-4　系统评价的基本步骤

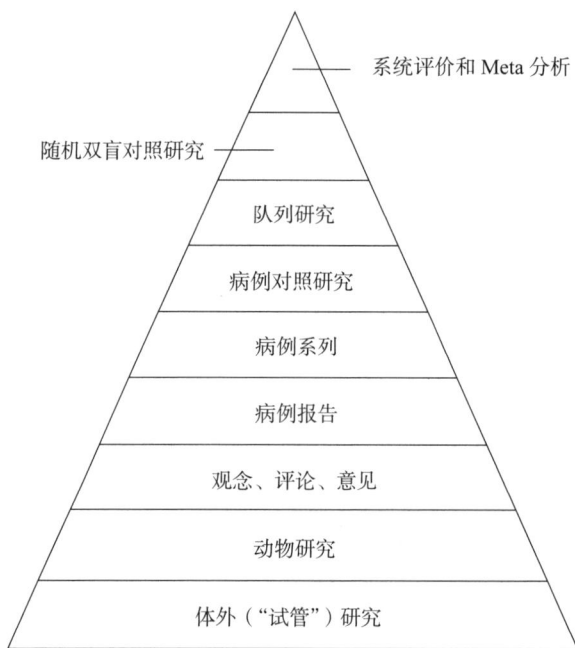

图 8-5　美国纽约州立大学医学中心"证据金字塔"（2001 年）

不仅仅只能用于系统综述，任何需要合并变量的分析都可以用到 Meta 分析这一方法。

　　传统文献综述可以帮助阅读者在短期内了解某一课题的研究情况和发展方向，但往往受到专家个人知识和信念的限制，缺乏客观的方法。此外，传统文献综述中收集的信息不需要是全面的。系统评价强调全面收集资料，运用科学严格的方法对文献进行评价和筛选，在此基础上得出目前最好的综合结论来解决问题。这就是我们把"systematic review"翻译成系统评价的原因，见表 8-3。

　　系统评价包括定性和定量两部分，定量系统评价的部分即为 Meta 分析。虽然如此，但系统评价中并不绝对包含 Meta 分析。

表 8-3　传统文献综述与系统评价的区别

区　别	传统文献综述	系统综述 / 系统评价
研究的问题	可能有研究问题，针对主题综合讨论，涉及面广泛	常为临床需要解决的某一具体问题
原始文献来源	常未说明，不全面	收集全面
检索方法	常未说明，不系统、不全面	有规定的步骤和策略
原始文件的选择	无统一标准，常存在潜在偏倚	有科学统一的纳入、排除标准
原始文件的评价	常无，评价方法不统一，通常未考虑研究方法或质量的差异	有科学严格的评价方法
结果的合成	多为定性的归纳、描述	多以定量综合为主，如 Meta 分析
结论的推断	有时在研究证据基础上得出	常常在证据基础上得出
结果的更新	未定期更新	定期根据新证据进行更新

实际上，Meta 分析可以说是一种统计分析方法，它可以将多个独立的、可组合的临床研究结合起来进行定量分析。但是，如果没有科学可行的方法来收集、选择和评价临床研究数据，仅用统计学方法综合多个临床研究，无法保证结论的可靠度。

虽然 Meta 分析和系统评价经常被混淆，甚至一度成为循证医学的代名词，但只有按照系统评价的要求进行 Meta 分析才能作为高水平的循证医学证据。

1. 目的不同　综述是为了下一步的科研进行的文献收集总结；系统评价将具有同质性的多项研究采用统计方法进行综合，得出可靠的结论，为做出疾病诊治、护理、康复决策提供科学的依据。

2. 方法不同　传统的综述写作没有固定的格式和写作流程，没有严格的数据统计分析过程，也没有评价纳入研究质量的统一标准，其质量高低受作者专业水平、资料收集广度及纳入文献质量的影响很大，不能定量分析干预措施的总效应量。大部分情况下都是作者首先客观地展示文献的研究结果，再根据自己的主观认识对文献进行综合地汇总和解读。

系统评价是指应用明确的方法，查询、选择和严格地评价相关研究，从中提取数据并采用适当的统计学方法合并数据，得出综合性结论的过程，以期为解决某一具体临床问题而提供证据，可以使用 Meta 分析，也可以不使用。系统综述并非一定要做 Meta 分析，对多个研究进行了 Meta 分析的系统评价称为定量系统评价，没有进行 Meta 分析而仅仅进行了描述性分析的系统评价称为定性系统评价。采用了 Meta 合并的系统综述才能叫 Meta 分析，否则就只能叫系统综述。系统评价就是全面收集所有有关研究，对所有纳入的研究逐个进行严格评价，联合所有研究结果进行综合分析和评价，必要时进行 Meta 分析（一种定量合成的统计方法），得出综合结论（有效、无效、应进一步研究），提供尽可能减少偏倚，接近真实的科学证据。Meta 分析是将系统评价中的多个不同结果的同类研究合并为一个量化指标的统计学方法。Meta 分析是一种系统评价，而系统评价可以是 Meta 分析，也可以不是 Meta 分析。

三、系统评价在助产实践中的步骤

随着医学的进步和社会的发展，对助产护理人员的要求也越来越高，除了完成日常的临床工作，还需要具备一定的科研能力。随着计算机信息技术和自媒体平台的迅猛发展，护理人员可以很容易地获得各种各样的医学知识，互联网上提供的医学信息和对围生期问题的解答有时缺乏严格的科学依据。系统评价是高证据质量的来源，能为临床工作者、患者及其他决策者提供重要信息。然而，系统评价作为文献研究的一种方法，使用不当将影响研究结果的价值，所以系统评价研究的质量也需要进行评价，而不是盲目接受。下面我们就介绍一下如何进行系统评价。

根据 Cochrance 的标准制订系统评价包括以下七个步骤（图 8-6）。

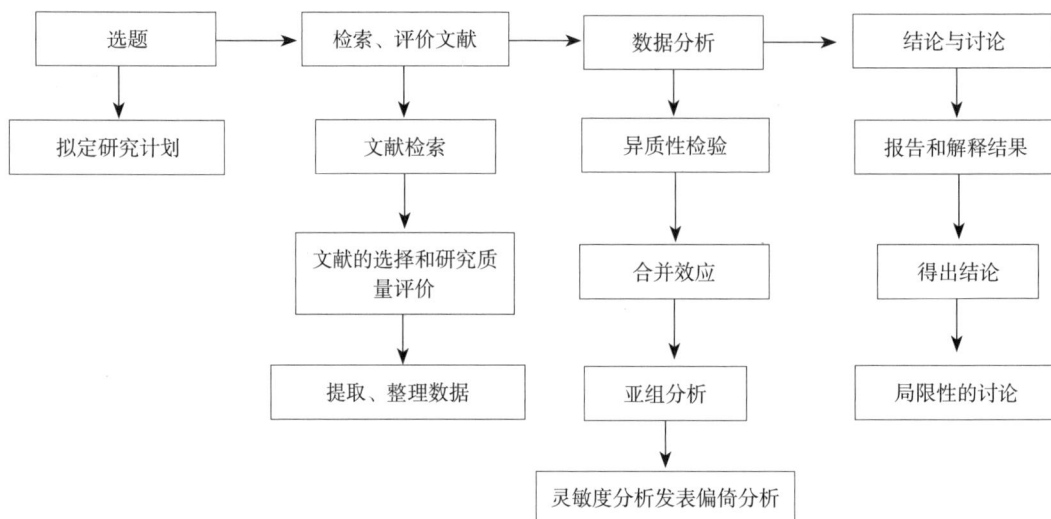

图 8-6　系统评价的步骤

（一）提出问题并制订系统评价方案

制作系统评价首先应提出问题，进行科研设计并制订研究方案。明确研究目的、提出研究问题是最重要和最基本的第一步，而且提出问题的过程也是系统复习文献的过程。系统评价的选题应从其实用性、必要性、科学性、创新性等方面进行考量，选题时应遵循"三有一无"的原则，即有意义、有争议、有研究、无重复。提出循证问题时应注意问题的结构，问题中应包括 5 个要素，即 PICOS［研究对象（population），研究的干预措施（intervention），进行对照或比较的措施（control），主要的研究结局（outcome），研究类型（study design）］。

明确循证问题后，应根据 Cochrance 的标准制订系统评价计划书，计划书包括以下内容：①系统评价的题目；②背景和意义；③系统评价的目的；④检索文献的方法和策略；⑤筛选合格文献的标准；⑥评价文献质量的方法；⑦提取和分析数据的方法；⑧相关参考文献，见图 8-7。

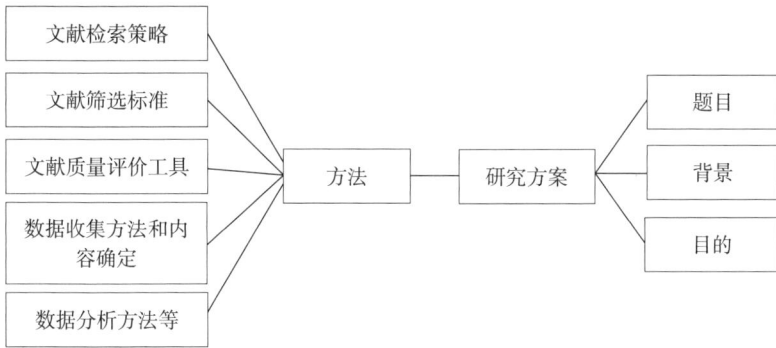

图 8-7 计划书的内容

拟定纳入与排除标准时，除考虑研究设计的类型、报告发表的时间、地区、语种、文献形式外，对每个独立研究，研究对象（年龄、性别、疾病类型、疾病严重程度）的选择、对照组（空白对照、安慰剂对照、标准治疗对照、常规治疗）的设置、药物或暴露（剂型、剂量、用药途径、疗程）的定义、随访的长短、结果的判断标准等均应有明确的规定。

（二）检索并选择研究

围绕要解决的问题，按计划书中制订的策略，采用多种渠道系统、全面地收集所有相关的文献。这里可应用的工具包括期刊、电子光盘数据库、在线数据库、学术论文等。文献检索应遵循客观、全面、可重复的原则，不能遗漏对结果有重要影响的文章。可以上网应用电子数据库或用电子邮件与有关作者联系，得到发表和未发表有关研究的资料。文献检索的基本步骤见图 8-8。

1. 系统而全面地收集与研究问题相关的文献 系统而全面地收集与研究问题相关的文献是系统评价有别于传统文献综述的重要特征之一，是完成一篇高质量系统评价的基础。

2. 制订文献检索策略 制订文献检索策略（search strategy），即通过分析研究问题，将其分解为几个方面，写出相应的检索词，并确定检索词与检索词之间的逻辑组配关系。

3. 保证系统评价的质量 为保证系统评价的质量，应尽可能地查找一切与所研究的主题相关的文献。文献检索的完整性会直接影响研究结果的可靠性。

4. 减少发表偏倚对研究结果的影响 文献检索时最好能找到所有有关的文献（包括未发表的），以减少发表偏倚对研究结果的影响。因此，必要时可以咨询专业图书馆员或信息检索人员，尽量避免漏检和误检。

5. 检索文献时要进行必要的限制 检索文献时可对检索时间段、文章发表的语种、出版年限、出版类型进行必要的限制。很多时候，文献的检索需要专业情报检索人员协助。

6. 资料收集的途径 一般可通过计算机或手工文献检索进行资料收集。常用的英文医学数据库包括 PubMed、EMBASE、ISI Web of Science、The Cochrane Library、EBSCO。常用的中文数据库包括中国期刊全文数据库、中国科技数据库、中国生物医学数据库、万方数据库等。有时需手工检索相关期刊与书籍，收集灰色文献（grey literature）（如与同事、专家、药厂联系获得未发表的文献；政府报告、会议专题论文、未发表的学位论文、个人通信等）。常见文献来源见图 8-9。

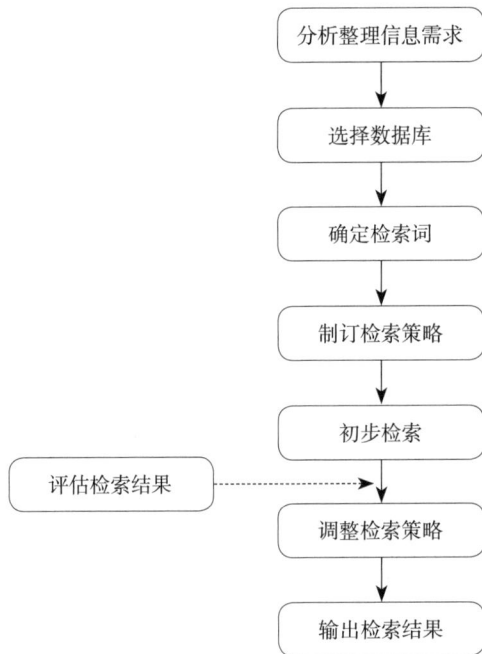

图 8-8　文献检索的基本步骤

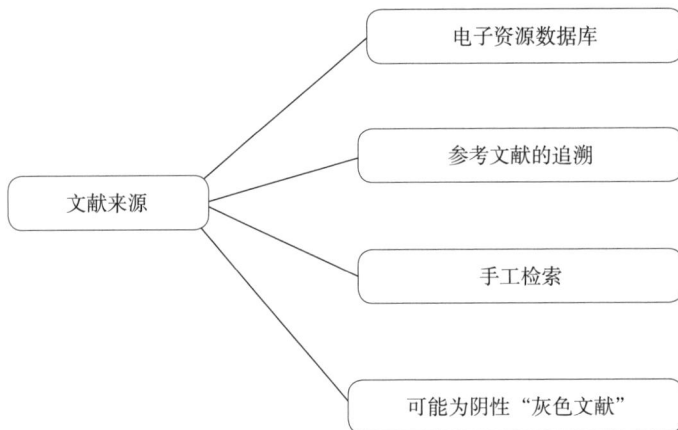

图 8-9　常见的文献来源

7. 文献的筛选　筛选文献一般分两步进行，首先进行初筛，通过浏览检索到文献的题目、摘要等信息可以剔除部分不合格文献。随后通过阅读全文，根据预先制订的纳入和排除标准，仔细甄别筛选，对于存在疑问的文献，如经讨论仍无法统一意见，可先纳入，待联系原文作者获取相关信息后再作取舍。常用的文献管理软件有 EndNote、NoteExpress 等。研究的选择过程至少要求两名研究人员独立进行，如果有分歧可通过共同讨论决定是否纳入，必要时可由第三位研究者协助解决，见图 8-10。

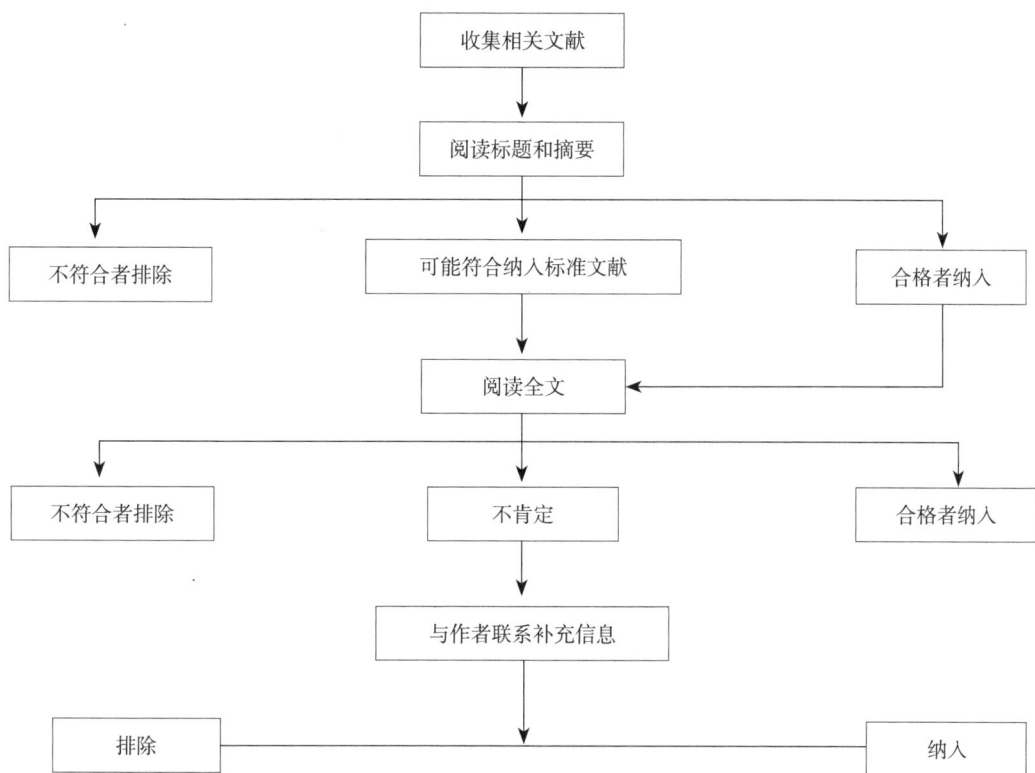

图 8-10 文献筛选基本步骤

在筛选过程中，为保证纳入文章的同质性（homogeneity）及可重复性（repeatability），不仅要重点关注前面提到 PICOS 模式的五个要点（研究对象、干预手段及对照、结局指标和研究设计），还要考虑文献的研究开展时间或文献发表的年代和语种、样本大小及随访年限、多重发表的处理及提供信息的完整性。

（三）对纳入的研究质量进行评价

对纳入的研究质量进行严格评价是循证实践的关键环节，也是进行评价的核心环节。研究的质量高，即发生偏移的风险低，证据的内部真实度就越高。

1. 文献质量的基本要素 文献质量的基本要素是评估一篇研究文章是否具有高质量和可靠性的重要标准。以下是文献质量评价的基本要素。

(1) 研究设计：是评价研究质量的重要依据。随机对照试验（RCT）通常被认为是证据质量最高的设计，因为它可以最大限度地控制干预效果和偏倚。其他研究设计包括队列研究、病例对照研究、横断面研究等。

(2) 样本大小和代表性：样本大小要足够大以保证统计功效，而且要具有代表性，以能够推广研究结果到更广泛的人群。研究样本的选择过程应透明并遵循随机选择原则。

(3) 数据收集和测量工具：研究中使用的数据收集方法和测量工具需要经过验证，以确保其准确性和可靠性。描述这些方法和工具的详细信息对于评估研究质量至关重要。

(4) 干预措施和比较组：如果研究涉及干预措施，这些措施需要被准确描述，并与相应的比较组进行比较。比较组的选择应该是合理的，以确保研究结果的可靠性。

(5) 数据分析：数据分析方法应透明并与研究问题相符。描述统计方法、假设检验和效应量的使用有助于评估数据分析的可靠性和适用性。

(6) 结果报告：研究结果应该被完整、透明地报告，包括主要和次要结局、统计显著性、置信区间等。避免选择性报道和结果歪曲是确保研究质量的重要方面。

(7) 讨论和结论：研究讨论应该基于研究结果，适当地解释结果，探讨与现有文献的关系，并提出未来研究的方向。结论应该总结研究的主要发现，但不应夸大或歪曲研究结果。

(8) 参考文献：引用的文献应该充分且适当，以支持研究的论据和结果。参考文献的来源应该是可信和可验证的。

这些基本要素共同构成了评估文献质量的关键标准。护理人员在进行文献质量评价时，需要综合考虑这些要素，以确定一篇研究文章是否具有足够的科学严谨性和可信度。

2. 文献质量评价的要素　文献质量评价的要素主要是文献的内部和外部的真实性这两个方面，让我们更详细地了解这两个方面在文献质量评价中的作用。

(1) 内部真实性（internal validity）：指的是研究方法和设计是否能够产生可靠的、一致的结果，且能够推断出因果关系。在循证助产实践中，评价文献的内部真实性涉及以下要素。

① 随机化控制：随机对照试验（RCT）是循证助产中证据质量最高的设计，因为它可以最大限度地控制干预效果和偏倚。

② 样本选择：确保样本的选择是随机、代表性的，避免选择性偏倚，以减少对研究结果的影响。

③ 隐蔽性：保障干预分配的隐蔽性可以防止研究人员和参与者知晓干预分组，从而减少偏倚。

④ 结果测量和评估：使用可靠、准确的测量工具和评估方法，以确保研究结果的可信度和一致性。

(2) 外部真实性（external validity）：外部真实性指的是研究结果在现实世界中的适用性和推广性。在循证护理中，评价文献的外部真实性考虑以下要素。

① 样本的代表性：确保研究样本能够代表目标人群或临床情境，以提高研究结果的推广性。

② 临床情境的相似性：考虑研究的临床情境是否与护理实践相似，以决定研究结果在实际护理中的适用性。

③ 干预的可行性：考虑干预措施是否在实际护理情境中可以实施，以评估研究结果的可行性和实用性。

④ 外部因素的影响：考虑其他可能影响研究结果的外部因素，如患者特征、护理团队的技能等。

综合考虑文献的内部和外部真实性，护理人员可以更准确地评价文献的质量，判断其对实际护理实践的影响和适用性。这有助于确保护理决策基于可靠、有效的证据。

如果从另一个角度进行描述的话，内部真实性的主要影响因素是研究设计和研究实施过程等的质量控制，所以一般我们从选择偏倚、实施偏倚、测量偏倚、失访偏倚、报告偏倚几个方面入手。

3. **不同类型的文献评价工具的汇总**　见表 8-4。

表 **8-4**　不同类型文献常用的评价工具

文献类型	评价工具
证据总结	追溯到证据的源头采用对应的研究设计质量工具进行评价
指南	AGREE Ⅱ
系统评价（随机对照和非随机对照）	AMSTAR 2
专家意见和专家共识	JBI 2022
随机对照试验	ROB1 或 ROB 2
非随机对照试验	MINORS
诊断试验	QUADAS-2
队列研究	NOS
病例对照	NOS
横断面	AHRQ

AGREE Ⅱ . 临床指南评价体系；AMSTAR 2. 系统评价偏倚风险评价工具；JBI. Joanna Briggs 循证卫生保健中心；ROB. Cochrane 偏倚风险评价工具；MINORS. 非随机对照试验方法学评价指标；NOS. 纽卡斯尔 – 渥太华量表；QUADAS-2. 诊断准确性研究的质量评价工具；AHRQ. 横断面研究评价标准

　　上面的表格只是列举了比较常见的文献类型和对应的评价工具，还有其他的类型研究比如质性研究等，JBI 均有针对不同研究设计的质量评价工具。通过评价一个研究在设计、实施和分析中防止和减少系统误差（偏倚）和随机误差的程度，来评价其研究质量。并以此为依据在进行灵敏度分析时给予不同的权重，用于考察和解释研究间的异质性及研究间结果的差异。

　　Cochrane 协助网推荐的针对随机对照试验进行的偏倚风险评估标准，包括：①随机分配方案的产生；②分配隐藏；③是否采用盲法；④不完整结果数据的报道；⑤选择性的结果报告；⑥其他影响真实性的潜在危险因素。随机对照试验偏倚风险评估："low risk"表示偏倚风险低；"high risk"表示偏倚风险高；"unclear risk"表示缺乏相关信息或偏倚情况不清楚。

（四）提取资料

　　资料提取（data extraction）是从符合纳入要求的文献中摘录用于系统评价的数据信息，所提取的信息必须是可靠、有效、无偏的。为保证数据收集的质量，在资料信息提取和计算机录入时应双人独立进行，核查过程中遇到不同之处应经过讨论决定。资料的提取至少应包括研究的文献来源（文章题目、第一作者、发表期刊、名称、发表年限）、研究的设计类型及方法学信息（如分组数、随机方法、盲法、样本量、研究场所等）、研究对象的基本特征（年龄、性别、种族、诊断标准、分期、病例来源等）、干预措施、结局或结果。

对于一些纳入文献但原始数据提供不完整的情况，应直接与原作者联系，如仍无法得到原始数据，则应排除此文献。

对纳入的文献，应考虑采用哪些效应指标（effect size）进行合并，而合并的指标并非越多越好，而是看哪些指标具有代表性或临床意义重大，即主要结局指标（primary outcome）。通常两组间比较时，连续性变量（continuous variable）用加权均数差（weighted mean difference，WMD）、标准化均数差值（standardized mean differences，SMD）表示效应大小；二分类变量（dichotomousvariable）用率差（rate difference，RD）、比值比（odds ratio，OR）、相对危险度（relative risk，RR）、相对危险度降低值（relative risk reduction，RRR）等表示效应的大小。

（五）分析资料并形成结果

1. 描述性分析　采用描述的方法，将研究的特征按对象、措施、结果、质量和设计方法等进行总结并列表说明。

2. 定量分析　Meta 分析作为一种定量的系统评价（quantitative systematic review）的统计学方法，它是大多数系统评价的最后一个步骤，即对多项具有同质性的量性研究的结果进行统计学的综合。Meta 分析是将多个具有同质性的量性研究合并起来，计算其总体效应，因此，Meta 分析通过综合多个目的相同的研究结果，提供量化的结果来回答根据临床情况提出的研究问题，是目前进行系统评价的一种研究手段和方法。例如，对改进床垫预防压疮的多项研究进行 Meta 分析，可以用两组研究对象压疮发生率的率差或相对危险度表示。Meta 分析最大的优点就是增大样本量来增加结论的把握度，解决研究结果的不一致性。Cochrane 的 Revman 软件、JBI 的 SUMARI 软件，或者 Stata、SAS 统计软件均可进行 Meta 分析。

Meta 分析是系统评价的重要部分，但不是所有的系统评价都必须进行 Meta 分析。Meta 分析的适用条件包括以下三点：①有多篇研究均评价同一干预效果；②这些研究具有同质性，即都采用了共同的研究对象和干预方法及结局指标，且应用相同的或类似的方法测量结局指标；③可以检索到这些研究的原文，且所需要的原始数据报道全面。

3. 综合各独立研究的结果进行合并　理论上因为增大了样本含量，从而使随机误差减小。但如果各研究结果的差异不仅仅是由于抽样误差造成的，Meta 分析有时就会导致错误的结论。因此，在对结果数据进行统计合并之前，应首先对其进行异质性检验。进行异质性检验（heterogeneity test）时，异质性程度采用统计量 I^2 表示效应值变异大小。若同时符合 $I^2 < 50\%$ 和 $P \geq 0.1$ 时，纳入文献被认为是同质性，采用固定效应模型分析（fixed effect model）；反之说明研究间存在实际异质性，需要查找异质性的来源，之后采用随机效应模型分析（randomeffect model）。常用的异质性检验方法有异质性 Q 检验和 I^2 检验。

在进行异质性检验之前，我们必须要知道产生异质性有哪些原因。一般来说 Meta 分析的异质性来源有以下原因。

(1) 临床异质性：受试对象的不同、干预措施的差异和研究的终点指标不同所导致的变异。

(2) 方法学异质性：由于试验设计和质量方面的差异引起的，如盲法的应用和分配隐藏的不同，或者由于试验过程中对结局的定义和测量方法的不一致而出现的变异。

(3) 统计学异质性：干预效果的评价在不同试验研究间的差异波动（变异），是不同研究间临床和方法学上变异联合作用的结果。

临床异质性、方法学异质性和统计学异质性三者可相互独立又可相互关联，临床或方法学上的异质，不一定在统计学上就有异质性表现，反之亦然。异质性检验发现研究间存在显著异质性时，可按图 8-11 所示的流程对异质性进行处理。

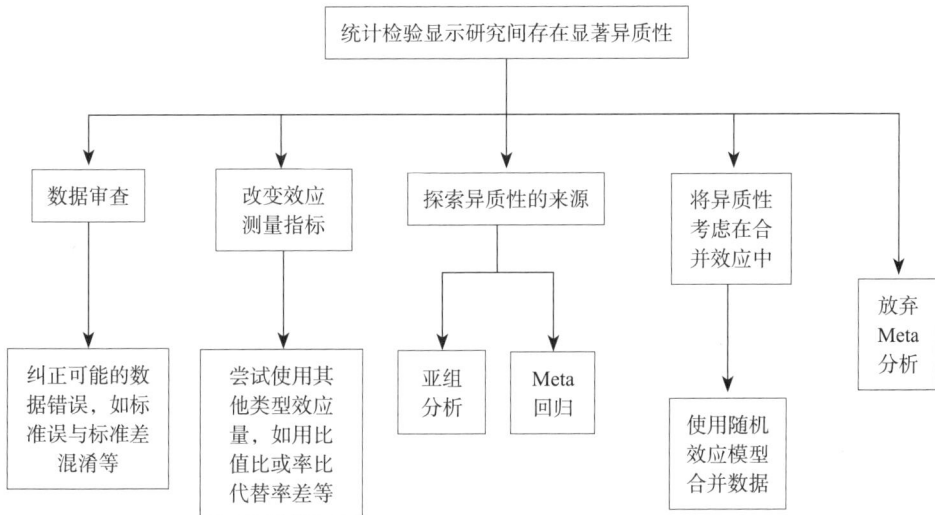

图 8-11 Meta 分析异质性处理流程

(1) 纠正数据的错误：有时异质性可能是由于提取的数据或中间计算的数据的错误造成的。例如，对连续性变量来说，如果将标准误当作标准差来使用，可使各个纳入研究效应值的可信区间变得很窄，导致各个研究间的可信区间很少重叠，产生异质性的假象。

(2) 改变效应测量指标：效应测量指标的选择与异质性关系很大。例如，对连续性变量来说，当不同研究测量效应时使用了不同的结局或同一结局的不同测量方法时，如选用均数差而不是标准化均数差作为效应指标，则可能错误地造成极大的异质性。对于二分类变量来说，使用比值比和率比时出现异质性的机会远远小于率差。

(3) 探索异质性的来源：采取了以上措施之后，如果异质性仍然存在，这时就需要采取进一步措施探索异质性的来源。如前所述，异质性的本质是交互作用或效应修饰作用，因此其分析策略也类似，分析方法主要包括亚组分析和 Meta 回归。

(4) 采用随机效应模型进行合并：在保证临床同质性的前提下，无统计学异质性研究合并可采用固定效应模型或随机效应模型分析；而当异质性存在且不能解释其来源时，可选择随机效应模型进行合并。事实上，当研究间不存在异质性时，固定效应模型与随机效应模型计算结果一致，当研究间存在异质性时，随机效应模型计算所得可信区间较固定效应模型为大。随机效应模型加大了小样本研究的相对权重。然而，如果小样本研究存在偏倚，如方法学质量偏低或选择性发表阳性结果，那么随机效应模型就会增加这种偏倚的影响。这时，可以使用亚组分析，或围绕小样本量研究进行灵敏度分析，希望小样本研究对随机效应模型的结果影响不大。

(5) 放弃 Meta 分析：有时研究数目不大，但研究间异质性很大，如效应方向明显不一致或可信区间互不重叠，且研究间在 PICOS 上存在重要差异，又无法用亚组分析或回归分析解释异质性的原因。这时，可以放弃 Meta 分析，对不同研究分别进行描述。

（六）解释系统评价的结果（讨论和结论）

解释系统评价的结果是系统评价过程中进行讨论、得出结论的过程。为保证讨论和结论部分的全面性和逻辑性，结果解释时应从以下 5 个部分进行：①主要研究结果的总结；②证据的可应用性；③证据的质量；④可能存在的偏倚或局限性；⑤与其他研究或系统评价的异同点。评价者应对系统评价的结论对临床实践的意义进行总结，并概括该评价结果对未来的科学研究的价值。包括系统评价的论证强度，如对纳入文章的方法学质量及不足之处进行讨论，对未被纳入评价的证据进行讨论，如经济学影响等；推广应用性；对干预措施的利弊和费用进行卫生经济分析；对医疗、护理研究的意义分析。

1. 对所得结果做客观、科学、合理的解释　对所得结果作客观、科学、合理的解释，撰写研究报告时应详细陈述分析的目的，文献查找方法及取舍标准，所综合的单个研究的特征；说明所应用的统计学方法；提供包含有各个研究统计结果的图表；结论可能遇到的偏倚及处理方法；讨论分析结果应用价值等。

2. 系统评价的讨论部分是对评价结果的解释　系统评价的讨论部分是对评价结果的解释，其重点应当介绍有助于决策的几个方面，即证据的强度、结果的可应用性、其他与决策有关的信息、干预措施的利弊、费用的权衡等。

3. 将系统评价的结果应用到临床决策中　将系统评价的结果应用到临床决策中，除了考虑方法学质量和报告质量外，还要考虑结果的临床重要性，包括纳入的是否为高质量的研究、结局指标是什么、结果是否精确，以及合并效应量等内容。若纳入的是高质量的研究，且数量充足，各研究结果同质性较好，那么结果精确度就越好，证据的强度也较高。

（七）对系统评价的改进和更新

系统评价的更新是指在系统评价发表以后，定期收集新的原始研究，按前述步骤重新进行分析、评价，以及时更新和补充新的信息，使系统评价更完善。系统评价形成后一般 3～5 年应更新一次，补充新的文献，修正过时的内容。

【小结】

开展系统评价是一项复杂而系统的工作，在评价过程中需要许多判断与决策，系统评价应该可以被看作对证据的观察性研究，因此需要首先撰写系统评价的计划书（protocol），然后正式开始系统评价，其步骤包括八个环节（表 8-5）。

四、系统评价在助产实践中的实例分析

系统评价是一种科学研究，同原始研究一样都要经过设计—实施—结果分析—总结报告等各个阶段，在每个阶段都有各种各样的因素影响系统评价的结果。目前系统评价在国际、国内受到越来越多研究者的重视，助产循证作为循证医学的组成部分之一，其相关的

表 8-5 系统评价的基本步骤

步 骤	内 容
1. 构建系统评价的问题包括 5 个要素，即 PICOS	<ul><li>研究对象（population）</li><li>研究的干预措施（intervention）</li><li>进行对照或比较的措施 (control)</li><li>主要的研究结局（outcome）</li><li>研究类型（study design）</li></ul>
2. 定义文献的纳入和剔除标准——PICOS	<ul><li>研究对象（P）</li><li>干预措施和对照（I&C）</li><li>结果因素（O）</li><li>研究设计和方法学质量（S）</li></ul>
3. 检索相关研究	<ul><li>根据 PICOS 创建检索策略</li><li>检索 Cochrane Library、Embase、Medline、CINAHL、中文 CMB 等中英文生物医学文献数据库</li><li>追踪每篇文献后相关的参考文献</li><li>对关键杂志进行手工查询</li><li>与同领域中专家进行个人交流</li></ul>
4. 选择研究	<ul><li>由 2 人以上完成</li><li>将初筛的每篇研究对照是否符合 PICOS 的要求</li><li>若产生分歧，明确解决方法</li><li>将那些排除的研究登记下来，并说明排除的理由</li></ul>
5. 评价研究的质量	<ul><li>由 2 人以上完成</li><li>应用文献质量评价工具对每项研究进行严格评鉴（critical appraisal）</li><li>评价时应对研究的作者、单位和杂志采用盲法</li></ul>
6. 提取数据	<ul><li>由 2 人以上完成</li><li>设计数据提取表并作预操作</li><li>对纳入的研究信息进行提取</li><li>应对研究的作者、单位和杂志采用盲法</li></ul>
7. 分析结果	<ul><li>将每个研究的结果列表描述</li><li>作森林图检查数据分布</li><li>讨论产生异质性可能的原因</li><li>对具有同质性研究进行 Meta 分析</li><li>做灵敏度分析，必要时做亚组分析</li><li>将剔出的研究列表供参考</li></ul>
8. 解释结果	<ul><li>考虑局限性，包括发表偏倚和相关偏倚</li><li>考虑证据的强度</li><li>考虑其应用性</li><li>考虑干预措施的卫生经济学</li><li>考虑结果能否为以后提供研究方向</li></ul>

系统评价的文章也越来越多。上文已经对系统评价的概念、步骤进行了详述，此处将以一篇系统评价文献为例进行助产相关的系统评价过程的实践解读，同时总结实践系统评价时的注意事项。

（一）系统评价的实例分析

此处将以一篇发表在 *Midwifery* 的系统评价——《对分娩恐惧孕妇的支持：方法和干预措施的系统评价》[*Support for pregnant women identified with fear of childbirth (FOC)/ tokophobia - A systematic review of approaches and interventions*] 为例进行分析。

1. 问题的提出

严重分娩恐惧可能会造成孕妇在白天或晚上反复出现负面的或痛苦的想法，使她们对怀孕及分娩感到紧张不安。具有较严重的分娩恐惧的孕妇可能会做噩梦、出现身体症状、在工作或在家时注意力不集中。分娩恐惧也可能增加孕妇的压力、加重身体和心理的疲劳程度。为严重分娩恐惧的孕妇提供适当的护理是当今助产护理中的一项挑战。因此，确定哪些干预措施可以增强孕妇对自己应对分娩的信心是非常重要的。助产士和产科医生需要有关支持严重分娩恐惧孕妇度过分娩这个特殊时期的最佳方法的科学证据，医疗保健提供者需要知道如何在医疗保健系统内采取哪些合适的方法对此特殊人群进行支持。本研究旨在为护理有分娩恐惧的孕妇的产科医务人员提供循证依据。

分析：作者明确指出分娩恐惧对孕妇生理和心理的严重影响，同时指明目前为严重分娩恐惧的孕妇提供哪些适当的干预措施是不确定的。因此，作者通过系统评价探讨缓解怀孕期间的严重分娩恐惧的干预措施和方法，为产科医务人员提供相关的循证依据。

2. 资料与方法

(1) 文献检索策略

① 检索数据库：包括 Medline（ovid）、PubMed、Livivo、Embase 和 CINAHL。在 Medline 检索文献发表的时间为 1946 年 1 月至 2016 年 10 月，其余数据库检索文献的发表时间为建库至 2016 年 10 月。

② 检索词和检索式：（"fear of childbirth" OR "tokophobia/ tocophobia"）AND（"pregn*"）。

③ 检索步骤：首先，根据 Cochrane 建议，按照上述检索式在以上数据库进行彻底、完整的检索。其次，通过"滚雪球"方式手工检索纳入文献的参考文献。最后，通过检索研究注册平台查找当前未发表的研究。

(2) 文献纳入／排除标准

纳入标准：研究对象为确定患有分娩恐惧或因分娩恐惧要求剖宫产的孕妇；使用分娩预期问卷（W—DEQ—A）且得分≥66 分的研究；各种研究设计且评估了干预效果的研究；各种研究结局指标（包括分娩恐惧水平、研究对象的生理或心理的相关结局或分娩结局）；文献是英文或德文。排除标准：针对非孕妇或父亲的研究；调查"压力""焦虑"或其他类型恐惧症的研究。

分析：本文的检索数据库是 5 个，主要是外文文献检索数据库，可以增加常用的数据库，例如 Cochrane Library、Web of Science 和中文数据库。为了扩大检索范围，作者采用了"滚雪球"的方式手工检索筛选后文献的参考文献，同时通过其他途径检索了在研究平台注册的正在进行的研究，检索范围较广。同时本文筛选的文献对文种做了限制，即英文和德文，为避免发表偏倚和语言偏倚，应不限语种。文中明确了纳入标准和排除标准，但未按照 PICOS 格式进行界定。文中列出了文献筛选的流程图，值得参考。

(3) 文献质量严格评价方法

本文的文献质量的评价由两位研究者完成。经 Pearson 相关性评估，两位评价者间信度为 0.99。首先，两人根据指定的纳入标准及排除标准独立筛选文献的标题和摘要。其次，筛选后的文献中研究的详细信息（作者、年份、研究设计、研究地点、研究样本、干预措施、主要和次要结果）被录入到数据库中。最后，两人独立进行批判性评估，以评估偏倚风险：随机对照试验的评估采用偏倚评估工具 2.0 版本；队列研究和病例对照研究采用纽卡斯尔渥太华量表（newcastle ottawa scale，NOS）；质性研究的评估采用批判性评估技能计划清单（critical appraisal skills program checklist，CASP）。采用 PRISMA（preferred reporting items for systematic reviews and meta—analyses，PRISMA）系统制作报告流程图。

分析：在系统评价实施过程中，检索的文献类型非常多，不局限于随机对照试验的研究，所以应熟练掌握不同类型研究的偏倚评估工具。本文根据纳入文献的类型，选择了不同的国际标准工具对不同的文献进行偏倚评估，较为全面。

3. 结果

本系统评价中纳入了 15 个研究项目的 19 篇文献，包括 3 个随机对照试验，4 个队列研究，5 个病例对照研究和 3 个质性研究。这些研究显示了评估方法、类型、干预措施的界定和干预措施应用方面的异质性。有证据表明认知治疗课程和基于理论的团体放松心理教育均为有效的干预措施。

分析：本文通过对 19 篇文献进行评估方法、类型、干预措施的界定和干预措施应用方面的异质性评估，且附有表格详细展示了系统评价的结果。

4. 讨论

本文详细分析了分娩恐惧的特征、起源和不良后果，并总结了有关分娩恐惧孕妇干预措施的循证依据。孕妇分娩恐惧干预措施的有效性可以根据不同的结局指标来评估。由于认知因素对于克服分娩恐惧至关重要，因此干预措施需要侧重于认知的发展，例如孕妇相信自己的行为可以促进分娩过程，并且她能够在分娩过程中一直坚定这种信念。助产士需要具备在待产及分娩过程中处理孕妇对分娩和分娩恐惧的能力。建议在常规产前护理中使用有效的评估工具来确定孕妇的分娩恐惧水平，以便提供适当的专家支持。应在具有心理治疗资格的助产士、心理学专家和产科医生之间建立当地合作网络，以确保为患有高度或严重分娩恐惧的孕妇提供及时有效的护理。尽管存在方法上的限制，针对初产妇的单一或团体心理教育课程或怀孕期间的治疗性谈话（团体或个人课程）可能增强孕妇的自我效能并减少因分娩恐惧导致的剖宫产。干预措施的理论验证加深了对女性应对严重分娩恐惧的心理过程的理解。

由于目前关于分娩恐惧的干预性研究还在不断发展中，所以文中的循证依据是需要不断更新和完善的。因本研究中纳入的文献中只有少数研究明确检验了助产士的干预措施，故目前关于对分娩恐惧孕妇支持的方法和干预措施的证据有限。

分析：在文中的讨论部分，作者通过系统评价的结果，建议分娩恐惧干预措施侧重于认知的发展，并推广心理教育课或治疗性谈话的实施。同时建议助产士选择适合的分娩恐惧评估工具筛选高危人群，并且强化助产士在这方面的能力。最后分析了本研究的局限性，对后续的研究给予了一定的指导意义。

（二）系统评价中应注意的问题

1. 制作系统评价过程中应注意的问题

(1) 选题时应注意的问题：系统评价的选题是否恰当直接关系到是否有重要的临床价值并决定了整个研究方案的制订。

① 选题的范围：恰当的选题范围对于系统评价非常关键，选题范围过宽虽然可能提供大量信息，适用性和推广性好，但也可能针对性较差，浪费资源。如"自由体位对分娩促进的作用：随机对照试验的系统评价"，这一选题范围太宽，既不清楚哪一种自由体位也不清楚哪一个产程，因此不能为不同产程使用何种体位提供有用的信息。范围较窄的系统评价优点在于关注点集中，工作量相对较小，但缺点是文献纳入量小、容易出现各种偏倚，使得结果不可靠，推广价值也受限。

② 题目的修改：系统评价的题目应在研究设计方案（计划书）中确定，但由于系统评价是对现有文献资料的总结和分析，随着对研究问题的深入了解，有可能必要时对题目做出适当修改。在进行修改时必须明确修改的原因和动机，并对检索策略做出相应的修订。

(2) 撰写计划书应注意的问题：计划书应该与系统评价保持一致，但有时也需做必要的改变，以应对未预料到的问题，但不能基于对研究结果的影响来改变计划书。当已知的某些改变会影响研究结果（如排除已纳入系统评价的研究）时，再去改变计划书，这可能会引起高度偏倚，应该避免这种事后决策的情况。系统评价的计划书撰写过程比较复杂，尤其是对于初次制作系统评价的人员在撰写过程中会遇到很多困难。为解决这一难题，可以参加相关的系统评价知识和技能培训班，或与制作过系统评价的作者合作。如果有一定专业背景和语言交流基础还可向 52 个 Cochrane 系统评价小组注册，以获得帮助。

(3) 文献检索应注意的问题：系统评价要求尽可能全面系统地收集国内外所有发表或未发表的与研究问题相关的文献，在检索过程中收集和整理文献需要花费大量的时间和精力。目前，建议使用文献管理软件管理文献，常用的文献管理软件有 EndNote、Reference Manager、ProCite、NoteExpress 和医学文献王等。这些软件的使用可以在网络搜索相关资源或参考相关书籍进行学习。

2. 应用系统评价应注意的问题

(1) 虽然系统评价，尤其是 Cochrane 系统评价被认为是临床疗效评价的金标准，证据级别最高，但不是所有的系统评价的分析结论都是可靠的。在应用系统评价之前也应评价其方法学的正确性、结果的重要性、结论的准确性等。

(2) 应用系统评价还应充分考虑是否有同类评价，是否有更新，是否整合了之前的所有相关系统评价等。

(3) 应用系统评价还应重视其临床适用性，临床医护工作者将系统评价的结果运用于患者时需要考虑干预措施对患者的利弊，同时需要考虑干预措施的费用，以及患者的价值取向，综合考虑，决定取舍。

3. 系统评价的局限性

(1) 某些系统评价纳入的文献质量不高，其得出的结论科学性较低。

(2) 创新性研究的结果发表时间较新，相关文献数量较少，无法进行系统评价。

(3) 评价不良反应时，因系统评价纳入的研究样本量和研究时限往往有限，难以发现潜伏期长、罕见、对患者有重要意义的不良反应。此时相关的不良反应监察数据库可能更能提供较全面的信息。

(4) 因系统评价者自身的检索水平有限或因商业因素干扰，发生有意识或无意识的检索不全，从而导致系统评价的结果并非当前最客观的结果。

(5) 系统评价虽为最高级别的证据，但并非所有临床问题都能从目前的系统评价中找到答案。系统评价的方法学再高，受限于纳入原始研究报道的信息，如执行系统评价时原始研究并未全部报告其所有相关的结果，导致系统评价更新后结果变化很大。尤其是近年系统评价结果带来对现有证据的颠覆性改变，对决策的正确性存在一定的干扰。

4. 量性研究的系统评价报告规范的 PRISMA 声明 为了提高系统评价论文报告的质量，2009 年由国际著名专家组成的系统评价优先报告的条目 PRISMA 小组在国际重要医学期刊包括《英国医学杂志》《临床流行病学杂志》《内科学年鉴》和美国《公共科学图书馆医学杂志》等同步发表了《系统评价和 Meta 分析优先报告条目：PRISMA 声明》。该声明由 27 个条目组成的清单，以及一个四阶段（检索、初筛、纳入和综合）的流程图组成。其主要针对的是随机对照试验的系统评价，但是也适合作为其他类型研究系统评价报告的基础规范，尤其是对干预措施进行评价的研究。根据报告条目去搭建框架，尽可能报告到位。同时，遵循公认的系统评价报告条目也能在一定程度上确保稿件的规范性，以及提高结果的可靠性和合理性。

第9章 干预性或观察性研究的 Meta 分析

学习目标

1. 了解 Meta 分析的类型。
2. 掌握 Meta 分析的常用统计分析步骤。
3. 理解不同数据类型 Meta 分析的基本原理和方法。
4. 了解异质性检验、发表偏倚检验及灵敏度分析未通过的处理方法。

一、Meta 分析的概念

在医学研究中，针对同一问题常常同时或先后出现许多相似性的研究。由于纳入研究样本量的限制、各种干扰因素的影响，以及研究本身的因素，许多研究结果可能不一致，甚至相反。解决这个问题的方法有两种，一种是通过严格设计的大规模随机试验进行验证；另一种是通过对这些研究及其结果的综合分析和再评价，即 Meta 分析来实现。Meta 分析通过定量化汇总分析，提高检验效能。

Meta 分析是将系统评价中的多个研究结果合并成一个量化指标的统计学技术，是运用定量方法汇总多个研究结果的系统评价。通过增大样本含量来增加结论的可信度，解决研究结果的不一致性，并改善效应估计值。其优点是能对同一课题的多项研究结果作系统评价和总结，发现某些单个研究未阐明的问题，提出新的研究问题，为进一步的研究指明方向。其是对多个目的相同、性质相近的医学研究所进行的一种定量综合分析方法。Meta 源于希腊语翻译为在某些事物出现之后、较晚出现的更为综合的事物。因此，可以将 Meta 分析理解为"常规分析之后"的一种分析，这也正符合 Meta 分析的特点。同时，Meta 分析本质上是一种观察性研究，遵循科学研究的基本原则，包括提出问题、制订研究计划、检索文献等基本研究过程。

二、助产实践中常见的 Meta 分析类型

情景案例导入

产后会阴疼痛是分娩后常见的并发症之一，尤其是在经历会阴切开或撕裂后，这种疼痛可能影响产妇的日常生活和心理状态。因此，有效的疼痛管理对于提高产后生活质量至关重要。目前，有多种疗法可用于产后会阴疼痛的管理，包括药物治疗、物理治疗、互补和替代疗法等。然而，不同疗法的效果和安全性可能存在差异，且现有研究结果不一。

请思考以下问题：

1. 有没有一种统计学方法能将这些有相同研究目的的结果进行汇总？
2. 如何通过定量化的效应指标来比较不同疗法对产妇会阴疼痛的影响？

Meta 分析是一种统计方法，用于整合多个独立研究的结果以得出更全面的结论。在助产实践中，常见的 Meta 分析类型包括以下几种。

（一）常规 Meta 分析

目前，常规 Meta 分析主要基于有对照组的直接比较的研究，最常见的是基于随机对照试验（RCT）的干预性 Meta 分析。此外，还有预后研究、动物实验病因研究等 Meta 分析。其余原始研究的类型还有队列研究、病例对照研究、整群随机对照试验、自身对照试验等。

（二）其他类型 Meta 分析

1. 单纯 P 值的 Meta 分析 1920 年，统计学家 Fisher 提出"合并 P 值"的思想，被认为是 Meta 分析的前身，但是在后期的应用中许多学者发现单纯合并 P 值，仍存在以下不足。①不同研究未能根据研究的特点进行加权；②无法获知事件的发生信息，因此无法得出有任何临床意义的信息；③无法分析两个结论相反的研究；④无法更进一步评价研究之间的差异。故不推荐单纯行 P 值合并的 Meta 分析。但是当纳入研究仅给出了 P 值，且按照 Cochrane 系统评价手册提供的计算方法，也不能计算出所需要的数据，而临床实践需进行合并的情况下，可考虑单纯 P 值进行合并。

2. 单组率的 Meta 分析 单组率的 Meta 分析是一种只提供一组人群的总人数和事件发生的人数，与其他类型的 Meta 分析有两组人群不同。且多为患病率、检出率、知晓率、病死率、感染率等调查，其原始研究为横断面研究（cross-sectional study）。目前对各独立样本中效应量率的同类研究资料 Meta 分析尚无比较成熟的方法，常用的有以下几种。①加权计算，根据每个独立研究样本量大小，给予不同权重并合并各独立样本的效应量率；②直接等权相加，把各独立的结果事件直接等权相加，再直接计算合并率，最后用近似正态法计算其置信区间；③调整后再等权相加，调整各独立研究资料率后再行等权相加，计算出合并率的大小。单组率的 Meta 分析最难的就是控制异质性，进行亚组分析和 Meta 回归分析是其重要的处理方法。

3. 间接比较的 Meta 分析 在助产临床实践中经常会遇到没有直接比较的证据，或需要从多种干预措施中选择对患者的最佳措施，此时研究者们往往会从 RCT 中寻找间接的证据，这就形成了间接比较的 Meta 分析或多种干预措施比较的 Meta 分析（网状 Meta 分析）。

(1) 两因素间接比较：若想比较两种干预措施 A 与 B 的效果，但没有两者直接比较的 RCT，却有两者共同干预措施 C 的比较，此时，可将 C 作为公共比较组，借助间接比较的方法，得出 A 与 B 的效果比较。

间接比较包括未调整间接比较和调整后间接比较。未调整间接比较是直接从 RCT 中提取 A 与 B 的数据，此方法虽然简单，但对随机性的破坏很大，故可能产生较大的偏倚从而高估疗效，现已不推荐使用。调整后间接比较以 C 作为公共比较组（C 可以是安慰剂或阳性对照组）与前者比较相比，其最大的优势是在一定程度上保留了随机特性，且经过同质性和相似性的检验，因而偏差较小，为当前推荐的方法（图 9-1）。

(2) 网状 Meta 分析：在助产临床实践中，若有一系列的药物可以治疗某种疾病，但 RCT 均是药物与安慰剂对照，而药物互相之间比较的 RCT 都没有或很少进行，在这种情况下就需要将间接比较和直接比较的证据进行合并，即网状 Meta 分析（network meta-

analysis）（图 9-2）。

行网状 Meta 分析的首要步骤是构建一个等级模型，以处理抽样的变异、治疗的异质性及研究治疗比较间的不一致性，并提供模型的最大似然比。目前，主要的方法有频率学法和贝叶斯法。目前频率学法主要应用的有倒方差法和广义线性（混合）模型。倒方差法是将各研究方差倒数作为权重，并对各研究的效应进行加权平均，总体效应的方差为权重之和的倒数，操作方法相对简单；广义线性模型则考虑了随机效应，但应用前提是需要获得受试者的个体数据。贝叶斯法则是基于贝叶斯定理发展而来的，与前者相比，其优势在于能够利用后验概率，对所有分析的干预措施进行排序，并且克服了频率学法在参数估计时通过不断的迭代去估计最大似然函数，易出现不稳定而得到有偏倚的结果的缺陷，估计值更为准确，且建模更灵活，为当前所推荐的方法。

4. 累积 Meta 分析（cumulative meta-analysis） 累积 Meta 分析最早应用于 1981 年，是指将研究的资料作为一个连续统一体，按研究开展的时间顺序及时将新出现的研究纳入原有 Meta 分析的一种方法。因此，每次研究加入后均重复一次 Meta 分析，能够反映研究结果的动态变化趋势及各研究对结果的影响，同时也有助于尽早发现有统计学意义的干预措施。

累积 Meta 分析采用的方法及基本过程与传统 Meta 分析是相同的，只不过针对动态的连续的同类研究引入了累计的思想并加以分析，其分析思想可用贝叶斯理论进行解释，但

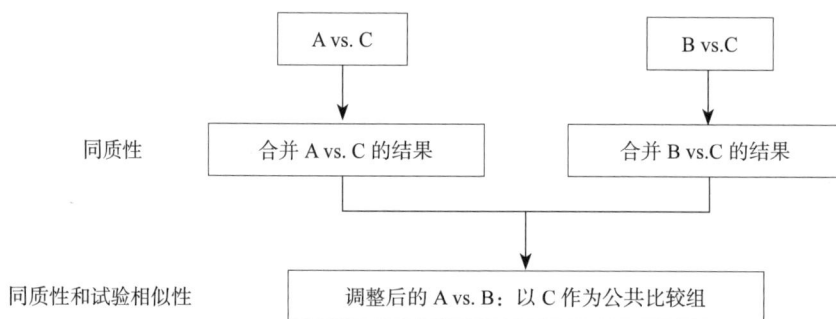

图 9-1　调整后间接比较示意

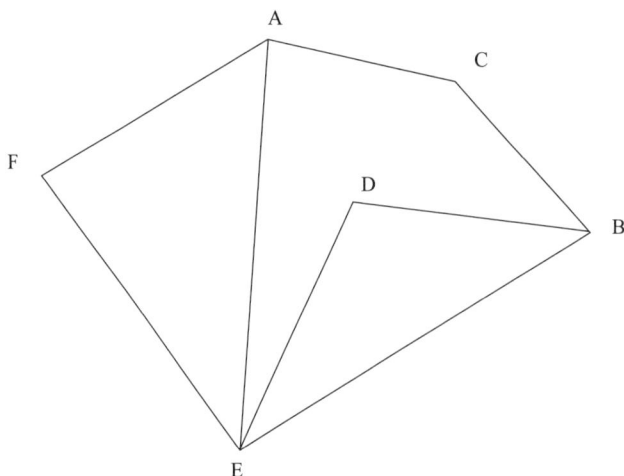

图 9-2　网状关系示意

也有学者认为，多阶段进行累积 Meta 分析，有第 I 类错误的概率增大，容易出现假阳性的结果，应对每次分析的显著性水平做相应的调整。

三、Meta 分析的统计分析过程

情景案例导入

主题：群组化孕期保健模式对妊娠期糖尿病孕妇血糖控制与妊娠结局影响。

在当前的医疗实践中，妊娠期糖尿病（gestational diabetes mellitus，GDM）的管理是一个重要但具有挑战性的领域。GDM 不仅增加了孕妇和胎儿的短期风险，还可能对长期健康产生影响。传统的孕期保健模式可能无法满足 GDM 孕妇的特殊需求，因此，近年来出现了多种创新的孕期保健模式，包括群组化孕期保健。

某护士作为一名资深的产科护士，在日常工作中注意到，尽管采用了标准的孕期保健措施，但仍有一部分 GDM 孕妇的血糖控制不理想，且妊娠结局存在差异。她意识到需要一种更有效的方法来改善这些孕妇的健康状况。她发现，尽管有关群组化孕期保健模式的研究越来越多，但这些研究的结果并不一致，且缺乏足够的统计能力来确定其对血糖控制和妊娠结局的真实影响。为了解决这个问题，其决定进行一项 Meta 分析，以定量地评估群组化孕期保健模式对 GDM 孕妇血糖控制和妊娠结局的影响。

请思考以下问题：

该护士应该如何进行 Meta 分析，方法和步骤是什么？

Meta 分析分类标准不止一种，如按照数据类型进行分类，按照研究设计类型进行分类，按照研究证据获取方式进行分类等，具体如表 9-1 所示。本文根据数据类型，重点介绍二分类数据和连续数据的 Meta 统计分析方法，基本步骤包括测量效应量、合并效应量、异质性检验、灵敏度分析和发表偏倚分析。

表 9-1　Meta 分析分类标准

分类标准	Meta 分析类型
基于研究设计类型	随机对照试验（包括比较诊断）、非随机实验性研究、观察性研究（队列、病例 – 对照、横断面）及其他特殊类型研究的系统评价与 Meta 分析
基于数据类型	二分类数据、有序数据、连续型数据、效应量（或其对数）及其可信区间 / 标准误 / 方差、P 值、相关系数、Cohen's d 值、Hedges's g 值、率值（如生存率、死亡率、发病率、成活率、依从率）、均数值等的系统评价与 Meta 分析
基于证据获取方式	直接比较、间接比较、网状比较等的系统评价与 Meta 分析
基于研究领域	临床医学、护理学、检验医学、基础医学（动物实验、基因遗传研究、细胞研究等）、卫生经济学、流行病学、生态学、教育学、心理学、经济学、司法犯罪、社会科学等的系统评价与 Meta 分析
基于研究目的	预防、诊断、筛查、治疗、病因、预后、不良反应等系统评价与 Meta 分析

（一）效应量选择

效应量（effect size）是指临床上有意义或实用价值的数值或观察指标变量是单个研究结果的综合指标，需根据资料类型、研究设计类型确定。不同资料类型和研究设计类型的Meta分析合并效应量的选择见表 9-2。

表 9-2　不同资料类型和研究设计类型的 Meta 分析合并效应量的选择

资料类型	研究设计类型	合并效应量
计数资料	随机对照试验	RR[*]，OR，RD
	非随机实验性研究	OR[*]，RR，RD
	队列研究	RR[*]，OR，RD
	病例对照研究	OR
计量资料	横断面研究	OR
	诊断准确性试验	OR
	随机对照试验	WMD[#]，SMD
	非随机实验性研究	WMD[#]，SMD
	队列研究	WMD[#]，SMD
	病例对照研究	WMD[#]，SMD
	横断面研究	WMD[#]，SMD

*. 最佳效应量；#.RevMan5.0 及以上版本中均以 "MD" 显示

(1) 二分类变量资料可采用的效应量有相对危险度（relative risk，RR）、比值比（odds ratio，OR）、危险度差值（risk difference，RD）或率差（rate difference）等。

(2) 连续性变量资料的效应量可采用均数差（mean difference，MD）、加权均数差（weighted mean difference，WMD）或标准化均数差（standardized mean difference，SMD）等。

(3) 等级资料或多分类计数数据，可根据需要转化为二分类变量资料或当作连续性变量资料处理，选择相应的效应量。

(4) 生存资料的效应量可采用风险比（hazard ratio，HR）。

（二）数据类型的汇总

在确定了数据类型和效应量的基础上，可按 Meta 分析软件数据要求，提取纳入研究的相关信息，如作者和发表年份、样本量、分析方法、主要结果变量、设计方案、具体实施时间及地点、质量控制等。

为使统计分析方便，可将数据整理成如下表格形式。

1. 二分类数据汇总格式　若以 K 代表纳入研究的个数，a、b、c、d 分别表示试验组和对照组发生和未发生结局事件的例数，n 代表各组例数，N 代表研究总例数，则二分类数据汇总格式见表 9-3。

表9-3　二分类数据汇总表

纳入研究个数（K）	试验组			对照组			N_i
	发　生	未发生	n_{1i}	发　生	未发生	n_{2i}	
i=1	a_1	b_1	n_{11}	c_1	d_1	n_{21}	N_1
i=2	a_2	b_2	n_{12}	c_2	d_2	n_{22}	N_2
i=3	a_3	b_3	n_{13}	c_3	d_3	n_{23}	N_3
……	……	……	……	……	……	……	……

2. 连续型数据汇总格式　以 K 代表纳入研究的个数，$\bar{x}$ 表示样本均数，s 表示样本标准差，n 代表各组例数，N 代表研究总例数，连续型数据汇总格式见表9-4。

表9-4　连续型数据两均数比较的数据汇总格式

纳入研究个数（K）	试验组			对照组			N_i
	均数 $\bar{x}_{1i}$	标准差 s_{1i}	n_{1i}	均数 $\bar{x}_{2i}$	标准差 s_{2i}	n_{2i}	
i=1	$\bar{x}_{11}$	s_{11}	n_{11}	$\bar{x}_{21}$	s_{21}	n_{21}	N_1
i=2	$\bar{x}_{12}$	s_{12}	n_{12}	$\bar{x}_{22}$	s_{22}	n_{22}	N_2
i=3	$\bar{x}_{13}$	s_{13}	n_{13}	$\bar{x}_{23}$	s_{23}	n_{23}	N_3
……	……	……	……	……	……	……	……

整理好的数据录入 Meta 分析相关软件，准备下一步的统计分析。

3. 连续性变量数据的转化　连续性变量（包括等级变量）在进行 Meta 分析时往往以干预后的效应参数与基线参数的差值作为主要效应量。但有些研究的结果只报道了干预前和干预后的均数和标准差，没有报道差值的均数和标准差；有些研究没有报道标准差，只报道了 95% 可信区间，这时需要按照 Cochrane 系统评价员手册的要求对结果进行转化。

（三）合并效应量

Meta 分析需要将多个同类研究的结果合并（或汇总）成某个单一效应量，即用某个合并统计量反映多个同类研究的综合效应。

Meta 分析所使用的统计模型主要分为固定效应模型（fixed-effect model）和随机效应模型（random- effects model）。大体而言，选择固定效应模型还是随机效应模型，主要根据研究间异质性情况进行判定。当研究间同质性较好时，选择固定效应模型；反之，则选择随机效应模型。效应模型常用分析方法见表9-5。

表 9-5　Meta 分析模型常用方法

资料类型	合并效应量	模型选择	计算方法
计数资料	OR	固定效应模型	Peto 法
		固定效应模型	M-H 法 [#]
		随机效应模型 [*]	D-L 法
	RR	固定效应模型	M-H 法 [#]
		随机效应模型 [*]	D-L 法
	RD	固定效应模型	M-H 法 [#]
		随机效应模型 [*]	D-L 法
计量资料	WMD**	固定效应模型	倒方差法
		随机效应模型 [*]	D-L 法
	SMD	固定效应模型	倒方差法
		随机效应模型 [*]	D-L 法
个案（时间 – 事件）资料	OR	固定效应模型	Peto 法

*. 在行异质性分析和处理后，异质性检验结果仍出现 $P \leqslant 0.10$ 时使用；#. 为 RevMan 中默认的方法；
**.RevMan 5.0 及以上版本中均以"MD"显示

1. 固定效应模型　固定效应模型其理论假设是所有同类来源于同一个效应的总体，各研究的方差齐，其效应综合估计的方差成分只包括了各个独立研究内的方差。因此，在估计效应时，用各个独立研究的内部方差来计算各研究的调整权重（W_i）。

2. 随机效应模型　随机效应模型其理论假设是所有的同类研究可能来源于不同的研究总体，各个独立研究间具有异质性，其效应综合估计的方差成分既包括了各个研究内的方差，也包括了各个研究之间的方差，故须在估计总效应时将两者综合起来估算调整权重（W_i）。随机效应模型所得结果其 95%CI 较大，故结果也较保守。

（四）合并效应检验

用不同计算方法得到的合并效应量都需要用假设检验方法检验多个同类研究的合并统计量是否具有统计学意义。综合分析多个独立研究结果时，常采用简单的合并 P 值的定性综合方法。还可用 z 检验，根据以 z 值得到该统计量的 P 值。当 $P \leqslant 0.05$ 时，多个研究的合并统计量有统计学意义；反之，当 $P > 0.05$ 时，多个研究的合并统计量无统计学意义。合并统计量的检验还可用置信区间法，当试验效应指标为 OR 或 RR 时，其值等于 1 时表明无关联，此时其 95%CI 若包含 1，等价于 $P > 0.05$，即关联无统计学意义；若其上下限不包含 1，即等价于 $P \leqslant 0.05$，认为关联有统计学意义。合并指标为 RD、MD 或 SMD 时，其值等于 0 时差异无统计学意义，此时其 95%CI 包含 0，即等价于 $P > 0.05$；若 95%CI 不包含 0，则等价于 $P \leqslant 0.05$，即有统计学意义。

（五）异质性检验和处理

1. 异质性检验 Meta 分析虽制订严格的文献纳入和排除标准，确保具有相同研究目的的文献才能进入，最大限度地减少了异质性的来源。但因一些潜在因素存在，仍有一些研究出现不同质的情况，Meta 分析的统计学原理要求只有同质的资料才能进行统计量合并，故在合并各独立研究结果之前做异质性检验（heterogeneity test），以确定选用哪种模型。

2. 异质性的分类 Meta 分析的异质性 / 多样性分为临床异质性 / 多样性、方法异质性 / 多样性和统计学异质性 / 多样性。

(1) 临床异质性：指研究对象不同（P）、干预措施（I）及结局指标等差异不同（O）造成的变异，导致不同研究结果之间存在显著的差异。例如，如果检索到数篇以"会阴按摩对会阴损伤的影响"为主题的干预性研究，但每篇研究在"会阴按摩"的手法有较大的差异，那么这些研究就存在临床异质性。在护理领域的干预性研究中，经常存在同类干预在具体内容和操作方法上有较大差异，因此在开展 Meta 分析前要重点考虑纳入的研究之间是否存在临床异质性。

(2) 方法学异质性：指不同研究在研究设计、数据收集、统计分析等方法上的差异，包括研究设计的偏颇、质量评价的标准不同等因素。在进行 Meta 分析时，需要考虑方法异质性对结果的影响，并采取适当的方法来减少其影响。

(3) 统计学异质性：指不同研究结果之间在效应量大小、方向等统计参数上存在显著差异，可能是由于真实的异质性或由于不同研究间的随机误差引起的。统计学异质性可以通过 Meta 回归分析等方法来检测和解释，以确定其对最终 Meta 分析结果的影响。

3. 统计学异质性的几种检验方法 统计学异质性检验指对不同原始研究之间结果的变异程度进行检验。如果检验结果有统计意义〔假设各个不同研究来自同一个总体（H_0）或各个不同样本来自不同总体，存在异质性（备择假设 H_1）。如果检验结果 $P>0.10$，拒绝 H_1，接受 H_0，认为多个同类研究具有同质性；当检验结果 $P\leqslant0.10$，拒绝 H_0，接受 H_1，认为多个研究结果存在异质性〕，应解释其可能的原因并考虑进行结果合并是否恰当。统计学异质性的检验方法流程见图 9-3，常用的检验方法有以下几种。

(1) Q 检验法：Q 检验的无效假设为纳入各研究的效应量均相同（即 $T_1=T_2=\cdots T_k$）。则 Q 统计量可以定义如下。

$$Q = \sum W_i(T_i - \overline{T})^2，\text{其中} \overline{T} = \frac{\sum w_i T_i}{\sum w_i}，\text{则} Q = \sum_{i=1}^{k} w_i T^2_i - \frac{\left(\sum w_i T_i\right)^2}{\sum w_i}$$

(2) I^2 统计量：在 RevMan 4.2 及以后版本的软件中，出现一个异质性指标 I^2。I^2 反映了异质性部分在效应量总的变异中所占的比重。其计算公式如下。

$$I^2 = \frac{Q - (K-1)}{Q} \times 100\%$$

Q 为异质性检验的卡方值（x^2），K 为纳入 Meta 分析的研究个数，I^2 用于评价多个研究结果间的异质性大小。I^2 统计量越大，异质性越大，I^2 在 0%～40% 表示异质性可能不大，30%～60% 表示中度异质性，50%～90% 表示有显著异质性，75%～100% 表示有很大异质性。只要 I^2 不超过 50%，则说明异质性可以接受。

```
                                          ┌─ 1.1. 计算每个研究的效应量及其权重
                          ┌─ 1. Q 检验法 ──┼─ 1.2. 计算 Q 统计量，检验研究间的异质性
                          │               └─ 1.3. 计算 Q 统计量的 P 值，判断异质性是否显著
                          │
                          │                 ┌─ 2.1. 确定每个研究的效应量及其权重
 ┌──────────────┐         │              ┌─┤
 │ 统计学异质性检验方法 │──┼─ 2. I² 统计量 ─┤  2.2. 计算 I² 统计量，表示研究间的异质性程度
 └──────────────┘         │              └─ 2.3. 解释 I² 统计量，表示研究间的异质性程度
                          │
                          │                 ┌─ 3.1. H 统计量
                          └─ 3. 其他检验方法 ─┼─ 3.2. Galbraith 图法
                                          └─ 3.3. L'Abbe 图
```

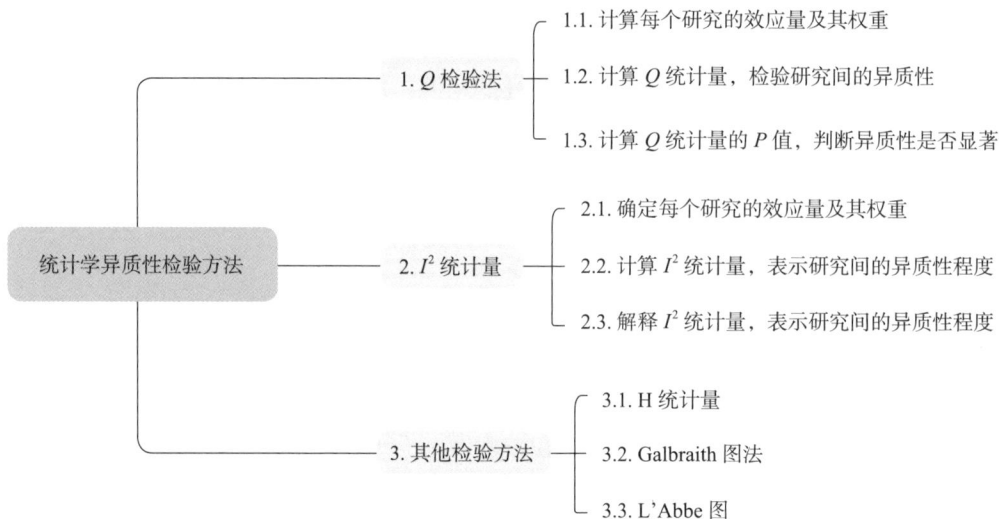

图 9-3　统计学异质性的检验方法流程

(3) 其他检验方法：除以上两种常用方法，还可以采用 H 统计量、Galbraith 图法和 L'Abbe 图等方法。

4. 异质性的来源及处理　当异质性检验 $P \leqslant 0.10$ 时，需要分析导致异质性的原因。

(1) 亚组分析：从临床异质性和方法异质性来探讨异质性来源，可考虑纳入研究是设计方案、测量方法、研究质量、参与人群特征，治疗时间长短等因素是否相同，可使用亚组分析进行分析。

(2) 随机效应模型：当异质性来源不能用临床异质性和方法学异质性来解释，可用随机效应模型合并效应量来处理。注意，随机效应模型只是针对异质性资料的统计处理方法，不能代替导致异质性的原因分析。

(3) Meta 回归分析：当分析出现异质性因素为药物生产厂家、剂量、研究对象年龄、病情轻重、测量时间、随访时间等能够准确测量并能全部解释变异时，可以选择 Meta 回归分析。在回归分析中，将效应估计量（如 RR、OR、MD、log RR 等）作为结果变量，将可影响效应量大小的研究特征因素（"协变量"或"潜在效应量改变因子"）作为解释变量，则回归系数描述了结果变量怎样随解释变量的单位增加而改变；其统计学差异性通过对结果变量和解释变量之间有无线性关系来确定，通过回归系数的 P 值来判断这种差异有无统计学意义。

(4) 放弃 Meta 分析：当异质性过于明显，特别是具有明显的临床异质性、方法学异质性而无法通过上述几种方法解决时，可考虑放弃做 Meta 分析，只对结果进行一般的定性描述。

（六）灵敏度分析

灵敏度分析（sensitivity analysis）用于评价 Meta 分析或系统评价结果是否稳定和可靠的分析方法，是指改变某些影响结果的重要因素，如纳入标准、研究质量的差异、失访情况、统计方法（固定效应或随机效应模型）和效应量的选择（比值比或相对危险度）等，

例如，删除一个大样本的研究后，以观察合并效应量是否发生变化，从而判断结果的稳定性及稳定程度。如果灵敏度分析对原始结果没有本质的改变，说明 Meta 分析的结果较为稳健可靠。如果灵敏度分析后结果差别较大甚至截然相反，则在解释结果和下结论时应慎重。

（七）发表偏倚的分析

Meta 分析本质上是一种观察性研究，在 Meta 分析的各个步骤中，均可能产生偏倚，可分为抽样偏倚、选择偏倚和研究内偏倚，每类又包括很多偏倚，其中最常见的偏倚是发表性偏倚。

发表性偏倚是指"统计学上有意义"的阳性研究结果较"统计学上没有意义"的阴性研究结果或无效的研究结果更容易被发表，因此而产生的偏倚。发表性偏倚的产生主要有三个来源：作者、研究的赞助者和杂志社的编辑。

发表性偏倚对 Meta 分析结果的真实性和可靠性有很大影响，尤其是当入选的研究主要是以小样本研究为主时，发表性偏倚可能会使 Meta 分析的合并效应量被高估，甚至使结论逆转，产生误导，即本来没有统计学意义的结果变为有统计学意义的结果。发表性偏倚的识别与处理主要有三种简单的方法，漏斗图法、Egger 线性回归和剪补法。其中最为常见的方法就是漏斗图，漏斗图是用每个研究的效应量估计值为 x 轴，样本含量为 y 轴绘制的散点图。效应量可用 RR、OR、RD 和死亡比等。其前提假设是效应量估计值的精度随样本量的增加而增加，小样本研究的效应量估计量分布于图的底部，范围较宽；大样本研究的效应量估计值分布在顶部、范围较窄。当偏倚影响较小时，其形状类似一个倒置的漏斗，故称漏斗图。如果资料存在偏倚，会出现不对称漏斗图，不对称越明显，偏倚程度越大。在 RevMan 软件中，漏斗图采用 OR 或 RR 的对数值（InOR 或 InRR）作为横坐标，OR 或 RR 的对数值标准误的倒数 1/SE（InRR）为纵坐标绘制，再以真值标明横坐标的标尺，以 SS（InRR）标明纵坐标的标尺。绘制漏斗图需要纳入较多的研究个体，一般推荐当 Meta 分析的研究个数在 10 个及以上时才需要做漏斗图。

需要注意的是，漏斗图的对称性与否通常无严格限定，均为主观判断，因此是一种定性的评价方法。Egger 线性回归对发表偏倚的检测统计量为截距 a 对应的 t 值及 P 值，并通过其 95%CI 是否包括 0 来判断其是否有发表偏倚。若截距 a 对应的 $P<0.05$ 或 95%CI 不包含 0，则提示有发表偏倚；反之无发表偏倚。Egger 检验的局限性：①其自变量的标准差估计来自纳入的原始研究数据，由于抽样误差的存在，导致回归方程的斜率 b 和截距 a 都为有偏估计；②当纳入研究个数较少时，该检验效能受到局限，以至于不能检测出漏斗图是否对称，故此时不建议进行该检验；③Egger 检验虽然可以检测出漏斗图是否对称，但不能解释其不对称的原因。

四、Meta 分析结果的报告与解释

情景案例导入

小张是某医院妇产科助产护士，凭借她的勤奋和智慧，逐步成为主管护师。她不仅积极学习最新的医疗知识，还经常反思和优化自己的工作方法。当前产后抑郁

发病率较高，小张注意到 Doula 分娩的产妇心理状态更好。小张阅读大量文献进行 Meta 分析，结果显示 Doula 分娩有利于减少产后抑郁。于是小张整理了 Meta 分析结果向科室领导报告，以期达成共识。

请思考以下问题：

小张是如何从 Meta 分析中得出结论的？该如何解读 Meta 分析的结果？

Meta 分析通过合并多个研究的数据，提供了对特定问题更为精确的估计和见解。Meta 分析的结果包括文献检索结果、纳入研究基本特征、纳入研究偏倚风险评价、Meta 分析数据合并结果、发表偏倚。本文将指导读者如何解读 Meta 分析的结果，并探讨其在具体实践中的应用。

（一）文献检索结果

Meta 分析文献检索结果通过流程图表示，描述了原始研究的纳入排除过程。PRISMA（preferred reporting items for systematic reviews and meta –analyses）提供了流程图模板，见图 9-4。流程图分为四部分：文献获取（identification）、文献初筛（screening）、文献复筛纳入与排除（eligibility），以及文献纳入分析（included）。

图 9-4 中向下的箭表示文献选择过程，向右的箭表示每一步中排除的文献和原因。

1. 文献获取　按照预先制订的文献检索策略，检索各个数据库获得的检索结果；通过其他途径检索获得的文献结果。

2. 文献初筛　利用文献管理软件进行去重和初筛后获得的文献。

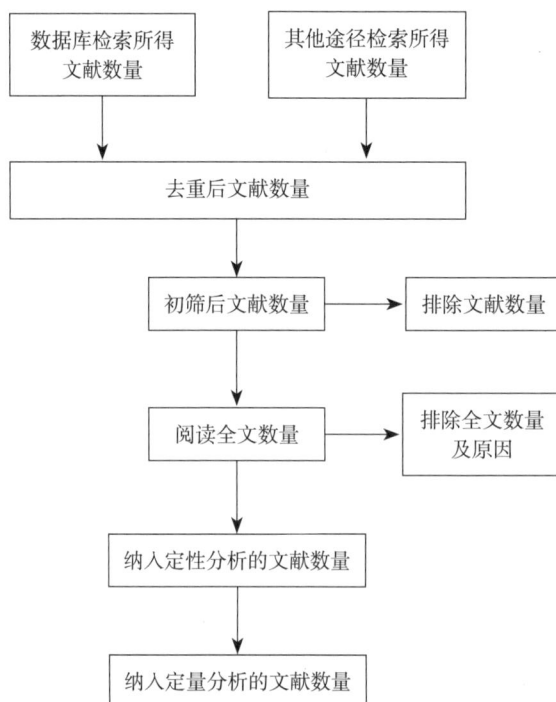

图 9-4　PRISMA 流程图

3. 文献复筛纳入与排除　根据纳入与排除标准，阅览全文，对去重和初筛后的文献进行筛选并判断文献是否纳入；若未纳入，则说明排除原因。

4. 文献纳入分析　阅读全文复筛后，最终被纳入定性和定量分析的文献。

（二）纳入研究基本特征

纳入研究基本特征主要呈现人口学资料、基线特征、干预方法、对照方案、评估工具、结局指标等特征，读者可从中关注重要的研究特征，以及观察研究是否存在异质性。

（三）纳入研究偏倚风险评价

偏倚是系统误差引起的错误，使得 Meta 分析结果偏离真实情况，产生一定的误导。在阅读 Meta 分析时，不能盲目相信 Meta 分析的结论，需要审慎地结合研究偏倚综合考虑研究结果。Cochrane 偏倚风险评价工具是当前循证医学领域应用最为广泛的偏倚风险评价工具之一，主要适用于随机对照研究（randomized controlled trial，RCT）。本书以 Cochrane 偏倚风险评价图为例进行解释。Review manager 软件可绘制 Cochrane 偏倚风险评价图。绿色 " ➕ " 代表低风险，黄色 " ❓ " 代表风险不清楚，红色 " ⬤ " 代表高风险。如图 9-5 所示，每一行代表一种偏倚风险，每一列代表一个研究对应的多项偏倚风险评价。

（四）Meta 分析数据合并结果

森林图（forest plots）是 Meta 分析结果的报告形式，反映了数据合并结果。森林图的原理是根据结果数据的加权平均值（权重，各原始研究方差的倒数）来评估干预措施的效果。使用多种软件均可绘制森林图，常见的有 Review manager、Stata、R softwore。不同软件绘制的图形可能有所差别。

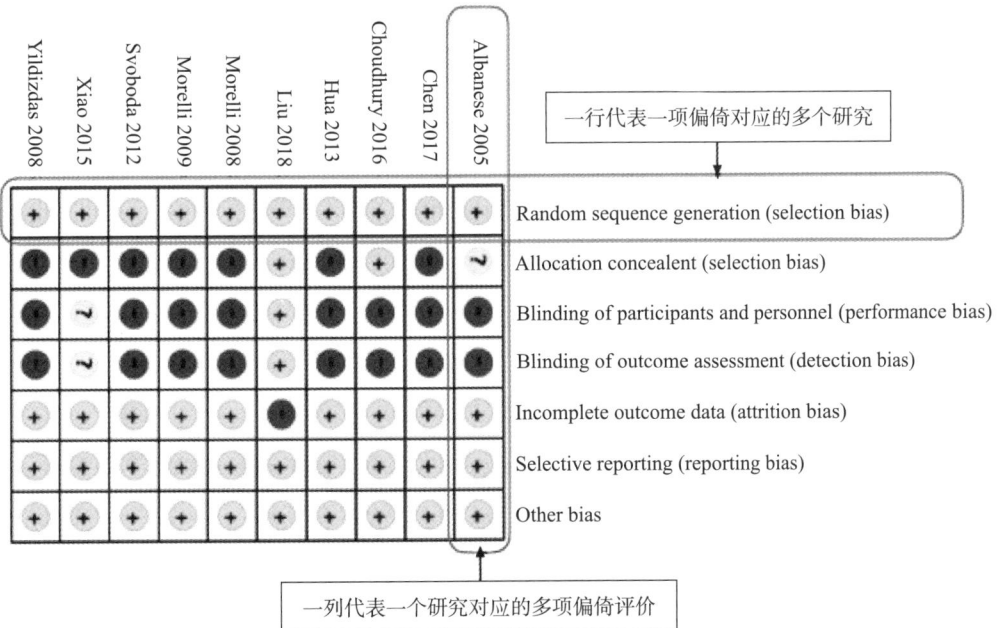

图 9-5　Review manager 软件绘制的偏倚风险评价

引自朱熠冰, 李卫. 临床医生如何解读 Meta 分析论文 [J]. 协和医学杂志, 2020,11(03):314-319.

在森林图中，一条垂直于横轴的中心线为无效线，横坐标刻度为 0 或 1，表示无统计学意义的值。每条平行于横轴的横向线段代表每个独立的研究。横线的长度反映每个研究的效应量和 95%CI；横线中央的方块反映研究结果的点值估计，方块大小表示该研究权重的大小。若横线相交或触及无效线，表示试验组与对照组之间在结局指标方面没有统计学差异；若横线不与无效线相交，并位于无效线左侧，代表试验组的效应量小于对照组；若横线不与无效线相交，并位于无效线右侧，代表试验组的效应量大于对照组。菱形（或其他图形）反映多个研究合并的总效应量和 95%CI，根据菱形是否与无效线相交可判断总效应量有无统计学意义。

图 9-6 是《特利加压素治疗脓毒性休克患者：随机对照试验的 Meta 分析》（*Terlipressin for septic shock patients: a meta-analysis of randomized controlled study*）一文中的森林图，采用 Review manager 软件绘制，以连续性变量为结局指标。图中左侧列出了纳入研究的 ID，以及试验组（terlipressin）和对照组（control）的均值（mean）、标准差（SD）、样本量（total）。软件计算出各项研究的权重、MD、95%CI 和试验组与对照组汇总后的样本量、MD、95%CI。此图下方，异质性检验（heterogeneity）是通过 I^2 检验观察结果差异是否由机遇导致。I^2 表示异质性量化后的统计量，即研究间差异占总体差异的百分比，df 代表自由度，本例中 I^2=64%，中度异质性，研究选用随机效应模型（random）。合并干预效应检验（test for overall effect）$P>0.05$，表明总效应在两组间无统计学差异，即特利加压素组与对照组的结果相似，图示菱形与无效线相交。

（五）发表偏倚

Meta 分析的发表偏倚可以通过三种方式识别，分别是漏斗图（funnel plot）、Egger 线性回归法及剪补法。漏斗图最为常用，因其可以直观地表示研究的发表偏倚。横轴为各研究效应的估计值；纵轴为样本量，呈散点图形式。其前提假设是样本量越大，效应量估计值的精确度也随之提高。绘制漏斗图时，研究数量不能太少，一般推荐 5 个以上才需做漏

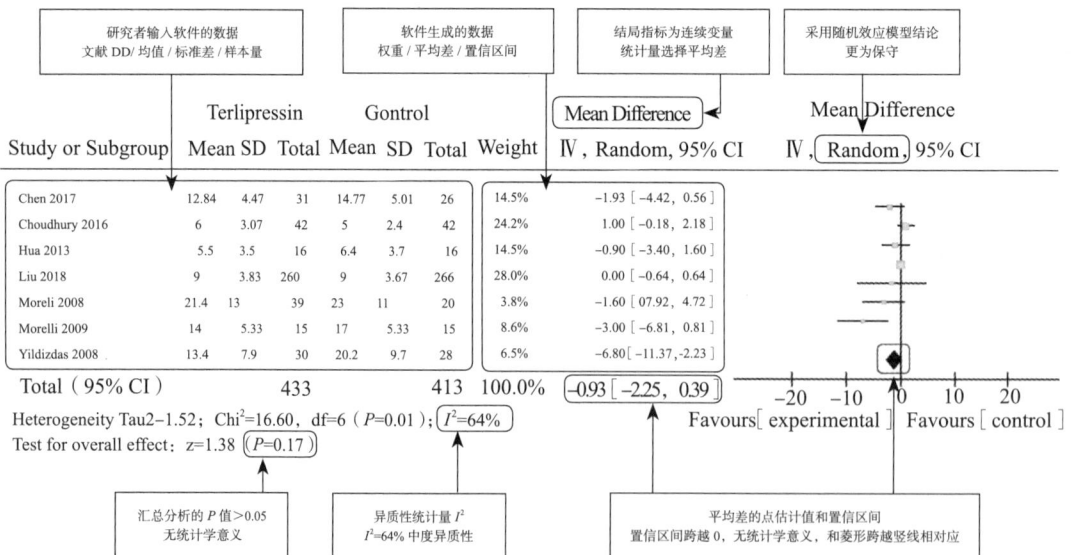

图 9-6　**Review manager** 软件绘制的结局为连续性变量的森林图

引自 Zhu Y, Huang H, Xi X, et al. Terlipressin for septic shock patients: a meta-analysis of randomized controlled study [J]. J Intensive Care, 2019, 7: 16.

斗图。以《妊娠期体育锻炼干预对自然分娩影响的 Meta 分析》一文中，自然分娩发生率为结局指标的漏斗图（图 9-7）为例进行解读，漏斗图左右两侧基本对称，发表偏倚较小。判断漏斗图是否对称，主要通过视觉观察，较为主观。当研究者想要进一步识别偏倚风险大小时，可通过线性回归和失安全系数进一步识别。

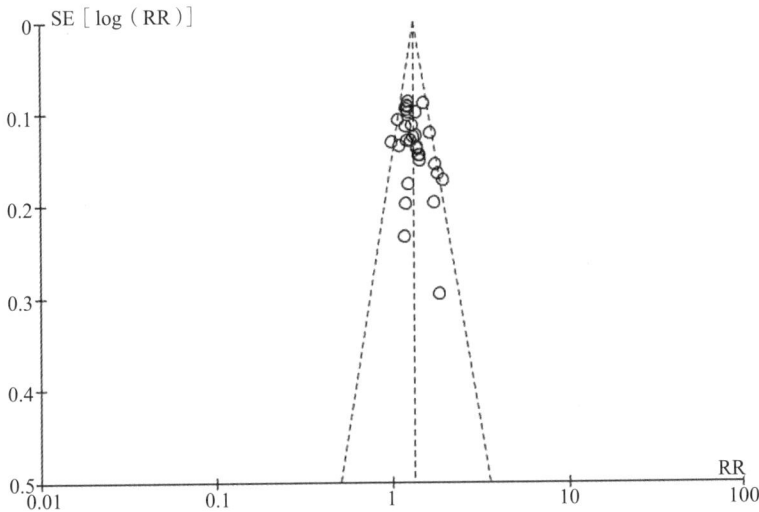

图 9-7　漏斗图

引自季谋芳、李若冰，魏克静，等.妊娠期体育锻炼干预对自然分娩影响的Meta分析[J].中国全科医学，2022，25(15):1897–1905.

五、助产学中 Meta 分析的实例分析

由于存在随机误差，即使研究问题相同，多个研究结果之间也会出现差异。除了实施大规模随机试验验证研究结果之外，采用 Meta 分析进行同质性检验和合并分析，增加研究样本量，提高统计分析效能，从而帮助助产人员取得可靠的实证信息，以优化助产实践。在临床工作中，助产人员往往需要在众多干预措施中进行择优选择，以保障服务对象利益最大化。因此，在各类 Meta 分析类型中，网状 Meta 分析（network meta-analysis，NMA）便成为循证研究中探讨最佳干预方案的一种有效研究方法。此处将选读费也珊等《不同断脐方式对早产儿结局影响的网状 Meta 分析》一文来进行实例分析，并根据 *Cochrane Handbook for Systematic Review of Interventions* 中提出的研究步骤，介绍该类型研究的实践方法。

（一）背景

立即断脐（immediate cord clamping，ICC）是临床中抢救早产儿的常规操作。然而因早产儿机体器官未发育完善，在立即断脐后，早产儿丧失与母体之间的气体交换及营养物质供应，容易出现低血容量、缺血缺氧性脑病等并发症，影响早产儿预后。有大量研究表明，延迟断脐（delayed cord clamping，DCC，即等待脐带动脉搏动停止后断脐）可在生后一定时间内维持母体向早产儿的生理性胎盘输血，促进早产儿血流动力学稳定，从而减少并发症的发生。虽然国内外多家权威机构发布指南及共识推荐实施延迟断脐，但因等待时

间过长影响早产儿及时复苏抢救，与临床实际操作仍存在分歧，实施率低。近年来，采用不同断脐等待时间，以及通过挤压脐带替代延迟断脐等方法对改善早产儿预后的作用优劣存在争议，且缺乏围绕多种断脐方式直接比较的对照研究。因此，使用网状 Meta 分析法对多种干预措施进行分析，可综合评价最佳的断脐方式，进而指导临床实践。

（二）研究步骤

1. 确定评价问题 根据 PICO 原则确定研究问题，即不同断脐方式对早产儿结局指标影响比较，见表 9-6。

表 9-6 不同断脐方式对早产儿结局指标影响比较

类 别	断脐方式
研究对象（P）	• 早产儿
干预措施 (I)	• 延迟断脐（DCC） • 挤压脐带（UCM） • 不完整挤压脐带（C-UCM） • 完整挤压脐带（I-UCM）
对照措施 (C)	• 立即断脐（ICC）
结局指标 (O)	• 出生后 24h 内血红蛋白水平 • 胆红素峰值 • 住院时长

2. 制订研究的纳入及排除标准 基于评价问题，笔者确定的纳入和排除标准见表 9-7。

表 9-7 确定的纳入和排除标准

纳入标准	• 研究类型：有关立即断脐、延迟断脐和挤压脐带对早产儿结局影响的随机对照试验 • 研究对象：早产儿 • 干预措施：立即断脐组为 ICC（30s 内断脐），延迟断脐组分为 DCC1（30～60s 断脐）、DCC2（2min 后断脐）和 DCC3（脐带动脉搏动停止后断脐），挤压脐带组分为 C-UCM 和 I-UCM 等 6 种干预措施任意组合 • 结局指标：出生后 24h 内血红蛋白水平、胆红素峰值和住院时长
排除标准	• 试验和对照组基线特征不一致的文献 • 结局指标没有准确数字数据的文献 • 重复文献和不能获得全文的文献 • 原始文献的资料和数据无法应用的文献

ICC. 立即断脐；DCC. 延迟断脐；C-UCM. 不完整挤压脐带；I-UCM. 完整挤压脐带

3. 制订检索策略并检索研究 基于评价问题，笔者对中国知网、维普数据库、万方数据库、PubMed、ScienceDirect、Web of Science、the Cochrane Library、EBSCO Host、Clinical Trials.gov 数据库进行了计算机检索，并通过手工检索加入了相关的研究及参考文献。笔者确定的检索词见表 9-8。

表 9-8　确定的检索词

中文检索词	立即断脐 OR 延迟断脐 OR 延迟结扎脐带 OR 挤压脐带 OR 挤勒脐带 OR 胎盘输血 AND 早产儿
英文检索词	"immediate cord clamping" OR "early cord clamping" OR "delayed cord clamping" OR "delayed umbilical cord" OR "umbilical cord milking" OR "milking the umbilical cord" OR "placental transfusion" OR "preterm neonate" OR "premature infant"

4. 筛选研究和收集资料　在本研究中，2名经过培训的研究员根据文献纳入与排除标准独立筛选文献，提取数据，并双人核对。当意见出现分歧时，由第3名研究者参与讨论并最终裁定。所得引文导入文献管理软件去重，阅读题目及摘要进行初选，下载并阅读全文进行复选，排除不符合标准的文献，筛选过程见图9-8。

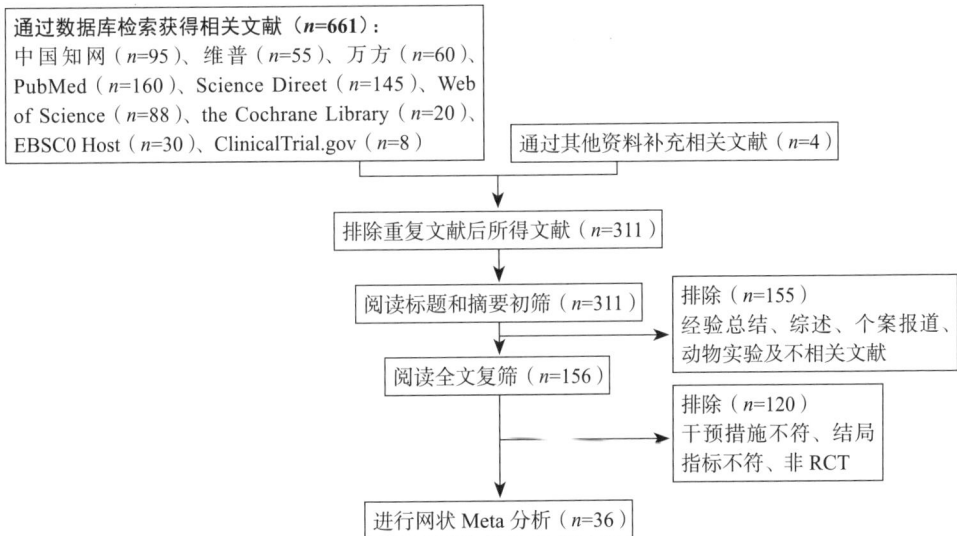

通过数据库检索获得相关文献（$n=661$）：
中国知网（$n=95$）、维普（$n=55$）、万方（$n=60$）、PubMed（$n=160$）、Science Direet（$n=145$）、Web of Science（$n=88$）、the Cochrane Library（$n=20$）、EBSC0 Host（$n=30$）、ClinicalTrial.gov（$n=8$）

通过其他资料补充相关文献（$n=4$）

排除重复文献后所得文献（$n=311$）

阅读标题和摘要初筛（$n=311$）　→　排除（$n=155$）经验总结、综述、个案报道、动物实验及不相关文献

阅读全文复筛（$n=156$）　→　排除（$n=120$）干预措施不符、结局指标不符、非RCT

进行网状 Meta 分析（$n=36$）

图 9-8　筛选过程流程图

引自费也珊. 不同断脐方式对早产儿结局影响的网状 Meta 分析［D］. 太原：山西医科大学，2022.

笔者确定的文献提取的主要内容，包括第一作者、发表年限、研究对象的样本量、出生孕周、干预措施及结局指标等，纳入文献的基本特征见表9-9。

5. 评估纳入研究的偏倚风险　由2位研究人员独立评价纳入研究的偏倚风险，并交叉核对结果。本研究中，偏倚风险评价采用Cochrane官网公布的修正版RoB 2.0作为RCT偏倚风险评估工具。评估内容包括：随机过程中产生的偏倚、偏离既定干预的偏倚、结局数据缺失的偏倚、结局测量的偏倚，以及结果选择性报告的偏倚。若纳入的研究在上述五个模块中的偏倚评价均为低风险，则整体偏倚评价为低风险；如果五个模块均未被评估为高偏倚风险，但任一模块的评价结果为可能存在风险，则整体评价为可能存在风险；如果五个模块中任一模块被评估为高偏倚风险，或多个模块的评价结果为可能存在风险且对研究结果的可信度影响较大，则整体评价为高风险。本研究中文献偏倚风险评估结果见图9-9。

表9-9 纳入文献的基本特征

作者，出版年	国　家	出生孕周（周）	样本量（例）								结局指标
			ICC	DCC	DCC1	DCC2	DCC3	C-UCM	I-UCM		
Chu 等，2011	加拿大	24~32	19		19						②
Gokmen 等，2011	土耳其	24~32	21		20						①②
Hosono 等，2008	日本	24~28	20								②
Katheria 等，2014	美国	23~32	30								②
Kilicdag 等，2016	土耳其	<32	25								①
Kugelman 2007	以色列	24~35	35		30						②③
Mercer 等，2003	美国	<32	16		16						②③
Mercer 等，2006	美国	24~32	36		36						②
Mercer 等，2016	美国	24~32	105		103						②
Rana 等，2018	印度	<34	50			50					③
Ranjit 等，2015	印度	30~36	50			44					②
Shirk 等，2019	美国	23~34			104				100		①②
Silahli 等，2018	土耳其	23~31	38						37		①②
Song 等，2017	韩国	24~32	32						34		①③
Sura 等，2021	肯尼亚	28~37		128					132		①
Xie 等，2020	中国	<34	132						124		②③
董小玥等，2016	中国	<32	46		42						②
樊雪梅等，2018	中国	<32	38		42				40		②
胡小黎，2015	中国	28~34	25		24	23					①②
黄少励等，2018	中国	28~34	60								①

（续表）

作者,出版年	国　家	出生孕周（周）	样本量（例）							结局指标
			ICC	DCC	DCC1	DCC2	DCC3	C-UCM	I-UCM	
姜梦雪, 2019	中国	28~34	50						50	②
李光忠等, 2020	中国	<37	15	15				15		①
林玲等, 2021	中国	30~33			21				23	①
陆海红, 2016	中国	31~37	44		47	46				①②
麦晓惠等, 2021	中国	28~37	40	40						①
聂柱莲等, 2021	中国	28~37	40				40			①②
钱微琳, 2017	中国	27~35	98	94						②
王彬等, 2020	中国	28~34	47			47				①
王波等, 2015	中国	30~36	47				47			①
余景凤等, 2017	中国	28~35	30		30					①②
张莉等, 2018	中国	30~36	37					41		①③
张建华等, 2017	中国	28~37	48		48					②
张荣华等, 2017	中国	28~37	120		120					①③
张月桃等, 2017	中国	28~36	35		37	41				①
郑增鑫等, 2019	中国	28~37	120		120					②
周小燕等, 2019	中国	28~36	176		176					③

①为出生后24h内血红蛋白水平；②为胆红素峰值；③为住院时长

干预措施，ICC为立即断脐，DCC为未标明时间的延迟断脐，DCC1为30~60s内断脐，DCC2为2min后断脐，DCC3为脐带动脉搏动停止后断脐，C-UCM为不完整挤压脐带，I-UCM为完整挤压脐带

引自费也珊.不同断脐方式对早产儿结局影响的网状Meta分析[D].太原：山西医科大学，2022.

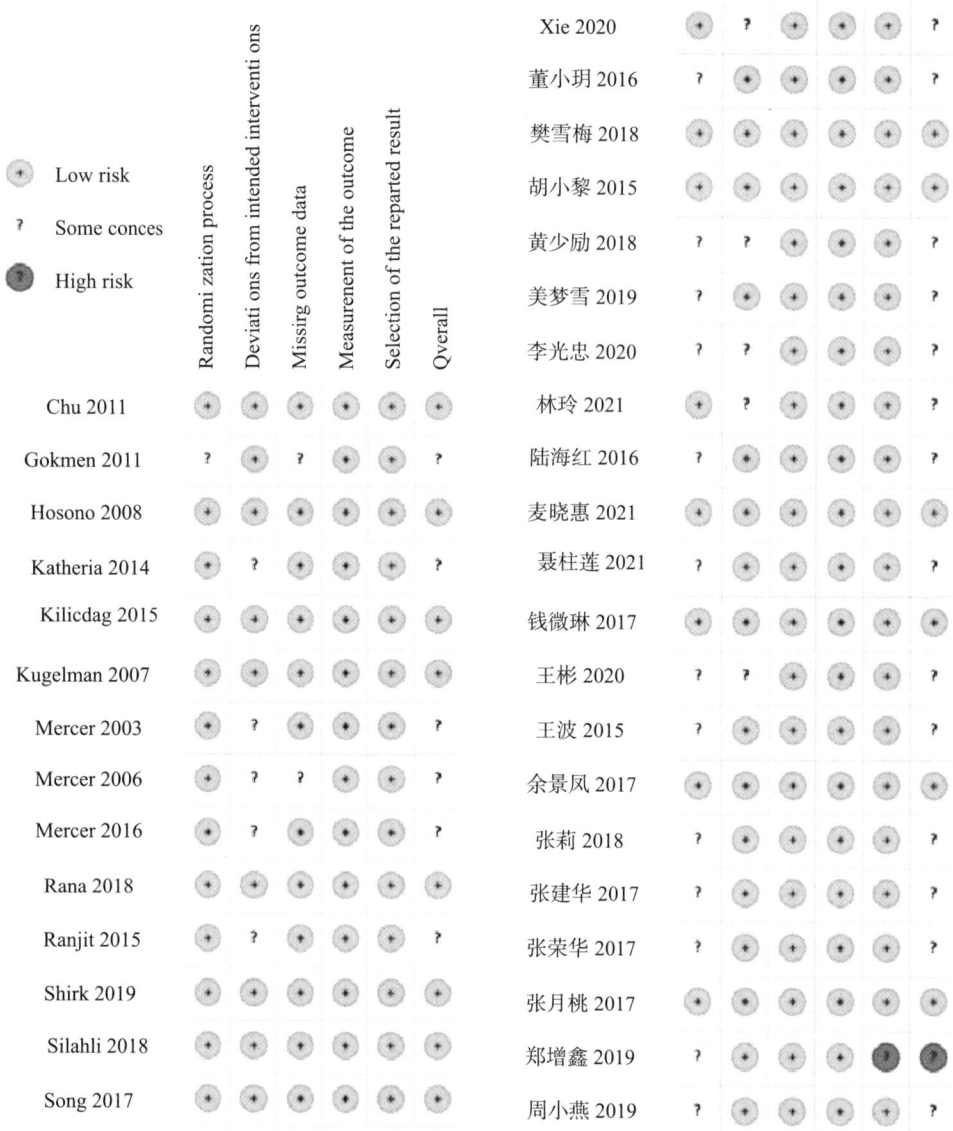

图 9-9 本研究中文献偏倚风险评估结果

引自费也珊．不同断脐方式对早产儿结局影响的网状 Meta 分析［D］．太原：山西医科大学，2022．

在纳入的 36 篇文献中，14 篇整体偏倚评价为低风险，1 篇整体偏倚评价为高风险。

6. 分析数据 以出生后 24h 内血红蛋白水平这一结局指标为例。

（1）直接比较（direct treatment comparison，DTC）Meta 分析：通过异质性检验（test of heterogeneity），若 $P \leqslant 0.1$ 或 $I^2 \geqslant 50\%$ 为存在异质性，使用随机效应模型进行合并；若 $P > 0.1$ 或 $I^2 < 50\%$ 为不存在异质性，使用固定效应模型进行合并。在间接比较和网状 Meta 分析中，存在异质性的情况较为普遍，因此，研究者倾向于使用随机效应模型。文中直接比较 Meta 分析结果见表 9-10。

表 9-10　直接 Meta 分析结果

项　目	24h 内血红蛋白水平		胆红素峰值		住院时长	
	研究数	MD（95%CI）	研究数	MD（95%CI）	研究数	MD（95%CI）
DCC 与 ICC 比较	12	2.08（1.36～2.79）	15	0.26（-0.16～0.67）	5	-3.21（-5.53～-0.88）
UCM 与 ICC 比较	5	1.18（0.64～1.72）	6	0.72（0.16～1.28）	3	-4.12（-7.08～-1.16）
UCM 与 DCC 比较	4	0.00（-0.43～0.43）	2	0.00（-0.65～0.64）		-4.41（-5.79～-3.03）
DCC1 与 ICC 比较	6	2.51（1.68～3.34）	12	0.02（-0.41～0.46）	4	-0.50（-1.05～0.05）
DCC2 与 ICC 比较	5	2.41（0.84～3.99）	3	0.35（-0.35～1.05）	1	-3.92（-7.28～-0.46）
DCC3 与 ICC 比较	2	2.52（0.76～4.28）	1	-0.61（-1.33～0.11）		2
C-UCM 与 ICC 比较	2	1.70（0.90～2.50）			1	-4.67（-10.40～1.06）
1-UCM 与 ICC 比较	3	0.80（0.13～1.48）	6	0.72（0.16～1.28）	2	
DCC2 与 DCC1 比较	3	0.08（-1.13～1.29）	2	0.69（-0.26～1.65）		
1-UCM 与 DCC1 比较	2	0.31（-0.22～0.83）	2	0.00（-0.65～0.64）		

引自费也珊. 不同断脐方式对早产儿结局影响的网状 Meta 分析 [D]. 太原: 山西医科大学，2022.

在出生后 24h 内血红蛋白水平方面，DCC1、DCC2、DCC3、C-UCM 和 I-UCM 优于 ICC，具有统计学差异；在胆红素峰值方面，I-UCM 优于 ICC，具有统计学差异；在住院时长方面，DCC1 和 C-UCM 优于 ICC，具有统计学差异。

（2）网状 Meta 分析

网状 Meta 分析法是将直接比较和间接比较同时合并起来进行 Meta 分析，构成了一个网的形状，即网状关系图（network geometry）或证据网络图（evidence network），主要由两个要素构成——点和线。点代表不同的干预措施，点的大小代表研究对象的多少；线代表两个干预措施在相同的研究中进行比较，线的宽度代表直接比较的次数。当图中出现闭合环（closed loop）时，如图 9-10 中的 A-B1-B2 和 B1-A-C2，即可形成网状 Meta 分析；若无闭合环出现，只能进行间接比较 Meta 分析（indirect treatment comparison，ITC）。

● 一致性检验：由于网状 Meta 分析融合了直接比较和间接比较，难免存在各研究之间在临床特征和方法学上的差异。因此，需对直接比较结果和间接比较结果进行一致性（consistency）检验，以决定是否合并这些结果。笔者通过 ADDIS 软件节点分析模型进行一致性检验，见图 9-11。

一致性检验显示 $P > 0.05$，因此无显著不一致性，故选用一致性模型进行分析。

● 模型收敛程度评估：通过 R 软件通过 Brooks-Gelman-Rubin 诊断图（Brooks-Gelman-Rubin diagnosis plot）、轨迹图（trace plot）和密度图（density plot）进行收敛程度评估，若模型收敛程度良好，则模型分析结果可靠性较高，不需要额外更新数据。笔者模型收敛程度评估结果见图 9-12。

在生成的 Brooks-Gelman-Rubin 诊断图中，经过 40 000 次迭代后，曲线相互拟合并持续稳定，潜在尺度减少因子（potential scale reduction factor，PSRF）为 1，提示此时模型收敛满意。

在生成的轨迹图（图 9-13）中，各条马尔科夫链 – 蒙特卡罗链（Markov Chain Monte Carlo chain，MCMC chain）稳定且良好重叠，肉眼不能识别单条链的波动，此时收敛程度满意。在密度图中，经过 40 000 次迭代，图形呈一条基本符合模型预设分布的平滑曲线且正态分布，Bandwidth 值趋向于 0 并达到稳定，此时模型收敛程度满意。

● 连赛表（relative effect table）：6 种不同脐带处理方式共 15 对两两比较结果，见表 9-11。

笔者发现其中 5 对存在显著差异，其中 DCC1、DCC2、DCC3 和 I-UCM 均优于 ICC，DCC 优于 C-UCM。

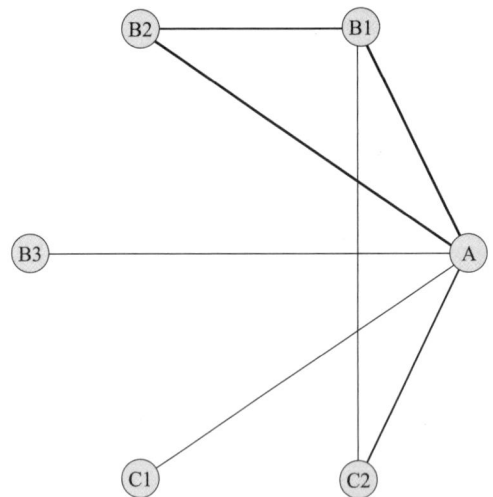

图 9-10　网状关系图

A. 30s 内立即断脐；B1. 30~60s 断脐；B2. 2min 后断脐；B3. 脐带动脉搏动停止后断脐；C2. 完整挤压脐带；C1. 不完整挤压脐带（引自费也珊 . 不同断脐方式对早产儿结局影响的网状 Meta 分析 [D]. 太原：山西医科大学，2022.）

Study   P-value   Mean Difference（95%CI）
 DCC2 vs. DCC1
direct   0.081（−1.3～1.5）
indirect 0.644125   −0.43（−2.3～1.5）
network   0.058（−1.1～1.3）

ICC vs. DCC1   −2.5（−3.4～−1.6）
direct   −0.61（−2.7～1.4）
indirect 0.0926   −2.0（−2.9～−1.1）
network

IUCM vs. DCC1
direct   0.27（−1.4～1.9）
indirect 0.15105   −1.4（−3.2～0.30）
network   −0.54（−1.8～0.69）

−4   0   5

Study   P-value   Mean Difference（95%CI）
IUCM vs. ICC
direct   0.87（−0.57～2.3）
indirect 0.152925   2.6（0.65～4.5）
network   1.5（0.31～2.7）

−4   0   5

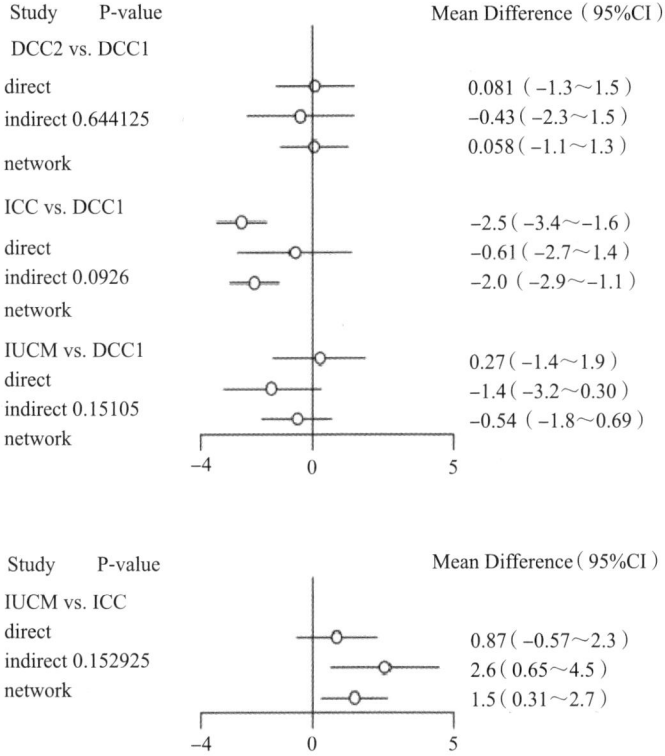

图 9-11　一致性检验结果

引自费也珊．不同断脐方式对早产儿结局影响的网状 Meta 分析［D］．太原：山西医科大学，2022.

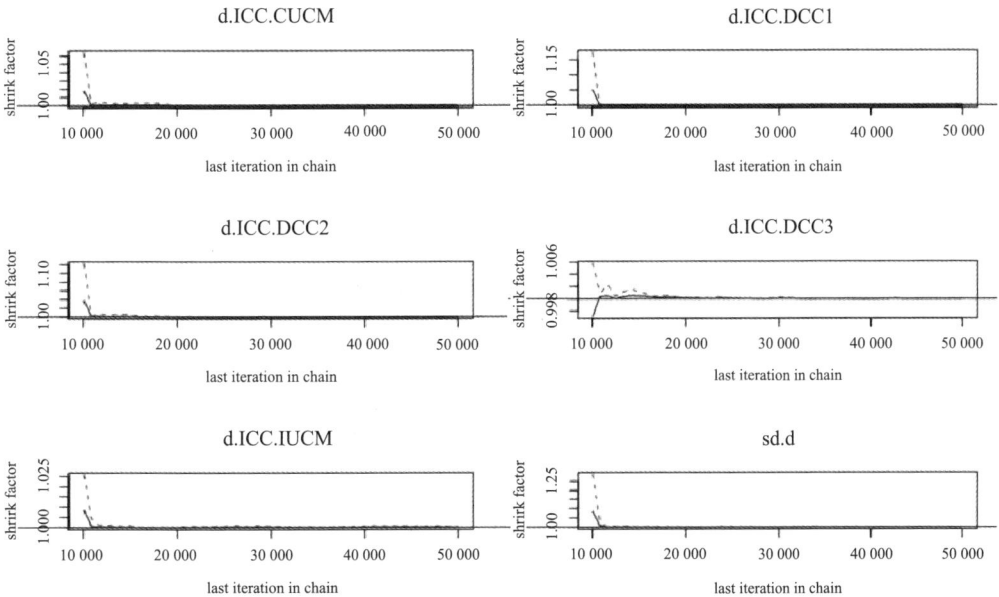

d.ICC.CUCM · d.ICC.DCC1 · d.ICC.DCC2 · d.ICC.DCC3 · d.ICC.IUCM · sd.d

图 9-12　Brooks-Gelman-Rubin 诊断图

引自费也珊．不同断脐方式对早产儿结局影响的网状 Meta 分析［D］．太原：山西医科大学，2022.

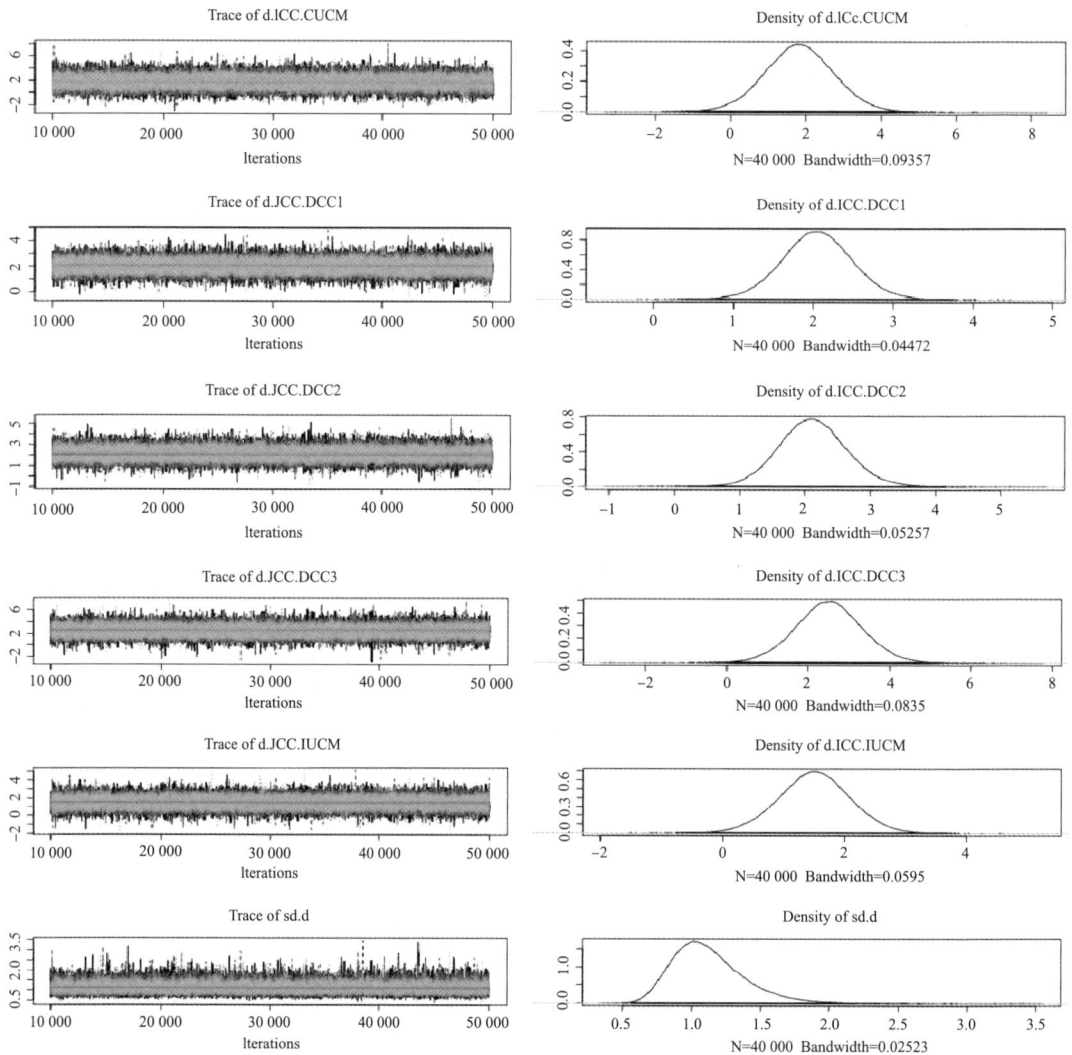

图 9-13　轨迹图（左）和密度图（右）
引自费也珊. 不同断脐方式对早产儿结局影响的网状 Meta 分析［D］. 太原：山西医科大学，2022.

- 排序概率表与排序概率图（Rank probabilities and rankogram）：排序概率图（rankogram）以柱状图或曲线图形式表示各干预的排序概率，可允许研究者进行直观评估。当干预措施之间差异较大时，可帮助研究者较快预判最优或最劣干预措施。本研究中所得排序概率见表 9-12，排序概率见图 9-14。

本研究中的排序概率图以柱状图的形式表达，DCC3 是最优选择的可能性最大，而 ICC 作为最差选择的可能性最大，概率排序如下：DCC3＞DCC2＞DCC1＞C-UCMI＞UCM＞ICC 或 DCC3＞DCC2＞DCC1＞I-UCM＞C-UCM＞ICC。因此，推荐脐带动脉搏动停止后断脐为最优选择。

7. 解决报告偏倚　发表偏倚也称为阳性结果偏倚，是指由于各种原因，通常负面结果的研究较难在杂志上发表，而阳性结果的研究容易发表，这种带倾向性地发表研究结果会增大 Meta 分析结果的偏倚风险。故可以通过漏斗图，对主要测量指标进行发表偏倚分析。

表 9-11 6 种不同脐带处理方式共 15 对两两比较结果

断脐方式	ICC (95% CI)	DCC1 (95% CI)	DCC2 (95% CI)	DCC3 (95% CI)	C-UCM (95% CI)	I-UCM (95% CI)
ICC	1					
DCC1	−2.05(−2.97~−1.14)	1				
DCC2	−2.11(−3.21~−1.07)	−0.05 (−1.34~1.12)	1			
DCC3	−2.49(−4.23~−0.79)	−0.42 (−240~1.48)	−0.39 (−2.38~1.65)	1		
C-UCM	−1.82 (−3.69~0.01)	0.25 (1.89~2.28)	0.30 (−1.86~2.45)	0.66 (−1.86~3.23)	1	
I-UCM	−1.51(−2.72~−0.33)	0.53 (−0.68~1.79)	0.60 (−0.92~2.17)	0.98 (−1.09~3.07)	0.30 (−1.91~2.59)	1

改编自费也珊 . 不同断脐方式对早产儿结局影响的网状 Meta 分析 [D]. 太原：山西医科大学，2022.

表 9-12 排序概率表

断脐方式	Rank1	Rank 2	Rank 3	Rank 4	Rank 5	Rank 6
ICC	0.00	0.00	0.00	0.00	0.03	0.96
DCC1	0.12	0.28	0.33	0.21	0.06	0.00
DCC2	0.17	0.29	0.26	0.19	0.09	0.00
DCC3	0.49	0.19	0.13	0.11	0.08	0.00
C-UCM	0.19	0.16	0.14	0.20	0.29	0.03
I-UCM	0.03	0.08	0.14	0.30	0.45	0.01

引自费也珊 . 不同断脐方式对早产儿结局影响的网状 Meta 分析 [D]. 太原：山西医科大学，2022.

因为漏斗图对发表偏倚的判断易受到纳入研究数量的影响，所以纳入研究数目至少为9个。在李腾等的研究中，使用Wijma分娩期待问卷（W-DEQ-A）结果这一结局指标绘制漏斗图进行发表偏倚检验，如图9-15所示。其结果显示各研究点左右基本对称，提示存在发表偏倚可能性较小。

8. 陈述结果 总结以上直接比较Meta分析和网状Meta分析结果，综合评价干预措施。在出生后24h内血红蛋白水平这一结局指标中，DCC3是最优选择的可能性最大，而DCC2和I-UCM作为最差选择的可能性很大。因此，针对在出生后24h内血红蛋白水平这一结局指标网状Meta分析结果，推荐脐带动脉搏动停止后断脐为最优选择。

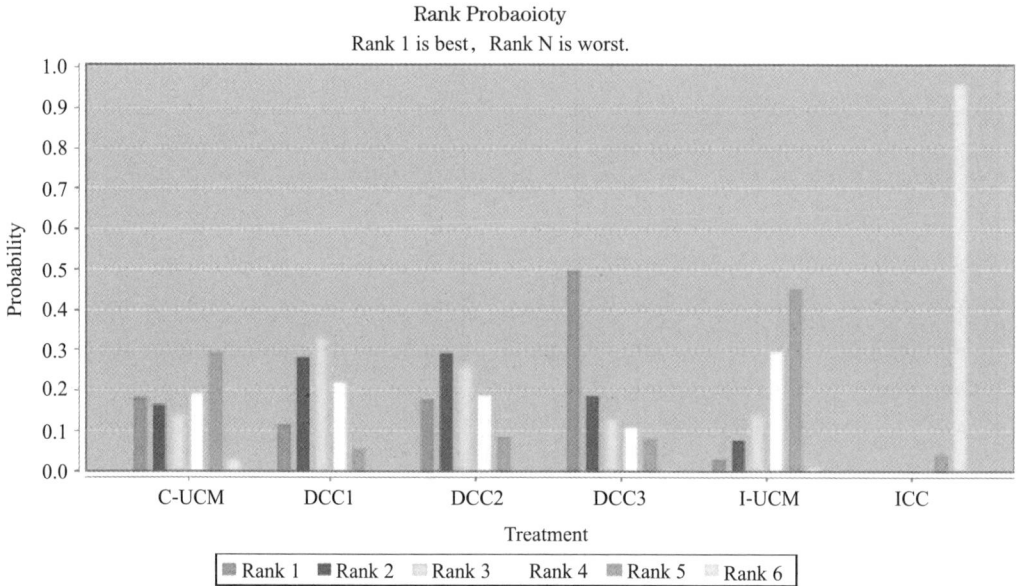

图 9-14　排序概率图

引自费也珊.不同断脐方式对早产儿结局影响的网状Meta分析［D］.太原：山西医科大学，2022.

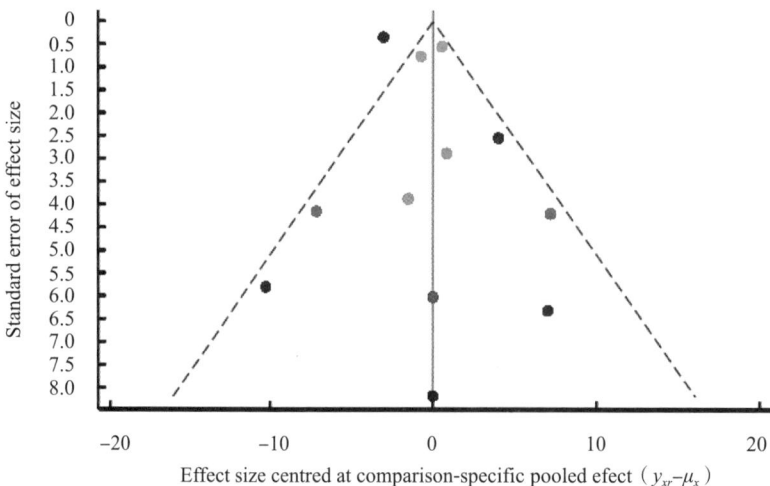

图 9-15　漏斗图

引自李腾，张永爱，张海苗，等.非药物干预减少分娩恐惧的网状Meta分析［J］.中国循证医学杂志，2022.

第 10 章　诊断试验系统评价与 Meta 分析

学习目标

1. 掌握诊断试验的实施和诊断试验系统评价与 Meta 分析制作的关键步骤。
2. 了解诊断试验的研究设计和评价指标。
3. 能够运用 QUADAS-2 评价诊断试验偏倚风险。
4. 具有诊断试验评价的意识，决策建立在对证据评价做出客观和全面的科学评价基础上。

一、诊断试验的基本概念

（一）诊断试验的定义

诊断试验指临床上用于疾病诊断的各种试验，涉及临床采用的各种诊断手段和方法，它可为疾病正确诊断及其鉴别诊断提供重要依据，同时也可用于判断疾病的严重程度，估计疾病的临床过程、治疗效果及其预后，筛选无症状的患者和检测药物不良反应等。

（二）金标准

金标准又称为标准诊断试验或参考标准等，指当前医学界公认的最可靠的疾病诊断方法，或是一种被广泛接受或认可的具有高灵敏度和特异度的诊断方法。对大多数疾病而言，活体病理组织检查、手术探查、尸体解剖等均是具有普遍意义的金标准。随着影像学技术的快速发展，影像学诊断也常常成为金标准，如冠状动脉造影诊断冠状动脉性心脏病。当某疾病当前尚无金标准时，可将由专家制订并通过临床诊断和长期临床随访而获得肯定的诊断方法作为参考标准。虽然金标准或参考标准是当前用于判断"患病"与"未患病"最可靠的手段，但金标准常常是有创、痛苦、耗时的，而且金标准本身也不是绝对准确，因此，研究者致力于开发相对金标准使用更方便、更快捷的医学检验指标或方法，但其前提是必须开展诊断试验验证医学检验判断的"异常"与"正常"和金标准诊断结果之间的一致性。因此，设计诊断试验时，应结合临床具体情况选择恰当的金标准，如肿瘤诊断应选用病理检查，胆石症以手术发现为金标准。若金标准选择不当，会造成对研究对象"有病"和"无病"划分上的错误，从而影响对诊断试验准确性的正确评价。

（三）参考值与参考区间

参考值是对同质健康参考个体的某一特定项目进行检测而得到的值。参考值反映在健康状态下，人体的解剖、生理和生化等机能指标数据的分布。参考区间指同质健康总体内某一测量值上下参考限之间的参考值分布范围，通常确定的百分范围在 2.5%～97.5%。医学检测结果如果是在 95% 参考区间内，临床上视为"正常"，超出参考区间则视为"异常"。参考区间是临床中常用的判断"正常"与"异常"的标准，如白细胞计数［参考区间：（4～10）×10^9/L］＜$4×10^9$/L 时，提示临床医生考虑感染、骨髓造血功能异常等。但需明确的是参考区间仅仅是一个统计学概念，可以提示异常，但却不是诊断的标准。

（四）诊断临界点

除了参考区间外，临床常常根据某一检查的测量值是否高于诊断临界点而判断是否患病。诊断临界点也称诊断截点值，是同时考察患者和非患者两个群体，对灵敏度和特异度进行权衡的情况下确定的用于疾病诊断的切点。理想状态下，患者与非患者的某项诊断试验结果值的概率分布并不重叠，所选择阈值介于两个分布之间，这时用此项指标判断患病或非患病的灵敏度和特异度都是 100%。但实际情况是患者与非患者的某项诊断试验结果值的概率分布往往存在部分重叠，诊断临界点的取值高低会影响灵敏度和特异度，因此，通过绘制受试者操作特征（receiver operator characteristic，ROC）曲线来确定最佳临界点，多数情况下，结合不同切点所对应的灵敏度和特异度，选择 ROC 曲线上尽量靠近左上方正确诊断指数最大的切点为最佳临界点。若患病率接近 50% 时，最接近左上角那一点，可定为最佳临界值点。若患病率极低或甚高，其最佳临界值点可不在最接近左上角那一点。

（五）诊断试验分期

在不同研究阶段，对诊断试验评价的内容不同，研究设计也不同。最熟悉的诊断试验评价通常采用横断面研究设计来评价诊断试验的准确性和可靠性等方面。其实从一个诊断指标最初在实验室被发现，到最后作为诊断试验进入临床应用，同样需要四个阶段。①Ⅰ期为探索阶段，通常采用病例对照研究设计，目的在于比较经金标准确诊患病的人群和非患病患者群或健康人群之间的诊断指标测量值是否存在差异，不仅具有统计学差异，且这种差异应具有临床意义。②Ⅱ期为验证阶段，通常情况下，仍然采用病例对照研究设计，但目的是评价诊断指标异常人群相对于正常人群确实患病的概率是否更高？在此阶段，将新的诊断试验与已存在的金标准或参考标准相比。此阶段通常会考虑增加研究对象，在更大范围的患者中评价其表现，包括不易诊断的患者和临床上需要鉴别诊断的对照，如有合并症或其他潜在混淆的状况。③Ⅲ期为临床阶段，其目标是尽可能准确和无偏倚地评价诊断试验准确性和相对准确性。在此阶段，常采用横断面研究设计，当没有即时可获得的金标准诊断结果时，会采用前瞻性队列研究设计。用于评价诊断试验准确性的研究人群应尽可能地接近目标人群，通常样本量较大。④Ⅳ期为对诊断试验使用效果的评价，即评价在现实工作中引入此诊断方法后，是否切实提高了疾病诊断准确性，影响了临床诊疗决策，改善了患者预后？在此阶段的研究最好采用随机对照试验设计。

二、诊断试验准确性评价指标

根据诊断试验的结果和金标准的结果建立一个四格表，表 10-1。根据诊断试验的四格表，可出现 4 种情况：真阳性（患病组中诊断试验阳性）、假阳性（非患病组中诊断试验阳性）、假阴性（患病组中诊断试验阴性）和真阴性（非患病组中诊断试验阴性）。

（一）准确性指标

1. 灵敏度与假阴性率

（1）灵敏度（sensitivity，Sen）又称真阳性率（true positive rate，TPR），是实际患病且诊断试验结果阳性的概率。反映被评价诊断试验发现患者的能力，该值愈大愈好，灵敏度只与患病组有关。能够诊断出尚处于初期或早期的目标疾病的诊断试验，或能够反映出目标疾病微小变化的诊断试验为敏感性诊断试验。

表 10-1　评价诊断性试验的四格表

诊断试验	金诊断		
	未患病	患　病	合　计
阳性	a（真阳性）	b（假阳性）	a+b（阳性人数）
阴性	c（假阴性）	d（真阴性）	c+d（阴性人数）
合计	a+c（患病患者数）	b+d（非患病患者数）	a+ b+ c+d（受检总人数）

$$Sen= \frac{a}{a+c} \times 100\%$$

(2) 假阴性率（false negative rate，FNR）又称漏诊率（omission diagnostic rate，β），是实际患病但诊断试验结果为阴性的概率。与灵敏度为互补关系，也是反映被评价诊断试验发现患者的能力，该值愈小愈好。

$$FNR = \frac{c}{a+c} \times 100\%=100\% - 灵敏度$$

2. 特异度与假阳性率

(1) 特异度（specificity，Spe）又称真阴性率（true negative rate，TNR），是实际未患病且诊断试验结果为阴性的概率，反映鉴别未患病者的能力，该值愈大愈好。特异度只与未患病组有关。用于鉴别诊断的诊断试验特异度达到85%以上者可称为高特异度的诊断试验。

$$Spe= \frac{d}{b+d} \times 100\%$$

(2) 假阳性率（false positive rate，FPR）又称误诊率（mistake diagnostic rate，α），是实际未患病而诊断试验结果阳性的概率。与特异度为互补关系，也是反映鉴别未患病者的能力，该值愈小愈好。

$$FRP = \frac{b}{b+d} \times 100\%=100\% - 特异度$$

3. 似然比　应用灵敏度和特异度评价诊断试验时，两者彼此是独立进行的，但实际上诊断试验中两者的关系存在本质的联系，是相互牵制，不可分开。不同的诊断试验临界值具有不同的灵敏度和特异度。灵敏度升高，特异度下降；特异度升高，灵敏度下降。因此，在评价诊断试验时仅描述灵敏度和特异度远不能反映诊断试验的全貌。似然比是反映灵敏度和特异度的复合指标，从而全面反映诊断试验的诊断价值，且非常稳定，比灵敏度和特异度更稳定，更不受患病率的影响。

(1) 阳性似然比（positive likelihood ratio，LR+）：LR+ 为出现在金标准确定患病的受试者阳性试验结果与出现在非患病受试者阳性试验结果的比值大小或倍数，即真阳性率与假阳性率之比，LR+ 越大，表明该诊断试验误诊率越小，也表示患目标疾病的可能性越大。

$$LR+=\frac{真阳性率}{假阳性率}=\frac{Sen}{1-Spe}$$

(2) 阴性似然比（negative likelihood ratio，LR–）：LR– 为出现在金标准确定患病的受试者阴性试验结果与出现在非患病受试者阴性试验结果的比值大小或倍数，即假阴性率与真阴性率之比，LR– 越小，表明该诊断试验漏诊率越低，也表示患目标疾病的可能性越小。

$$LR-=\frac{假阴性率}{真阴性率}=\frac{1-Sen}{Spe}$$

4. 准确度与正确诊断指数

(1) 准确度（accuracy，AC）表示诊断试验中真阳性例数和真阴性例数之和占全部受检总人数的百分比。反映正确诊断患病与非患病的能力。准确度高，真实性好。

$$AC=\frac{a+d}{a+b+c+d}\times100\%$$

(2) 正确诊断指数（Youden index，YI），又称约登指数，是一项综合性指标。该指数常用来比较不同的诊断试验。正确诊断指数介于 0～1。判断诊断试验能正确判断患病和非患病的能力。

$$YI=(Sen+Spe)-1$$

5. 患病率（prevalence，P） 是指金标准诊断的阳性患者占全部受检总人数的百分比。诊断试验获得的患病率不同于基于自然人群调查获得的患病率，此时的患病率常反映医生在该临床背景下做出疾病诊断的先验概率。

$$P=\frac{a+c}{a+b+c+d}\times100\%$$

6. 诊断比值比（diagnostic odds ratio，DOR） 指患病组中诊断试验阳性的比值（真阳性率与假阴性率之比）与非患病组中诊断试验阳性的比值（假阳性率与真阴性率之比）。

$$DOR=\frac{a/c}{b/d}$$

7. 受试者操作特征曲线 诊断试验结果以连续分组或计量资料表达结果时，将分组或测量值按大小顺序排列，将随意设定出多个不同的临界值，从而计算出一系列的灵敏度 / 特异度（至少 5 组），以灵敏度为纵坐标，"1－特异度"为横坐标绘制 ROC 曲线。在左侧当临界值取值小时，灵敏度逐渐增大，特异度变化不大，但当灵敏度非常高时，特异度会降低。如何选择最佳临界点到达灵敏度和特异度的均衡，要结合临床并综合考虑诊断试验结果的利弊，如假阳性与假阴性时对临床结局的影响。

ROC 曲线有两个重要的作用，一是根据诊断目的确定连续变量测量值最合适的参考值或阈值；二是可用 ROC 曲线下的面积反映一个诊断试验的准确度。同时，可通过比较 ≥2 个独立诊断试验的 ROC 曲线下面积（area under ROC curve，AUC）值大小对它们的准确性进行比较。AUC 介于 0.5～1。AUC 为 0.5 时，ROC 曲线恰好是一条从左下角到右上角的对角线，说明诊断试验没有价值，AUC 为 0.5～0.7，说明诊断试验有较低的准确度，AUC 为 0.7～0.9，说明诊断试验有一定的准确度，AUC＞0.9，说明诊断试验具有较高的准确度。

AUC 的大小可用来比较不同诊断试验的诊断效率。最直接的 AUC 计算方法可根据梯形原理，目前常用的估计 AUC 及其标准误是非参数统计方法，可借助统计软件如Medcal、RevMan、SPSS 和 SAS 等完成，具体方法参见相关书籍。

（二）临床应用性指标

1. 预测值　预测值（predictive value，PV）是反映应用诊断试验的检测结果来估计受试对象患病或不患病可能性大小的指标。根据诊断试验结果的阳性和阴性，将预测值分为阳性预测值和阴性预测值。

(1) 阳性预测值（positive predictive value，PV+）：PV+ 指诊断试验结果为阳性者中真正患者所占的比例。对于一项诊断试验来说，PV+ 越大，表示诊断试验阳性后受试对象患病的概率越高。

$$PV+= \frac{a}{a+b} \times 100\%$$

(2) 阴性预测值（negative predictive value，PV−）：PV− 指诊断试验结果为阴性者中真正无病者所占的比例，PV− 越大，表示诊断试验阴性后受试对象未患病的概率越高。

$$PV-= \frac{d}{c+d} \times 100\%$$

(3) 影响预测值的因素：在影响预测值的因素中，除诊断试验的灵敏度、特异度，还有该人群中疾病的患病率。预测值与三者的关系如下。

$$PV+= \frac{P \times Spe}{P \times Spe+（1-P）\times（1-Spe）}$$

$$PV-= \frac{（1-P）\times Spe}{P \times（1-Sen）+（1-P）\times Spe}$$

其中 P 为目标人群的患病率，Sen 为灵敏度，Spe 为特异度。

当患病率固定时，诊断试验的灵敏度越高，则阴性预测值越高，当灵敏度达到 100%时，若诊断试验结果阴性，那么可以肯定受试对象无病；诊断试验的特异度越高，则阳性预测值越高，当特异度达到 100% 时，若诊断试验阳性，可以肯定受试对象患病。

当诊断试验的灵敏度和特异度确定后，阳性预测值和患病率成正比，阴性预测值和患病率成反比。一般说来，人群中某病的患病率越高，所诊断的病例数就越多，阳性预测值也就越高。但对患病率低的疾病，即使诊断试验的灵敏度和特异度均较高，其阳性预测值也不高。所以将诊断试验用于普通人群疾病筛查时，这时患病率很低，会出现很多的假阳性，阳性预测值也会很低。

2. 验前概率和验后概率　验前概率（pre-test probability）是临床医师根据患者的临床表现及个人经验对该患者患目标疾病可能性的估计值。验后概率（post-test probability）主要指诊断试验结果为阳性或阴性时，对患者患目标疾病可能性的估计。验前概率和验后概率常被用来评价诊断试验。临床医师希望了解当诊断性试验为阳性时，患目标疾病的可能性有多大，阴性时排除某病的可能性有多大，这就需要用验后概率来进行估计。如果验后概率相对验前概率改变越大，则该诊断试验被认为越重要。

验前比（pre-test odds）= 验前概率 /（1 - 验前概率）

$$验后比（post-test\ odds）=验前比 \times 似然比$$
$$验后概率=验后比 /（1+验后比）$$

（三）诊断试验一致性评价

在实验条件相同情况下，研究中的观察测定仍可能存在测量变异。常见的原因有：①观察者之间的变异，如水平相似的 2 位放射科医师，在阅读相同的胸片时，诊断出肺门淋巴结核的阳性率不一致；②观察者自身的变异，如同一位医师间隔 1 个月后，重复阅读相同的胸片时结果也有差异；③测量仪器变异，如血压计本身变异也会造成血压值的变化；④试剂变异，如不同批次试剂存在着差异；⑤被测研究对象生物学变异，如个体内和个体间会有不同等。诊断试验可靠性评价的设计与真实性评价不一样，评价指标主要用来评价测量变异的大小。

1. 计量资料 用标准差及变异系数（CV）来表示。变异系数=标准差 / 均数 ×100%。变异系数和标准差越小，可靠性越好。

2. 计数资料 用观察符合率与卡帕值（Kappa value）表示。观察符合率又称观察一致率，指 2 名观察者对同一事物的观察或同一观察者对同一事物 2 次观察结果一致的百分率。前者称观察者间观察符合率，后者称观察者内观察符合率。

三、诊断试验的设计与实施

（一）诊断试验的设计

诊断试验的研究类型一般可分为两种：一是基于诊断性随机对照试验（diagnostic randomized controlled trial，D-RCT）；另一种是基于诊断准确性试验（diagnostic accuracy test，DAT），主要采用的研究设计类行为病例对照研究和队列研究。在图 10–1 中，左图为诊断性随机对照试验，患者被随机分配到新诊断方法检查组或旧诊断方法检查组，根据分配结果接受最佳的治疗，通过比较不同诊断方法对患者重要结局的影响来直接推断诊断准确性及其对临床重要结局的影响。右图为诊断准确性试验，患者同时接受新诊断方法（一种或多种）和标准诊断方法（金标准）。随后可评价新诊断方法与标准诊断方法相比较的准确性（第一步）；如果要判断新诊断方法对患者重要结局的影响，研究人员还要基于后续或以前的研究结果，对关于连续治疗和患者（被新诊断方法或标准诊断方法确定为患病或未患病）可能的结局提出假设（第二步）。

（二）诊断试验的实施

1. 确立金标准 金标准指当前医学界公认的诊断疾病最可靠的诊断方法，或是一种广泛接受或认可的具有高灵敏度和特异度的诊断方法。如果金标准选择不当，就会造成对研究对象"有病"和"无病"划分上的错误，从而影响对诊断试验的正确评价。

2. 选择研究对象 选择研究对象时主要考虑诊断试验拟回答的问题。一般情况下，诊断试验是为了在临床环境下对疑似患者进行鉴别诊断，因此诊断试验的研究对象需要覆盖合适的疾病谱，以保证样本具有代表性，即研究中所检查患者的疾病谱与诊断试验在临床推广应用患者的疾病谱相同。

3. 样本量估算 进行诊断试验时需要一定的样本量，其意义是估计研究中误差与降低研究中的抽样误差。样本量过小，诊断试验的准确性指标就可能不稳定，影响对诊断试验

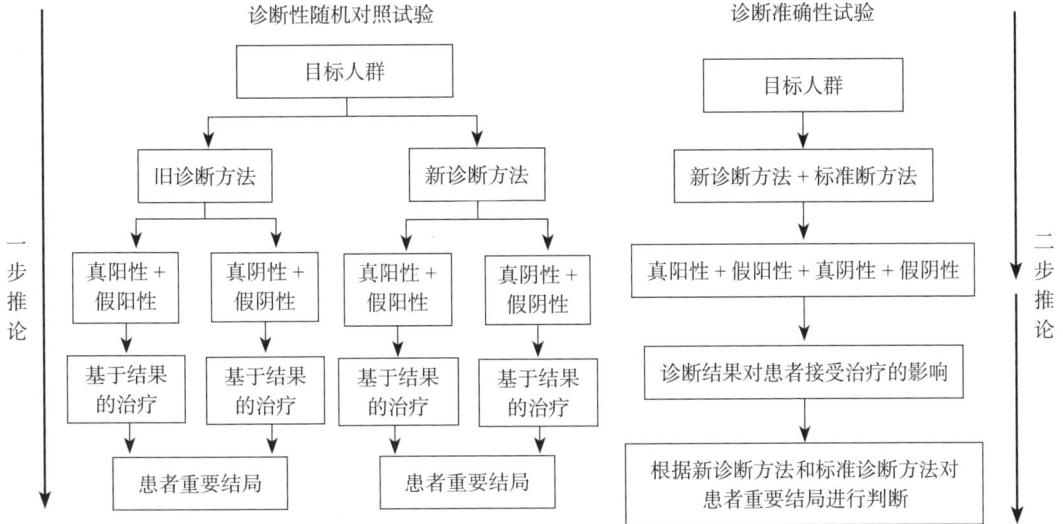

诊断性随机对照试验　　　　　　　　　　诊断准确性试验

一步推论

目标人群

旧诊断方法　　　　新诊断方法

真阳性＋假阳性　　真阴性＋假阴性　　真阳性＋假阳性　　真阴性＋假阴性

基于结果的治疗　　基于结果的治疗　　基于结果的治疗　　基于结果的治疗

患者重要结局　　　患者重要结局

二步推论

目标人群

新诊断方法＋标准断方法

真阳性＋假阳性＋真阴性＋假阴性

诊断结果对患者接受治疗的影响

根据新诊断方法和标准诊断方法对患者重要结局进行判断

图 10-1　两种诊断试验的设计流程

结果的评价。诊断试验样本量通常根据被评价诊断试验的灵敏度和特异度分别计算研究所需的患者数和非患者数，应用总体率的样本含量计算方法。详细内容可参考相关书籍。

4. 同步独立、盲法比较测量结果　独立与盲法是诊断试验设计的基本原则。所谓"独立"指所有研究对象都要同时进行诊断试验和金标准的测定，不能根据诊断试验的结果有选择地进行金标准测定。原则上要求所有研究对象都经过"金标准"的评价以确定是否患有研究的疾病。所谓"盲法"指诊断试验和金标准方法结果的判断或解释相互不受影响。这里涉及两个概念，一是金标准的判断是否盲法，意为金标准结果的判定与诊断试验的结果无关。另一概念是诊断试验判断是否盲法，意为诊断试验结果的判断不受金标准结果的影响。

5. 诊断试验的可靠性分析　诊断试验的可靠性，又称重复性。是指诊断试验在完全相同条件下，进行重复试验获得相同结果的稳定程度。

四、诊断试验系统评价与 Meta 分析的定义和分类

对于某一个诊断试验，可能已经有多位研究者进行了研究，但由于这些研究具有不同程度的随机抽样误差，而且各自采用的诊断界点常常不同，所以获得的诊断试验准确性指标如灵敏度和特异度也随之而异。为了对不同研究结果进行综合性分析，获得综合的结论，需要采用系统评价 /Meta 分析方法评价诊断试验。

诊断试验系统评价和 Meta 分析是通过系统、全面地搜集诊断试验研究，严格按照预先制订的纳入标准筛选研究，依据国际公认的诊断试验质量评价工具（如 QUADAS-2）评价纳入研究质量，并进行定性描述或用合成受试者工作特性曲线进行定量分析的一种全面评价诊断试验准确性和重要性的研究方法。其目的是评价诊断试验对目标疾病诊断的准确性，是诊断试验中最高级别的证据。主要包括两方面内容：①诊断试验的技术质量评

价，主要从研究设计、方法的精确度、准确度、重复性、灵敏度、特异度等方面进行评价；②诊断试验的准确度评价主要采用 Meta 分析，对目标疾病的灵敏度、特异度进行评价，报告似然比、诊断比值比等。

诊断试验系统评价与 Meta 分析的分类

1. 基于注册情况不同 目前提供注册诊断试验系统评价 /Meta 分析平台有 Cochrane Review Groups and Networks、PROSPERO 和 INPLASY，基于此，可以将诊断试验 SR/MA 分为 Cochrane 诊断试验 SR 和非 Cochrane 诊断试验 SR，其中非 Cochrane 诊断试验 SR 可以进一步分为注册的诊断试验 SR 和非注册的诊断试验 SR。

2. 基于用途不同 可以分为筛查、诊断、预测和评估干预措施的效果、预测疾病的进展等。

3. 基于数据类型不同 可以分为单个病例数据诊断试验 SR 和集合病例数据诊断试验 SR。

4. 基于评价的诊断试验数量不同 可以分为诊断试验网状 Meta 分析和传统诊断试验 SR。

五、诊断试验系统评价与 Meta 分析的制作关键步骤

（一）提出待评价的问题

一般来说，诊断试验系统评价和 Meta 分析课题来源大致有两个方面：一是来自临床实践；二是来自诊断方法理论本身的发展。最佳选题产生在临床需要与诊断方法内在发展逻辑的交叉点上。

诊断试验系统评价和 Meta 分析题目涉及诊断方法和特定人群，有 4 种格式：①诊断试验 1 和诊断试验 2 诊断特定人群的某疾病，如衣原体抗体滴度检测与子宫输卵管造影诊断低生育力妇女的输卵管病理改变；②诊断试验 1 和诊断试验 2 诊断某疾病，如磁共振成像与超声诊断缺血性脑卒中；③诊断试验诊断特定人群的某疾病，如硝酸盐还原法诊断耐乙胺丁醇的结核患者；④诊断试验诊断某疾病，如抗环瓜氨酸肽抗体诊断类风湿关节炎。格式①和②规定了两种具体的诊断方法，格式①和③规定了特定人群，格式③和④只规定了一种具体诊断方法，未规定对照的诊断方法。

（二）撰写背景与目的

背景部分主要阐述诊断试验系统评价研究的主要内容和目的，解释所提出问题的重要性；相关问题为何未得到有效解决；开展该系统评价的原因；该问题是否有类似或相关系统评价发表，若有，需阐述已发表系统评价研究之间的异同点，特别是与目前拟开展的系统评价之间的差异。

Cochrane 诊断准确性系统评价研究背景撰写通常包括 4 个方面：①目标疾病，背景部分第一段落应简单描述目标疾病的基本信息，包括目标疾病的流行病学资料、疾病负担、预后和可能的干预等。若已有该目标疾病的 Cochrane 干预性系统评价，应互相参考印证。②待评价诊断试验，诊断试验系统评价研究中，待评价诊断试验可以是一种亦可是多种，背景部分需要详细描述待评价诊断试验的相关信息，包括待评价诊断试验是否在目前的临床实践中应用，及相比于对照诊断试验的优势体现在哪些方面，如价格低、无创等。③替

代诊断试验，除待评价诊断试验外，在实际临床实践中可能还有一些可用于目标疾病的诊断手段和策略，即使这些诊断手段并不作为该系统评价评估的诊断试验，仍需在背景部分进行一定描述，以全面说明对目标疾病可选择的所有诊断试验。④合理性和立题依据，背景部分的最后一段，需详细说明开展该系统评价研究的重要性、合理性及原因。

评估多个问题/试验的诊断试验系统评价研究，应将目的分为主要目的和次要目的。如主要目的是比较两个诊断试验之间的准确性；次要目的是估计每个诊断试验阈值的准确性。

（三）制订纳入与排除标准

纳入和排除标准包括：①研究类型，纳入标准需首先说明纳入的研究类型及其相关限制条件。如"纳入所有设计类型"，或"所有连续系列患者和病例对照研究"。还需详细说明是否需要排除个别的研究类型（如回顾性研究等）。②研究对象：详细描述纳入研究对象特征，包括在年龄、诊断和就诊地点等方面的限制。年龄和性别部分，有无附加其他症状，患者是否居住在社区，参加初级卫生保健、住院、家庭护理或长期护理等均是重要的影响因素，比诊断方法的操作，更易影响研究结果。此外，研究对象可以是特定疾病，也可以是疾病的某阶段。③待评价诊断试验，准确定义待评价诊断试验，包括详细的技术信息等。待评价诊断试验在当前临床实践中的应用现状，包括在欠发达地区或国家中使用的适用性及诊断方法是否高度符合需要等信息。④对照诊断试验，对照诊断试验是指已在临床大量使用或最常用的一种诊断方法，是待评价诊断试验期望可代替的诊断手段。对照诊断试验不等于金标准，待评价诊断试验和对照诊断试验的结果需分别与金标准对比。⑤目标疾病，诊断的目的是减少对现有目标疾病诊断的不确定性。疾病虽可描述为是基于生物学、病理学或组织学结果的一种严格定义，目标疾病则是一种与临床更加紧密的术语，是对患有特定临床病史、检查和诊断结果的描述。通常指特定的疾病、疾病状态或任何其他识别的能促发临床行为的状态，如进一步诊断或初期、修改或终止治疗。许多诊断试验通常可用于多个目标疾病的鉴别诊断。如胸部 X 线片可用于感染、恶性肿瘤和炎症性疾病的诊断等。⑥金标准，金标准是用于确诊患者是否患有某种疾病的一个试验或一系列试验或一套诊断流程。理想的金标准应具有方便、可及、临床易接受和零差错等特点。许多目标疾病都需要一套诊断流程去鉴别是否患有目标疾病，如多模式成像、额外实验室检查或临床随访。大多数情况下这些金标准不可以互换。

（四）资料检索

根据 The Bayes Library of Diagnostic Studies and Reviews 的方法进行诊断试验准确性的 Meta 分析检索策略的制订，检索词分目标疾病、待评价试验、诊断准确性指标 3 大部分。构建检索策略的质量，直接影响到检索效果或结果，是检索成败与否的最关键环节。从系统论的角度来看，检索策略的编制是对多领域知识和多种技能全面、系统地综合运用。如涉及专业背景知识的主题分析，涉及检索语言知识的概念与语言转换，涉及信息检索原理与系统性能的多种检索技术，以及涉及逻辑思维规则的各种组配形式等。其中任何一个环节的微小失误或不当，都会产生东边微风西边雨的蝴蝶放大效应，而影响到检索质量。所以，这一环节是检索者信息素养、检索能力、知识水平的最集中体现。

制订针对疾病和诊断方法的检索策略的一般步骤如下。

① 针对某疾病的检索词（主题词/关键词）及其同义词和别名，还要考虑到不同语言

可能有不同的后缀或前缀。将所有检索词编号，以"OR"连接，意为只要其中任一个检索词相符就命中。

② 针对诊断方法可能涉及的检索词也用"OR"连接。

③ 将涉及疾病和诊断方法的两组检索词用"AND"连接。

④ 如果检索结果较多时，可以考虑加入诊断试验检索策略，与疾病和诊断方法进行逻辑"AND"运算。

在检索源选择方面，为全面查找所有相关诊断试验，凡是可能收录了与研究问题相关的原始研究数据库均应考虑在内，除了考虑干预系统评价的相关检索资源外，还需要考虑诊断准确性试验相关的专业数据库。检索信息源主要包括：①综合性文献数据库资源，如 PubMed、Embase.com、Cochrane Library、Web of Science、BIOSIS Previews、SciFinder Web 和 SinoMed 等；②专题数据库，如 Medion、IFCC 等；③查找其他相关资源，包括在研临床试验数据库、灰色文献（药厂、会议论文、学位论文）、手工检索相关杂志、已发表研究参考文献和与研究通讯作者联系。以上所列并不是固定不变的，由于数据库资源的不断变化以及检索资源的可获得性等原因，检索者根据检索课题的要求，选择最能满足检索要求的检索资源，即在检索主要信息资源的基础上，检索其他相关专业和类型的数据库及信息资源。

（五）筛选文献与评价质量

文献筛选和资料提取方法与针对其他研究的系统综述没有差别。诊断试验的方法学质量评价一般采用 QUADAS-2（quality assessment of diagnostic accuracy studies），主要由 4 个维度组成，即病例选择，待评价诊断试验，金标准，失访、金标准和待评价试验检测的间隔时间，所有组成部分在偏倚风险方面都会被评估，其中前 3 部分也会在临床适用性方面被评估（表 10-2）。

（六）提取资料

资料提取主要包括：①纳入研究基本情况，与干预性系统评价 /Meta 分析相同。②研究对象，例数、种族、性别、年龄、疾病、患病率、疾病谱（疾病的轻、中、重的比例）、对象的选择（连续或按比例抽样）、对象的来源（住院或门诊）、纳入标准、排除标准、有无症状、有无并发症或合并症等。③待评价试验，包括例数，所使用仪器、试剂、检测方法，是否盲法，是否有详细的操作过程的报道等。④参考试验，包括例数，所使用仪器、试剂、检测方法，是否盲法，是否有详细的操作过程的报道等。⑤评价指标，用参考试验诊断为"有病"的病例总数（a+c）中，用待评价试验检测，阳性的病例数为 a，结果阴性者为 c；参考试验诊断为"无病"的病例总数（b+d）中，用待评价诊断试验检测，结果阳性的病例数为 b，结果阴性者为 d，资料列成四格表形式，若评价某待评价诊断试验的研究用了≥1 个临界值描述试验结果，则分别提取各临界值对应的数据。⑥纳入研究质量评价，采用 QUADAS-2 条目评价纳入研究质量。

（七）分析数据

1. 常用诊断效能指标　利用软件进行 Meta 分析，计算各组诊断比值比合并、灵敏度合并、特异度合并、预测值合并、似然比合并、验前概率、验后概率和（H）SROC 曲线下面积等，相关结果均用 95% 可信区间表示。

表10-2 QUADAS-2 评价诊断试验的标准

评价领域	病例选择	待评价诊断试验	金标准试验	失访、金标准和待评价试验检测的间隔时间
描述	• 描述病例选择的方法 • 描述纳入病例的情况（前期检查、当前的结果，计划采用的待评价试验和背景等）	描述待评价诊断试验及其实施的过程并对其结果进行解释	描述金标准及其实施过程并对其结果进行解释	• 描述未接受待评价诊断试验和金标准的检测的病例，以及未纳入2×2列联表的病例 • 描述进行待评价诊断试验和金标准检测的时间间隔和中间进行的干预情况
标志性问题（是/否/不确定）	• 病例的选取是连续入组还是随机抽样入组 • 是否避免病例对照研究设计 • 研究是否避免了不合理的排除标准	• 待评价诊断试验的结果解释是否在不知晓金标准试验结果的情况下进行 • 若设定了阈值，是否为事先确定	• 金标准是否能准确区分有病、无病状态 • 金标准的结果解释是否在不知晓待评价诊断试验结果的情况下进行	• 金标准和待评价诊断试验的间隔时间是否合理 • 是否所有的连续样本或随机选择的样本均接受了金标准 • 是否所有的连续样本或随机选择的样本均接受了待评价诊断试验 • 是否所有的连续样本或随机选择的样本均进行了统计分析
偏倚风险（高/低/不确定）	患者选择是否会引进偏倚	待评价诊断试验的实施和解释是否会引入偏倚	金标准的实施和解释是否会引入偏倚	失访或退出患者是否引入偏倚
临床适用性（高/低/不确定）	是否考虑纳入患者与系统评价中提出问题中的患者相匹配	是否考虑待评价诊断试验的实施和解释与系统评价中提出问题中的待评价试验相匹配	是否考虑金标准的实施和解释与系统评价中提出问题中的金标准相匹配	

2. 异质性分析　参照第 8 章相关内容。

3. 阈值效应分析　在诊断试验中引起异质性的重要原因之一是阈值效应。探讨阈值效应可利用 Meta-Disc 软件计算灵敏度对数值与（1－特异度）的对数值的 Spearman 相关系数。也可通过森林图判断，若存在阈值效应，森林图显示灵敏度增加的同时特异度降低；同样的负相关现象可见于阳性似然比和阴性似然比。还可通过 SROC 曲线判断，若呈典型的"肩臂"状分布提示存在阈值效应。阈值效应的分析结果决定纳入研究能否进行合并分析及合并分析方法的选择。

4. SROC 曲线绘制　诊断试验准确性的系统评价中能否合并效应量（诊断试验评价指标）及模型选择取决于异质性分析和阈值效应分析的结果。

异质性分析无异质性时可选择灵敏度、特异度、阳性似然比、阴性似然比和诊断比值比为效应量指标，采用固定效应模型进行合并分析。若异质性明显但不存在阈值效应，可用随机效应模型。因诊断试验样本量相对干预性试验普遍偏小，在实际合并分析效应量时，即使异质性分析显示无异质性，最好使用随机效应模型估计合并效应量。若存在阈值效应。只能用绘制 SROC 曲线的方法进行合并分析，可选择 Littenberg-Moses 固定效应模型、双变量随机效应模型和分层 SROC 模型。

5. Meta 分析软件及其操作　目前可用于诊断试验 Meta 分析的软件有 Stata、WinBUGS、R 软件、OpenBUGS、RevMan、MIX、Comprehensive Meta-Analysis、Metaanalyst、Meta-Disc 和 Meta-Test，常用的有 Meta-Disc、RevMan 和 Stata。

(1) Meta-Disc 软件：Meta-Dis 采用菜单操作、功能全面而专用于诊断和筛查试验的 Meta 分析软件，其操作系统为 Windows。

① 数据输入：利用键盘直接输入四格表数据；从资料提取表中复制并粘贴四格表数据至 Meta-DiSc 数据表（注意 TP、FP、FN 和 TN 的顺序）；点击"File"，在下拉菜单中选择"Import Text File..."菜单导入 *.txt 或 *.csv 格式文件。在导入相应的文件之前，需搞清楚文件是以何种标点符号作为数据分界格式，若文件中的数据是以";"":"和"."分界，则要在数据输入界面的对话框中分别选 Semicolon、Colon 和 Comma 以便正确显示，然后点击"Import columns"，即可导入到 Meta-Disc 数据表。

如果想探索异质性来源，需要增加列数目，具体步骤：点击"Edit/Data Columns"，选择"Add Column"，在弹出"New variable name"界面输入变量名称，点击"Aceptar"完成列的增加。

如果四格表的数据中含有零，则需对每个格子加 0.5 来校正，可以手工输入时校正；也可点击"Analyzed/Options..."，在弹出"Options"对话框的"Statistics"界面，选择"Handing studies with empty cells"选项中的"Add 1/2 to all cells"实现软件自动校正。

② 数据分析

• 探索阈值效应：选择"Analyzed"菜单中"Threshold Analysis"，弹出计算结果，灵敏度对数值与（1－特异度）的对数值的 Spearman 相关系数 $r=0.817$，$P=0.007$，表明可能存在阈值效应。

• 探讨异质性：在诊断试验 Meta 分析中，除了阈值效应外，其他原因包括研究对象（如疾病的严重程度和病程等）和试验条件（如不同技术、不同操作者）等也可引起研究间异质性。如果各研究间确实存在异质性，可用 Meta 回归和亚组分析探讨异质性来源，Meta 回归具体步骤如下：选择 "Analyzed" 菜单中 "Meta-regression..."，在弹出 "Meta regression" 界面，点击"+"依次将 Covariates 下面框中的协变量添加到 Model 下面的框中，点击 "Analyze" 即可，但要逐个剔除协变量分别进行 Meta 回归。

亚组分析的具体步骤如下：选择 "Analyzed" 菜单中 "Filter Studies..."，弹出 "Filter" 界面，在 Variable 下面的下拉框中选择协变量名称，在协变量名称后面的方框中选取值范围，在 Value 下面的方框中输入具体值，点击 "Apply" 完成亚组分析。

● 合并效应量：点击 "Analyzed/Tabular Result"，选择 "Sensitivity/Specificity" "Likelihood Ratio" 和 "Diagnosis OR"，分别显示灵敏度和特异度、似然比和诊断比值比合并结果。

● 绘制森林图：点击 "Analyzed/Plot..."，在 "Meta-Disc-［Plots］"界面选择 "Sensitivity" "Specificity" "Positive LR" "Negative LR" 和"Diagnosis OR"，分别显示灵敏度、特异度、阳性似然比、阴性似然比和诊断比值比的森林图。

在森林图界面：点击 "Options" 按钮，弹出 "Options" 对话框，在 "Statistics" 界面对 Pooling method、Confidence Interval 和 Handing studies with empty cells 进行选择；在 "Graphics" 界面对 Logarithmic Scale、Identify studies with 和 Forest plot additional data 进行选择。点击 "Export" 按钮，在弹出的窗口中选择保存位置和格式（*.Bitmap、*.Metafile、*.EMF、*.jpg 和 *.PNG）、输入文件名后，最后点击 "保存" 完成森林图保存。点击 "+" 或 "–" 改变森林图的大小；在 "Pooling Symbol" 和 "Individual study symbol" 下拉框选择合并效应量的图示（No Symbol、Diamond、Circle、Square、Triangle 和 Star），也可对其颜色进行选择（红色、黑色、白色、灰色、黄色、蓝色、粉色、绿色和紫色）。

● 绘制 SROC 曲线：首先，判断 SROC 曲线是否对称，并选择相应的方法拟合 SROC 曲线。如果 SROC 曲线是对称的，可以通过 Mantel-Haenszel、DerSimonian-Laird 和 Moses' constant of liner model（在 SROC 界面选择）模型拟合 SROC 曲线；如果 SROC 曲线不对称，则只能用 Moses' constant of liner model 模型拟合 SROC 曲线。其次，拟合 SROC 曲线，点击 "Analyzed/Plot..."，在 "Meta-Disc-［Plots］"界面选择 "SROC Curve"，则可拟合出 SROC 曲线，在 SROC 曲线图上，还可以得到 AUC=0.8802,Q 指数 =0.8107 等。

(2) Review Manager：简称 RevMan，是 Cochrane 协作网为系统评价工作者提供的专用软件，是 Cochrane 系统评价的一体化、标准化软件，主要用来制作和保存 Cochrane 系统评价的计划书及全文，对录入的数据进行 Meta 分析，并且将 Meta 分析的结果以森林图等比较直观的形式进行展示，以及对系统评价进行更新。目前，该软件属免费软件，示例版本为 "Revman 5.3"。

① 创建诊断试验系统评价：点击操作主界面 "Create a new review" 或选择菜单 "File/New"，点击 "New Review Wiazard" 窗口中的 "Next"；选择 "Type of Review" 中 "Diagnosis test accuracy review" 创建 Cochrane 诊断试验系统评价，点击 "Next"；在 "Title" 中输入诊断试验系统评价的标题，共有 4 种，点击 "Next"；在 "Stage" 中选择诊断试验系统评价阶段，"Title only" "Protocol" 和 "Full review" 分别表示标题阶段（此阶段不可选）、计划书阶段和全文阶段（一般选择），选择后，点击 "Finish" 完成诊断试验系统评价创建（图 10-2）。

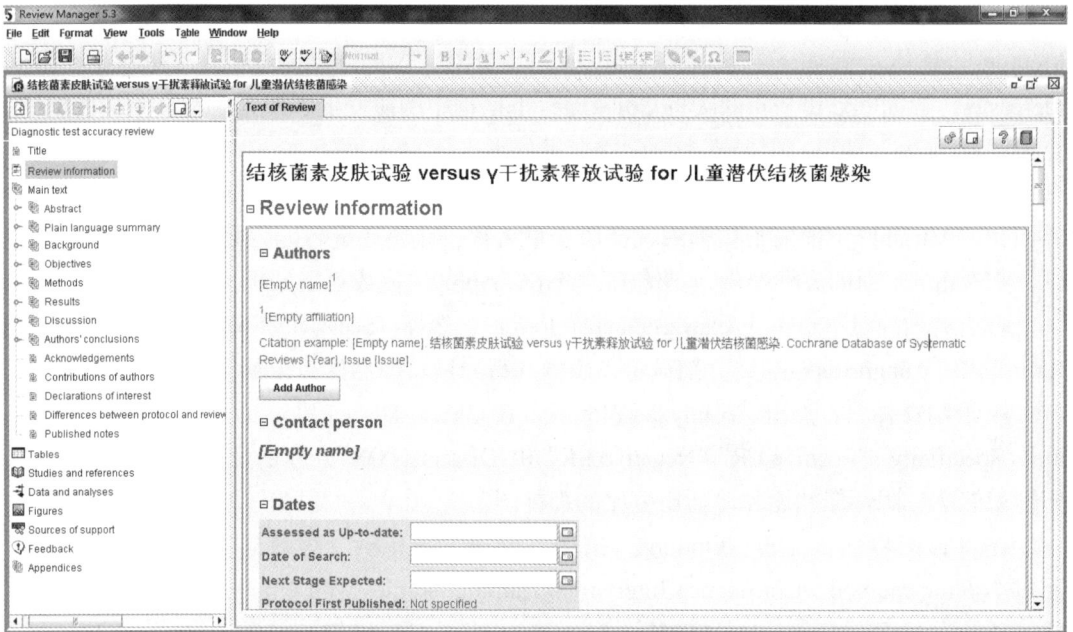

图 10-2　RevMan5.3 操作主界面

②添加研究：a. 点击图 10-2 中大纲栏中的"Study and references"下面的"References to studies"；b. 点击"Included studies"后点击鼠标右键选择"Add Study"或点击内容栏"Included studies"下面"Add Study"按钮，弹出"New Study Wizard"窗口；c. 录入 Study ID（第一作者姓 + 研究发表时间，如 Grare 2010）后，点击"Next"；d. 在"Data Source"后下拉框选择数据来源：Published data only（Unpublished not sought）（默认）、Published and unpublished data、Unpublished data only 和 Published data only（Unpublished sought but not used），点击"Next"；e. 在"Year"后录入研究发表时间，如 2021，点击"Next"；f. 在"Identifier"界面，点击"Add Identifier"，在"Identifier"下拉框选择"Identifier"类型（ISRCTN、DOI、Clinical Trials.gov 和 Other）后，点击"Next"；g. 在"What do want to do after the wizard is closed?"界面，选择"Add another study in the same section"表示继续添加其他研究，点击"Finish"；h. 重复步骤 b～g 添加纳入的其他研究；i. 当添加最后一个研究时，在"What do want to do after the wizard is closed?"界面，选择"Nothing"，点击"Finish"完成研究的添加；j. 点击内容栏"Included studies"，即可查看所有已经添加新的研究列表。

说明：若需要修改 RevMan5.3 录入的研究或参考文献的类型和 Identifier 类型，在大纲栏或内容栏双击打开拟修改的研究或参考文献，对研究或参考文献类型和 Identifier 类型进行修改；如果同一作者在同一年发表了多篇研究时，可以在第一作者姓 + 研究发表时间后面加（a）、（b）、（c）等以示区分。

若需要编辑录入的研究，在大纲栏或内容栏找到预编辑研究，选中预编辑研究后点击鼠标右键选择编辑方式完成相应的编辑工作。

注意：添加和编辑参考文献的方法与添加和编辑研究类似。

③ 表：RevMan5.3 提供的表格主要有 3 种，研究基本特征表（Characteristics of studies）、结果总结表（Summary of findings tables）和其他表格（Additional tables）。其中研究基本特征表，包括纳入研究基本特征表（Characteristics of included studies）、排除研究基本特征表（Characteristics of excluded studies）、待分类研究基本特征表（Characteristics of studies awaiting classification）和正在进行的研究基本特征表（Characteristics of ongoing studies），点击纳入研究基本特征表纳入研究前 ↤，可以展开质量评价条目，点击具体质量评价条目，在内容栏可以对纳入研究进行质量评价。

④ 建立四格表数据：首先，添加诊断试验名称，a. 选中图 10-2 中大纲栏中的"Data and analyses"下面的"Data tables by test"，点击鼠标右键选择"Add Test"或点击内容栏"Data tables by test"下面"Add Test"按钮，弹出"New Test Wizard"窗口；b. 在"New Test Wizard"窗口界面"Name"和"Full Name"后输入框诊断试验名称及其全称，如 QFT 和 QuantiFERON®–TB Gold，点击"Next"；c. 在"Description"界面对诊断试验进行描述说明，点击"Finish"完成诊断试验；d. 重复 a～c 添加 T-SPOT.TB。若需要编辑 RevMan5.3 录入的诊断试验，在大纲栏或内容栏找到预编辑诊断试验，选中预编辑诊断试验后点击鼠标右键选择编辑方式完成相应的编辑工作。针对诊断试验编辑方式，包括添加诊断试验数据（Add Test Data）、编辑诊断试验（Edit Test）、删除诊断试验（Delete Test）、重命名诊断试验（Rename Test）、上移（Move Up）、下移（Move Down）、属性（Properties...）和注释（Notes...）。其次，添加纳入研究，点击的"Add Test Data"；在"New Test Data Wizard"窗口选择纳入的研究，点击"Finish"完成纳入研究添加。

⑤ Meta 分析

• 数据输入：利用键盘直接输入四格表数据；从资料提取表中复制并粘贴四格表数据至 RevMan 数据表中（注意真阳性、假阳性、假阳性和真阳性的顺序）。

• 数据分析：选中图 10-2 中大纲栏中的"Data and analyses"下面的"Analyses"，点击鼠标右键选择"Add Analysis"，弹出"New Analysis Wizard"窗口；在"New Test Wizard"窗口界面"Name"后输入框输入分析名称，如 γ 干扰素释放试验，点击"Next"；在弹出界面中选择 Type（Single test analysis、Multiple tests analysis、Analyse paired data only、Investigate sources of heterogeneity）和 Test（QFT 和 QuantiFERON®–TB Gold），点击"Finish"完成数据分析。

说明：若要显示 HSROC 图，需要通过其他软件（如 SAS、STATA）获取参数 Theta、beta、Var（accuracy）、Var（threshold）估计值。

• 属性设置，在 General 界面，可以重新选择分析类型和诊断试验，以及特异度和灵敏度可信区间（90%、95% 和 99%），在 SROC plot 界面，可以对是否显示 SROC 曲线［Display SROC curve（s）］（默认）、单个研究（Display study points）（默认）、坐标抽（Axis off）和单个研究的可信区间（Display CI on study points）进行选择，也可对对称性（Symmetric）和分析权重（Weights for analysis）等进行选择；在 Forest plot 界面，可以选择在灵敏度和特异度森林图上是否呈现质量评价条目（Risk of bias and applicability items displayed on forest plot）和协变量（Covariates Displayed on Forest plot）；在 Source of Heterogeneity 界面，可以对 SROC 曲线呈现亚组分析的呈现情况进行选择（None、Quality

Item 和 Covariates）。属性设置好后，点击"Apply"完成属性设置。

⑥绘制纳入研究质量评价图：选中图 10-2 的"Figure"，点击鼠标右键选择"Add Figure"，弹出"New Figure Wizard"窗口；在"New Figure Wizard"窗口界面选择 Risk of bias and applicability concerns graph 或 Risk of bias and applicability concerns summary，点击"Next"；在"Caption"界面，点击"Finish"完成质量评价图制作。

(3) Stata 软件：Stata 是一个功能强大而又小巧玲珑的统计软件，最初由美国计算机资源中心（Computer Resource Center）研制，现为 Stata 公司的产品。购买和安装 Stata 软件后，同时安装 Meta 分析相关命令包和诊断试验 Meta 分析的命令 midas 和 metandi。

Stata/SE12.0 界面主要包括：菜单栏，文件（File）、编辑（Edit）、数据（Data）、图形（Graphics）、统计（Statistics）、用户（User）、窗口（Windows）和帮助（Help）。工具栏，提供打开文件、保存、打印、数据编辑、数据编辑浏览、变量管理等工具。Stata 运行窗口，命令回顾窗口（Review）、结果窗口（Stata Results）、命令窗口（Stata Command）和变量名窗口（Variables）：位于界面右侧，列出当前数据集中的所有变量名称。

① 数据输入：点击"Windows"，在下拉菜单中选择"Data Editor"，或点击工具栏的
，弹出"Data Editor（Edit）-［Untitled］"界面，直接录入数据，也可从资料提取表中直接复制、粘贴数据。在该界面右下方"Variables"栏中对变量名称进行修改，在"Name"栏输入变量名称，在"Label"栏输入变量标签，在"Type"栏选择变量类型，在"Format"栏选择变量数据格式。数据输入完成后，关闭返回 Sata/SE12.0 工作界面。

也可以点击"File"，在下拉菜单中选择"Import"，在展开的菜单中选择相应导入数据的类型，在弹出的对话框中，点击"Browse..."进入数据保存的路径，最后点击"OK"即可完成数据导入。

② midas 命令的应用

• 合并统计量：在命令窗口输入 midas tp fp fn tn，es（x）res（all），分析结果如下。

SUMMARY DATA AND PERFORMANCE ESTIMetaS

Bivariate Binomial Mixed Model

Number of studies = 10

Reference-positive Subjects = 776

Reference-negative Subjects = 1234

Pretest Prob of Disease =0.386

Between-study variance（varlogitSEN）=2.407，95% CI =［0.941～6.155］

Between-study variance（varlogitSPE）=1.564，95% CI =［0.572～4.277］

Correlation（Mixed Model）= -0.785

ROC Area，AUROC = 0.89［0.86～0.91］

Heterogeneity（Chi-square）：LRT_Q = 296.992，df =2.00，LRT_p =0.000

Inconsistency（I-square）：LRT_I2 = 99.33，95% CI =［99.04～99.62］

Parameter	EstiMeta 95% CI
Sensitivity	0.518［0.284，0.744］
Specificity	0.936［0.862，0.971］

Positive Likelihood Ratio	8.064［4.562，14.253］
Negative Likelihood Ratio	0.516［0.319，0.832］
Diagnostic Score	2.750［2.025，3.475］
Diagnostic Odds Ratio	15.643［7.576，32.300］

● 绘制灵敏度和特异度森林图：在命令窗口输入 midas tp fp fn tn，id（author）year（year）es（x）ms（0.75）ford for（dss）texts（0.80），绘制灵敏度森林图和特异度森林图。

● 绘制似然比森林图：在命令窗口输入 midas tp fp fn tn，id（author）year（year）es（x）ms（0.75）ford for（dlr）texts（0.80），绘制阳性似然比森林图和阴性似然比森林图。

● 绘制诊断比值比森林图：在命令窗口输入 midas tp fp fn tn，id（author）year（year）es（x）ms（0.75）ford for（dlor）texts（0.80），绘制诊断比值比森林图。

● 绘制验后概率：在命令窗口输入 midas tp fp fn tn，es（x）fagan prior（0.20），绘制验后概率。

● 绘制 SROC 曲线：在命令窗口输入 midas tp fp fn tn，es（x）plot sroc2，绘制 SROC 曲线。

● 绘制双变量箱式图：在命令窗口输入 midas tp fp fn tn，bivbox scheme（s2color），绘制双变量箱式图。

● 绘制似然比点状图：在命令窗口输入 midas tp fp fn tn，lrmat，绘制似然比点状图。

● 绘制 Deeks 漏斗图：在命令窗口输入 midas tp fp fn tn，pubbias，绘制 Deeks 漏斗图。

● 绘制 Meta 回归森林图：在命令窗口输入 midas tp fp fn tn，reg（prodesign ssize30 fulverif testdescr refdescr subjdescr report brdspect blinded，绘制 Meta 回归森林图。

③ metandi 命令的应用

● 合并统计量：在命令窗口输入 metandi tp fp fn tn，有关双变量模型和 HSROC 模型的参数估计及 95% 可信区间，灵敏度、特异度、诊断比值比和似然比等准确性指标合并结果及 95% 可信区间见图 10-3。

● 绘制 HSROC 曲线：在命令窗口输入 metandi tp fp fn tn，plot，绘制 HSROC 曲线。

（八）解释结果

结果部分包括文献检索和筛选、纳入研究基本特征、纳入研究方法学质量评价结果、纳入研究结果及 Meta 分析结果和其他（亚组分析、灵敏度分析和发表偏倚）等。

1. 文献检索结果 这部分呈现：①根据预先制订的检索策略和计划检索数据库所获得的检索结果及通过其他途径检获的文献数量；②利用文献管理软件去重后获得的文献数量；③采用文献筛选方法，依据纳入排除标准筛选去重文献，确定初步符合纳入标准的研究，排除的研究及其原因；④阅读全文后，符合纳入标准的研究中有多少个研究被排除及其原因，最终有多少个研究被纳入定性和定量分析。

2. 纳入研究基本特征 推荐用纳入研究基本特征表呈现这部分内容，除研究对象数量、来源、选择和疾病谱，待评价诊断试验和参考试验实施过程及其使用的仪器和试剂等，评价指标（灵敏度、特异度、诊断比值比、似然比和 SROC 曲线等内容外，还必须考虑还有哪些特征是重要的、证据使用者和患者所关注的。

3. 纳入研究质量评价 可通过图和（或）表格呈现采用 QUADAS-2 条目评价纳入研

Meta-analysis ofdiagnosticaccuracy

Log likelihood	=-69.940322			Number of studies=		10
	Coef.	Std. Err	z	$P>$ [z]	[95% Conf.	Interval]
Bivariate						
E（logitse）	0.0703648	0.5077761			−0.924858	1.065588
EilogitSp）	2.679618	0.4316657			1.833568	3.525667
Var（logitse）	2.406614	1.152773			0.9411947	6.153661
Var（logitsp）	1.563471	0.8024536			0.571754	4.275335
Corrilogits）	−0.784919	0.1595724			−0.9538413	−0.2386858
HSROC						
L aurb da	3.047881	0.4631201			2.140183	3.95558
Theta	−1.460768	0.453117	−0.87	0.382	−2.348861	−0.5726755
beta	−.2156564	0.2469371			−.6996443	0.2683314
s2alpha	0.8344113	0.54974			0.229392	3.035164
s2theta	1.731158	0.8299094			0.6765102	4.429951
Sumary pt.						
Se	0.517584	0.126787			0.2839691	0.7437569
Sp	0.9358132	0.0259288			0.8621863	0.9714093
DOR	15.64236	5.784224			7.577837	32.28934
LR+	8.063708	2.342582			4.563025	14.25006
LR-	0.5155047	0.1258789			0.3194341	0.8319246
1/LR-	1.939847	0.4736831			1.202032	3.130536

Covariance between estimates of E（logitSe）& E（logitSp） −0.1537175

图 10-3 双变量模型和 HSROC 模型

究质量的具体结果。

4. 纳入研究结果及 Meta 分析结果 纳入研究结果及 Meta 分析结果是诊断试验系统评价的主要部分，呈现诊断试验系统评价全部诊断准确性指标，主要包括灵敏度森林图、特异度森林图、诊断比值比森林图、似然比森林图、验后概率和（H）SROC 曲线等内容。

(1) 灵敏度、特异度、诊断比值比和似然比森林图：森林图中小方块表示每个研究的灵敏度、特异度、诊断比值比和似然比值，穿过小方块的横线表示可信区间，横线长度表示可信区间宽度，横线左端为可信区间最低值，右端为最高值。括号内的值为灵敏度、特异度、诊断比值比或似然比 95% 的可信区间。菱形为灵敏度、特异度、诊断比值比和似然比的合并效应量（通常位于最下端）。

(2) 验后概率：验后概率图的左侧为验前概率，中间上半部分为阳性似然比，中间下半部分为阴性似然比，右侧为验后概率，实线（红色）连接了验前概率和阳性似然比和推算出的验后概率，破折线（浅蓝色）连接了验前概率和阴性似然比和推算出验后概率，根据验前概率和验后概率的变化判断某患者患病的可能性或该诊断试验的重要性。

(3) SROC 曲线：SROC 曲线中的每个◇、× 和 O 分别代表 1 个研究，其数量表示纳入研究的数量，弯曲的实线为合并的 SROC 曲线。RevMan 和 Meta-Disc 生成的 SROC 曲线以 1− 特异度为横坐标，灵敏度为纵坐标绘制；而 Stata 软件生成的 SROC 曲线以特异度为横坐标，灵敏度为纵坐标绘制。SROC 曲线中红色实心◇为点估计，红色实心◇周围由里向外第 1 个虚线为 95% 的可信区间椭圆，第 2 个虚线为 95% 预测椭圆。

(4) HSROC 曲线：HSROC 曲线中的每个 O 分别代表 1 个研究，其数量表示纳入研究的数量，弯曲的实线为合并的 HSROC 曲线，红色实心□为点估计，红色实心□周围由里向外第 1 个虚线为 95% 的可信区域，第 2 个虚线为 95% 预测区域。双变量随机效应模型（BRM）包括 5 个参数估计结果，灵敏度与特异度 Logit 转换值［E（logit）Se、E（logit）Sp］和方差［Var（logit）Se、Var（logit）Sp］及两者的相关系数［Corr（logits）］。分层结构模型（HSROC）的 5 个参数估计结果分别为：形状参数（Lamda）、诊断比之比（theta）、阈值（beta）及两者方差（s2theta、s2alpha），其中参数 beta 估计值及其 95% 可信区间提示 SROC 的对称性，反映诊断试验判别能力的效应指标对应 Lambda 的估计值及其 95% 提示诊断试验的准确性。

(5) Deek 漏斗图：通过取对数后的诊断比值比（lnDOR）对有效样本量平方根的倒数（1/ESS1/2）进行线性回归后得到。当发表偏倚不存在时，得到对称的漏斗图。

（九）定期更新

诊断试验系统评价发表后，随着新研究证据不断产生，作者要定期更新诊断试验系统评价。一般至少 2 年更新 1 次。每次更新时需重新核实检索策略是否仍然能够有效地检出相关文献；否则需重新设计编写检索策略，检索各数据库以纳入新的研究。有时，诊断试验系统评价的作者可决定采用新的分析策略检索更新系统评价。

第11章 质性研究的系统评价与 Meta 整合

学习目标

1. 了解质性研究系统评价与 Meta 整合的概念和意义。

2. 掌握 Meta 整合的具体步骤。

3. 能够运用系统评价和 Meta 整合的方法对质性研究的结果进行整合。

4. 具有严谨科学的专业精神和求真务实的工作作风。

5. 掌握基本的检索方法及检索策略。

6. 了解系统检索的基本步骤。

7. 能够结合研究问题制订恰当的检索策略。

8. 理解质性研究真实性的重要性。

9. 掌握评价质性研究真实性的方法和标准。

10. 能够识别和分析质性研究中的潜在偏倚问题。

情景案例导入

某产妇，42 岁，自由职业者，G_2P_0，孕 28^{+3} 周，近期因胎儿畸形引产经历了围产期丧亲事件，这次不良分娩经历对她的身体及心理影响较大，住院期间时常出现情绪低落。责任护士查阅了国内外相关文献，了解到初产妇分娩创伤的心理痛苦体验发生率为 9%~44%，且有 3%~4% 的产妇可能会发展成产后创伤后应激障碍（posttraumatic stress disorder，PTSD），分娩创伤不仅会给产妇以后的生活造成严重困扰，还会危及家庭、社会，甚至影响产妇后续的生育意愿。责任护士了解到这些信息后可以为患者提供个性化的支持和干预措施提供参考依据。

请思考以下问题：

1. 了解孕产妇对经历不良分娩事件后的体验应查阅哪种类型的文献？

2. 作为责任护士，您如何评价查阅到的文献质量？

质性研究是以研究者本人为研究工具，在自然情景下，采用多种资料收集方法，如观察法、访谈法、文献法、田野工作研究方法等，对研究现象进行深入地整体性研究，归纳分析资料，旨在揭示研究对象赋予的这些事物的内涵和本质。这一研究方法被广泛应用于社会学、人类学、管理学、心理学等领域。助产过程中产妇和助产士的交流、情感体验和决策，质性研究对其理解和改进具有重要意义，符合护理理论以人为中心和整体观的发展要求，有利于护理理论的建设和助产专科的发展。然而，个别质性研究结果指导实践具有一定局限性，因此对质性研究的结果进行系统评价和整合成为循证实践方法学发展的重要方向。在助产实践中，应用整合后的多项同类质性研究结果更能促进助产理论及学术研究。

一、质性研究的类型和特点

（一）质性研究的类型

质性研究的主要类型，包括现象学研究、描述性研究、扎根理论研究、人种学研究（民族志研究）、个案研究、历史研究、行动研究、社会批评理论研究等。虽然它们都是探索事物的实质和意义，但问题的聚焦和解决方法不尽相同。

1. 现象学研究　现象学研究关注个体或团体的生活经验和感知。研究者通过深入了解人们的经验来揭示事物的本质。适合于探究个体或群体在特定情境下的经验、情感和感知。

2. 描述性研究　描述性研究旨在准确地描述事物的现象，而不以解释或预测为目标。适合于对某些现象或群体的特征进行描述。

3. 扎根理论研究　扎根理论研究旨在从数据中构建理论，重点关注社会现象和行为背后的模式和关系。它的哲学基础是构建主义，适合于解决复杂的社会问题，探讨人们的行为模式和社会互动。

4. 人种学研究（民族志研究）　这种类型的研究关注不同文化和人种的特征、传统和生活方式。适合深入了解特定文化或人种群体的生活和文化特征。

5. 个案研究　聚焦于对个体、组织或事件进行深入的分析和理解，以了解其发生和发展规律，从而为解决一般的问题提供经验。适合于解决具体案例的问题或现象。

6. 历史研究　致力于理解过去的事件、趋势和社会变迁。通过对已有的资料进行深入研究，寻找事实，然后利用这些信息去描述、分析及理解过去的过程，同时揭示现在关注的问题，或对未来进行预测。适合于对历史事件和社会变迁进行深入研究和解释。

7. 行动研究　行动研究关注解决实际问题，并以实现社会变革和改进为目的。它是以实践主义为哲学基础，适合于在社会实践中积极地解决问题、改进实践和推动社会变革。

8. 社会批评理论研究　社会批评理论研究以社会正义和解决社会问题为出发点。它是以批判理论为基础，适合于探讨社会不公正、权力关系和社会变革。

（二）质性研究的特点

1. 基本特征　质性研究建立在建构主义专业范式（constructivist paradigm）、诠释主义专业范式（interpreuveparadigm）、社会批判主义范式（social critical theory paradigm）基础上，是一个从实际观察的资料中发现共性问题的过程，属于探索性和叙述性的研究。

质性研究的方法论以整体观为指导，旨在探索、描述和解释个体或群体的经验、观点和行为，以及他们对于特定现象、问题或场景的意义和理解。相对于定量研究，质性研究关注深入理解和揭示现象背后的复杂性和多样性。通过质性研究，研究者可以深入了解和描述个体和群体的经验、观点和行为，进而为实践、政策制定和理论构建提供有价值的洞察和研究成果。

2. 研究设计的特点　相对于量性研究，质性研究是通过研究者和被研究者之间的互动，对现象进行深入、细致、长期的体验，然后对现象的"本质"得到一个比较全面的解释性理解。它的特点主要体现在以下几方面。

(1) 自然主义和整体主义的研究：传统质性研究是在自然情境下进行的，对研究对象的生活世界及社会组织的日常运作进行研究。整体主义的目的是借助研究对象的整个背景去了解、解释现象，并深入地探索事物的内涵和实质，而不是截取某个片段。质性研究者认为，所收集的资料只有结合社会和历史语境才有意义，才能理解其真正含义。研究对象需要放置到丰富、复杂动态的自然情境中进行考察。研究者作为研究工具，需要与研究对象有直接接触，面对面地与其交往、交谈，了解他们的日常生活、所处的社会文化环境，以及这些环境对其思想和行为的影响。

(2) 研究过程的动态发展：质性研究是一个对多重现实或同一现实的不同呈现的探究和建构过程，研究过程是动态发展的。科研设计较为灵活，研究实施不是按照一个事先设计好的、固定的研究方案进行的，而是根据实际情况及对现象认识的不断深入而适当调整的。由于质性研究的目的是对研究现象的理解和解释，因此研究者不必受到事先设定的"科学规范"或科研设计方案的严格约束，在建构新的研究结果的同时也在建构着新的研究方法和思路。

(3) 质性研究设计为非干预性研究，研究者关注特定的现象和社会情境，目的是了解事物或想象的本质，但不对此作预测和改变。

(4) 质性研究要求研究人员对研究情景非常熟悉，甚至需要在此情景中生活或工作一段时间。

(5) 质性研究中，样本选择的原则是依据研究对象所能够提供的丰富信息，因此样本量通常较少。研究者往往采用目的性选样的方法，根据对研究对象特征的判断有目的地选取样本。

(6) 资料收集方法的多样化及资料分析的动态性：质性研究一般是综合多种资料收集的方法，如访谈法、观察法、文献分析法等，以获得丰富多样的资料。质性研究无特定的资料收集工具，一般认为研究者即是研究工具。质性研究在实施过程中，对收集的资料进行及时的分析，在分析资料的基础上，调整资料收集方法或研究设计。这意味着分析过程是灵活且随着研究的深入不断调整的，以确保充分挖掘信息。样本量在研究工作开始时是不确定的，通过收集资料、分析资料、再收集资料、再分析资料的方式，直到信息饱和（information saturation），即可停止资料的收集。对资料的整理分析是一个分类、推理、解释的过程，最常用的方法是主题分析法和内容分析法。在资料分析过程中，推理过程始终指导资料的缩减、分类、理解和诠释。

(7) 重视研究对象的个别经验：质性研究重视研究对象个体经验的特殊性，因为每个研究对象都有其特殊性，研究结果无法被复制或被进一步推论到相似情境的对象。而对社会现实的了解必须以生活于其中的个人的特殊经验及感受为基础。研究的目的是对社会现象做出解释，但只有掌握了研究对象的个人解释或体验，才能真正弄清楚其中含义。研究者也参与研究情境中的社会活动，建构对社会现象的理解，但必须基于研究对象本人的经验和体会。

(8) 以文字叙述的形式呈现结果：质性研究者收集到的资料包括访谈录音、观察日志、录像带、图片或影像资料，最后都要以文本的形式加以呈现。量性研究论文由简明的研究方法、数据和表格来说明，而质性研究论文则必须使用系统、全面的资料来说明研究者的观点，文章需包含足够的细节向读者说明研究过程及结果。因此，质性研究论文的篇幅一般较长，原因包括：①结果叙述以文字资料为主，还有许多引文和扩展的案例；②为了让读者更好地理解研究背景，论文需对研究场所和研究对象进行详细描述；③质性研究的资料收集方法分析方法缺乏标准化，论文报告需要用较长的篇幅来说明研究者做了什么及为什么这么做。

(9) 质性研究最终形成的是适合于所研究的现象和情景的结论或理论。研究人员往往以主观的态度描述研究过程、自己的角色及可能产生的偏差。

二、质性研究论文的真实性评价

情景案例导入

在助产领域，孕产妇对自然分娩的真实体验是提升服务质量的关键。小冯，某三甲医院妇产科助产士，深知这一体验的重要性。她在与孕产妇交流的过程中发现她们对自然分娩有着复杂的感受。经过文献检索，她发现当前针对孕产妇自然分娩的研究并不充分，且研究内容多为干预措施对孕产妇自然分娩率的影响，缺乏对孕产妇自然分娩体验的深度剖析，这促使她决定深入了解孕产妇在自然分娩过程中的经历、感受与期待，以提升服务水平。

请思考以下问题：

1. 评价小冯的做法。

2. 你认为小冯在调查过程中可能遇到哪些困难或挑战？她应该如何克服这些困难？

质性研究的结果可信度取决于依据的哲学基础与方法学是否一致。对质性研究的结果真实性进行评价，是开展质性研究的系统评价和 Meta 整合的首要前提。

质性研究的质量评价，可从研究的方法学与其哲学基础、研究目的、资料收集方法、资料分析方法、结果阐释是否一致、是否考虑研究者自身对研究的影响、研究对象的典型性以及伦理规范等方面进行。由于各种类型的质性研究依据的哲学基础不同，所以在真实性评价上与量性研究也有所不同，通常聚焦于质性研究的哲学基础和方法学。其中，最常用的质性研究评价工具是澳大利亚 JBI 循证卫生保健中心编制的质性研究真实性评价工具（表 11-1）和英国牛津大学循证医学中心所编制的文献质量严格评价项目（Critical Appraisal Skill Program，CASP）中的质性研究评价工具（表 11-2），两者的基本原则一致，但评价的侧重点有所不同，前者主要从质性研究所依据的哲学基础及方法学进行评价。而后者主要从研究设计严谨性、结果可信度、研究结果与现有实践相关性来进行评价。其中，JBI 的质性研究真实性评价标准最为常用。

在使用 JBI 质性研究的真实性评价工具或 CASP 质性研究真实性评价工具时，要求至少两名研究人员对纳入文献的质量进行独立评价。针对 10 项评估内容，给出"是""否""不清楚""不适用"的评价，并依据评估情况对纳入文献进行分级。当评估结果完全满足上述评价标准为 A 级，表示偏倚的可能性最小；评估结果部分符合标准为 B 级，表示偏倚的可能性为中度；评估结果完全不符合标准为 C 级，表示偏倚的可能性最

表 11-1　JBI 循证卫生保健中心对质性研究的真实性评价

评价项目	评价结果			
	是	否	不清楚	不适用
1. 哲学基础与方法学是否一致				
2. 方法学与研究问题或研究目标是否一致				
3. 方法学与资料收集方法是否一致				
4. 方法学与资料的代表性及分析资料是否一致				
5. 方法学与结果阐释是否一致				
6. 是否从文化背景、价值观的角度说明研究者自身的状况				
7. 是否阐述了研究者对研究的影响，或研究对研究者的影响				
8. 研究对象是否具有典型性，是否充分代表了研究对象及其观点				
9. 研究是否通过合适的伦理委员会批准				
10. 结论的得出是否源于对资料的分析和阐释				

表 11-2　CASP 质性研究真实性评价工具

评价项目	评价结果		
	是	否	不清楚
1. 是否清晰阐述了研究的目标			
2. 采用质性研究方法是否恰当			
3. 研究设计对该研究目标来说是否恰当			
4. 入选研究对象的方法是否恰当			
5. 资料收集方法是否恰当			
6. 是否充分考虑了研究者与研究对象之间的关系			
7. 是否考虑了伦理			
8. 资料分析方法是否缜密			
9. 结果陈述是否清晰			
10. 研究的价值有多大			

大。当评价结果存在争议时，可由第 3 名研究者或通过协商决定。纳入文献的评估情况需要用表格或文字的形式在结果部分报告。

三、质性研究系统评价与 Meta 整合的概念和意义

（一）对质性研究的系统评价

质性研究的系统评价（qualitative systematic review）是对质性研究资料的系统汇总和综合，是对具有类似研究对象、研究现象的质性研究结果进行收集、理解、比较、分析、

归纳的整合方法。质性研究的系统评价程序主要包括：①界定系统评价拟解决的问题框架 PICo［P 为研究对象（participant），I 为感兴趣的研究现象（interest of phenomena），Co 为研究对象所处的具体情景（context）］；②系统检索符合 PICo 的质性研究；③采用公认的质性研究质量评价的工具对检索到的质性研究进行严格的质量评价；④对纳入的质性研究的结果进行提取、归类、整合；⑤以规范报告格式报道整合结果。通过上述程序，最终形成综合性的解释或结论，更全面、更深入地反映现象的实质。

（二）对质性研究结果进行整合的方法

对质性研究结果整合的方法，包括内容分析（content analysis）、主题综合（thematic synthesis）、写实性整合（realist synthesis）、叙述性整合（narrative synthesis）、Meta 人种学（Meta-ethnography）、Meta 整合（Meta-synthesis）等。

1. 内容分析　内容分析法是一种对传播信息内容进行系统、客观和量化描述的资料研究方法，适用于对一切可以记录与保存的文献资料进行研究。内容分析的实质是对文献内容所含信息量及其变化的分析，即根据数据对内容进行加工和提炼。内容分析法是在掌握大量资料的基础上，通过仔细研读、分类、推理、由表及里、从特殊到一般，进而归纳总结出一定的规律或预测未来发展趋势，最后还要对分析结果的有效性和可靠性进行验证。内容分析法具有客观性、系统性、普遍性等特点。一般而言，内容分析可分为这样几个独立的阶段进行：①提出研究问题或假设；②确定研究范围；③抽样；④选择分析单元；⑤建立分析的类目；⑥建立量化系统；⑦进行内容编码；⑧分析数据资料；⑨解释结论；⑩信度和效度检验。

2. 主题综合　主题综合法是对两个及两个以上质性研究结果进行整合的方法，通过对文献内容特征进行分析，提取主题概念，分析和归纳与研究有关的意义及内在本质。资料的提取和整合过程主要包括三个阶段：①对原始研究结果进行逐行编码；②组织编码，构建"描述性"主题（"descriptive" themes）；③形成"分析性"主题（"analytical" themes）。资料整合过程在分类和寻找关系的反复过程中进行，并用主题的方式解释文本蕴含的深层意义，根据不同的主题总结原始研究结果。

3. 写实性整合　写实性整合是通过描述、分析的方式分析现象，例如，"该分娩模式是什么内涵？在哪种情况下有效？对哪些孕产妇有效？为什么？"，该整合往往对一些典型案例、文化模式或社区行为进行详细的描述，力求真实再现研究对象的观点，可直接引用研究对象所说的话和对事情的解释，提炼正反面的观点。

4. 叙述性整合　叙述性整合是通过"讲故事"的方式进行资料总结、解释整合结果，该类整合的资料来源包括普通文本、档案、专家共识等文献，不一定是质性研究。叙述性整合主要包括三个步骤：①构建最初的整合；②分析资料之间的关联性；③构建最终的整合主题。其检索方法不一定是采用系统性文献检索，资料的提取与分析也没有特定标准和程序，最终以文献回顾形式报告整合结果。

5. Meta 人种学　Meta 人种学即整合不同文化背景下的人种学研究结果，其目的是分析与诠释通过深入观察和访谈获得的资料，通过描述和比较不同的文化，从文化群体中了解文化，加深理解文化对孕产妇健康信念、健康行为、照护方式等的影响，形成新的解释和理解。该整合方法重视孕产妇的行为及其与整个社会文化之间的关系。资料来源于质性研究的结果，即在不同文化背景下进行长期的体验性研究所获得的结果。所纳入的研究具有各自对某现象的深刻理解。根据原始研究结果之间相似、相互矛盾或相互关联等，分别以支持性解释、辩驳性解释或推断性解释等三种方式整合原始研究结果，形象生动、如实地描绘具体的过程和细节，研究者与被研究者的互动等，从历史、社会、文化等方面探讨原始研究结果。

6. Meta 整合 Meta 整合依据详细的质性研究文献检索和评价标准，对所纳入的质性研究的结果进行归类整合，并以规范报告格式发表整合结果。JBI 的 Meta 整合步骤是由 JBI 循证卫生保健中心 Alan Pearson 教授团队于 2004 年研发，借鉴了 Cochrane 的研究效果系统评价的过程，关注质性研究的实质，强调质性研究在循证卫生保健服务系统的价值和作用。

（三）Meta 整合的概念、特点和相关工具

Meta 整合是在质性研究系统评价过程中采用归纳法对质性研究结果进行分析、分类、汇总的方法。Meta 整合在考虑各类质性研究的哲学思想及其方法学的特异性和复杂性的前提下，充分理解其研究结果，对结果进行重新解释、归纳组合成新的见解，达到从不同侧面更高程度的概念发展和现象诠释。Meta 整合是一个动态、反复解释与反思的过程，该方法以后现代主义的哲学观为基础，本着诠释性哲学理念，对某现象进行多方面的理解和解释。该方法并不排斥各研究间存在异质性（研究对象在社会、宗教文化、种族、生活习俗、行为表现特征、价值观念、信仰等方面存在差异）。其特点是注重多个质性研究结果的归纳、提炼、整合，产生新的解释或概念，并赋予他们新的解释和整合意义。

在质性研究中，研究者通过对研究对象所提供的一级资料（原始资料）的理解、解释和归纳形成研究结果，即第二级解释。Meta 整合则是对多个质性研究的结果进行理解、解释和归纳组合，形成第三级资料解释，从而深入理解和探究现象的实质，促进护理知识发展和积累，发展理论。

Cochrane 质性研究方法工作组（Cochrane Qualitative Research Methods Group，CQRMG）建立于 1998 年，该工作组旨在构建对质性研究、专题报告和专家建议等进行系统评价的方法，指导整合质性研究结果，把质性研究的结果作为临床证据，增强人们对于质性研究的认识。JBI 循证卫生保健中心也将对质性研究的系统评价作为其方法学建设的重点，构建了系列质性研究系统评价和 Meta 分析的理论、程序和工具，包括质性研究评估和评价工具（qualitative assessment and review instrument，JBI-QARI）。JBI-QARI 是一个在线应用软件，可帮助系统评价者进行质性研究的质量评价、结果分析、合并、解释和整合，从而产生更适合的、有意义的证据，促进质性研究成果在健康卫生服务系统中的应用。JBI-QARI Meta 整合的步骤见图 11-1。

（四）对质性研究进行系统评价和 Meta 整合的意义

卫生技术评估中对医疗卫生技术的伦理性、社会性、服务对象接受度等内容的评估，往往需要通过检索相关质性研究的文献，并进行汇总、整合。系统地、全面地检索所有在目标领域的质性研究，采用质性方法整合、分析原始研究结果，并通过结构化的方式，系统地报告整合结果，能为卫生保健提供者和决策者提供更有意义的依据。近些年，护理学、助产学、临床医学等领域涉及患者感受、体验、价值观等的质性研究数量不断增加，

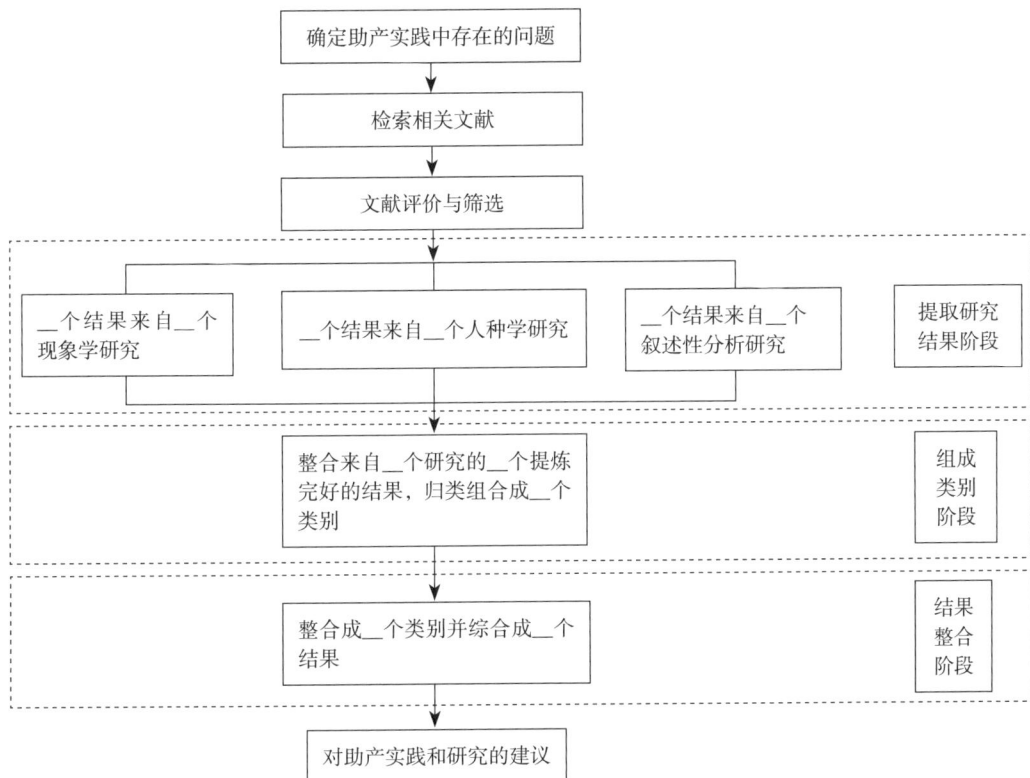

图 11-1 JBI-QARI Meta 整合的步骤

我们应对其进行汇总和整合，提高其概括性，并重视整合性结果在健康决策中的应用。对多项质性研究的结果进行 Meta 整合意义如下。

1. 提供更全面、可靠的依据 Mcta 整合能深层次地描述助产服务对象对某种现象或处于疾病状态时或接受干预措施时的感受或经历，深入探讨孕产妇的经历、社会活动及相关文化形态，更能实质性地反映孕产妇的经历、意义或体验，进一步提高了质性研究结果的可靠性和准确性。

2. 促使合理利用资源 Meta 整合避免重复研究，能节约大量时间、精力和费用，进一步促进研究结果在助产实践中的应用。

3. 强调了助产学科的人文性和伦理性 Meta 整合使得助产证据多元化，关注研究对象的人文、社会、价值观和信念等，体现助产的人文性和伦理，使证据在助产实践中的应用更具有价值。

4. 充分体现循证助产理念 循证助产须以最佳实践证据为基础，结合孕产妇需求与价值观和助产士的专业经验对孕产妇进行照护。在这个结合的过程中，应重视助产士和孕产妇的知识、态度、观点、动机、期望，以及影响干预措施实施的因素等，而质性研究的结果可为此提供深入的资料。

四、助产实践中常见的 Meta 整合类别

Meta 整合（Meta synthesis）是质性研究系统评价过程中对质性研究结果进行分析、

分类汇总的过程。通过对原始研究结果进行归纳汇总，并产生新的解释，实质性地诠释现象，从而实现质性研究的系统评价。Meta 整合的目的在于将关于同一主题的不同研究相互转化，产生总体主题、概念，或识别和解释各种研究之间存在的矛盾和差异，为具体主题的不同研究之间的转化提供依据。在助产学领域，Meta 整合应用广泛，通过对助产士、孕产妇及其家属、新生儿等多方面的研究结果进行归纳整合，产生更具说服力和一致性的研究结果，有助于促进助产专科知识积累和发展，发展助产理论并提供循证护理实践的依据。Meta 整合方法包括汇集性整合（aggregative synthesis）和解释性整合（interpretive synthesis）。

1. 汇集性整合 汇集性整合关注研究结果（study finding）而不是研究资料（study data），因此采用不同方法学（例如，现象学研究、民族志研究、扎根理论研究等）的质性研究，只要其关注的研究是一致的，其研究结果均可混合形成一个整合性结果。汇集性整合收集的研究结果包括主题、隐含的喻义、分类等，依据其含义进一步整合、汇总，使其更具有针对性、说服力和概括性（generalizability）。

2. 解释性整合 是从质性研究中提炼出综合性的结果以阐述新的见解，对原始研究结果汇总和归纳形成新的解释，分析可能在相似情境中包含的因素并解释如何理解各因素间的联系及其相互作用，是研究人员深入理解、解释并分析行为的过程。Meta 人种学（meta-ethnography）是解释性整合的一种方法，是对两个或两个以上人种学研究的结果进行整合。

五、制订质性研究系统评价和 Meta 整合的计划书

质性研究的系统评价和 Meta 整合有严格的方法学规范，撰写严谨的研究计划书是研究的第一步。研究计划书是为了获得资金支持和承担某种任务，对特定问题进行描述和解释，说明研究者计划开展的研究并论证该研究的合理性。

制订周密严谨的计划书，清楚地阐明系统评价的目的，对质性研究的系统评价和 Meta 整合通过 PICo 界定循证问题，如"助产士在参与产妇创伤性分娩后有哪些自己的心理体验？"转化为 PICo 循证问题，则 P 为助产士，I 为助产士的心理体验，Co 为参与了产妇创伤性分娩。

以 JBI Meta 整合计划书为例，一份完整的计划书应该具备如下基本内容。

1. 封面 封面上应该根据不同课题要求呈现，通常包括研究项目名称、研究题目、研究项目负责人的姓名及所在机构名称，联系方式（包括地址、电话、传真电子邮件等），以及该研究计划实施和完成的时间等。

2. 摘要 摘要的主要是向读者提供简洁的概述，以便能在短时间内了解该研究的核心内容和重要信息。一份好的摘要能够让读者快速了解整个计划书，帮助他们决定是否需要深入阅读。

3. 引言 在引言部分，要介绍该研究的主要概念，须简洁，但又能恰当地导入主题。引用的参考文献必须有助于解释健康或社会问题的确切本质和范围，引入开展该研究的必要性。

4. 研究背景 这一部分是概括性地介绍研究的相关背景，解释为何对该研究问题进行系统评价和 Meta 整合，包括相关研究的现状和研究领域的重要性。这部分要尽量做到简

明扼要，直接点出研究着眼点的重要性和合理性。

5. 研究目的与问题 详细描述该研究的目的，并提出想要回答的研究问题。可根据研究背景进行澄清和确立的，包括促进知识发展，以及有助于解决实践理论、方法、政策、组织或程序方面的问题。

6. 研究设计 概述选择的研究设计，如系统综述、Meta 整合等。说明设计的优势和局限性，以及选择该研究设计的理由。

7. 研究方法 详细描述该研究开展的方法，包括数据收集方式、参与者选取标准、数据分析方法等。

8. 研究步骤 梳理出该项研究开展的具体步骤，包括：①文献回顾及筛选，文献回顾应描述 Meta 整合的检索策略，如文献数据库的选择、关键词的确定和筛选标准的制订。这一部分应该说明如何确保搜索的全面性和系统性。文献筛选，描述文献筛选的过程和标准。明确纳入和排除文献的标准，并解释原因，以及包括多位审阅者的独立筛选和达成一致的方法。②数据提取和合成，解释如何从纳入的研究中提取数据，并进行质性研究系统评价和 Meta 整合。同时，需包括代码转化和主题归纳的过程，以及合成和比较的方法。③纳入和排除标准，明确纳入和排除研究的标准，如年龄限制、语言限制、研究质量评估等，还可以解释当发现矛盾和不一致时如何解决。④质量评估，讨论评估纳入研究的质量和可信度的方法，如对研究的关联性、适用性和方法学质量进行评估，并讨论如何处理潜在偏差。⑤数据分析，概述数据分析的方法和步骤，如文本排序、分类等。⑥文献综述和结果。

9. 预期结果及意义 提出你对该研究的预期结果，说明这项研究对助产学领域的意义和可能的影响，以及预期能为该领域带来什么新的认识。总结纳入在质性研究系统评价和 Meta 整合中的研究的主要结果。这可以涉及对主题、模式、差异和一致性的总结和分类。

10. 时间表与预算 列出你计划的时间表和所需的预算，包括每个步骤的起止时间，所需的人力资源和物质资源等。

六、制订系统的检索策略

情景案例导入

某医院妇产科助产士，主管护师，善于思考、勤于动手。目前，其在读在职研究生，根据多年的临床工作经验和兴趣爱好，逐渐将研究方向确定在质性研究领域中的"分娩体验"。经过初步检索资料发现，近年来我国在改善孕产妇分娩体验行动方面的研究逐渐增多。基于目前的助产发展现状，其决定与领导沟通并申请在科室做相关文献的系统检索以求达成共识，并为提升孕产妇"分娩体验"做出相应准备。

请思考以下问题：
请评价该助产士通过系统检索方法确定下一步工作内容的合理性。

尽可能全面系统的检索当前已经发表的（含待正式发表的）所有符合纳入排除标准的文献是撰写一篇高质量系统评价或 Meta 整合的第一步，制订系统的检索策略并逐一实施是完成撰写的重要前提。通常来说，检索策略涉及多个关键步骤，包括提出循证问题、确定检索词、制订纳入和排除标准、选择合适的数据库、确定检索的时间范围和检索工具、构建检索词和检索式，以及评估检索结果的全面性和准确性，即为检索策略。

（一）确定检索词

确定检索词是检索策略的第一步，确定检索词可以参考 PICoS（Patient or Population、Interest of phenomena、Context、Study）原则，PICoS 检索方式是从实践中总结而来，是检索临床循证文献的一种最重要的方法。对于临床上常见的问题通常都可以分解为 P、I、Co、S 四个要素，可选择 PICoS 中的重要特征词作为检索词，其中 P 代表患者 / 服务对象，描述研究中的目标患者群体或研究对象；I 代表感兴趣的现象；Co 代表研究对象所处的具体情景；S 代表质性研究的类型，描述研究设计方案的类型。

（二）制订纳入与排除标准

1. 纳入标准 纳入标准可采用 PICoS 构建循证问题，纳入具体研究对象、感兴趣的现象、研究的情形、明确研究方法为描述性质性研究、现象学研究、扎根理论研究、民族志研究等与研究主题一致的文献类型。

2. 排除标准

(1) 文献为会议摘要、书信、评论等。

(2) 基于同一研究发表了多篇文献，一般会选择最新、数据最全或研究对象人数最多的文献。

(3) 在与作者联系后仍无法获得 Meta 分析中所需数据的研究。

在该过程中，研究者需要对所有文献的纳入及排除原因做好记录，以便后续制作文献纳入排除流程图。

（三）确定恰当的检索词

1. 主题词检索 主题词也称叙述词，是一种规范化的检索语言。主题词是指用来表示文献、文章或其他资料中主要内容的关键词或关键词组合。主题词通常由研究者根据文献内容进行分析和选择，旨在准确地概括出文献的主题和内容。主题词的选择要根据文献的主要观点、论述或研究内容而选择，并具有代表性和广泛性，以便于检索和分类。

2. 自由词检索 自由词是指文献或资料中除了主题词之外，具有一定信息价值的其他关键词。自由词可以是作者自行选择的关键词，也可以是根据研究人员的意见添加的关键词。自由词可以涵盖主题词所未包含的文献内容，以增加关键信息的检索范围和准确性。

检索词包含主题词和自由词，需要时可同时运用主题词检索和自由词检索。主题词检索具有很高的查全率和查准率，但也存在缺陷：①数据库最新收录的文献还未来得及标引主题词，因此单纯使用主题词检索可能漏检最新的文献；②并非所有的检索平台都支持主题词检索；③一些新出现的专业词汇可能还没来得及收录到主题词表中，检索时也就无法使用相应的主题词。

除了主题词检索外，其他的检索方法都使用未规范化的自然语言进行检索，因而也统称为自由词检索。为撰写系统综述而进行的文献检索强调查全率，因此需要同时使用主题词检索和自由词检索。

（四）选择合适的数据库

首先可根据"6S原则"，按照从高到低的原则选择数据库，优先选择循证证据整合库（summaries）类型的数据库，若不能获取，再择其他非summaries类型的数据库。此外，有些检索平台可以进行跨库检索。例如，通过OvidSP检索平台可以同时检索Medline、Embase、ACP Joural Club、Cochrane Library等子数据库，通过Clinical Key检索平台可以同时检索First Consult、MEDLINE、Elsevier Jourals、Guidelines等子数据库，表11-3为各类检索资源常用的数据库。

表 11-3　常用循证证据整合库

资源类型	数据库名称	网　址
循证证据整合库	ACP Smart Medicine（原 ACP PIER）	smartmedicine.acponline.org/
	BMJ Best Practice	https://bestpractice.bmj.com/info/
	Clinical Evidence	http://clinicalevidence.bmj.com/
	DynaMed	https://www.dynamed.com
	Essential Evidence Plus	www.essentialevidenceplus.com/
	First Consult	www.firstconsult.com/
	MicroMedex	micromedex.com/
	Medscape Reference	reference.medscape.com/
	PEPID	www.pepid.com/
	UpToDate	www.uptodate.com
系统综述数据库（syntheses）	Cochrane Library	www.thecochranelibrary.com
原始研究数据库（studies）	PubMed Clinical Queries	www.ncbi.nlm.nih.gov/pubmed/clinical
	ask MEDLINE	askMEDLINE.nlm.nih.gov/ask/ask.php

中文期刊可以选择中国知网、万方数据库、中国生物医学文献数据库、维普数据库中相关的质性研究。

（五）确定检索时间范围

常规检索时限为数据库建库至作者需要的时间截止，也可以基于研究的具体实例进行检索时间的解读，以确保获取最新的研究成果。

（六）调整优化检索策略

在检索过程中，需要对初步检索的成果进行评价，根据检索的情况及时调整检索表达式的灵敏度和特异度，可以根据初步检索结果修改和完善检索策略，以确保查准率和查全率的平衡。有时这个步骤可能需要重复多次，直至有满意的检索结果。

（七）结果筛选资料提取

对结果进行筛选和资料提取时，需要根据纳入排除标准，将收集到的文献整理分析，筛选出符合标准的文献，提取研究结果时可以制订纳入研究数据提取表，然后提取出包括文献的特征、对象的特征、文献阐述的主要内容、情景的界定、观点相关的主题、论点等内容，为进行下一步研究提供依据。

七、严格评价质性研究的真实性

证据是循证实践的基础和依据，护理质性研究同量性研究一样，也需要经过严格评价才能成为循证护理实践的参考依据。每一篇质性研究文献的质量评价都需要考察其研究的方法学及其哲学基础、研究目的、资料收集方法、资料分析方法、结果阐释是否一致，是否考虑研究者自身对研究的影响、研究对象的典型性，以及伦理规范等方面。

评价质性研究的质量需要用到相应的评价工具，最常用的质性研究评价标准是澳大利亚 JBI 循证卫生保健中心对质性研究提出的质性研究真实性评价原则和英国牛津大学循证医学中心制订的文献质量评价项目（CASP）质性研究评价标准。

（一）澳大利亚 JBI 循证卫生保健中心的评价工具

澳大利亚 JBI 循证卫生保健中心（2016）对质性研究论文的真实性评价工具包含 10 个项目（表 11-1）。由 2 名评价者分别独立对同一篇文献进行评定，对每个评价项目做出"是""否""不清楚""不适用"的判断，并最终经过小组讨论，决定该研究是纳入、排除，还是需获取进一步的信息。文献质量评价是一个定性的过程，因各条目的权重不同，不主张计算总分判断是否纳入研究。

（二）CASP 的评价工具

CASP（2013）对质性研究论文的真实性评价工具包含 10 个评价项目（表 11-2），其中项目 1 和 2 是筛选问题。评价者需对每个评价项目做出"是""不清楚""否"的判断，2 名评价者一起讨论各自的评价结果，在每个评价项目的结果判断出现意见不一致时，2 名评价者进行协商，不能达成一致时请第 3 人共同讨论。

综合来说，质性研究的循证转化方法即原研究者的一级资料被质性研究者形成二级资料即质性研究结论，再由质性研究 Meta 整合者形成三级资料即完成质性研究的系统评价，进一步对整合后的证据和结果进行评价，以形成能够对临床有帮助的意见，所以在进行质性研究的系统综述和 Meta 整合时需要遵循严格的评价过程，以确保意见的真实性和准确性。

八、提取质性研究中的资料

从质性研究中提取的关键资料通常包括研究对象、纳入与排除标准、研究主题、研究场所、主要研究结果等。质性研究的结果是指原始质性研究者对其研究结果的解释，主要通过提炼主题词或象征性的隐喻方式表达。系统评价者在提取资料时应仔细阅读原文，确定其研究结果后再提取所需信息。

质性研究的证据主要通过文字描述个人的行为或经验，证据提取方法的选择需要针对该研究的情况以及系统评价的需求自行设计。提取质性研究资料有不同方式：①为避免遗漏重要信息可提取原文中的所有合格信息，也可针对性地提取研究中直接通过访谈所得的证据；②只提取研究问题、研究设计等核心设定；③提取研究中所有信息，包括收集方法、分析数据方法、作者对数据的解释等；④以理论框架为指导，将纳入的研究结果进行转化以便于合并主题的综合分析，该方法对理论框架要求较高，当所用理论框架不适用于某些证据提取时，需对该框架进行修改。

由于需要对纳入系统综述的原始研究结果进行分类和记录，系统评价者在提取资料时应采用标准化提取工具，并由两个及以上的研究者独立进行，以确保提取内容的精确性和可靠性。质性研究评估和评价工具（JBI Qualitative Assessment and Review Instrument，JBI-QARI）是由澳大利亚 JBI 循证卫生保健中心研发的一款对质性研究开展 Meta 整合的工具，主要包含对质性研究的评价工具、资料提取格式、资料整合及汇报功能等，系统评价者可运用此工具对质性研究进行质量评价、结果分析、整合及解释等，从而获取更合适、更有意义的证据。质性研究的资料提取工具（QARI Data Extraction Tool）可对质性研究资料进行规范、系统、全面的资料提取，提取内容见表11-4。

表 11-4　JBI-QARI 数据提取工具

条　目	内　容
方法学	多数情况下涉及研究的理论基础，如现象学、扎根理论、民族志等
研究方法	指数据收集的方式，当一个研究同时采用多种数据收集方法时，系统评价者应了解方法如何具体化使用并进行准确记录。例如，研究中采用访谈法，应明确访谈的类型、是否使用开放式或封闭式提问、是否面对面访谈或电话访谈
研究现象	是质性研究系统评价的重点，质性研究所描述的研究现象涉及正在发生的经验、时间或过程，如初产妇运用自由体位分娩的体验
研究场所/情景	指研究的实施场所，如产妇的家中、办公室、护理场所、医院等
地理位置	指研究的地点，在描述地点时应尽可能具体，如某省、某市、某村
文化背景	描述研究场所的文化特征，如地区分组（沿海地区）、年龄分组（高龄产妇）、民族分组（少数民族群体）、社会－经济学分组（工薪阶层）等
研究对象	应与研究的纳入及排除标准相关，并对该类群体进行定义，同时对年龄、性别、纳入主题的数量与文化背景等进行描述
资料分析	指分析数据的技术，如数据处理软件、对比分析、语境分析、文本分析、主题分析等
研究结果	指原始研究者对获取资料的解释，表达了研究者基于自身文化、历史和经验所得到的个体理解
系统评价者的评论	指系统评价者对获取的资料进行评价、分析、整合后做出的评论

九、概括、分析、解释和综合原始研究的结果

概括、分析、解释和综合原始研究的结果简称资料整合，即对纳入的质性研究中的结果进行归纳、概括、分析及解释，包括概念、类别、主题及相关的例句、引注、解释和说明等。质性资料整合是质性研究系统评价的关键环节，可直接影响系统评价的结果。由于

质性研究系统评价与 Meta 整合所研究的问题具有多样性，其纳入的研究设计类型也存在多样性，因此质性研究系统评价与 Meta 整合也有其特有的资料整合方法。目前常用的原始研究结果的整合方法包括汇集性整合、主题综合法、Meta- 民族志（Meta-ethnography）、批判性解释性整合（critical interpretive synthesis，CIS）等。不同资料整合方法各有其特点，需根据资料特点予以选择。这里主要介绍汇集性整合和主题综合法，其他资料整合方法的特点比较见表 11-5。

表 11-5　质性研究系统评价常用资料整合方法比较

特　征	主题综合法	Meta- 民族志	批判性解释性整合
适用范围	适合由果及因的推断及各研究结果间相互独立的情况	适用研究范围广，互相支持或互相对立的研究均可综合	适用研究对象广泛的质性研究，及研究内容多样，研究方法各异的情况
文献检索	全面、系统	无特殊要求	理论抽样，纳入研究为对理论形成和发展有意义
质量评价	研究背景、目的、理论基础，结果的可靠性、有效性，方法学的适当性等	评估所纳入的研究之间的相关性	确定纳入的研究结果对理论发展的影响程度
综合方法	"三级诠释"	相似转化分析、线性论证分析、对立性分析等	研究问题的并行迭代，信息提取及文献总结，编译结果的定义和应用，发表评论并总结主题
结果	基于原始研究产生分析性主题，提出新的解释	形成高层次的概念或学说	建立新的理论构想及综合结构
优点	简洁灵活，适用范围广	具有强系统性	方法学严谨，具有强说服力
缺点	易混入低质量研究	灵活性差，目标不明确	操作透明度低且可重复性差

（一）汇集性整合

护理领域的资料整合常采用澳大利亚 JBI 循证卫生保健中心所提出的 Meta 整合方法中的汇集性整合方法。该方法针对质性研究的本质，强调质性研究在循证卫生保健服务系统中的价值和作用。通过汇集性整合收集研究结果的主题、隐含的意义、分类，进而针对含义整合、汇总，使整合结果更具有针对性、概括力和说服性。系统评价研究者在理解各项质性研究主题思想和方法论的前提下，通过反复阅读理解、分析和解释其各项研究结果的含义，尽可能完整地将作者的总结结论和访谈内容提取出来，将相似结果（findings）组合归纳放一起，形成新的概括性类别（categories），继之将新类别进行归纳为整合结果（synthesis），从而产生新的概念或解释。以引用原始研究中的描述性语言为证据（illustration）支持提取的结果和类别，构建"整合结果 – 类别 – 提取的研究结果"逻辑图。以《妊娠期糖尿病患者孕期血糖管理决策困境质性研究的系统评价》一文中的 Meta 整合环节的逻辑结构图为例，见图 11-2。

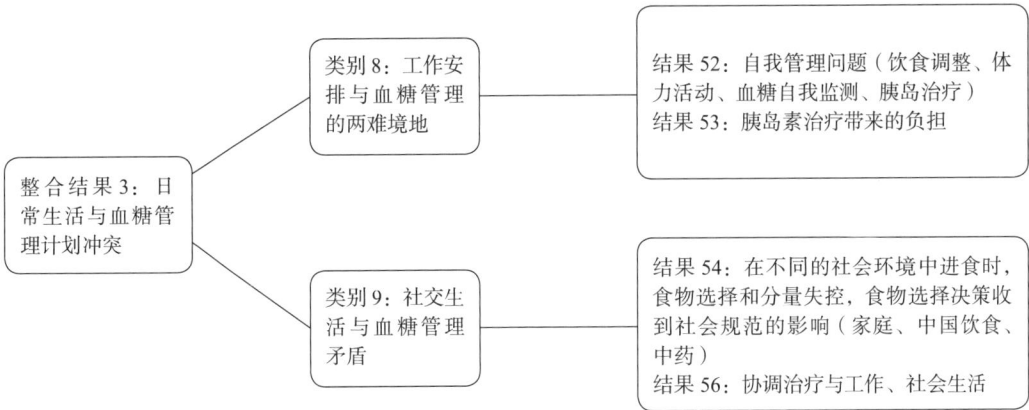

图 11-2 "整合结果－类别－提取的研究结果"逻辑结构图示例

引自刘艳敏，宾捷，邵洁，等 . 妊娠期糖尿病患者孕期血糖管理决策困境质性研究的系统评价 [J]. 中国实用护理杂志，2023，39(16):1256-1262.

（二）主题综合法

主题综合法（thematic synthesis）由 James Thomas 和 Angela Harden 两位学者于 2008 年首次提出，是对研究结果进行资料综合后形成主题的一种 Meta 整合方法，广泛被应用于医学领域。主题综合法最具鲜明的特征是其形成多个符合系统评价的目的，且能准确反映出各研究结果内容的主题观点；在实践过程中，确立最终主题的综合方法是"三级诠释"，它是主题综合法的关键与核心步骤，具体应用步骤如图 11-3 所示。

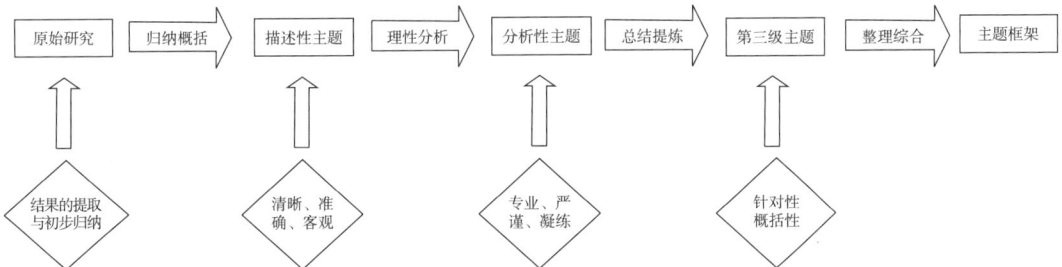

图 11-3 主题综合法应用步骤

1. 主题综合法的关键步骤

(1) 根据研究目的整理资料：经检索、筛选后确定的纳入文献首先需要研究者反复阅读、理解、分析所纳入文献，提取信息，将内容完整、解释明确的研究结果提炼出来。然后需研究者归纳整理研究结果，奠定初步主题观点的产生基础。研究者通过对研究结果所反映的事实进行分析，做出可整合性的判断。将每个独立的研究结果予以初步归纳，概括整理出不同的主题类别。注意归纳概括时由各研究者进行独立分析整理后，再至少由 2 位研究者共同讨论归纳概括出达成一致的主题。

(2) 产生统一的主题框架：形成主题是主题综合法的目标，主题观点的形成过程需要经过 2 个阶段。第一阶段，对原始研究结果进行"逐行编译"（line-by-line coding）。这一过程主要是把原始质性结果中作者重复描述的关键词汇，以及访谈语录中反复出现的具有提示意义的相关词，可利用 EPPI-Reviewer 软件将结果初步归类，进行"编译"、转化和分析。第二阶段，即"三级诠释"也是主题综合法的核心思想。经过阐释和提炼研究结果形成描述性主题（descriptive themes），再发展成为分析性主题（analytical themes），每一级主题都代表主题形成过程中的阶段性目标，最终归纳整合形成主题框架。

（3）分类汇总相关主题：具体操作是把反映同一评价问题的主题观点统一汇总到一个主题类别下。研究者需严格把握系统评价的目的及意义，并深刻认识到各个主题的含义及其产生的过程，分析已形成的主题框架，整理综合具有相关性的主题，最终总结提炼出第三主题（the third order themes）。第三主题具有概括性和针对性，且能较好地反映出系统评价的目的意义。

（4）形成一致认可的最终主题：研究者在形成最终的主题后，还需与其他研究者对主题再次进行核对检查并交换意见。若意见未达成一致，则需请另一位无利益相关研究者做出判断，以确保人为主观偏差因素降到更小，使产生的新主题更具有可靠性和说服性。

2. 主题综合法的应用　　主题综合法适用于由果及因的推断，包括各研结果之间相互独立的情况。优点：①重要主题的确立清晰明了，有条理、结构化地整理归纳了原始研究；②方法灵活，给予研究者很多思考和很大的发挥空间；③适用范围广，便于研究者将多样化的研究结果进行综合；④形成的主题词表述简洁通俗，易于读者接受。缺点：①对过程及目的缺少非常明确的阐释，且形成的主题易受到研究者个人思维及专业背景的影响；②主题综合法会混入个别低质量研究，这些有缺陷的资料数据将被掩蔽，对综合资料的形成可能产生不利影响。

十、通过结构化的方式系统地报告整合结果的方法

通过结构化的方法系统地报告 Meta 整合结果简称结果报告。质性研究的 Meta 整合的解释和传播最常用语言文字呈现，也有通过故事性、主题性、概念性图表或图形等方式表达。整合结果报告必须包括整合结果的阐述，描述特别或潜在的矛盾事件或现象，并简明扼要地提出关于实践和研究的建议及阐明该证据的等级。关于质性研究证据的等级可根据研究设计及结果的真实性分为三类，包括"明确的（unequivocal）证据""模棱两可的（equivocal）证据"及"证据不支持（unsupported）"。其中"明确的证据"是指无任何争论的事实证据，可被直接报告或观察到的且无任何争议的证据。而"模棱两可的证据"是指虽通过对研究结果及理论依据的解释阐明过程得到的结果，但其解释阐述过程中仍存在争议，结果较模糊，故归为模棱两可证据。"证据不支持"则指大多数研究结果均不支持的证据。

十一、评价 Meta 整合的总体质量

针对质性研究系统评价和 Meta 整合结果的质量评价，目前较推荐使用 JBI 开发的评价 Meta 整合"证据体"可靠度和可信度的 ConQual 系统和专为质性研究系统评价证据开发的证据分级工具 CERQual。但遗憾的是，在国内已发表的质性研究系统评价和 Meta 整合研究中，较少看到针对这一部分的规范报告。

（一）Meta 整合评价和分级的 ConQual 系统

护理领域针对质性研究的"证据体"评价常采用澳大利亚 JBI 循证卫生保健中心构建的对 Meta 整合评价和分级的 ConQual 系统。该系统包含评价 Meta 整合形成的整合性"证据体"（body of evidence）的可信度（credibility）和可靠性（dependability）。与量性研究"证据体"评价分级工具 GRADE 系统相似，ConQual 系统也最终将质性研究整合的"证据体"分为高、中、低、极低四个质量级别。在实际操作过程中，首先认定整合结果的质量为"高"，然后分别从可信度和可靠性两方面进行证据质量的评价。

1. 可信度评价 可信度是指 Meta 整合的结果应确切地来源于原始研究资料结果，且表达出与人的经历相关的描述或解释，具有充足的原始资料支持。ConQual 系统可信度评价项目有 3 条，主要评价 Meta 整合的结果纳入研究资料支持的程度，具体见表 11-6。

表 11-6 质性研究 Meta 整合证据体的可信度评价

评价项目	降级情况	降级结果
1. 结论明确（unequivocal）：毋庸置疑、不可挑战	整合证据体来自多项明确的研究结果	不降级
2. 结论模棱两可（equivocal）：结果与原始资料之间缺乏明显的关系，所以研究结果可被质疑	整合证据体既有来自明确的，又有来自模棱两可的研究结果	降一级
	整合证据体来自多项模棱两可的研究结果	降二级
3. 结论不支持（unsupported）：结果没有原始资料支持或两者毫无关系	整合证据体中既有来自模棱两可的，又有来自未获支持的研究结果	降三级
	整合证据体均来自未获支持的结果	降四级

2. 可靠性评价 可靠性包括结果的适应性（applicability）和可审查性（auditability）两方面。适应性是指结果具有概括性（generalization），能够引起有类似经历和体验人群的共鸣。可审查性是指整合方法合理严谨并详细描述，具有明确的整合研究的目的。ConQual 系统可靠性评价项目有 5 条，主要评价 Meta 整合纳入的各原始研究的严谨性，具体见表 11-7。关于可靠性评价的实际操作时，先以单篇原始研究的可靠性评价为基础。首先假定单篇质性研究的可靠性为高，如表 11-8 中的 5 个条目中 4 条及以上符合，则不降级；若 2~3 条符合，则降一级；而只有 1 条甚至没有符合的条目，则降二级。以纳入原始研究中大多数研究的可靠性来综合判断整合结果的可靠性，如果大多数纳入研究的可靠性为"中"，则对应的整合结果的可靠性等级就为"中"。

3. 质性研究 Meta 整合结果——结果概要表 ConQual 系统规定质性研究 Meta 整合的结果需以结果概要表（summary of findings table）形式呈现，其内容包括以下 7 个方面：①研究题目和 PICo；②整合的结果；③研究的类型；④可信度评分；⑤可靠度评分；⑥ ConQual 总评分；⑦降级原因陈述。其中 ConQual 总评分，即质性研究 Meta 整合结果的证据体评分，是依据可信度评分和可靠度评分予以综合评定的。例如，某整合的结果在可信度上降二级，并在可靠性上降一级，则共降了三级，该整合结果（证据体）最终的质量评价等级为"极低"。

表 11-7　质性研究 Meta 整合的证据体可靠性评价

评价项目	降级情况	降级结果
1. 方法学与研究问题或目标是否一致	4～5 项结果为"是"	不降级
2. 方法学与资料收集方法是否一致		
3. 方法学与资料呈现及分析的方法是否一致	2～3 项结果为"是"	降一级
4. 是否从文化和理论的角度说明研究者的倾向	0～1 项结果为"是"	降二级
5. 是否阐述了研究者与研究之间两者的相互影响		

（二）挪威 -CERQual 质量评价工具

CERQual 是由挪威知识转化中心 Simon Lewin 教授团队制订的质性研究系统评价的分级系统，旨在为研究者使用质性研究系统评价证据时提供支持。与量性研究评价分级工具 GRADE 系统相似，ConQual 系统关注评价证据的信度（confidence），也最终将质性研究整合的"证据体"分为高、中、低、极低四个质量级别。CERQual 系统中的证据信度是指质性研究系统评价结果与研究问题真实情况的相符程度。CERQual 系统工具从 4 个方面展开评价包括：①方法学局限性（methodological limitation）；②整合结果相关性（relevance）；③研究结果一致性（coherence）；④数据充分性（adequacy of data）。因其简洁明了，实用性强的特点，CERQual 系统现已被推崇成为评价质性研究系统评价的整合性结果方法学质量最常用的工具方法，具体见图 11-4。

1. 方法学局限性　运用相关的质性研究方法学质量评价工具对纳入的每一个原始研究进行评价，以发现原始研究设计和实施中存在的问题，常用的评价工具是英国牛津循证医学中心文献严格评价项目（critical appraisal skills programme，CASP）。当纳入的原始研究在严谨性上存在缺陷时，对系统评价整合结果的信度便会造成很大影响。

2. 整合结果相关性　详细分析整合的原始研究的研究目的、研究情景、研究对象等方面与系统评价研究问题的相符程度，即严格把关循证问题（PICo）的相关性。若存在间接相关、部分相关或相关性不确定等相关性不强的情况，系统评价整合结果的信度将会降低。

3. 研究结果一致性　强调整合结果与纳入的原始研究结果的相符程度及是否解释了两者的差异，特定的合并模型能否被原始研究的资料或提出的假说来支持。应重点讨论整合的结果、类别及提取的结果之间的逻辑结构是否合理，呈现"整合结果 - 类别 - 提取的研究结果"三者之间关系的逻辑结构图，并引用了原始研究中的描述性语言作为例证来支撑提取的结果和类别。需要注意的是，原始研究资料间的共性和差异对整合结果都有重要的意义，CERQual 分级系统的目的不是消除不一致性，不应忽略一些具有重要影响的反常案例。

4. 数据充分性　针对质性研究系统评价的某一结果，对其相关纳入资料的数量和丰富性做出的综合评价，体现整合结果的饱和度和丰富性。数据单薄且不易于理解、勉强提取整合结果等研究状况，势必将降低系统评价整合结果的信度。需要指出的是，评价数据充

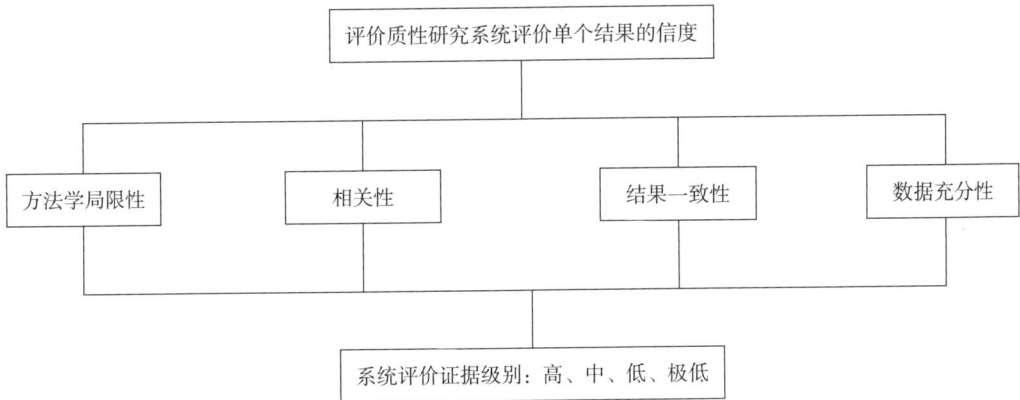

图 11-4　质性研究系统评价证据分级系统（CERQual）

分性应关注资料不足或存在局限性，而不是旨在增加原始研究的数量，有时数量大但数据稀缺的描述性研究并不比少量而概念丰富的研究说服力强。

5. 质性研究 Meta 整合结果可信度总体评价——结果总结表　单独对 CERQual 规范系统的 4 个方面进行评价后，综合各部分评价结果，最后对 Meta 整合结果形成高、中、低、极低 4 个质量等级。在实际操作过程中，首先将系统评价结果的初始证据视为"高"级别，然后依据上述 4 个方面进行降级，得出质性研究系统评价单个纳入结果的最终证据级别。而系统评价的总体评价需要由多位研究人员讨论后决定评级，以避免重复降级。CERQual 证据分级通过质性研究系统评价的结果总结表（summary of qualitative findings table）呈现。

（三）质性研究系统评价 /Meta 整合结果的整体报告

提高质性研究系统评价透明度（enhancing transparency in reporting the synthesis of qualitative research，ENTREQ）规范是质性研究系统评价的规范报告，是由澳大利亚悉尼大学公共卫生学院 Alison Tong 教授和英国约克大学健康科学学院 Kate Flemming 教授等专家联合构建。旨在提高质性研究系统评价 /Meta 整合报告质量的规范性及透明性，也有利于终端用户更好地理解质性研究系统评价的合成过程。研究者在撰写质性研究系统评价 /Meta 整合报告时，应参照 ENTREQ 规范搭建论文结构和内容。修订后最新版 ENTREQ 规范包括 21 条，具体见表 11-8。

表 11-8　提高质性研究系统评价透明度的 ENTREQ 规范

编　号	条　目	指导和描述
1	整合目的	阐述质性研究系统的研究问题，包括研究目的、研究情景、研究对象等
2	整合的方法学	确定整合的方法学或理论框架，并阐述其合理性（如汇集性整合、主题分析综合法、Meta- 民族志、批判性解释性整合、扎根理论合成、框架合成等）
3	检索方法	指出检索预先计划（包括制订全面的检索策略以尽可能地寻找所有可用研究）或可重复性（寻找所有可用的概念直到达到理论性饱和）

（续表）

编 号	条 目	指导和描述
4	纳入标准	详细说明研究纳入、排除标准（如研究人群、语言、年份限制、研究类型等）
5	资料来源	描述所使用的资料来源［例如，电子数据库（Medline、Embase、CINAHL、psycINFO 等）、灰色文献数据库（数字论文，政策报告）、相关组织的专业网站、专家意见、通用网站搜索（Google 学术）、手工检索、参考文献］等；并说明使用这些资料来源的理由
6	检索策略	描述文献检索的过程（如提供与人口、临床或健康主题、经验或社会现象等方面相关术语的文献检索策略，限定质性研究和检索限制）
7	研究的筛选方法	描述研究筛选的过程（如根据标题、摘要或全文进行筛选，以及独自筛选研究的评价者数量）
8	纳入研究特征	描述纳入研究的特征（如出版年份、国家、研究问题、研究对象数量、资料收集方法、研究方法学及资料分析方式）
9	研究的筛选结果	确定筛选出来的研究数量并提供排除的原因［如进行全面检索，提供纳入研究的数量和排除的理由，并用图 / 流程图表示；重复检索是基于研究问题的修改和（或）对理论发展作出贡献需分别描述纳入、排除标准］
10	评价研究质量的理由	描述用于评价纳入研究特征或选定结果的基本原理和方法（如评价行为的有效性和稳定性，报告的透明度，结果的内容及效用）
11	评价研究质量的条目	陈述用于评价研究质量和选择研究结果的工具，如现有的工具（CASP、QARI、COREQ、Mays、Pope）或评价者开发的工具，并描述和评估研究小组、研究设计、资料分析及解释、报告规范等方面的情况
12	评价研究质量的过程	陈述研究质量的评价是否由多个评价者独立进行，以及是否达成共识
13	评价研究质量的结果	报告研究质量的评价结果，如有可能的话，指出基于评价衡量 / 排除的文章，并说明理由
14	资料提取	说明对原始研究的哪些部分进行了分析及资料如何从原始研究中提取（举例，所有文本标题下的"结果 / 结论"都以电子信息方式被录入计算机软件）
15	软件说明	如果有，需说明所使用的计算机软件
16	评价者的数量	报告参与资料编码和分析的人员
17	编码	描述资料编码的过程（如将每个检索概念逐行编码）
18	研究结果的对比	描述研究内部和研究之间的结果对照如何设置（如后续研究是被编码到预先存在的设想中的，必要时创建新设想）
19	主题的来源	说明主题或概念产生的过程是归纳法还是演绎法
20	引文 / 例证	提供来自原始研究的引文以说明主题 / 概念，并确定是原始对象的引文，还是来自研究者的分析

编　号	条　目	指导和描述
21	呈现整合结果	呈现丰富、引人注目的和超越原始研究总结的新整合结果（如新的解释、证据模型、概念模型、分析框架、新的理论或概念的构建）

十二、助产实践中质性研究 Meta 整合的实例分析

以代玲等 2021 年在《中华护理杂志》上发表的《助产士参与创伤性分娩体验质性研究的 Meta 整合》（按照 PICo 循证问题分析方法，P 代表助产士，I 代表助产士的心理体验，Co 代表参与了产妇创伤性分娩）为例，分析质性研究结果系统评价和 Meta 整合的方法在助产实践中的应用。

【前言解读】

前言部分内容阐述作者想做什么。文中作者先介绍分娩过程的未知风险，可能给产妇带来的创伤。助产士是分娩过程的守护者，参与创伤性分娩过程的助产士会经历创伤后应激，从而影响自身的健康。作者通过数据说明助产士经历分娩创伤事件并且继发创伤性应激的概率高。紧接着，作者强调了解助产士在创伤性分娩中的体验并适当地干预，有利于助产士的身心健康。作者写作思路严谨，层层深入引出主题。最后，从一篇英文文献的研究结果能够给助产士群体带来的指导意义是有限的这个角度，突出本次研究的目的。作者用 Meta 整合的方法分析相关的质性研究及混合性研究，诠释助产士在创伤性分娩过程中的体验。

【文献检索策略解读】

作者的文献检索策略包含以下内容。

第一，根据 SPIDER 模式设定研究文献的纳入标准：①研究对象，有参与创伤性分娩经历的助产士，若有研究将助产士和其他群体共同作为研究对象，则只提取助产士的相关内容；②感兴趣的现象，助产士参与创伤性分娩的体验；③研究设计，包括现象学研究、扎根理论研究、民族志 / 人种学研究、个案研究等；④评价内容，心理情绪、事件影响、应对策略等；⑤研究类型，质性研究或包含大量质性描述的混合性研究。文献排除标准：①研究对象为实习助产士；②二次研究；③无法获取全文、重复发表或信息不全的文献；④非中、英文发表的文献；⑤文献质量评价等级为 C 级的文献。

第二，介绍检索的数据库。中文检索中国社会科学引文索引、中国知网、万方和维普数据库。英文检索 PubMed、CINAHL、Web of Science、Scopus、Embase、SinoMed 数据库。检索助产士因参与创伤性分娩而产生继发性创伤应激体验的混合性研究及质性研究，检索时间限制为建库至 2020 年 12 月，同时将纳入文献的参考文献作为补充文献。

第三，确定检索策略。采取自由词和主题词，结合布尔逻辑运算的方式进行检索。

第四，确定检索词。通过查阅相关文献，寻找词意相近的词语，在 PubMed 数据库确定自由词和 Mesh 词。英文检索词包括："midwife/nurse midwife" "shoulder dystocia/perinatal loss/fetal death/infant death/preterm labor/Metarnal death/resuscitation/postpartum hemorrhage/vasa praevia/sphincter tears/cervical laceration/amniotic fluid embolus/

breechbirth" "traumatic birth/secondary trauma/secondary traumatic stress/compassion fatigue/ posttraumatic stress/PTSD" "experience/feeling/perspective/qualitative"。中文检索词包括："助产士""继发性创伤压力 / 共情疲劳 / 同情疲劳 / 创伤后应激障碍综合征 /PTSD""肩难产 / 婴儿死亡 / 胎儿死亡 / 早产 / 新生儿复苏 / 前置血管 / 产后大出血 / 产妇死亡 / 肛门括约肌损伤 / 宫颈裂伤 / 羊水栓塞 / 臀位分娩 / 宫颈撕裂""分娩创伤 / 创伤性分娩""体验 / 认知 / 感受 / 质性研究"。

第五，以 PubMed 数据库为例，列出检索策略，具体检索策略见图 11-5。

#1（midwife［Title/Abstract］）OR（nurse midwife［Title/Abstract］）
#2（（（（（（（（（（（（（（ shoulder dystocia［Title/Abstract］）OR（perinatal loss［Title/Abstract］））OR（fetal death［Title/Abstract］））OR（infant death［Title/Abstract］））OR（preterm labor［Title/Abstract］））OR（Metarnal death［Title/Abstract］））OR（resuscitation［Title/Abstract］））OR（postpartum hemorrhage［Title/Abstract］））OR（vasa praevia［Title/Abstract］））OR（sphincter tears［Title/Abstract］））OR（cervical laceration［Title/Abstract］））OR（amniotic fluid embolus［Title/Abstract］））OR（breech birth［Title/Abstract］）
#3（（（（（ traumatic birth［Title/Abstract］）OR（secondary trauma［Title/Abstract］））OR（secondary traumatic stress［Title/Abstract］））OR（compassion fatigue［Title/Abstract］））OR（post-traumatic stress［Title/Abstract］））OR（PTSD［Title/Abstract］）
#4（（（experience［Title/Abstract］）OR（feeling［Title/Abstract］））OR（perspective［Title/Abstract］））OR（qualitative［Title/Abstract］）
#5 #1 AND #2 OR #3 AND #4

图 11-5　PubMed 检索策略

引自代玲，曾铁英，张可，等 . 助产士参与创伤性分娩体验质性研究的 Meta 整合［J］. 中华护理杂志，2021，56(11):1728-1735.

文献检索是做 Meta 整合至关重要的环节。首先，详细的检索策略有助于确保检索的全面性和准确性，帮助研究者找到更多相关的中英文文献，从而更好地了解当前研究领域的最新进展，建立更全面的知识体系。其次，可以提高检索效率，避免盲目检索和重复检索，节约研究者的时间和精力，使他们能够更集中地进行文献筛选和分析，提高工作的效率和质量。此外，还有助于读者对研究进行复制和验证，促进学术交流和合作，推动该学科领域的进步和发展。

【讨论解读】

这篇文章的讨论部分写得非常出色，体现了作者的深入思考和全面分析。

1. 文章理论深度　作者深入探讨了分娩创伤事件对助产士的影响，结合 Elmir 等的研究成果进行比较，体现了对相关理论和研究成果的深入挖掘和综合运用。

2. 结论落实性　作者指出了分娩创伤事件对助产士的影响，并提出了切实可行的建议和解决方案，如学会寻求支持和积极应对、开展心理培训、完善助产支持系统等，展现了对问题的深刻思考和建设性解决方案的提出。

3. 逻辑严谨性　讨论部分的主要论点清晰，论据充分，论证过程严谨，构思合理，全面阐述了助产士面临的挑战和解决方案，体现了作者对问题的全面把握和逻辑严谨的思维能力。

4. 研究展望　作者对当前情况进行了深刻的剖析，并对未来的发展做出了预判，提出了我国助产士群体的继发性创伤压力研究不足的问题，并呼吁国内学者加强本土研究，展现了对学科发展趋势的敏锐洞察力。

5.实践指导性 在讨论部分提出的建议和解决方案不仅基于理论，还更注重实践指导，如借鉴创伤知情护理理论、加强团队凝聚力和同伴支持系统的建设等，体现了对实际问题的独到见解和务实的工作态度。

【小结】

质性研究是探索人类在某一特定情形中感受、体验、价值判断的研究方法，属于社会学的研究方法，在护理领域常常运用质性研究深刻剖析人们在疾病治疗和康复过程中的独特经历和需求。但质性研究强调主观性和个体性，应用单一的质性研究结果指导实践具有一定的局限性，为此，需要整合多项质性研究的结果，更全面地诠释现象，促进以人为本的护理，体现护理服务的人文关怀。为进行质性研究的系统评价，应制订严谨的研究计划书，明确研究目的和问题，确定纳入和排除标准之后进行系统检索，并评价研究质量，最后进行 Meta 整合。系统、严谨的 Meta 整合结果可以使已有的原始研究转化成有效指导护理实践的证据，进而促进专科专业化的发展。

第 12 章　专家共识、专家经验类研究的系统评价

学习目标

1. 掌握专家共识、专家经验类研究进行系统评价的步骤与方法。

2. 能够运用专家共识、专家经验类研究系统评价的步骤与方法评价一份医学文献。

3. 掌握专家共识、专家经验类研究的文献质量严格评价。

4. 能够对专家共识、专家经验类文献进行文献质量严格评价。

5. 掌握专家共识、专家经验类研究进行系统评价的步骤与方法。

6. 熟练运用专家共识、专家经验类研究系统评价的步骤与方法评价一份医学文献。

一、助产实践中非研究型文献资源的常见类别

非研究型文献资源（non-research literature resource）是指公开发表或公开发布的非研究论文型文献资源，包括专家共识、专家意见、白皮书、案例报告等，这些资源往往以文本的形式在专业期刊、杂志、专著上公开发表，或在一些专业网站、会议汇报上公开发布。

1. 专家共识（consensus）　指一组同领域的专家对所在领域的临床问题所达成的一致意见，往往以共识类（consensus guideline）的形式公开发表或发布。例如,《护理学报》中有一篇《助产士门诊临床实践专家共识的构建》，由国内助产专家通过查阅国内外文献，并以广东省助产士咨询门诊服务规范为基础，采用德尔菲咨询的方法，综合相关循证学依据和专家意见，校对和修改后确定此共识内容。指导助产士门诊临床实践的评估、孕产妇照护等，构建的助产士门诊临床实践专家共识可靠性和实用性较强，可为助产士门诊的开展提供指导，促进其规范化推进。

2. 专家意见（expert opinion）　指卫生保健领域的资深专业实践者从其实践经历中总结出来的对某专业领域临床实践的观点、意见和判断。例如,《中华产科急救电子杂志》发布的《新型冠状病毒流行期间分娩室防控工作建议》，基于国家卫生健康委制订的《新型冠状病毒感染的肺炎诊疗方案（试行第五版　修正版）》等相关资料，特起草新型冠状病毒流行期间分娩室的防控工作建议，供产科医务人员及管理者参考，助力打赢疫情防控阻击战。从新型冠状病毒的特点、分娩室隔离布局措施、医务人员的防护、隔离产室环境准备及人员安排、终末消毒等。由于该建议具有很强的实践性，往往这类文献在期刊杂志上较为多见，不属于研究性论文，但由于作者的专家影响力、内容的专业性、实用性、时效性，往往有较大的参考价值。

3. 案例报告（case report）　是对具有重要意义的特殊病例的评估、诊断、治疗和护理过程的真实记录和分析。例如，在《一例羊水栓塞经阴道分娩孕妇的护理案例分享》中作者进行了病历汇报，以及采取了哪些护理措施，回顾了羊水栓塞的相关知识点，结合孕

妇个案，是一次很好的案例报告分享。助产循证实践中的临床问题，案例报告是护理领域非常常见的文献类型，具有较强的实用性，往往作为临床经验分享传播。

4. 政策报告（policy report） 政策报告指就某一领域政策的制定、调整、修正、完善，提出具体意见和建议，进行科学和严密论证的一种报告书，如政策简报、政策分析报告、政策咨询报告等形式，具有决策指导意义。在卫生保健领域，由较多指导性政策报告，如《国家卫生健康委办公厅关于加强助产服务管理的通知》，作为产科最新政策报告在各网站上公开发布。

5. 灰色文献（gray literature） 是由传统商业或学术出版和分销渠道之外的组织制作的材料和研究文献。常见的灰色文献出版物类型，包括报告（年度、研究、技术、项目等）、工作文件、政府文件、白皮书和评估报告。制作灰色文献的组织包括政府部门和机构、民间社会或非政府组织、学术中心和部门，以及私营公司和顾问。

二、非研究型文献资源在助产决策中的作用

专业人员从实践中总结的文本资源被认为是临床实践的呈现和临床智慧（clinical wisdom）的汇集，经过评价的文本类资源也是证据的来源，它们在多种情境下补充和增强了研究证据的应用。循证医学认为，当某领域缺乏来自研究的证据，但可收集到趋于共识的专家意见时，不能简单地认为该领域"缺乏证据"，经过评价的专家共识和专家意见可成为暂时的决策依据；同时，在某领域已经具备来自量性或质性研究的证据，但尚不全面时，专家共识和专家意见也可成为决策的补充证据。当然，一旦有最新的研究证据，则应用来自研究的证据替代这些非研究证据。非研究型文献资源在助产决策中的作用大致可分为以下方面。

1. 补充研究文献 在助产实践中，尤其是面对复杂或罕见的临床情况时，往往缺乏高质量的随机对照试验或系统评价等研究证据。这时，非研究文献资源如专家共识、专家意见和案例报告等，能够提供宝贵的参考信息。这些资源通常基于专家的丰富临床经验和对现有文献的综合分析，弥补了纯研究文献的不足。

2. 提供最新实践指导 专家共识声明通常由专业组织或权威机构发布，反映了最新的临床实践和研究进展。这些文件经过专家的反复讨论和审议，综合了最新的研究成果和临床经验，为助产实践提供了权威性和科学性的指导。例如，美国妇产科医师学会（American College of Obstetricians and Gynecologists，ACOG）和世界卫生组织（World Health Organization，WHO）发布的专家共识常常成为全球助产从业人员的重要参考依据。

3. 支持个体化决策 每个孕产妇的情况都具有独特性，而非研究文献资源中的专家意见和案例报告能够提供个体化决策的参考意见。这些资源详细描述了特定病例的处理方法和结果，帮助助产士在面对类似情况时，能够借鉴他人的经验，制订最适合个体孕产妇的处理方案。例如，在处理罕见并发症或特殊病例情况下，专家意见和成功案例能够提供具体的操作步骤和注意事项。

4. 促进政策制定 灰色文献如政策文件、技术报告和白皮书等，通常反映了某一时期内的公共卫生政策和标准。政府和公共卫生机构常常参考这些文献，制定助产实践的相关政策和标准。例如，中华医学会围产医学分会、中华医学会妇产科学分会产科学组、中华

护理学会产科护理专业委员会等发布的《中国新生儿早期基本保健技术专家共识（2020）》，本专家共识第一部分根据在国内试点地区的试行情况更新的新生儿早期基本保健（early essential newborn care，EENC）临床实施建议，其中增加了健康教育、感染防控，以及母婴安全等相关内容；第二部分为 EENC 核心内容更新的循证医学依据及相关推荐建设。

5. 加强教育和培训 非研究文献资源在助产教育和培训中也发挥着重要作用。助产专业的学生和从业人员通过学习专家评论和案例报告，能够深入理解临床决策的复杂性和实际操作的细节。这些资源不仅提供了理论知识，还通过具体案例展示了如何将理论应用于实践，有助于培养学生和从业人员的临床思维能力和实际操作技能。如在临床实践中，新入职的助产士踏入临床工作，规范化操作及临床思维的培养，需要从实践联系相关的报告等，结合实际的临床观察，帮助新入职的助产士能快速转换角色，更好地为孕产妇提供专业的助产服务与技术。

6. 实践中的及时性和可行性 相比于需要较长时间进行设计、实施和发表的研究，专家共识等非研究文献通常能够更快速地反映最新的临床经验和实践变化。这种及时性使得助产从业人员能够迅速获得最新的实践指导，适应不断变化的临床需求。

三、对专家共识、专家经验类研究开展系统评价

（一）对专家共识、专家经验类研究开展系统评价的必要性

目前，在循证实践过程中存在过多强调定量研究，如随机对照试验（randomized controlled trial，RCT）系统评价的现象，使得在非药物治疗领域，包括助产学、心理学、公共卫生、中医学等领域，因缺乏高质量的 RCT 研究，在开展循证实践时面临一些瓶颈和挑战。助产学是一门科学，又是一门艺术，体现了医学自然科学和社会人文科学的有机结合，注重人的整体性，注重其生理、心理、社会、精神等方面。这些特性决定了研究方法和研究类型的多样性，也就体现了助产循证证据的多元性。在助产学、心理学等领域，因 RCT 是循证医学高等级证据的重要来源，但 RCT 如在设计和实施中不重视规范和细节，会对其证据级别产生重大影响。最好的证据可能是来源于质性研究、专家共识或专家的临床经验。故在助产循证证据收集与评价中需要同时关注来源于多种途径的证据。

经验是医疗工作者在长期医疗实践中，通过不断地反思积累而形成的，在以往很长时间里，它均作为指导临床实践工作量最为重要的依据，但临床情景多样，个人的经验往往难以为他人所重复，因此其推广与应用受到限制。在循证医学逐渐渗透到临床决策的当下，经验类研究被列为证据分级体系中最低级别的证据，然而在助产实践中，来源于 RCT 的高级别证据往往很有限。一方面，相当多亟待解决的临床问题并没有符合循证医学的高级别证据，高级别证据多集中于常见病与多发病的用药和疗效评价；另一方面，并非所有的临床问题均能够用 RCT 研究来验证，如干预种类复杂的中医护理过程，多种因素不可避免地影响护理干预过程，对于这类问题，很多研究证据为个人意见及专家建议等检验类证据。这些经验类的证据虽然缺乏严谨设计、力度不足，但在尚无更好的研究证据前，其仍然具有相当重要的临床指导意义。实际上，权威的专家共识中的每一条建议，都是顶级专家团反复论证过的最佳策略，可信度明显高于单个助产临床经验。专家共识和助产的临

床经验整体是一致的，专家共识的纲领，经验是执行具体助产操作的过程，相辅相成来保障母婴安全。在循证助产领域，聚焦实践问题所形成的专家共识、专家意见、案例报告类文献资源较丰富。因此，对于该类临床问题当前可获得的证据大多集中于经验类的文献时，有必要探索对该类文献进行系统评价的方法，以严谨、透明的方法汇总、提炼、整合专家共识和专家意见类文献，继而获得可靠的临床决策依据。

（二）系统评价的基本情况

1. 系统评价是由英国已故著名流行病学家 Archie Cochrane 教授于 1979 年首先提出来的，他建议各专业领域的所有随机对照试验收集起来进行系统评价，并随新的试验结果的出现而随时更新，为临床实践提供可靠依据。系统评估是一种高质量的文献综述，针对某一具体的临床问题，采用一套规范、科学的方法全面收集、认真选择、严格评价和科学分析相关研究资料，为临床专业人员提供综合可靠的结论，指导其临床医疗实践和科研工作。之后扩展到对随机对照试验之外的某些其他类型的临床研究也可以进行汇总、评价、更新。

2. 对系统评价再评价，又称伞形评价、桑状综述，是全面收集一疾病或同一健康问题的治疗或病因、诊断、预后等方面相关系统评价再评价的一种综合研究方法。通过对系统评价进行再评价，提供了针对某一主题的系统评价证据的综合评价结果，从而为证据使用者（如助产士、决策者、患者）及针对某一专题制订临床实践共识提供更集中的高证据质量。进行再次评价时，对文献的质量评价包括方法学质量评价及证据质量分级两个部分。至少由 2 名评价员独立进行文献治疗评价，并详细记录所使用的评价标准、评价过程所遇到的问题及解决方案等信息。开展对专家共识和专家经验类研究的系统评价是有其必要性的，尽管这些信息通常不来源于传统、以随机对照试验为金标准的研究。以下是进行此类系统评价的必要性。

(1) 探索可行性：系统评价可以提供一个结构化和标准化的方法来评估专家共识和专家意见的质量。这有助于区分哪些意见是基于充分证据和经验的，哪些可能是个人偏见或不够充分的见解，帮助探索研究主题的可行性。

(2) 优化研究设计：在某些情况下，可能缺乏足够的研究数据、方向来指导实践。在这些情况下，专家共识和专家经验可以作为最佳可用证据，系统评价有助于汇总这些信息，为开展研究前，帮助优化研究设计。

(3) 帮助了解领域证据现状：通过对专家共识和专家经验的系统评价，了解领域证据现状，决策过程变得更加透明。这有助于揭示决策背后的理由和依据，增加了实践决策的可信度。

(4) 帮助了解专业知识进展：系统评价可以揭示不同专家间的意见一致性和差异，从而有助于形成更广泛的共识，或识别出需要进一步研究的领域，更新专业知识中的盲点。

(5) 指导有争议的临床诊疗问题：系统评价明确指出文献中的更新知识和研究需求，为临床实践的研究提供方向，明确专家共识应用过程中的注意事项。

(6) 教育和培训：对专家共识和专家经验进行系统评价，可以为教育和培训提供标准化的材料，确保学习内容的一致性和高质量。

(7) 促进多学科合作：通常需要不同专业领域的专家共同参与，这促进了多学科团队的合作，有助于形成更全面的视角。

进行此类评价时，重要的是要使用适当的方法学工具和标准，如 AGREE Ⅱ（用于临床实践专家共识质量评估）或者 DELPHI 方法（用于专家共识的形成），以确保评价的质量和有效性。此外，应当明确这些评价的局限性，并在实践中谨慎使用这些信息。

（三）为什么要对专家共识、专家经验类研究开展系统评价

运用专家共识和专家经验类研究开展系统评价是一个复杂且多层次的过程。它涉及对各种非研究文献资源进行系统检索、批判性评估和综合分析，以提供可靠的临床决策支持。以下将从六个方面详细阐述这一过程。

1. 制订评价标准 在开展系统评价之前，首先需要制订适用于专家共识和专家经验类研究的评价标准。传统的系统评价多用于评估定量研究的质量和证据强度，但对非研究文献资源，需要根据其特性制订相应的标准。这些标准应包括以下几个方面。

(1) 可信度：评价文献来源的权威性，如是否由专业组织或权威专家发布，观点是否来自该领域有影响力的专家。

(2) 透明度：文献是否清晰描述了其结论的依据和形成过程，达成共识的过程是否规范。

(3) 适用性：文献内容是否适用于特定的临床情境和患者群体，专家共识论文的主体内容是围绕各个内容框架，提出具体的指导性意见，以指引助产士的实践性行为。

(4) 时效性：文献发布的时间是否足够新，能反映最新的临床实践和研究进展。

目前有一些比较成熟的可用于专家共识的评价标准和工具。例如，AGREE Ⅱ是用于评价临床专家共识实践质量的工具，广泛应用于医学领域。它评估专家共识的开发过程和报告质量，确保其可靠性和适用性。AGREE Ⅱ包含 23 项条目，分为范围和目的、参与人员、严谨性、清晰性、应用性、独立性六个领域；GRADE 系统用于评估证据的质量和推荐的强度，适用于各种类型的临床文献，包括专家共识和研究报告，GRADE 评估研究设计、研究质量、一致性、直接性四个主要方面。

2. 系统检索和选择文献 设计详细的检索策略以系统地搜索相关的专家共识和专家经验类研究。检索过程应包括多个步骤。

(1) 确定检索范围：包括数据库（如 PubMed、CINAHL）、专业组织网站（如 ACOG、WHO）、灰色文献资源（如 OpenGrey）等。

(2) 使用关键词和主题词：结合使用专业术语和通用关键词，确保检索的全面性。例如，可使用 "midwifery guidelines" "expert consensus on childbirth" "case reports in obstetrics" 等。

(3) 筛选文献：根据预先制订的纳入和排除标准筛选文献。纳入标准可以包括文献类型（共识、案例报告等）、发表时间和语言等，排除标准则可能涉及文献质量、重复性等。

3. 数据提取与综合 在文献筛选后，需要对纳入的文献进行数据提取和综合分析。数据提取应关注专家共识、专家经验类研究文献的标题、作者、发表时间、来源等基本信息；文献的主要结论、建议、实施方法等核心内容；文献中引用的研究数据、临床经验、案例分析等证据支持，以及文献建议适用于哪些临床情境和患者群体。综合分析时，应采

用定性和定量结合的方法，评估文献的整体质量和一致性。对多篇文献进行比较分析，识别其中的共性和差异，并总结出普遍适用的临床建议。

4. 批判性评估 批判性评估是系统评价的重要环节，通过严格的评估，确保纳入文献的可靠性和实用性。在进行批判性评估时应对文献的方法学质量、偏倚风险、证据强度和应用性进行评估，如文献的制订过程是否科学严谨、专家共识是否经过系统的文献综述和专家讨论、文献是否存在潜在的偏倚（如专家意见是否基于有限的个人经验、案例报告是否有选择性报告偏倚、文献中引用的证据是否充分可靠），以及是否基于高质量的研究数据和广泛的临床经验、文献建议在实际临床中是否可行、是否需要结合具体情境进行调整等。

5. 总结和建议 在完成数据提取和批判性评估后，需要对系统评价的结果进行总结，并提出具体的临床实践建议。需要综合分析所有纳入文献的主要结论和建议，识别一致性结论，提炼出关键实践指导，进行结果综合。基于综合结果，制订具体的临床实践建议，并根据不同情境进行分类和细化。例如，针对正常分娩、复杂产程、产后护理等不同情境提出相应建议。然后与临床专家和从业人员讨论和验证建议的可行性和实用性，确保其在实际操作中的有效性。最后撰写系统评价报告，详细描述评价过程、结果和建议，并提供必要的参考文献和附录。

6. 实际应用和反馈 将系统评价结果应用于临床实践，并持续收集应用反馈，评估其对临床决策和患者结果的影响。根据反馈和新出现的证据，定期更新系统评价和实践建议，确保其始终符合最新的临床需求和科学进展。

四、对专家共识、专家经验进行系统评价的步骤与方法

> **情景案例导入**
>
> 某医院妇产科助产士，主管护师，勤奋好学、积极向上、善于思考、勤于动手。近年来，随着国家人口政策的转变，助产专业迅猛发展，临床分娩方式更趋向自然分娩。基于目前助产领域的发展现状，针对产妇正常分娩第一产程护理有多种干预措施，为了能够借鉴他人的经验，制订适合患者的处理方案，其广泛查阅相关专家共识、专家经验类文献，对该领域相关专家共识、专家经验进行全面的整合和分析，验证不同干预措施的有效性和安全性，以指导临床实践和政策制订。
>
> **请思考以下问题：**
> 请问该助产士应如何对查阅到的专家共识、专家经验类文献进行整合和分析？

在助产领域来自研究的证据缺乏或不全面时，不能简单地认为该领域"缺乏证据"，经过严格评价的专家共识和专家经验可称为暂时的决策依据或补充证据。JBI循证卫生保健中心于2006年构建了对专家共识和专家意见类文献进行系统评价的方法学框架和制作指南，并在其官方网站上进行发布（joannabriggs.org）。专家共识、专家经验类系统评价内容要点如下：①提出与构建问题；②制订纳入与排除标准；③制订文献检索策略；④文献筛选；⑤文献质量严格评价；⑥资料提取；⑦资料综合；⑧结果与讨论。

（一）提出与构建问题

系统评价是基于原始研究证据的综合分析和评价，所针对的必须是特定明确具体的临床问题，因此提出与构建一个有实际意义且具体清晰的研究问题是所有系统评价的第一步。专家共识、专家经验类系统评价中，研究对象为经验服务对象和经验提出专家两类人群，但当对研究对象有特殊的场景限制时可突出具体情境；研究内容侧重于经验分享内容；资料类型为公开发表或发布的专家共识、专家经验、政策报告、制度规范、案例分析等。

（二）制订纳入与排除标准

对文献科学规范的纳入和排除是决定系统评价质量的重要环节，而制订明确的纳入和排除标准是该环节的关键。研究者将根据严格恰当的纳入和排除标准对所检索到的文献进行筛选。专家共识、专家经验系统评价纳入和排除标准的制订可依据针对临床问题构建的各大核心要素依次制订。

（三）制订文献检索策略

系统评价强调系统全面地检索所有相关的文献（包括公开或未公开发表的文献），能否全面检索将影响系统评价结果的可信度，检索质量也非常关键，最终会影响系统评价的效度（真实性），检索时应注意查新与查全相结合。

目前文献检索以电子数据库检索为主，手工检索为辅，检索中首先构建研究问题，然后由系统评价研究人员和检索专业人士共同凝练检索用词，制订全面检索策略，再选择数据库进行检索。除相关的数据库外还应检索各种政府及相关专业协会的网站。同时需要关注灰色文献，要对灰色文献的查找策略进行说明，也包括手工检索发表或未发表的资料。在检索策略上推荐使用三步法（three-step search strategy），逐步确定检索词与检索策略尽可能地查全查准，但具体需要根据研究实际需求来决定。

（四）文献筛选

文献资料的筛选分三步进行：①初筛，根据检出的引文信息，如题目、摘要剔除明显不合格的文献，对不明确的文献应查出全文再行筛选；②阅读全文，对可能合格的文献资料，应逐一阅读和分析，以确定是否合格；③与作者联系，一旦被排除的文献将不再录用，因此若文中提供的信息不全面、有疑问和有分歧的文献应先纳入，通过与作者联系获得有关信息后再决定取舍。

（五）文献质量严格评价

系统评价的真实性和可靠性主要取决于纳入的原始研究文献，所以对纳入研究的偏倚风险评估是系统评价的重要环节。在专家共识、专家经验系统评价中，所纳入的文献往往是经验性总结，是对其知识和经验的理解和汇集，并用文字形式表达，往往带有主观性。因此，为尽可能使所获得的结果可靠，更需要对其方法学或过程质量进行严格评价。对专家共识、专家经验类文献的质量评价要点，主要包括观点来源是否明确、作者的影响力、观点是否以患者为中心、观点的逻辑性和经验基础、观点的依据、观点是否被同行或以往的文献认同等。详见本章的"文献质量严格评价"。

（六）资料提取

系统评价人员应预先设定符合要求的资料类型，经过纳入和排除标准对文献筛选、质量评价，最终纳入的文献将为系统评价资料的来源，因此资料的提取情况对于系统评价结果有着最为直接的影响。在专家共识、专家经验系统评价中，其需要的资料为观点、原则、规范、经验描述的文本内容，主要提取案例、经验、观点相关的主题、论点等内容。具体提取过程需由两名评价员独立完成，遇不同意见协商解决或由第三方确定。JBI-NOTARI 有相应文献提取工具，具体提取表格包括资料类型、研究相关人员特征、研究情境（如临床、文化或者地理位置）、专家立场（专家共识或意见的内容）、研究结论（提取原始文献的结论并由文献评价者给出信度分级）、文献研究者的结论，以及文献研究者的备注七大部分。在尽可能的情况下为避免对原始数据的再次解读，评价者应尽量避免用自己的语言去总结和解释结果，而是用原始研究中呈现方式来列举完整的结果。

（七）资料综合

资料指纳入研究的相关信息，包括文献出版信息、研究对象、研究地点、研究方法、干预措施、对照措施和结局指标等。系统评价人员应预先设定符合要求的数据类型，并制订获取相关信息的策略。在专家共识、专家经验系统评价中，对于所提取的文字内容，主要采取主题综合（thematic synthesis）的方式来进行资料的整合，具体是通过分析主题，识别相同关键词的方式。首先，对所有文献中直接提取的原始结果作为Ⅰ级结果，然后根据Ⅰ级结果间的相似性，以形成相同类别的描述性或分析性观点作为Ⅱ级结果，再通过综合各文献之间的观点，提出新的解释与说明形成结果作为Ⅲ级结果（synthesised findings）。

在得到最终的整合结果后即得到了系统评价的结果，但为使专家共识、专家经验类系统评价的结果能够作为临床工作与科学研究严谨的循证依据，还需要依据科学的方法对该类系统评价结果的可靠性做出评估并给出合理的推荐。在 JBI 相关的专家共识、专家经验类系统评价报告中要求应用 ConQual 形成最终的结果整合表（summary offindings table）。证据的推荐等级则是基于该质量评价结果再依据 JBI 的推荐等级系统而给出。

（八）结果与讨论

在专家共识、专家经验类的系统评价中结果部分主要需要报告以下内容。

1. 检索流程及结果 在检索流程及结果的报告方面与量性系统评价相同使用文献来源路径图进行呈现，推荐使用 PRISMA 流程图来报告。

2. 纳入文献的特征 主要以表格形式对所纳入文献的标题、作者、发表年份、编号，以及文献类别、研究对象、研究内容等进行呈现。

3. Ⅰ级结果 即直接提取的纳入研究的研究结果，对每篇纳入文献所提取的原始信息予以完整呈现，呈现内容需要包括纳入文献的编号、所提取Ⅰ级结果的编号、纳入研究主要内容的概述，以及Ⅰ级结果的主题概述、所依据的原始资料及其信度等级（主要呈现方式可以为列举清单或表格式）。

4. Ⅱ级及其以上研究结果 基于Ⅰ级结果整合后结果的呈现，当研究中，研究结果最终只合成两个级别，此时Ⅰ级结果可以如上所述清单法列举，但当研究结果合成多个级别，为清晰呈现各级结果间的关联，此时需要用更为直观地呈现形式，一般采用树状图来描述。最后讨论部分与其他系统评价一致，均是基于研究结果依据专业知识对研究问题进行深入的阐释与推断。

【小结】

专家共识、专家经验系统评价的过程与其他系统评价基本一致，在某些情况下如某领域只有数量较少的量性研究或研究质量较低时，经过严格评价的专家共识、专家经验类系统评价将会是临床决策中有价值的依据。

五、文献质量严格评价

> **情景案例导入**
>
> 某医院妇产科助产士，主管护师，勤奋好学、积极向上、善于思考、勤于动手。近年来，随着国家人口政策的转变，助产专业迅猛发展，临床分娩方式更趋向自然分娩。基于目前助产领域的发展现状，针对产妇正常分娩第一产程护理有多种干预措施，为了能够借鉴他人的经验，制订适合患者的处理方案，其广泛查阅相关专家共识、专家经验类文献，对该领域相关专家共识、专家经验进行全面的整合和分析，但在将证据应用于临床前，证据是否真实有效、是否可信、是否能应用于临床，其对此存在疑虑。
>
> **请思考以下问题：**
> 该助产士应如何对文献的质量进行评价。

目前专家共识和专家经验类文章的评价工具最常用的是澳大利亚 JBI 循证卫生保健中心（2016）的真实性评价工具（表 12-1），该工具包含 6 个评价项目，评价时可以给出"是""否""不清楚""不适用"的判断，并最终经过小组讨论，决定该研究是纳入、排除，还是需获取进一步的信息。

表 12-1　澳大利亚 JBI 循证卫生保健中心对意见和共识类文章的真实性评价

评价项目	评价结果			
	是	否	不清楚	不适用
1. 是否明确标注了观点的来源				
2. 观点是否来源于该领域有影响力的专家				
3. 所提出的观点是否以研究相关人群的利益为中心				
4. 陈述的结论是否基于分析的结果？观点的表述是否具有逻辑性				
5. 是否参考了现有的其他文献				
6. 所提出的观点与以往文献是否有不一致的地方				

1. 是否明确标注了观点的来源　专家共识的"出身"很重要。这一项目的评价是在专家共识的前言部分，包含两层含义：专家共识的制订机构；专家共识所依据的文献来源，对来源文献标注参考文献。专家共识的制订机构是说明其权威性，标注文献来源是说明其

科学性。正如识别一条信息真假时，首先要看这条信息是谁发布的，如果是官方发布的就更可能是真实的。

2. 观点是否来源于该领域有影响力的专家 评价该项目时需要看专家共识作者及编写组成员部分，首先，需要列出作者及编写组成员的资质，包括姓名、目前的职务、所属单位名称等，这些信息有助于判断该作者在该领域是否具有影响力和权威性，以判定其观点是否能代表该领域的意见；其次，看编写组成员的数量和质量决定信息的含金量，要想获得业界认可，实力才是关键。评价者在进行质量评价时，可根据这些识别信息判断该文作者在该领域是否具有一定影响力和权威性，以判定其观点是否能代表该领域的意见。

3. 所提出的观点是否以研究相关人群的利益为中心 评价该项目时要明确解决目标人群的核心问题，并且明确阐述解决了这一问题对目标人群所获得的最佳健康结局或使某学术团队获益，需要特别注意剔除为某些企业代言的、具有商业性质的论文。

4. 陈述的结论是否基于分析的结果，观点的表达是否有逻辑性 评价者应判断专家意见内容本身是否有意义，专家意见的提出是基于经验或文献分析，是否对所提出观点的合理性进行论证，其论证过程是否符合图而敏模式（TouImimodel），基于分析的结论是指在得出结论时要有既往研究作基础，即要考虑文章的结论部分提出的主要论点是什么？作者用什么作为论据来支持该论点？论据是否能支持论点？是否对论据清晰标注参考文献？论述是否有逻辑性？总之，论点应是论证推导而来，论证应条理清晰，不能模棱两可。

5. 是否参考了现有的其他文献 参考文献的引证和分析是科学性的侧面验证。评价者应判断专家共识提出的观点是否参考了现有的其他文献，并将参考的文献进行详细准确的标注，是否对文献进行了分析、推理和论证。

6. 所提出的观点与以往文献是否有不一致的地方 专家共识要延续基础，但也不能全盘照收。评价者应判断该专家共识的推荐意见或观点是否以引注以往的文献作为支持，所提出的观点是否有外部文献的参照，与以往文献的观点是否有不一致的地方。

六、专家共识、专家经验类系统评价在助产实践中的实例分析

下文将以陈玉祥、乔建红等发表在《护理学杂志》的《产妇正常分娩第一产程护理最佳证据总结》一文为例，介绍专家共识、专家经验类系统评价的过程。

（一）背景（提出与构建问题）

正常分娩是指分娩自然发动，从分娩开始整个过程都保持低风险（无并发症），胎儿在妊娠 37～42 周经头位自然娩出，如果没有确凿的理由则无须干扰这个自然过程，分娩后产妇和胎儿状态良好。第一产程在分娩过程中持续时间最长，且潜伏期时限具有不确定性，这种不确定性会导致产妇产生恐惧、焦虑与疲劳等情绪，在宫缩作用下，产妇的疼痛体验明显，影响分娩体验水平，甚至可因精神高度紧张、体力过度消耗等引发宫缩乏力，使第一产程延长，影响正常分娩进程。因此，提升第一产程助产服务水平，在确保母婴安全的前提下，促进产妇舒适分娩具有重要意义。

（二）制订纳入与排除标准

1. 研究对象 产妇且涉及第一产程相关的护理。

2. 文献类型 临床决策、指南、专家共识及证据总结。

3. 排除标准 ①重复收录或直接翻译的文献；②无法获取全文的文献；③文献质量评价结果为 C 级的研究。

（三）制订文献检索策略

本研究检索时限为 2016 年 1 月至 2021 年 11 月。按照金字塔"6S"证据模型，英文检索词包括 normal/spontaneous delivery，births/childbirth；中文检索词包括正常分娩 / 自然分娩。检索的指南网、专业学会网站及数据库包括 UpToDate、BMJ Best Practice、Essential Evidence Plus、JBI 循证卫生保健中心数据库、国际指南网（GIN）、美国国立临床诊疗指南数据库（NGC）、新西兰指南工作组（NZGG）、加拿大安大略注册护士协会循证护理指南网（RNAO）、苏格兰学院间指南协作网（SIGN）、英国国家卫生与临床优化研究所网站（NICE）、国际妇产科联合会（FIG0）、加拿大妇产科医师协会（SOGC）、美国妇产科医师学会（ACOG）、澳大利亚皇家和新西兰妇产科学院（RANZCOG）、PubMed、CINAHL、医脉通、中国生物医学文献数据库、中国知网、万方数据、维普等数据库。

（四）文献筛选

文献筛选是参照拟定的纳入与排除标准，对获取的文献进行严格筛选。筛选过程由两名评价员独立完成，对所获得的文献进行标题、摘要、全文阅读，排除可从标题、摘要中确定不符合纳入标准的文献，对于剩余文献进行全文阅读，并将信息记录于前期制订好的筛查工具（bespoke screeming tool）中，最终由评价小组共同讨论决定是否纳入。

（五）文献质量严格评价

采用 JBI 循证卫生保健中心对应的评价标准对专家共识类文献进行质量评价。2 篇专家意见在条目 6"所提出的观点与以往文献是否有不一致的地方？"评价为"否"，RANZCOG 在条目 1"是否明确规定了观点的来源？"评价为"否"，其他条目均评价为"是"，评价质量较高，予以纳入。

（六）资料提取

数据提取由两名评价员对纳入的所有文献进行通读，提取与本研究相关的证据。在提取资料后，由两名评价员协商一致得到 I 级结果并根据 JBI-NOTARI 可信度量表评价标记删除可信度水平，即明确的（unequivocal，U）、可信的（credible，C）、不可信的（unsupported，U）。

（七）资料综合

通过仔细阅读资料综合的结果，将和相似内容合并，重新界定得到一类或多类作为分级结果，对分级结果进行进一步分析，基于其在意义及语言上的相似之处，得到合成性的分级结果来作为证据基础。当不同来源的证据存在冲突时采取高证据质量优先、权威文献优先、循证结果优先的原则。所有证据采用 JBI 证据预分级及证据推荐级别（2014）分级。

（八）结果与讨论

本研究共检索出 2663 篇文献，去除重复文献 59 篇；经阅读标题及摘要剔除不符合文献 2566 篇，经阅读全文剔除不符合文献 18 篇，最后经质量评价后剔除 2 篇质量评价等级为 C 级的指南，最终纳入 18 篇文献。其中临床决策 2 篇，证据总结 9 篇，指南 5 篇，专家意见 2 篇。中华医学会先后在《新产程标准及处理的专家共识（2014）》与《正常分娩指南》中分别推荐宫口扩张 6cm 与 5cm 作为活跃期的标志。无论以 6cm 还是 5cm 作为活跃期的标准，最重要的理念是在产程管理中有更多的耐心，密切观察产程进展，改善产妇分娩体验，帮助产妇树立阴道分娩的信心，在保障母婴安全的前提下，促进正常分娩。

【小结】

在助产领域缺乏来自研究的证据时，可使用经过严格评价的专家共识和专家经验来作为暂时的决策依据或补充证据，填补该领域"缺乏证据"的空白。经过严格评价的专家共识、专家经验类系统评价是临床决策中有价值的依据，其在助产领域具有重要价值。

第13章 系统评价再评价

学习目标

1. 掌握系统评价再评价的撰写步骤。

2. 了解系统评价再评价的定义及其与系统评价的区别。

3. 能够运用系统评价偏倚风险评价工具评价系统评价质量。

4. 具有证据评价，以及证据不等于决策意识。

一、系统评价再评价的应用范围

系统评价再评价（overviews of systematic reviews，Overviews）是针对疾病的干预、诊断、预后/患病率、病因/危险因素和定性研究，基于系统评价（systematic review，SR）/Meta 分析（meta analysis，MA）进行综合研究的一种方法。

Overviews 可针对疾病干预、诊断/筛查、预后、危险因素、卫生经济学、卫生保健等多个领域进行研究。

1. 在疾病干预方面 Overviews 可以分析以下内容：①同一疾病不同干预措施的系统评价进行再评价，通过对某疾病已有多个涉及不同干预措施的系统评价进一步综合评价，如《中药注射液治疗脓毒症的系统评价再评价》，涉及血必净注射液、参附注射液、参麦注射液和参麦注射液治疗脓毒症的系统评价；②同一干预措施不同疾病的系统评价进行再评价，通过对某干预措施已有多个涉及不同疾病的系统评价进一步综合评价，如清开灵注射液的系统评价再评价，涉及清开灵注射液治疗急性脑血管疾病、呼吸系统感染、病毒性肝炎和慢性阻塞性肺疾病的系统评价；③同一干预措施相同疾病的系统评价进行再评价，通过对某一干预措施已有多个涉及同一疾病的系统评价进一步综合评价，如《正念疗法治疗孕产妇抑郁等负性情绪的系统评价再评价》，分析了 10 篇系统评价/Meta 分析。

2. 针对疾病筛查 可以分析不同筛查措施筛查相同疾病的系统评价，如《乳腺癌筛查领域的系统评价再评价》，分析了 13 篇系统评价/Meta 分析。

3. 针对疾病诊断 可以分析不同诊断方法或工具诊断相同疾病的系统评价，如《ICU谵妄评估工具诊断准确性系统评价再评价》，分析了 5 篇系统评价/Meta 分析。

4. 针对疾病预后 可以分析不同预后因素对疾病预后影响的系统评价，如《基因多态性与骨肉瘤发生及预后的系统评价再评价》，分析了 23 篇系统评价/Meta 分析。

5. 针对疾病危险因素 可以分析同一疾病不同危险因素的系统评价，如《妊娠期糖尿病相关风险因素的系统评价再评价》，分析了 40 篇系统评价/Meta 分析的 57 个危险因素。

二、系统评价再评价与系统评价的区别

Overviews 与 SR/MA 都是综合研究科学证据的一种方法，都要经过立题、制订纳入和排除标准、检索、质量评价和数据分析等步骤。Overviews 是基于 SR/MA 的综合研究，SR 是基于原始研究的综合研究，两者的差异见表 13-1。

表 13-1　Overviews 与 SR/MA 的比较

项　目	Overviews	SR/MA
目的	基于干预措施疗效的 SR/MA 中总结证据	基于干预措施效果研究中总结证据
纳入研究	SR/MA	原始研究，如随机对照试验、交叉试验等
研究计划	有	有
文献选择标准	描述 SR/MA 纳入排除标准	描述原始研究纳入排除标准
检索方法	有系统的检索策略，全面收集同一主题的相关 SR/MA	有系统的检索策略，全面收集相关原始研究
质量评价	对纳入的 SR/MA 进行方法学质量 / 偏倚风险评价及证据质量评价	对纳入的原始研究进行方法学质量 / 偏倚风险评价及证据质量评价
资料分析	总结纳入 SR/MA 的结果。当对照分散在不同系统评价中，尤其是多种干预措施的间接比较时，需进行额外分析	对纳入研究中每个重要结局的结果予以 Meta 分析或描述性分析
结果	客观描述纳入 SR/MA 的特征、质量评价结果及效应量等信息	客观描述纳入原始研究的特征、质量评价结果、效应量及发表偏倚等信息
结论	主要客观陈述相关信息，获得当前研究现状下更全面、客观的结论，并描述对将来研究的提示	综合考虑纳入原始研究质量、效应量等多方面内容，并描述对将来研究的提示
报告	按方法、结果、讨论、结论等步骤报告，有相对严格的报告要求，如 PRIO-harms 量表和 PRIO-R 声明	依据 PRISMA 规范进行报告

PRIOR 声明为医疗保健干预性系统评价再评价报告规范；PRIO-harms 量表为系统评价再评价优先报告工具；PRISMA 为系统评价和 Meta 分析的优先报告条目

三、系统评价再评价的步骤与方法

系统评价再评价的制作步骤与系统评价相似，包括选题和立题、撰写方案和注册、检索文献、筛选文献、评价文献质量、提取资料、分析资料、解释结果和撰写报告、定期更新。

（一）选题与组建团队

选题是否恰当、清晰、明确，关系到 Overviews 是否具有重要的临床意义，是否具有可行性，并影响着整个 Overviews 研究方案的设计和制订。

1. 选题准备　选题准备工作对于 Overviews 具有重要的意义，如果题目选好后，不具

备可以完成的条件，再好的选题也只能是一种愿望。因此，选题准备是决定选题能否成功的关键。选题准备主要包括以下内容：①组建团队，团队成员至少包括方法学人员、检索专家（可以来自图书馆）、统计人员和临床医生等；②保证开展 Overviews 所必需的数据库、经费和时间；③熟悉文献管理软件和数据统计分析软件。对于那些暂不具备的条件，考虑是否可以通过其他途径实现，如部分数据库不可及，可以联系订购该数据库的单位进行检索，部分全文无法获取，可以通过文献传递服务实现。

2. 选题原则　选题来源于临床实践又服务于临床实践，因此选题应考虑其是否具有一定的临床意义。一般来说，证据综合选题原则主要有：①需要性原则，选题不但要紧密结合临床，而且要考虑其研究成果是否能直接为临床疾病的诊断和治疗提供决策依据。②价值性原则，主要指 Overviews 关注的临床问题要具有研究价值和实用价值。③科学性原则，选题必须有科学依据，确定某个选题前应了解拟选题国内外的研究热点和发展趋势，且选题必须实事求是、符合客观规律、合乎逻辑推理，要做到立论依据充分，研究目标明确，研究内容具体，研究方法及技术路线可行。④创新性原则，为避免选题与他人重复，在决定对该选题进行 Overviews 前，应该检索已有的注册网站 / 平台和数据库。了解目前是否有发表和正在进行的 Overviews 研究，如果有，必须考虑自己的 Overviews 研究与发表或正在进行的 Overviews 研究有无不同点和创新之处。⑤可行性原则，指充分考虑是否具备完成 Overviews 研究的主观和客观条件，是决定选题是否成功的关键。

3. 选题注意事项　首先，题目的难易要适中。选题既要有"知难而进"的勇气和信心，又要做到"力所能及"。如果难度过大，超越了自己所能承担的范围，一旦盲目动笔，很可能中途放弃重选选题，这样不仅造成了时间、精力的浪费，而且也容易使自己失去制作 Overviews 的信心。反之，具备了一定 Overviews 制作的能力和条件，选题过于简单，不但不能反映出自己的水平，而且也达不到提高自己的目的。其次，选题大小要适度。选题问题的范围应考虑所具有的资源和条件、临床意义和研究质量等问题。选题的范围太宽可能对患者的处理没有帮助。但选题的范围太窄却因所获资料较少而容易受机遇影响，增加出现假阳性和假阴性结果的机会，使结果不可靠，影响研究结果的实用性。

（二）注册与撰写研究方案

1. 注册　对 Overviews 进行注册，有助于提高 Overviews 撰写过程的透明度和严谨性，避免偏倚和重复，也有利于节约资源、提高证据利用效率。目前主要注册平台有 5 个：① Cochrane 系统评价注册，主要聚焦医学领域，Cochrane 协作网实行了一套系统的注册制度，以确保其系统评价的唯一性和质量；② Campbell 系统评价注册，主要聚焦社会科学、心理学、教育、司法犯罪学，以及国际发展政策等非医学领域；③ PROSPERO 注册平台，共有 40 个条目，22 个项目是必填，18 个项目是选填，无须支付注册费用；④ INPLASY 注册平台，与 PROSPERO 相比，INPLASY 注册范围更广泛，需支付注册费用；⑤ JBI 循证护理与助产研究中心，主要聚焦护理相关领域的系统评价。

2. 撰写研究方案　Overviews 题目确定以后，结合注册平台的要求，需设计并制订研究方案，如果可能经同行专家评审通过。研究方案应该包括明确的研究问题，详细的纳入标准和排除标准和检索策略，收集、筛选相关系统评价和（或）Meta 分析方法，纳入系统评价和（或）Meta 分析偏倚风险的评估方法，资料提取方法以及资料处理和呈现方法。

主要内容包括题目、摘要、背景、目的、资料与方法、纳入排除标准、检索系统评价和（或）Meta 分析、筛选系统评价和（或）Meta 分析、提取资料、评价纳入系统评价和（或）Meta 分析的偏倚风险、分析资料和参考文献。

（三）系统评价再评价撰写

1. 题目构成 题目应包含术语"系统评价再评价"，有助于帮助正确检索与识别系统评价再评价，同时，尽可能体现 Overviews 主要目的（如有效性、安全性等），以及研究关注人群、干预／诊断措施等关键信息。若是对现有系统评价再评价的更新，应在标题中进行体现。

2. 背景与目的 研究背景主要是阐述为什么要开展 Overviews，也就是提出制作 Overviews 的立题依据。内容应包括研究问题、现有研究现状及其局限性，同时说明什么选择 Overviews 解决该研究问题，如现有相关系统评价的数量。若是对现有系统评价再评价的更新，建议在背景中阐明，并引用该系统评价再评价。

3. 纳入与排除标准 根据提出的主题来制订纳入标准和排除标准，两者的关系为用纳入标准确定研究的主体，用排除标准排除研究主体中具有影响结果的因素的个体，进一步对研究主体进行准确定义。纳入标准本身具有排除性，即"是此即非彼"。

纳入和排除标准包括（以干预类系统评价再评价为例）以下内容。

(1) 研究类型：系统评价和（或）Meta 分析。

(2) 研究对象：研究主体是患有某种疾病的特定人群，如果某些因素会给研究造成影响，则排除患有这种疾病且具有这些影响因素的患者（个体）［注意：纳入研究对象标准与纳入系统评价和（或）Meta 分析纳入研究对象标准的关系］。

(3) 干预措施：包括规定干预方案，也可对各干预方案的各种比较组合都进行详细的规定；如果在采用规定的治疗药物和对照药物之外，给患者采用其他药物或治疗措施，则可因混杂因素影响研究结果，这样的个体需排除。

(4) 结果测量指标

① 主要指标：终点指标、特异性指标作为主要指标，通常有 1～2 项，如病死率、心血管事件发生率等，还应根据研究目的选择，如生存质量对于晚期癌症患者在评估治疗效果时也许是一个最重要指标，虽然生存质量中的很多项目为主观指标或中间指标，仍应将其设为主要指标。

② 次要指标：一般采用主观指标和中间指标作为次要指标。

③ 毒副作用或不良事件发生率：既要关注评价干预措施的有效性，也要分析评价其不良事件发生率，权衡利弊关系，以便决策者对干预措施做出抉择。

4. 检索系统评价和（或）Meta 分析 检索的目的是为 Overviews 撰写获取此前所有的相关系统评价和（或）Meta 分析，这样才能够更好地回答提出的临床问题。全面、系统、无偏倚检索对 Overviews 来说非常重要。对于 Overviews 撰写者而言，应该选择"6S"模型中的原始研究及其摘要、系统评价及其摘要和（或）Meta 分析作为数据源的数据库（如果条件允许）等。①综合性文献数据库资源，如 PubMed、Embase.com、Cochrane Library、Web of Science、BIOSIS Previews 和 SinoMed 等；②与研究课题相关的专题数据库，如 Campbell 协作网、PsycINFO、Allied and Complementary Medicine、British Nursing

Index、CINAHL 等，具体检索步骤参考相关书籍；③系统评价和（或）Meta 分析注册平台；④会议论文与学位论文，如中国知网、万方数据知识服务库、国家科技图书文献中心、Papers First、Proceedings First、ProQuest Digital Dissertations 等；⑤手工检索，主要包括通常不被电子数据库收录（数据库收录时间以外）期刊，以及未被电子化会议论文汇编；⑥其他，包括主要的在线书目、与研究主题相关的研究者、相关领域的专家或医药企业联系以获取有关研究。表 13-2 为主要数据系统评价和（或）Meta 分析的检索策略。

Overviews 检索除报告检索资源外，还需各数据库报告检索时限、检索日期，及并至少 1 个数据库的完整检索策略、主要检索词等信息，其他数据库详细的检索策略可以附件形式呈现。

5. 筛选系统评价和（或）Meta 分析　根据预先制订的纳入排除标准，从检索获得的所有文献中收集能够回答临床问题的系统评价和（或）Meta 分析。筛选过程需要至少两名评价员独立进行，最好是本专业和非本专业评价员同时评价，这样可大大减少相关文献的误排率，若有意见分歧可讨论解决，必要时需与第三位评价员讨论协商确定。如果可能，应对评价员培训并进行预试验，即对样本文献（10～20 篇，其中包括肯定合格、肯定不合格和不确定）预筛选，以保证文献筛选过程的标准化和筛选结果的准确性。具体步骤为：①系统评价再评价需要检索多个数据库来尽可能全面的检出相关系统评价和（或）Meta 分析，但多个数据库之间存在重复收录期刊，用文献管理软件将初检文献归类、整理，排除重复文献；②阅读每篇系统评价和（或）Meta 分析的题目和摘要，排除明显不符合纳入标准的不相关系统评价和（或）Meta 分析；③对于任何一篇潜在的相关系统评价和（或）Meta 分析都要求调阅全文分析；④分析、判定重复发表文献；⑤根据纳入排除标准复核初步纳入系统评价和（或）Meta 分析，详细记录排除文献原因，以备后期制作文献筛选流程图使用；⑥对于信息报告不全者，尽量联系原作者补充相关资料；⑦最终确定纳入系统评价和（或）Meta 分析，进入数据提取阶段。

系统评价和（或）Meta 分析筛选过程应以流程图的形式呈现，列出各个数据库检索结果、根据题目和摘要排除的文献量、获取全文文献量、阅读全文后排除的文献量及原因和最终纳入研究数量等，详细要求可以参见 PRISMA 声明流程图。

6. 偏倚风险评估与证据质量评价

(1) 偏倚风险评估：偏倚风险评估就是将已经实施的系统评价 /Meta 分析可能产生的偏倚尽量找出来，评估其对结果可能产生的影响。

①偏倚风险来源：偏倚主要产生在检索或收集文献、筛选文献和资料提取阶段（表 13-3）。

② 偏倚风险评估量表：目前，已超过 40 多种测量工具被报道用于系统评价偏倚风险评估。这里主要介绍 AMSTAR 量表和 ROBIS 工具。

• AMSTAR 量表：2007 年由荷兰 VU 大学（Vrije Universiteit University）医学研究中心和加拿大渥太华大学的临床流行病学专家组成的研发团队，基于如概述质量评估问卷（overview quality assessment questionnaire，OQAQ）等已有的一些具有参考价值和代表性的评估工具，在长期使用过程中所形成的实践证据和专家共识，共同研发了专门用于评估系统评价方法质量的 AMSTAR 量表，AMSTAR 由 11 个领域组成，AMSTAR-2 保留了

表 13-2　主要数据库系统评价和（或）Meta 分析的检索策略

数据库名称	检索策略
PubMed	#1 "Meta-Analysis as Topic" [Mesh] OR "Meta-Analysis" [Publication Type] #2 meta analysis[Title/Abstract] OR meta analyses[Title/Abstract] OR meta-analysis[Title/Abstract] OR meta-analyses[Title/Abstract] OR metaanalysis[Title/Abstract] OR metanalysis[Title/Abstract] OR met-analysis[Title/Abstract] OR metaanalyses[Title/Abstract] OR metanalyses[Title/Abstract] OR met-analyses[Title/Abstract] OR data pooling[Title/Abstract] OR data poolings[Title/Abstract] OR clinical trial overview[Title/Abstract] OR clinical trial overviews[Title/Abstract] #3 #1 OR #2 #4 "Systematic Review" [Publication Type] OR "Systematic Reviews as Topic" [Mesh] #5systematic review[Title/Abstract] OR systematic reviews[Title/Abstract] #6 #4 OR #5 #7 #3 OR #6
Embase	#1 'meta analysis' /exp OR 'meta analysis（topic）' /exp #2 'meta analysis' :ti,ab OR 'meta analyses' :ti,ab OR 'meta-analysis' :ti,ab OR 'meta-analyses' :ti,ab OR metaanalysis:ti,ab OR metanalysis:ti,ab OR 'met-analysis' :ti,ab OR metaanalyses:ti,ab OR metanalyses:ti,ab OR 'met-analyses' :ti,ab OR 'data pooling' :ti,ab OR 'data poolings' :ti,ab OR 'clinical trial overview' :ti,ab OR 'clinical trial overviews' :ti,ab #3 #1 OR #2 #4 'systematic review' /exp OR 'systematic review（topic）' /exp #5 'systematic review' :ti,ab OR 'systematic reviews' :ti,ab #6 #4 OR #5 #7 #3 OR #6
Web of Science	TS=" meta analysis" OR TS=" meta analyses" OR TS=" meta-analysis" OR TS=" meta-analyses" OR TS=metaanalysis OR TS=metanalysis OR TS=" met-analysis" OR TS=metaanalyses OR TS=metanalyses OR TS=" met-analyses" OR TS=" systematic review" OR TS=" systematic reviews" OR TS=" data pooling" OR TS=" data poolings" OR TS=" clinical trial overview" OR TS=" clinical trial overviews"
中国生物医学文献数据库	#1 "Meta 分析" [不加权：扩展] OR "Meta 分析（主题）" [不加权：扩展] #2 "Meta 分析"[常用字段：智能] OR "系统评价"[常用字段：智能] OR "荟萃分析"[常用字段：智能] OR "系统综述" [常用字段：智能] OR "整合分析" [常用字段：智能] OR "数据合成" [常用字段：智能] OR "元分析" [常用字段：智能] #3 #1 OR #2
中国知网 – 专业检索	SU='Meta 分析' OR SU='系统评价' OR SU='Meta 分析' OR SU='系统综述' OR SU='整合分析' OR SU='数据合成' OR SU='元分析'
万方数据知识服务平台 – 专业检索	主题：（"Meta 分析"）+ 主题：（"系统评价"）+ 主题：（"荟萃分析"）+ 主题：（"系统综述"）+ 主题：（"整合分析"）+ 主题：（"数据合成"）+ 主题：（"元分析"）

表 13-3　偏倚来源

1. 检索或收集文献阶段的偏倚

(1) 发表偏倚：有统计学意义的阳性结果较没统计学意义的阴性结果更容易发表

(2) 用计算机数据库检索已发表的文献时的偏倚

①标引偏倚：数据库中标引不准确或错误导致相关文献未被检出

②查找偏倚：检索词不准确或检索策略有问题导致的漏检

(3) 参考文献或引文偏倚：若回溯捡到文献的引文，可能原作者在引用文献时有主观偏好

(4) 重复发表偏倚：将同一篇文献或同一篇文献的主要数据在不同的期刊或会议论文中进行发表，可由原作者单位或联合其他作者单位重新发表

(5) 剽窃或造假偏倚：盗用他人已发表的数据或完全凭空捏造数据发表文章

(6) 重复使用研究对象偏倚：由不同研究人员使用了同一研究对象，发表相似的论文

(7) 限制语种偏倚：指研究人员对于不熟悉的语种在检索阶段进行限制导致的偏倚

2. 筛选文献阶段的偏倚

(1) 纳入标准偏倚：由于专业局限性或主观倾向研究人员在选择纳入标准时产生的偏倚

(2) 排除标准偏倚：排除了不应当的文献

(3) 筛选者偏倚：在判断文献是否符合纳入排除标准时由于筛选者的局限性导致判断错误

(4) 无法获取全文偏倚：各种原因导致的无法得到符合标准的全文文献而导致的偏倚

3. 资料提取阶段的偏倚

(1) 来源于研究人员的偏倚：资料提取偏倚、质量评分偏倚与数据录入偏倚

(2) 来源于原始研究的偏倚：报告不充分或原始记录有错误

4. 利用冲突偏倚

原始版本的 10 个领域，并对其进行修改和扩展，其中 2 个领域（"研究选择和数据提取是否具有可重复性""是否说明相关的利益冲突"）被扩展为 4 个领域，对"研究选择的可重复性"和"数据提取的重复性"分开评估，对"系统评价的基金资助情况"和"系统评价纳入研究的基金资助情况"从"是否说明相关利益冲突"中独立出并分开评估。细化和分开评估随机和非随机研究的偏倚风险。移动原始版本中"发表情况是否已考虑在纳入标准中，如灰色文献？"领域到文献检索部分进行考虑。因此，在对原始版本的 10 个领域进行修改、细化和补充之后，增加 4 个领域，目前的 AMSTAR-2 由 16 个领域组成（表 13-4），其中 2 个领域直接来自于 ROBINS-I 工具，分别为"PICO 问题的构建"和"证据合成时偏倚风险的处理方法的描述"；其余 2 个新的领域分别为"异质性的处理和原因""研究设计的选择依据"。

- ROBIS 工具：2014 年英国布里斯托尔大学（University of Bristol）社会医学部制订了一种全新的评价工具——系统评价中的偏倚风险（risk of bias in systematic review,

表 13-4 AMSTAR-2 评价清单

序 号	领 域	评 价
1	系统评价的研究问题和纳入标准是否基于 PICO 构建	□ 符合　　□ 不符合
2	制作系统评价前是否制订前期研究方案，若有修订，报告修订的细节	□ 符合　　□ 部分符合 □ 不符合
3	研究设计的选择依据是否给予解释	□ 符合　　□ 不符合
4	是否使用了全面的检索策略	□ 符合　　□ 部分符合 □ 不符合
5	研究筛选是否具有可重复性	□ 符合　　□ 不符合
6	数据提取是否具有可重复性	□ 符合　　□ 不符合
7	是否提供排除研究的清单及排除理由	□ 符合　　□ 不符合
8	是否描述纳入研究详细的基本信息	□ 符合　　□ 部分符合 □ 不符合
9	纳入研究的偏倚风险评估方法是否合理	□ 符合　　□ 部分符合 □ 不符合　　□ 仅纳入 NRSI 或 RCT
10	是否报告系统评价纳入研究的基金资助信息	□ 符合　　□ 不符合
11	如果执行 Meta 分析，结果合成的统计学分析方法是否合适	□ 符合　　□ 不符合 □ 未执行 Meta 分析
12	如果执行 Meta 分析，是否评价单个研究偏倚风险对 Meta 分析结果的影响	□ 符合　　□ 不符合 □ 未执行 Meta 分析
13	在解释和讨论系统评价的结果时是否考虑了单个研究的偏倚风险	□ 符合　　□ 不符合
14	是否对存在的异质性进行满意的解释和讨论	□ 符合　　□ 不符合
15	如果进行定量合并，是否充分调查了存在发表偏倚的可能性，并讨论发表偏倚对结果的影响	□ 符合　　□ 不符合 □ 未执行 Meta 分析
16	是否报告潜在的利益冲突来源，包括目前系统评价收到的基金资源	□ 符合　　□ 不符合

RCT. 随机对照试验；NRSI. 非随机干预性研究

ROBIS）工具，其针对系统评价的偏倚风险，不仅用于评估包括干预性、诊断性、病因性、预后性等多种系统评价制作过程和结果解释过程中的偏倚风险，还用于评价系统评价问题与其使用者要解决的实践问题的相关性。

ROBIS 评估系统评价偏倚风险的过程包括三个阶段：①评估相关性（根据情况选择）；②确定系统评价制订过程中的偏倚风险程度；③判断系统评价的偏倚风险。ROBIS 工具清单见表 13-5 和表 13-6。

（2）证据质量评价：证据质量是指对观察值的真实性有多大把握，故又可称为"证据

表 13-5　不同类型系统评价的评估表（阶段一）

系统评价类型				目标问题	系统评价问题
干预性	病因性	诊断准确性试验	预后性		
患者或人群	患者或人群	患者	患者		
干预措施	暴露因素和对照因素	待评价试验	要预测的结局		
对照措施		金标准试验	计划使用的模型		
结局指标	结局指标	目标疾病	计划的时间点		
系统评价要解决的问题与目标问题匹配吗？				是 / 否 / 部分 / 不确定	

确信度"。证据质量（确信度）分为高、中、低、极低四个等级，具体描述见表 13-7。利用 GRADE 对证据质量进行分级。

GRADE 对证据质量的判断始于研究设计。一般情况下，没有严重缺陷的随机对照试验的证据起始质量为高（A 级），但有 5 个因素可降低其质量；没有突出优势的观察性研究的证据起始质量为低（C 级），但有 3 个因素可升高其质量（表 13-8）。

7. 资料提取　按照纳入排除标准，将纳入系统评价 /Meta 分析的结果和所有有价值的信息正确地收集并记录下来。资料提取是系统评价再评价结果分析中的一个关键步骤，直接影响结果的准确性。为了保证资料提取的准确性，要求两位评价人员各自独立地提取资料，资料提取过程详细记录遇到的问题及缺失数据的处理等，相互核对信息提取结果，有不同意见应协商解决或由第三方确定。

资料提取表内容主要包括 5 部分信息：①发表信息和资料提取信息，题目、第一作者、发表系统评价 /Meta 分析期刊、发表系统评价 /Meta 分析国家，发表系统评价 /Meta 分析日期和提取数据日期等；②研究对象，例数、年龄、性别、种族、疾病分期、合并症、纳入标准和排除标准等；③干预措施；④测量指标，主要包括测量指标名称、效应量和 95% 可信区间，以及报告该测量指标的研究数量和研究对象数量；⑤偏倚风险 / 方法学质量评估工具及评估结果；⑥数据处理和证据合成方法；⑦系统评价 /Meta 分析局限性等。

8. 分析资料　系统评价再评价的数据分析需要制订分析计划，可以是描述性的定性分析，也可以是定量分析（包含统计分析）。

定性分析常以文字、图或表的形式进行描述性分析（如对研究特征和结果的结构式小结和讨论），表格可以呈现从系统评价中提取的疗效数据信息、报告本结局指标的系统评价数量、研究对象例数、统计学异质性等信息。但不主张逐个描述纳入系统评价的结果。

定量分析包含统计分析过程。一种情况是应用直接比较的 Meta 分析处理数据；很多情况当无直接比较证据时，实施间接比较或直接比较结果与间接比较结果的合并结果，即网状 Meta 分析，以上方法常应用于再评价的数据合成中。有些时候，作者还需重新分析数据，如从不同的人群等方面重新进行亚组分析或从更大范围进行数据合并等。

表 13-6　评估领域及标志性问题（阶段二、三）

类　别	阶段二				阶段三
	领域 1：研究的纳入排除标准	领域 2：研究的检索和筛选	领域 3：数据提取和质量评价	领域 4：数据合成和结果呈现	系统评价的偏倚风险
标志性问题 *	1.1 系统评价遵循了预先确定的纳入标准吗	2.1 检索已发表和未发表的研究时所包含的数据库或电子资源的范围合适吗	3.1 数据提取中尽可能地减小了误差吗	4.1 数据合成包括了所有应该包括的研究吗	A. 结果解释中处理了领域 1~4 中所有偏倚风险吗
	1.2 纳入标准适合系统评价的问题吗	2.2 使用了除数据库检索以外的其他方法来确定相关研究吗	3.2 系统评价作者和读者能获取足够的研究特征来确定相关研究吗	4.2 遵循了所有预先确定的分析吗？未遵循的部分分解释吗	
	1.3 纳入标准明确吗	2.3 检索策略的检索词构能尽可能多地检索到合适的研究吗	3.3 提取了所有相关的研究来进行数据合成吗	4.3 鉴于纳入研究的研究问题，研究设计和结局指标的性质和相似性，数据合成方法恰当吗	B. 合理地考虑到了纳入研究与系统评价研究问题的相关性吗
	1.4 纳入标准中所有基于研究特征的限制合适吗	2.4 基于时间、发表形式、语言的限制合适吗	3.4 使用了合适的工具来正规地评价偏倚风险（或方法学质量）吗	4.4 数据合成中研究之间的差异（异质性）是最小的，或已经过处理了吗	
	1.5 纳入标准中所有与研究来源相关的限制合适吗	2.5 研究的筛选中尽可能地减小了误差吗	3.5 偏倚风险评价中尽可能地减小了误差吗	4.5 结果稳定吗？如是否通过灵敏度分析来证明	C. 评价者强调有统计学意义的结果了吗
				4.6 原始研究或者各数据合成中处理了吗	
判断 **	对纳入标准的描述的偏倚风险程度	研究检索和（或）筛选所使用方法的偏倚风险程度	数据提取和质量评价所用方法的偏倚风险程度	数据合成和结果呈现的偏倚风险程度	系统评价的偏倚风险

*. 标志性问题的回答：是/可能是/可能否/否/无信息；**. 偏倚风险程度判断：低/高/不确定

表 13-7　证据质量与推荐强度分级

证据质量分级	具体描述
高（A）	非常有把握观察值接近真实值
中（B）	对观察值有中等把握：观察值有可能接近真实值，但也有可能差别很大
低（C）	对观察值的把握有限：观察值可能与真实值有很大差别
极低（D）	对观察值几乎没有把握：观察值与真实值可能有极大差别

表 13-8　影响证据质量的因素

影响因素	解　释
可能降低随机对照试验证据质量的因素及其解释	
偏倚风险	未正确随机分组；未进行分配方案的隐藏；未实施盲法（特别是当结局指标为主观性指标，其评估易受主观影响时）；研究对象失访过多，未进行意向性分析；选择性报告结果（尤其是仅报告观察到的阳性结果）；发现有疗效后研究提前终止
不一致性	如不同研究间存在大相径庭的结果，又没有合理的解释原因，可能意味着其疗效在不同情况下确实存在差异。差异可能源于人群（如药物在重症患者中的疗效可能更显著）、干预措施（如较高药物剂量的效果更显著），或结局指标（如随时间推移疗效减小）的不同。当结果存在不一致性而研究者未能意识到并给出合理解释时，需降低证据质量
间接性	间接性可分两类，一是比较两种干预措施的疗效时，没有单独的研究直接比较两者的随机对照试验，但可能存在每种干预与安慰剂比较的多个随机对照试验，这些试验可用于进行两者之间疗效的间接比较，但提供的证据质量比单独的研究直接比较的随机对照试验要低；二是研究中所报告的人群、干预措施、对照措施、预期结局等与实际应用时存在重要差异
不精确性	当研究纳入的患者和观察事件相对较少而导致可信区间较宽时，需降低其证据质量
发表偏倚	如果很多研究（通常是小的、阴性结果的研究）未能公开，未纳入这些研究时，证据质量亦会减弱。极端的情况是当公开的证据仅局限于少数试验，而这些试验全部是企业赞助的，此时发表偏倚存在的可能性很大
降级标准	以上五个因素中任意一个因素，可根据其存在问题的严重程度，将证据质量降 1 级（严重）或 2 级（非常严重）。证据质量最多可被降级为极低，但注意不应该重复降级，譬如，如果分析发现不一致性是由于存在偏倚风险（如缺乏盲法或分配隐藏）所导致时，则在不一致性这一因素上不再因此而降级
可能提高观察性研究证据质量的因素及其解释	
效应值很大	当方法学严谨的观察性研究显示疗效显著或非常显著且结果高度一致时，可提高其证据质量
有剂量－效应关系	当干预的剂量和产生的效应大小之间有明显关联时，即存在剂量－效应关系时，可提高其证据质量
负偏倚	当影响观察性研究的偏倚不是夸大，而可能是低估效果时，可提高其证据质量
升级标准	以上三个因素中任意一个因素，可根据其大小或强度，将证据质量升 1 级（如相对危险度＞2）或 2 级（如相对危险度＞5）。证据质量最高可升级到高证据质量（A 级）

9. 呈现结果 系统评价再评价结果部分包括文献筛选结果、纳入研究的描述、偏倚风险评价和干预措施效应量的描述等内容。推荐尽量用图表，以使结果更简洁明了。

(1) 文献筛选结果：描述文献筛选的过程和系统评价 /Meta 分析数量，并按照 PRISMA 声明报告文献筛选流程图。

(2) 描述纳入系统评价 /Meta 分析：简洁明了地描述纳入系统评价 /Meta 分析的特征以帮助读者判断纳入系统评价 /Meta 分析的同质性。如研究时间、纳入人群、干预措施（用药剂量、疗程及其他特征）、对比措施和结局指标等内容，作者应详尽报告重要信息。若纳入系统评价 /Meta 分析间存在明显差异时（如系统评价纳入排除标准不一、对照组不同、结局指标的评估方法不同）应明确说明。以上内容可在"纳入系统评价一览表"中归纳总结。

(3) 偏倚风险评价：描述系统评价再评价纳入系统评价 /Meta 分析的总体质量，包括系统评价 /Meta 分析间的不同和个别系统评价 /Meta 分析重要的质量缺陷。评价结果应予高度概括，以附表形式提供相关评价信息。

(4) 描述干预措施效应量：应总结纳入系统评价关于干预措施效果而纳入的主要研究结果。效应量的描述应按临床意义的重要性依次分类描述，结果呈现应从临床角度对结果分类而非单纯罗列每个系统评价的研究结果。应全面报告干预措施类型（药物治疗、手术治疗、行为治疗等）、疾病分期（症状前期、疾病早期、进展期）、受试者特征（年龄、性别、种族）和结局类型（存活、功能状况、不良反应）信息。结果描述内容包括统计学结果、统计学意义和临床意义等。描述过程中应注意"无证据说明有效"及"有证据说明无效"的区别。

10. 讨论与结论 讨论与结论必须以研究结果为依据，应注重宏观把握，避免重复描述结果部分内容。讨论部分体现以下要点：①高度总结主要结果、证据强度、证据实用性，纳入研究的质量，效应量，是否有其他证据支持研究结论，Overviews 制作过程的潜在的偏倚，其结论与其他研究或系统评价是否一致等；②证据实用性分析还可从研究人群的生物学及文化差异、依从性差异等方面进行；③说明研究的完整性、局限性及 Overviews 所提升的临床实践意义和科研导向等内容。

11. 撰写与报告 研究者撰写和报告 Overviews 时，可参照 PRIOR 声明、PRIO for abstracts 和 PRIO-harms 尽可能把所有内容均呈现给读者。

【小结】

尽管 Overviews 与系统评价 /Meta 分析的撰写步骤有相似之处，但一定要注意 Overviews 独特之处。随着 Overviews 方法学体系的不断完善和研究领域的不断拓展，加之其与网状分析方法结合，使其在医药卫生领域证据整合和指导临床实践将发挥越来越重要的作用。

第14章 助产临床实践指南的评价与应用

学习目标

1. 了解助产临床实践指南的概念和演进。

2. 了解助产临床实践指南的发展现状。

3. 能够深刻理解基于高质量证据的循证助产临床实践指南对促进助产学科发展的意义。

4. 了解助产临床实践指南的分类。

5. 了解助产临床实践指南的意义。

6. 掌握助产临床实践指南的制订方法。

7. 掌握助产临床实践指南的制订步骤。

8. 掌握助产临床实践指南证据的种类。

9. 了解助产临床实践指南报告的撰写规范。

10. 了解评价助产临床实践指南的基本原则。

11. 掌握助产临床实践指南评价工具的应用方法。

12. 能够应用指南评价工具对助产临床实践指南进行评价。

基于证据的助产实践（evidence-based midwifery practice，EBMP）可提高助产服务的专业性和服务质量。在繁忙的工作情境下，面对零散、碎片化的众多证据，助产从业人员常常困惑，如何高效地从海量信息中准确地筛选出证据，并将其应用于助产实践？基于用证的证据检索原则，当我们遇到一个临床问题时，通常遵循"6S"证据资源金字塔模型进行自上而下的证据检索，首先参考的证据来源是计算机决策支持系统及专题证据汇总。计算机决策支持系统是循证证据资源的最高等级，位于金字塔的顶端，开发难度大及成本高，资源极为有限，往往很难获取到此类证据。专题证据汇总是针对特定临床问题各个方面证据的总结，主要包括临床实践指南、证据总结、基于证据的集束化照护方案等，证据等级仅次于计算机决策支持系统，资源相对而言较为丰富，对临床实践具有重要指导意义。

近年来，虽然精准医学、大数据医学、人工智能等对医疗行业临床实践的指导影响越来越大，但临床实践指南仍是当前指导临床实践工作最重要的工具之一，被视为无偏倚的卫生标准，是医务人员进行决策的准则和规范，也是改善临床决策及患者结局的重要工具。

一、助产临床实践指南的概念和演进

1990 年，美国医学研究所（Institute of Medicine，IOM）率先提出"临床实践指南"（clinical practice guideline，CPG）的定义，即"针对特定的临床情境，由相关领域的多学科专家系统制订，以帮助医务人员和患者做出恰当处理的指导意见"。随后全球范围内逐渐开始了制订CPG的热潮，用CPG指导医疗实践，以期改善医疗卫生保健的质量。当时，CPG的制订主要基于多学科专家的共识，推荐意见的形成以专家的经验及临床判断为主要依据，而非以证据作为基础，其制订过程缺乏严谨的方法学指导，科学性和透明性极易受到挑战。这些CPG被称为"基于专家共识的指南"。随着循证医学的发展，指南开发的主流趋势转变为采用严谨的方法学制订"基于证据的临床实践指南"，通过综合权衡证据利弊、考量患者的需求及偏好，提出最优的推荐意见，更为符合现代医学科学性和人文性的理念。2011年，IOM组织国际专家首次更新了CPG的定义，即"针对患者的特定临床问题，由多学科专家合作系统制订的、基于系统评价形成的证据，形成平衡不同干预措施利弊的最优推荐意见"。系统评价是针对某一具体临床问题，系统、全面地收集所有已发表或未发表的原始研究，将各研究结果进行定性或定量合成，从而得出可靠的结论，是循证医学中高证据质量的来源。从IOM对CPG定义变革可以看出，CPG的内涵已经发生了显著的变化，更新的定义强调了循证医学方法的重要性，特别强调了系统评价在CPG中的地位和作用。CPG以系统评价作为基石，标志着指南从基于专家共识的指南发展为基于高证据质量的循证临床实践指南（evidence-based clinical practice guideline，E-CPG）。

随着E-CPG的提出，国际上有许多专门制订指南的组织，如英国国家卫生与临床优化研究所（National Institute for Health and Clinical Excellence，NICE）、国际指南协作网（Guidelines International Network，GIN）、苏格兰校际指南网络（Scottish Intercollegiate Guidelines Network，SIGN）、世界卫生组织（World Health Organization，WHO）等提出了各自制订E-CPG的流程和规范。自2014年6月1日起，美国国立指南文库（National Guideline Clearinghouse，NGC）收录指南的标准发生了变化，现有的收录标准为，①临床实践指南应包含系统开发的描述，可提供建议以帮助医生等卫生保健从业人员和患者在特定临床情况下做出适当的决策；②临床实践指南是在医学专业协会，相关专业学会，联邦、州或地方一级政府机构，公共或私人组织或医疗保健组织的主持下制订的；③有文件可证实临床实践指南是基于对证据的系统审查；④临床实践指南或其支持文件应包含对推荐治疗和替代治疗方案的利弊评估；⑤提供指南的英文版全文（免费或收费）；⑥指南为当前的最新版本，并有文件可证明指南是在过去五年内被制订、评审或修订的。上述标准是以基于循证医学方法制订的E-CPG为收录标准。

助产临床实践指南特指关注解决助产领域临床问题的临床实践指南，对助产领域特定临床情景（如产前教育、产时疼痛管理、助产适宜技术、产后护理等）中的具体问题，由多学科专家系统制订的、形成处理该临床情景相关问题的推荐意见，旨在为助产从业人员、孕产妇等利益相关者的临床决策提供指导。助产临床实践指南将循证与临床助产实践连接起来，被广泛应用于指导助产实践，是助产从业人员实施照护的规范和准则。

二、助产临床实践指南的现状

20世纪80年代，全球范围内相关组织、机构开始制订"基于专家共识的指南"。在国内，通常以某一领域比较有名的专家来撰写，由卫生管理机构统一发布，常被称为诊疗常规、非正式专家共识性声明等。随着循证医学的发展，基于证据的CPG备受关注，从国际上公认的CPG定义和著名的指南文库收录标准可以看出，现在倡导的CPG是基于循证医学方法制订的循证临床实践指南。

目前，国际上制订并发布助产领域 CPG 的机构主要包括专门制订指南的权威机构，如 NICE、GIN、SIGN、WHO；妇产科专业组织 / 协会，如国际妇产科联盟（International Federation of Gynecology and Obstetr，FIGO）、美国妇产科医师协会（American College of Obstetricians and Gynecologists，ACOG）、英国皇家妇产科医师学院（Royal College of Obstetricians and Gynecologists，RCOG）、加拿大妇产科医师学会（Society of Obstetricians and Gynaecologists of Canada，SOGC）；助产专业组织 / 协会，如英国皇家助产士学院、国际助产士联合会等。指南制订以指南开发、指南更新、指南改编为主，虽然国际上多个组织发布了循证临床实践指南制订及改编的流程和规范，但大多数指南的开发及改编流程与国际规范相比仍有进一步优化的空间。

在中国，CPG 的发展经历了从引进和解读国际指南到自主制订和修订指南及共识的过程。国内制订并发布助产领域 CPG 的机构主要包括国家卫生和计划生育委员会、中华医学会妇产科学分会、中华医学会围产医学分会等，以开发基于专家共识的指南为主，基于证据的 CPG 以引进国际上高质量指南进行改编或整合为主，以形成符合国内文化及医疗背景的循证临床实践指南。

目前，助产领域的 CPG 涉及孕期、产时、产后的生育全周期保健及新生儿管理。

1. 孕期管理相关的指南　主要针对孕期常见并发症（如妊娠期糖尿病、妊娠期高血压疾病等）、孕妇心理健康及胎儿健康进行管理及护理，以促进母婴安全。

妊娠期糖尿病是孕期最常见的并发症，可导致难产、巨大儿、产后出血等不良妊娠结局的发生，并增加围产期孕产妇和胎儿的患病风险。国际糖尿病联盟 2021 年发布数据显示，我国妊娠期糖尿病患病率约为 8.6%。当前，国内外多个组织、机构和协会发布了妊娠期糖尿病相关的指南及共识，以促进妊娠期糖尿病孕妇的规范化管理。2009 年，国际糖尿病联盟发布了《妊娠与糖尿病全球指南》；2013 年，美国国立指南文库发布了《糖尿病与妊娠：内分泌协会临床实践指南》；2018 年，复旦大学 JBI 循证护理合作中心发布了《妊娠期糖尿病临床护理实践指南》；2022 年我国中华医学会发布了《妊娠期高血糖诊治指南（2022）》。上述指南涵盖妊娠期糖尿病的筛查和诊断、产前护理、分娩期护理、新生儿护理，以及产后护理等五个方面，为妊娠期糖尿病孕妇的孕期体重管理、血糖管理、产时出入量管理、新生儿血糖管理、产后随访管理等提供科学、规范的建议。进而降低巨大儿和新生儿低血糖的发生率、减少产妇产后糖代谢异常及心血管疾病的患病风险，对促进自然分娩、降低母儿不良妊娠结局发生率、保障母儿长期健康具有重要意义。

妊娠期高血压疾病是妊娠期常见并发症，可伴有全身多脏器功能障碍，严重者甚至可能出现抽搐、昏迷等，是导致孕产妇及围产儿患病和死亡的主要原因。目前，国内外已发布多个与妊娠期高血压相关的指南或专家共识。2014 年，加拿大妇产科医师协会发布了《妊娠期高血压疾病的诊断、预测、预防和管理》第 307 号指南，并于 2022 年进行了更新，发布了第 426 号临床指南。2018 年，国际妊娠期高血压研究学会（International Society for the Study of Hypertension in Pregnancy，ISSHP）发布了《妊娠期高血压疾病：ISSHP 分类、诊断和管理指南》，得到国际产科医学会的认可。2019 年，美国妇产科医师协会发布了第 202 号实践指南《妊娠期高血压和子痫前期指南 2019 版》。2020 年，中华医学会妇产科学分会妊娠期高血压疾病学组发布了本土化的《妊娠期高血压疾病诊治指南（2020）》。上述指南包括妊娠期高血压疾病的分类、诊断、管理，以及产前子痫的风险预测、预防和管理等内容，为助产士实施妊娠期高血压孕妇生活方式管理、饮食和运动管理、行为管理等提供循证依据，进而有效管理妊娠期高血压孕产妇的血压，减少并发症发生，改善围产结局和预后。

为了促进孕产妇心理健康，苏格兰校际指南网络发布了《围产期心理健康状况》第169号临床指南，对妊娠期间或产后12个月内有心理健康问题高风险或已有心理健康问题的孕产妇进行筛查和治疗。为了发现胎儿围产期危险因素和潜在的胎儿失代偿期，促进及时干预，以降低围产期死亡率，加拿大妇产科医师学会于2023年发布了《产前胎儿健康监测》第441号指南。

2. 产时管理相关的指南　主要针对促进正常分娩及管理分娩过程中常见并发症相关的指南。分娩是整个妊娠过程中最关键的时期，存在着各种危及母胎健康和安全的风险。为了促进正常分娩及提高产妇分娩积极体验，NICE发布并更新了《健康妇女和婴儿的产时护理》指南，又于2023年发布《分娩期间疼痛管理》临床指南。2018年，WHO及ACOG分别发布了关于《促进积极分娩体验的产时管理》和《第一产程和第二产程管理》等指南。2020年，中华医学会妇产科学分会产科学组及中华医学会围产医学分会发布了《正常分娩指南》。上述指南规范了不同医疗机构助产人员对于正常分娩的处理和操作，强调实施以母胎为中心的照护，能够提高正常分娩率、降低难产和剖宫产率，从而有效降低母婴死亡率、患病率，提高孕产妇生命质量，优化分娩体验，达到孕产妇健康、围产儿安全的目标。

会阴损伤是阴道分娩常见并发症，约60%的经阴道分娩产妇可伴有不同程度的会阴损伤，包括自然发生的会阴撕裂伤及人为干预采取会阴切开术造成的会阴损伤。重度会阴裂伤可严重影响产妇的生活质量，若会阴损伤未得到相应的处理，也可造成产妇盆底功能障碍、产后性功能障碍、感染、疼痛、出血等一系列近远期并发症，严重影响产妇身心健康。助产士是产妇自然分娩接产及会阴缝合修复的主要人员，实施规范的会阴损伤管理临床实践，是保障产妇安全、促进助产质量持续改进的重要前提。针对阴道分娩过程中常见的会阴损伤，QCG于2012年发布了针对分娩过程中会阴护理的指南，并于2015年、2018年、2020年分别进行了更新。2015年，RCOG发布了《三度及四度会阴裂伤管理》指南。2018年，ACOG发布了《阴道分娩产科裂伤预防及管理》临床指南。2019年，法国妇产科医师学会发布了《会阴裂伤预防临床实践指南》。2019年，中国妇幼保健协会助产士分会发布了《会阴切开及会阴裂伤修复技术与缝合材料选择指南（2019）》。2022年，我国学者针对此主题发布了本土化循证临床实践指南《阴道分娩会阴裂伤的预防与管理临床实践指南》。上述指南涵盖了会阴损伤的预防、会阴切开术的实施、会阴缝合修复及缝合材料选择等内容，是助产士进行自然分娩接产及会阴缝合修复的临床决策参考依据。

针对阴道分娩过程中涉及的难产和助产技术问题，ACOG于2023年发布了《第一、二产程处理》指南，为第一产程和第二产程难产的管理提供了建议，以优化分娩管理、降低剖宫产干预。阴道助产是降低剖宫产率、处理难产并提高阴道分娩率的一种有效操作。澳大利亚昆士兰卫生组织（Queensland Clinical Guidelines，QCG）、SOGC、RCOG、ACOG 等组织先后发布《阴道分娩器械助产指南》，对助产士在阴道助产过程中的评估、操作及护理做出规范的指导。对减少产妇及新生儿损伤、合理把握阴道助产的指征和时机、选择正确的助产方法，进而降低剖宫产率、保障母儿安全有着重要的意义。

3. 产后管理相关的指南 主要针对产后常见并发症以及母乳喂养支持相关的指南。产后出血一直是导致我国孕产妇死亡的首要原因。但通过早期诊断和正确处理，可避免绝大多数产后出血所导致的孕产妇死亡。目前，多个专业机构均在高质量循证证据的支持下发布相关指南，并不断更新，为助产士实施规范的产后出血预防及处理的临床实践提供依据。FIGO、SOGC 分别于 2022 年发布了《2022 FIGO 建议：产后出血的管理》和《产后出血和失血性休克（2022）》指南，对产后出血个体性风险评估、预防、治疗，以及严重产后出血的管理提供了建议。中华医学会妇产科学分会产科学组联合中华医学会围产医学分会继 2009 年发布了《产后出血预防与处理指南（草案）》及 2014 年发布了《产后出血预防与处理指南（2014）》之后，在最新实践和高质量循证医学证据的支持下推出了 2023 年版指南，对产后出血的病因及高危因素、临床表现及诊断、预防及处理流程进行全面阐述，并提出重要推荐。

产后母乳喂养的顺利实施也是产后管理的重要环节。母乳是婴儿理想的天然食物，母乳喂养不仅为母亲和儿童带来很多健康益处，同时也具有重要的社会发展意义。为了促进母乳喂养，母乳喂养医学会（Academy of Breastfeeding Medicine，ABM）于 2019 年发布了母婴住院期间支持母乳喂养的临床方案，提供了住院哺乳期母亲和婴幼儿的管理推荐。QCG 陆续更新了《昆士兰临床指南：建立母乳喂养》，并于 2023 年发布了全新的第五版，为建立母乳喂养的相关内容提供指导建议。2018 年，中华医学会儿科学分会儿童保健学组、中华医学会围产医学分会、中国营养学会妇幼营养分会等发布了《母乳喂养促进策略指南（2018 版）》，为 6 月龄婴儿的母乳喂养提供建议。2021 年，中华医学会围产医学分会发布了《母亲常见感染与母乳喂养指导的专家共识》，根据病原体母婴传播的研究进展，对母亲常见感染时能否母乳喂养达成共识。

4. 新生儿管理的指南 新生儿出生后 3 天内的保健和护理是保障新生儿生存质量的关键期，在分娩后立即对新生儿实施基于循证的护理措施，可有效降低新生儿低体温、新生儿窒息、新生儿感染等发生率，提高纯母乳喂养率，显著改善新生儿健康水平。2014 年，QCG 发布了《昆士兰临床指南：新生儿常规评估》，于 2019 年和 2021 年进行了更新，主要针对新生儿常规评估的相关内容提供指导。2017 年，中华医学会围产医学分会、中华护理学会妇产科专业委员会和中国疾病预防控制中心妇幼保健中心联合发布了《新生儿早期基本保健技术的临床实施建议（2017 年，北京）》，并于 2020 年更新内容《中国新生儿早期基本保健技术专家共识（2020）》，对新生儿早期基本保健技术的临床实施提供建议，旨在减少新生儿死亡和改善新生儿结局。2022 年，WHO 发布了《早产儿或低出生体重婴儿的护理》，针对早产儿或低出生体重婴儿的护理提供指导。2022 年，中华医学会儿科学分会新生儿学组、中华新生儿科杂志编辑委员会及中国医药教育协会新生儿护理分会发布了《早产儿围出院期管理专家共识》，为医护人员做好早产儿围出院期（早产儿出院前 2 周至出院后 2 周内）的规范化管理提供意见，有助于早产儿成功、顺利地回归家庭。2023 年，美国肠外肠内营养学会发布了《美国肠外肠内营养学会早产儿肠外营养指南（2023）》，针对早产儿肠外营养的关键临床问题提供建议。此外，针对新生儿常见疾病的筛查及诊疗，国内外亦有相关指南及共识。

E-CPG 比基于专家共识的指南具有更好的科学性、透明性和可靠性，E-CPG 的制订已成国际趋势，但目前国内外 E-CPG 仍处于起步阶段，尤其是国内现阶段制订的多数指南仍以非正式专家共识声明为主，E-CPG 较少。国内助产领域的 CPG 仍主要以诊疗 / 助产规范或常规的形式存在，且绝大多数是基于专家意见或传统诊疗助产标准或制度，较少采用系统评价证据去支持推荐意见。当前，国内助产领域多数 CPG 较少按照国际公认的指南制订手册或方法学来制订，开发流程及方法与国际标准仍存在差距，主要存在以下问题：①指南制订团队构成代表性不足，多数指南在制订过程中成立了多学科的工作组，但鲜有纳入患者代表。②证据严谨性有待加强，未提供详细的检索策略，未明确文献纳排标准及质量评价标准，证据综合缺乏高质量的证据，亦较少经济学评价研究。③推荐意见考虑欠全面，在推荐意见形成过程中，充分考虑了疗效、安全性及可行性，但较少考虑经济性、公平性及患者的偏好，对推荐意见形成过程中存在的争议，较少说明处理争议的过程。在描述推荐意见时，如何将推荐意见应用于实践的建议或配套工具方面的报告仍较为欠缺。总之，构建过程中大部分指南在参与人员的代表性、制订的严谨性、表达的清晰性等方面有所欠缺。

因此，在制订相关临床实践指南时，应严格遵循指南制订标准，对证据进行严格筛选和质量评价，结合患者的偏好、经济情况，考虑临床实际情况，确保推荐意见不仅基于科学证据且符合助产实践的核心价值观。另外，还应对指南具体应用情景深入进行调研，基于证据转化相关理论指导，明确指南实施的障碍因素并提出解决方案，从而形成最符合医务人员及患者需求的临床实践指南。

三、助产临床实践指南的分类

目前助产临床实践指南常常根据指南的制订方法和指南用户的不同进行分类。

（一）根据指南制订的方法

1. 循证临床实践指南 针对特定的临床问题，广泛收集相关研究，并对其进行严格质量评价，对相应研究进行结果汇总，最后形成推荐意见。循证性临床实践指南是将证据应用到医学助产护理实践中的较好方式，其最重要的特点是制订过程的严谨性，推荐意见基于当前可得最佳证据，故代表了当前医学助产护理发展的前沿动态，具有较强的科学性。目前，越来越多的循证性临床实践指南强调由系统评价提炼形成，即通过严格的证据评价与综合，将数量庞杂的研究结果转化为清晰、明确、有依据的推荐意见。

2. 基于专家共识的指南 由行业专家组成指南制订小组，再召开全体专家参与的指南研讨会，通过专家共识法做出推荐意见。当前已经发表的临床实践指南中大多数属于基于专家共识的指南。近些年虽然共识的方法逐渐完善，如德尔菲法、名义群体法和共识形成会议法等以尽量保证达成共识的过程不受权威左右，但仍然以专家主观意见为基础，证据的参考不系统、不全面，也没有将推荐意见与相关证据明确联系起来，故仍有较大的局限性。

（二）根据指南的用户不同分类

1. 医疗实践指南 用户是临床专业人员，如专科医生、助产士或护士。此类指南专业性强，主要用于指导具体临床实践环境中如何为孕产妇提供最恰当的诊疗护理手段，附有详细证据来源及推荐意见，方便临床专业人员进行选择。

2. 孕产妇指南 用户是孕产妇，为孕产妇提供足够信息，辅助孕产妇根据自身能力或偏好选择最恰当的诊疗护理方案。其最大的特点是用科普的语言或结合图片等呈现疾病治疗护理方案。此类指南是临床实践指南中衍生出来的特殊版本，可以极大地促进孕产妇主动参与临床决策。

另外，指南还可以根据版本不同分为标准指南、汇编指南、快速指南等。

四、助产临床实践指南的意义

作为临床助产指导性文件，指南可以规范护士临床护理行为，帮助助产士减少助产实践的变异性，促进合理、公平、有效的医疗资源使用。

1. 规范临床助产工作，提高助产综合质量 对于孕产妇来讲，他们最关心的是能否获得高质量的治疗和护理。助产研究的终极目标就是为了提升临床助产质量，让孕产妇从中受益。

2. 减少孕产妇护理费用 以证据为基础形成的指南具有利弊分析，且经过了卫生经济学的成本—效果分析，因此能够指导临床助产士在面临多个效果基本相同的护理措施时，选择成本最小的措施，达到为孕产妇节省费用进而节约医疗卫生资源的目的。

3. 减少实践差异 临床实践指南的制订旨在降低不同医疗机构和助产士之间的实践差异。通过统一规范的助产流程，提高助产质量，确保孕产妇在不同医疗机构都能享受到相同水平的护理服务。

4. 提升助产人员素质 临床实践指南为助产人员提供了权威、可靠的参考依据，有助于提高助产人员的专业素质和临床操作能力。在遵循指南的前提下，助产人员可以更好地为孕产妇提供安全、有效的护理服务。

5. 优化资源配置 临床实践指南有助于医疗机构合理配置资源，提高助产工作效率。通过优化助产工作流程，降低助产风险，提升孕产妇满意度，从而提高医疗机构的整体服务质量。

6. 促进助产学科发展 临床实践指南的制订和应用有助于推动助产学科的发展。在不断更新和完善指南的过程中，助产人员可以掌握最新的助产理念和技术，提高助产学科的地位和影响力。

五、助产临床实践指南的制订方法与步骤

开发高质量的助产循证实践指南是近年来国际上规范助产护理服务、加强助产护理质量管理和控制助产护理费用行之有效的方法。制订助产临床实践指南是一项系统工程，通常要用1~2年的时间才能完成。为保证指南的科学性、及时性和可用性，循证指南的制订过程必须客观、公正、透明，其制订应该有严格的方法学和程序要求。为此，国际上许

多专业机构，如 WHO、NICE、SIGN 等，都出台了相应的指南制订规范手册。这些指导临床指南、助产指南制订的规范，就是指南的指南（guidance for guideline）。

GIN 委员会于 2012 年明确提出临床指南的制订应基于以下核心因素，指南小组构成、证据和推荐的评级、严谨的方法学过程、利益冲突的解决、同行评审等。全球多个组织机构已制订了指南制作手册，如《WHO 指南制订手册》、NICE 发布的《过程和方法指导：指南手册》用于指导临床实践指南的规范制订。另外也有一些专业学会制订了指南的指南，如英国胸科协会、英国艾滋病协会均制订了其专业领域的指南标准。在我国，中华医学会也于 2016 年 1 月发布了"制订 / 修订《临床诊疗指南》的基本方法及程序"但到目前为止暂未发现专门针对助产专业领域的指南制作手册。虽然不同机构提出的制订规范详略不一，但基本流程和主要步骤相似，以 NICE 指南为例，制订的流程如下：① NICE 下属的临床实践中心（Centre for Clinical Practice，CCP）委托一个国家合作中心（National Collaborating Centre，NCC）负责某项临床实践指南的制订；② NCC 成立指南制订小组（Guideline Development Group，GDG），GDG 确定指南范畴和临床需要解决的问题，开展系统综述并对获得的证据进行讨论，制订指南建议；③以上流程中均有利益相关者（stakeholders）的参与；④最终由 NICE 发布指南。NICE 指南的制订主要包括 9 个步骤：①确定指南范畴；②成立指南制订小组；③形成系统综述问题；④检索文献；⑤纳入研究和提取数据；⑥评价研究质量；⑦整合证据；⑧制订指南建议；⑨撰写和发布指南。而 SIGN 则将该过程归纳为：①指南题目的遴选；②陈述临床问题；③搜集证据；④评价证据；⑤将证据整合成指南建议；⑥对指南建议进行分级；⑦考虑孕产妇的意愿；⑧讨论成本效果；⑨更新计划。其中，从搜集证据到将其综合成指南建议是制订指南的核心部分，需要系统检索文献，使用正确的方法对证据的级别进行评分，再根据证据的级别和强度提出推荐意见。

尽管每个指南制订手册各有特点，基于国际通行的制订流程，大多都包含了确立主题、成立工作组、收集证据、评价证据、更新或制作系统评价、制作证据概要表、形成推荐意见、形成指南、传播与实施、周期性回顾更新等步骤。

（一）确立主题

确立主题即明确指南的目的、意义及适用范围，它是制订指南的第一步。确定指南主题主要考虑以下几方面因素：①主题具有重要的临床意义，如涉及发病率、患病率、病死率高、经济负担大的疾病等。而指南的实施很有可能改善孕产妇重要结局，降低医疗成本。②某一项在临床实践或临床研究结果方面存在较大的差异性的主题。③目前没有已经存在的、相关主题的、有效的临床指南可供使用。④研究证据比较充分。

指南旨在向临床助产士提供就某一问题的全面信息，但这个"全面"也是相对的。因为制订指南要耗费大量的时间和经费，主题过大的指南有可能会导致制作过程失控，或者制订出来的指南不具有临床指导意义。例如，若确定的主题为"艾滋病患者的管理指南"，指南可能牵涉的内容包括了艾滋病患者的药物治疗、临床护理管理、随访管理、心理护理等多个方面，选择这样的主题很可能会导致下一步工作难以进行。但若将指南具体化为"妊娠期和产后艾滋病管理临床实践指南"则可以更具体一些，容易聚焦具体内容。

确定指南的主题除了需要系统的文献回顾外，还需要采用一定的方法进行助产临床情境的判断，可采用对利益相关人群进行质性访谈和问卷调查等方式。如有研究者在进行《妊娠期和产后 HIV 管理临床实践指南》的主题构建前对人类免疫缺陷病毒（human immunodeficiency virus，HIV）感染者、获得性免疫缺陷综合征（acquired immunodeficiency syndrome，AIDS）孕产妇、AIDS 专科护士、医生、医院管理者等进行访谈，以了解我国艾滋病临床护理实践的现状，并在此基础上指定 HIV 感染者和 AIDS 孕产妇护理需求问卷，再通过问卷调研进一步了解 AIDS 孕产妇的具体需求情况。以上方法都为指南的主题构建提供了可靠的现实依据。

一份指南通常包括了与主题相关的诸多临床问题，因为确定需要解决的问题是确定主题的关键。构建问题的方法可以参考当前国际通用的模式为 PICO 格式。P 为特定的人群（population），主要描述什么是目标人群，这类人群需要考虑的特征有哪些；I 为干预或暴露（intervention/exposure），主要描述哪些是需要考虑的干预措施或暴露因素，也可能是预后的因素或诊断试验；C 为对照组或另一种可用以比较的干预措施（control/comparator）；O 为结局（outcome），描述感兴趣的结局是什么，提出的问题应简明、准确。一部指南常包含多个 PICO 问题。主题确定后，研究者需要制订详细的指南制订计划，具体涉及以下问题：①指南的目标人群；②指南完成期限；③是否有充足的资金支持；④指南关注的方案或干预措施；⑤可能出现的结局指标并考虑结局指标的重要性程度进行排序分级。对于指南关注的问题和结局指标重要性的评价常需要问卷调查和反复的临床专家讨论。早在 1993 年的 SIGN 就接受来自个人或组织的撰写指南的申请，但是目前临床实践指南的注册还没形成主流趋势。在我国，2014 年 1 月由兰州大学循证医学中心、南京中医药大学第二临床医学院、北京大学第三医院联合发起成立了临床实践指南的注册平台国际实践指南注册与透明化平台（global practice guidelines registry platform，GPGRP）（http://www.guidelines-registry.cn），此注册平台的建立旨在为临床实践指南提供一个国际化免费开放的注册平台，从而促进指南制订者的合作、指南的严谨制订及指南的传播、实施。

（二）成立工作组

一般来说，指南制订工作组成员应该包括医疗、助产、护理、孕产妇、方法学专家、卫生经济学专家、医学决策专家等。WHO 指南制订时除了强调多学科参与外还考虑尽量平衡各个成员在年龄、性别、技能、专业知识、价值观和专业认知方面的差异性。

构成合理、有序的工作组是撰写高质量指南的保证，成立工作组时应遵循如下原则。

1. 多学科性 应由多学科代表组成指南制订小组，多个领域人员组成的小组较单一领域专家小组能更好地平衡指南内容，因为不同背景的小组成员由于其专业知识构成、阅历和所持卫生保健观的不同。可能提出不同的看法，从而避免所形成的指南存在学科片面性。例如，对于分娩宫缩疼痛的控制问题。产科的护士可能关注的重点在于镇痛药的合理应用问题，而精神科的护士可能会更倾向于从心理干预的角度出发考虑问题。

2. 方法学家参与的重要性 指南制订过程中会涉及文献的查阅、评价、综合、形成推荐意见等诸多环节，故常常需要信息学专业人员、系统评价方法学专家、循证医学方法学专家、流行病学家、统计学专家等参与。

3. 考虑孕产妇的价值观意愿 在制订指南的过程中首先应考虑那些受推荐意见影响的人，这里最常指的是孕产妇。孕产妇的偏好和价值观不仅是循证医学的三要素之一，更是影响推荐意见的重要因素。助产护理强调以人为本，应考虑孕产妇意愿在助产临床实践指南中具有的独特意义。其次，面临卫生保健抉择的时候，孕产妇的观点有可能与医生、助产士和护士的观点不尽相同，如医生、助产士和护士常常更关心孕产妇与疾病直接相关临床结局指标的改善，而孕产妇则更关注其生存质量、机体功能的改进。指南制订小组可以纳入孕产妇作为小组成员，以充分地听取孕产妇的意见，补充被医务工作者忽略的问题。另外在参考意见形成时，结合孕产妇的意见观点可以保证指南以清晰和容易被理解的语言进行陈述。

4. 考虑潜在的利益冲突　确定工作组成员前必须考虑潜在的利益冲突。指南制订过程中可能涉及的利益冲突主要有经济利益冲突（如医疗厂家的资金支持）和学术利益冲突（如与推荐意见密切相关的原始资料的发表）。所有指南工作组成员都必须声明其利益关系，原则上有重大利益冲突的相关人员将不参加推荐意见制订的相关会议，而且所有成员的利益声明都将与最终的指南一起公布。

在工作组成立后，一般会选出一名领导者负责指南制订过程中全程监督与协调，以保证指南制订工作的有序进行。工作组成立后，需要就指南的适用范围、编制步骤，以及文献检索、评价标准等问题进行讨论，制订出实施细则，以便于下一步工作的开展。

（三）收集证据

临床实践指南的编写是一个规模较大、涉及专业人员较多、历时较长的系统过程，需要收集所有可能获得的相关证据，并对证据进行严格的质量评价。医学文献数量巨大，传播的形式多种多样，如专著、期刊、会议论文集等。没有哪一种载体可以提供全面完整的资料。所以，证据检索并提取相关证据并非易事。

1. 证据的种类　一般收集证据的类型可以包括临床实践指南、系统评价、Meta 分析、临床随机对照试验、观察性研究、质性研究、专家共识、专家意见、案例分析、经济学研究等。选择哪种证据类型取决于指南问题的类型，例如，如果是对助产护理干预措施有效性的评价，那我们需要查找的应该是临床随机对照试验报告或其他类试验研究报告或其他已经存在的系统评价；如果是对某些妊娠相关疾病的危险因素进行研究，常常需要查找前瞻性队列研究的资料；如考虑干预的可接受性则同时需要查找相关质性研究或经济学分析报告。

2. 收集证据　循证护理实践指南旨在基于现有最佳证据形成推荐意见，其文献的收集过程常常是一个按照证据金字塔"从高到低"的逐级检索过程，首先检索是否存在可以回答此问题的高质量的系统评价，如果存在则可以直接引用该系统评价作为证据体为指南提供证据。如果没有则需要进一步检索相应的原始研究。必要时可以由指南制订小组中的系统评价专业人员进行系统评价的制作并直接为指南提供证据。检索策略应在计划书中呈现，并由指南指导小组的方法学家进行审核，以确保所有必要的数据库和检索词都已包含在内。另外，需要注意卫生保健领域问题多种多样，研究方法也多种多样，应秉承 JBI 循证卫生保健模式所倡导的多元主义哲学观，寻找能够回答问题的适宜文献形式，除了量性研究外，质性研究、专家意见、观点、经验经过评价后都可以成为证据来源。

(1) 数据来源：通过网络或光盘数据库和重要的专业学会网站进行检索。例如，首先检索 Cochrane 图书馆、JBI 循证卫生保健数据库、Campbell 图书馆、UpToDate 等循证机构，明确关于所确定的主题是否存在已经发表的系统评价报告。如果尚未找到相关的系统评价，即可从各种数据库中开始查找，本着文献检索必须全面的原则选择数据库。系统综述的检索应至少包括以下数据库：PubMed/Medline、Embase、Cochrane Library、中国生物医学文献数据库（CBM）、中国期刊全文数据库（CNKI）、中文科技期刊数据库（维普）、万方全文数据库。

原始研究论文的检索应至少包括以下数据库：PubMed/Medline、BMJ updates、Embase、Cochrane Library、Clinical Trial Gov、International Clinical Trial Registry Platform、中国期刊全文数据库、中文科技期刊数据库、中国生物医学文献数据库、万方全文数据库、中国优秀博硕士学位论文全文数据库。以电子数据库检索为主，同时使用手工检索，以尽可能检出更多相关文献。此外，根据情况可能需要进行补充检索，如特定领域的专业数据库、专业学术网站的检索、追溯参考文献等。

(2) 检索策略：在相应数据库的规则下合理使用主题词、关键词，以 AND、OR、NOT 进行组合。首先制订灵敏度高的检索策略，使所有相关研究的文献报告能够查找齐全。然后通过在检索结果中使用二次检索、阅读文章题目和摘要的方法，提高查找文献的精确度。

(3) 纳入研究和提取数据：①对于文献检查获得的题录（citations），首先通过阅读题目和摘要排除不相关的研究，之后按照文献纳入 / 排除标准进一步筛选合格的研究（必要时阅读全文）；②纳入研究确定后，采用标准模板进行数据获取。

（四）评价证据

指南制订小组明确规定文献的纳入标准和排除标准，并严格采用循证医学的评价标准对相关文献进行科学评价。如用 AMSTAR 对系统评价进行质量评价，采用 Cochrane 偏倚风险评估工具或 JBI 针对特定研究设计的评价原则对 RCT 等各类原始研究进行质量评价。评价证据最好由方法学专家和临床专家共同完成，每一篇文献至少应由 2 名研究者背对背进行。如果出现分歧，则由第三者仲裁解决，从而减少错误和偏倚。研究质量可以采取被绝大多数医学护理工作者所接受的文献质量评价标准或清单进行评价。

（五）更新或制作系统评价

制作系统评价会减少选择性引用的风险并提高决策的可靠性和精确性，但并不是每一个研究问题都要制订新的系统评价。若有最近两年内制订的高质量系统评价，评价后则可直接引用。但应用前除了评估此系统评价的质量外，还应重点评价其与指南计划的 PICO 问题的相关性。如果系统评价的发表年份到现在的时间间隔在两年以上，则需要考虑系统评价发表后是否有新的相关原始研究发表，如有新的原始研究发表，且这些原始研究的结果可能会改变原系统评价的结论，则必须对原系统评价进行更新。若是一篇 Cochrane 或 JBI 系统评价，则可联系相关评价小组确定是否计划更新。若存在多篇系统评价，则建议使用最新的且质量较高的系统评价。如果没有可以应用的高质量的系统评价，则需要严格按照系统评价的制作过程和指南所设定的 PICO 问题制作新的系统评价。如果提取的数据资料满足要求则可以进行合并，并尽量以森林图的形式呈现合并结果；如果数据不完整或异质性过大，则可以将原始研究的结果进行描述性分析。另外需注意，在制作系统评价的过程中不能一味追求随机对照试验（randomized controlled trial，RCT）证据。孕产妇的生理、心理、社会等方面的复杂性决定了助产研究的复杂性，助产研究中设计的一些心理行为方面的干预较难开展 RCT，此时非随机的或无对照的试验性研究经过严格评价后都可以成为有力的支持证据。另外，质性研究提供孕产妇对疾病或助产护理的体验、态度、信仰、心理变化等，质性研究的结果有助于提供给孕产妇最"适宜"的干预方案，体现助产护理学科的科学性、人文性和伦理性，质性研究的系统评价及 Meta 整合的方法同样是助产临床实践指南证据的重要来源。

（六）证据分级，制作证据概要表

对检索到的证据或是制作系统评价的证据需要进行质量等级评价。由于目前临床研究的种类很多，提供研究证据的可靠性也不尽相同，全球指南制订者一直对证据质量和推荐强度如何分级各持己见。评价工具可以采用 JBI 证据预分级系统、牛津循证医学中心证据分级标准（Oxford Center for Evidence-based Medicine，OCEBM）或 GRADE 标准。其中 2014 年 JBI 根据 GRADE 系统及 JBI 循证卫生保健模式制订的 JBI 证据预分级及证据推荐级别系统适用于护理学及其他卫生保健领域，是护理领域中证据质量分级的常用方法，在助产领域同样试用。合成证据体的评估目前最推荐的是将各个分级标准综合而形成的 GRADE 标准。质性研究的系统评价与 Meta 整合结果的质量同样需要评估，可以采用 CERQual 工具或 ComQual 工具。应注意的是，JBJ 证据预分级系统和 OCEBM 是基于研究设计论证因果关系的力度不同将证据水平分级，GRADE 标准评估每一项 PICO 问题的证据体而非单个研究。

证据分级后，需要将证据进行整理，可以制作证据概要表，以便进入生成推荐意见的环节，应用 GRADE 系统进行证据体评估后的证据概要表见表 14-1，它包括每个结局的结果总结，详细的质量评价信息，它提供了系统综述或指南作者所判断的每个结果记录，为未来制订推荐意见提供关键信息，也可以确保所有证据及推荐意见明确、透明地呈现。

（七）形成推荐意见

1. 循证证据形成推荐意见　证据的推荐等级并不等于证据的质量，推荐意见除考虑证据质量外，还需考虑干预措施的利弊平衡、结论的可推广性、适宜人群、成本和卫生保健有关的其他因素等。JBI 模式以 FAME 结构为指导，根据证据的有效性、可行性、适宜性和临床意义，结合证据的 JBI 推荐强度分级原则确定证据的推荐强度。GRADE 认为决定推荐强度的四个关键因素分别为证据质量、利弊平衡、意愿价值观、资源成本，综合上述信息形成支持推荐意见形成的决策表（表 14-2）。

2. 专家共识形成推荐建议　除了对证据质量和利弊权衡以外，孕产妇的价值观、干预的成本等都是影响推荐强度的重要因素。专家共识可以在这方面发挥一定的作用。专家共识分为非正式专家共识和正式专家共识，非正式专家共识指的是没有正式的达成共识的程序和流程，专家们自由讨论，通过自由讨论达成对一个问题的共识。正式的专家共识除了可以讨论外，还事先制订了大家认同并需要遵守的正式原则和程序。循证指南制订中采用的方法是正式专家共识方法。常用的正式专家共识方法主要有德尔菲法（Delphi technique, DT）、名义群体法（nominal group technique, NGT）、共识形成会议法（consensus development conference，CDC）等（表 14-3）。

表 14-1　GRADE 证据概要表

结局指标	纳入研究数量	证据评价						患者数量		效应值		证据质量	结局重要性
		研究设计	偏倚风险	不一致性	间接性	不精确性	发表偏倚性	干预组	对照组	相对效应值（95% CI）	绝对效应值		
结局指标 1													
结局指标 2													
结局指标 3													
结局指标 4													
结局指标 5													
结局指标 6													
结局指标 7													

1. 结局指标一般最多纳入 7 个；2. 结局指标按其重要性分为 3 级：至关重要、重要和不太重要

表 14–2　支持推荐意见形成的决策表

推荐意见

适应证（人群）及如何确立此适应证

干预措施

证据质量	分级（GRADE）	解释
证据质量（证据质量越高，越可能做出强推荐）	高 中 低 极低	
利弊平衡与负担（利弊间的差别越大，越可能做出强推荐：净效益越小及利弊的确定性越低，越可能做出弱推荐）	利明显大于弊 利弊平衡 潜在危害明显大于潜在效益	
意愿和价值观（意愿和价值观的可变性越大，越可能做出弱推荐）	无重要可变性 有重要可变性	
资源利用（干预的成本越高，即资源使用越多，越可能做出弱推荐）	资源耗费较少 资源耗费较多	
总体推荐强度（强或弱）		

表 14–3　各种专家共识方法的特点

共识方法	是否可以邮寄问卷	个人独立决策过程是否保密	临时的小组建议或决定是否反馈给成员	是否允许面对面讨论	是否为结构化的互动讨论	整合成员观点的方法
非正式共识方法	×	×	×	√	×	不明确 *
常用正式共识方法						
德尔菲法	√	√	√	×	√	明确 **
名义群体法	×	√	√	√	√	明确
共识形成会议法	×	×	×	√	×	不明确
RAND 法	√	√	√	√	√	明确

*. 不明确的方法指的是定性的或简单的定量方法（如多数投票）

**. 明确的方法通常比较复杂，包括合并各种观点时所用的统计学方法（根据数学规则，如考虑均数和标准差）

当达成共识有困难时，采用 GRADE 网格（GRADE Grid）方法可以帮助达成指南共识。在 GRADE 网格中，推荐或反对某一干预措施者≥50%，则视为达成共识。一个推荐意见被列为强推荐，需要≥70% 的参与者认可。如果未达成共识，进行下一轮重新投票。德尔菲法、名义群体法和共识形成会议法在达成共识意见时均可以采用 GRADE 网格方法。

（八）形成指南

根据对证据的客观评价结果提出推荐意见后则开始制订出 CPG 初稿。指南的语言要清楚、明确，对于涉及的术语要精确定义，从而确保指南的清晰、可读。指南的正文常常包括：①指南概况，包括编写目的说明，指南涵盖的临床问题、指南目标人群、指南的使用者、利益说明；②指南制订方法学；③指南正文，主要包括摘要、引言、流程图及其要点说明、详细的推荐意见与推荐强度、支持的证据链接，并提供证据摘要与证据表、附录与相关说明；④参考资料：需要提供参考文献以及进行文献检索中使用的其他资料。

指南初步成形后，应进行指南的论证。指南工作小组可以召开一个全国范围内的意见征求会，邀请有关专家参与，对指南进行论证。同时应将指南草稿寄向全国有关专家及机构，邀请其对指南的科学性和实用性提出意见和建议，或为指南工作小组提供原来被他们所忽略的证据。指南小组根据建议进一步修订指南。最后由指南工作小组集体讨论，形成指南的终稿。英国临床指南评价体系国际协作组织（appraisal of guidelines research and evaluation，AGREE）制订的"AGREE"中建议，在指南出版发行前，应该对指南所推荐的措施进行小规模的"预试验"。

（九）传播与实施

临床实践指南的应用含 2 个步骤，即传播（dissemination）和实施（implementation）。助产士应该积极参与促进临床实践指南在临床的使用。为了便于指南的应用，指南的撰写不能使用模棱两可的语言，应准确地使用相关术语。指南的具体呈现形式可以根据使用者的差异而有所不同，指南可以全文发表，适合专业人士进行学术研究时参考，也可以以摘要形式发表结论性建议，适合于临床工作繁忙的助产士，还可以印刷成通俗的小册子供孕产妇了解。SIGN 组织所发表的指南的最后一页是一个相对独立的部分，即对整个指南中关键的推荐意见和其他一些信息的简明总结，实践已经证明了这种简明形式的指南十分受临床工作者的欢迎。

1. 传播　指那些可能使指南的潜在用户得到指南的方法和过程。包括正式出版、在网上发布、邮寄、组织专业人员进行培训等。其中针对目标人群进行培训的方法，比其他一般性继续教育更能有效地改变培训对象的行为。

2. 实施　指临床人员根据指南的推荐意见进行实践的过程。制订临床实践指南的目的就是要用指南来指导、规范临床实践。实施是一个需要临床助产士发挥更大主动性的能动过程。需要注意的是，在这个过程中可能存在会阻碍护士行为改变的因素，如组织结构（工作负荷、投入等）、态度因素（是否接受指南、是否有改变行为的意愿）等。指南的实施过程是一个不断遇到障碍及克服障碍的过程，详细内容见本章以下部分。

（十）周期性的回顾更新

如果指南传递的是过时的信息，那它将不再对临床实践具有指导作用。科研证据是不断发展变化的，过时的指南将对助产临床实践造成误导甚至严重影响医疗保健的质量。因此，指南制订出来后需要定期进行更新，一般来说，每2～3年需要对指南的推荐意见重新进行评价。

美国医学研究所（IOM）2011年发布的指南相关报告中指出：当有足以改变指南重要推荐意见的新证据产生时，指南制订者应及时对指南进行更新。指南制订后需要在一段时间后对其进行复审，以确保推荐意见在这段时间内有效。有效期的长短没有绝对标准。可以通过网络等方式对指南实施的情况进行后效评价和追踪，对指南的反馈意见会对下一步的修改工作提供参考。

🔍 知识拓展

证据到推荐意见形成的过程往往是复杂且烦琐的。如何使推荐意见制订的过程更加系统、透明是国际指南制订机构及各学术组织一直探讨的问题。已有研究者提供了一些内容框架或辅助工具以帮助推荐意见的制订，如决策模型、FAME框架、GRADE框架、DECIDE EtD框架［the evidence to decision（EtD）framework］等。这些内容框架常用文字、图形或表格等形式对推荐意见制订需要评估的因素进行相关陈述，以及介绍如何用该内容框架指导指南推荐意见的制订。每一种内容框架又各具特色，如DECIDE ED框架将推荐意见的制订过程分为三个步骤：构建临床问题（formulating the question）、评估决策考虑标准（assessing the criteria considered）、得出结论（draw conclusion）。推荐意见的制订过程中不仅需要内容框架作为指导，还需要相关表格、模板等不同的辅助工具，美国神经病学学会（American Academy of Neurology, AAN）在考虑推荐意见是否适应临床情境的问题时。利用"决策树"或"因果路径"等演绎推理的方式先将证据与推荐意见联系起来，然后进一步考虑干预措施的可得性，并提供结论和推荐意见构建工具、推荐意见主要评估因素陈述词表格等。

六、助产临床实践指南的规范报告

助产临床实践指南旨在为助产工作者提供最佳保健服务的推荐意见，规范的指南报告有助于助产工作者清晰、精准、完整的使用指南。指南手册中对指南报告的撰写规范有具体规定，主要包括指南制订的背景、制订方法、推荐意见总结、证据内容描述、利益冲突、指南更新等几个主要报告领域。

1. RIGHT声明　为进一步规范临床指南报告，提高临床实践指南的完整性和报告质量，来自兰州大学的学者于2013年发起组织，联合来自美国、英国、德国等12个国家，以及包括WHO、EQUATOR、GIN、Cochrane、GRADE、AGREE等7个国际组织的30余名专家，共同成立了国际实践指南报告规范（reporting items for practice guidelines in healthcare，RIGHT）工作组，并研发了指南报告标准。该标准包含7大领域，22个条目的报告清单，旨在为卫生政策与体系、公共卫生和临床实践领域的指南提供报告规范（表14-4）。

表 14–4 RIGHT 报告质量评价工具 *

领域 / 主题	编 号	条 目
领域一：基本信息		
标题 / 副标题	1a	可通过题目判断为指南，题目中应明确报告如"指南"或"推荐意见"的术语
	1b	报告指南的发表年份
	1c	报告指南的分类，即筛查、诊断、治疗、管理、预防或其他等
执行总结	2	对指南推荐意见进行汇总呈现
术语和缩略语	3	对指南中出现的新术语或重要术语进行定义，以免混淆；当首次涉及缩略语时，应将其列出并给出对应的全称
通讯作者	4	为方便联系和反馈，应确定至少一位通讯作者或指南制订者的联系方式
领域二：背景		
简要描述指南卫生问题	5	应对指南卫生问题的流行病学现状进行简要描述，如患病率、发病率、病死率和疾病负担（包括经济负担）
指南的总目标和具体目的	6	应描述指南的总目标和具体目的，如改善健康结局和相关指标（疾病的患病率和病死率），提高目标人群的生活质量等
目标人群	7a	应描述指南拟实施的主要目标人群
	7b	应描述指南拟实施时需特别考虑的亚组人群
指南的使用者和应用环境	8a	应描述指南的主要使用者（如助产工作者、临床专家、卫生管理者或政策制订者），以及指南其他潜在的使用人员
	8b	应描述指南针对的具体环境，如城市、医院或住院部门（机构）
指南制订小组	9a	应描述参与指南制订的所有贡献者及其作用（如指导小组、指南专家组、外审人员、系统评价小组和方法学专家）
	9b	应描述参与指南制订的所有个人，报告其单位、职务、头衔等信息
领域三：证据		
卫生保健问题	10a	应描述指南推荐意见所基于的关键问题，建议以 PICO（群体、措施、对照和结局指标）格式呈现
	10b	应描述结局遴选和分类的方法
系统评价	11a	应描述该指南基于的系统评价是新制作的，还是使用现有已发表的
	11b	当指南制订者使用现有已发表的系统评价，应附参考文献并描述是如何检索和评价的（提供检索策略、筛选标准，以及对系统评价的偏倚风险评估），同时报告是否对其进行了更新
评价证据质量	12	应描述对证据质量评价和分级的方法

（续表）

领域 / 主题	编　号	条　目
领域四：推荐意见		
推荐意见	13a	应提供清晰、准确且可实施的推荐意见
	13b	当证据显示在重要的亚组人群中，某些影响推荐意见的因素存在重大差异，应单独提供针对这类人群的推荐意见
	13c	应描述推荐意见的强度，以及支持该推荐的证据质量
形成推荐意见的原理和解释说明	14a	应描述在形成推荐意见时，是否考虑目标人群的偏好和价值观。如果考虑，应描述确定和收集这些偏好和价值观的方法；如果未考虑，应给出原因
	14b	应描述在形成推荐意见时，是否考虑了成本和资源利用。如果考虑，应描述具体的方法（如成本效果分析）并总结结果；如果未考虑，应给出原因
	14c	应描述在形成推荐意见时，是否考虑了公平性、可行性和可接受性等其他因素
从证据到推荐	15	应描述指南制订工作组的决策过程和方法，特别是形成推荐意见的方法（例如，如何确定和达成共识，是否进行投票等）
领域五：评审和质量保证		
外部评审	16	应描述指南制订后是否对其进行独立评审，如是，应描述具体的评审过程，以及对评审意见的考虑和处理过程
质量保证	17	应描述指南是否经过了质量控制程序，如是，则描述其过程
领域六：资助与利益冲突声明及管理		
资金来源及作用	18a	应描述指南制订各个阶段的资金来源情况
	18b	应描述资助者在指南制订不同阶段中的作用，以及在推荐意见的传播和实施过程中的作用
利益冲突的声明和管理	19a	应描述指南制订相关的利益冲突的类型（如经济利益冲突和非经济利益冲突）
	19b	应描述对利益冲突的评价和管理方法，以及指南使用者如何获取这些声明
领域七：其他方面		
可及性	20	应描述在哪里可获取到指南、相应附件及其他相关文件
对未来研究的建议	21	应描述当前实践与研究证据之间的差异，和（或）提供对未来研究的建议
指南的局限性	22	应描述指南制订过程中的所有局限性（如制订小组不是多学科团队，或未考虑患者的价值观和偏好）及其对推荐意见有效性可能产生的影响

*. RIGHT 工作组制订了更为详细且包含实例的解释性文件，详细内容可在 RICHT 官网获取（www.right-statement.org）

2. COGS 标准 2002 年，指南标准化会议（conference on guideline standardization，COGS）工作组召开会议研发并制订了 COGS 指南报告规范，包含 18 个条目，基本涵盖指南制订的整个过程（表 14-5）。

七、对助产临床实践指南的评价

循证临床实践指南目前已成为指南发展的必然趋势，尽管国内循证临床实践指南尚处于起步阶段，但越来越多的助产专业学术组织着力于规范的循证指南的制订。随着各类循证助产指南的陆续发布，当前的指南也逐渐暴露出质量良莠不齐的问题。低质量的指南可能会影响助产士做出正确的决策，因此对指南进行质量评价非常必要。

（一）评价助产临床实践指南基本原则

对助产临床实践指南的评价主要分为真实性评价、重要性评价和适用性评价三个方面。

1. 真实性评价

(1) 评价指南针对临床问题是否清晰明确，如目标人群体、干预措施、孕产妇的重要结局等。

(2) 评价指南的制订者是否来自不同的学科，如相关不同学科临床工作人员、临床专家，以及方法学专家等。

(3) 评价指南是否以现阶段最佳证据为基础，以确保指南的推荐意见为当前最佳。

(4) 评价指南是否严格遵循标准（如 GRADE）评价证据质量并对证据进行分级。

(5) 评价指南中具体的推荐意见是否标记了证据等级并注明出处，以便了解推荐强度和真实性。

(6) 评价指南是否明确阐述了形成推荐意见的方法，是否考虑了该推荐意见的益处、不良反应及潜在风险。

2. 重要性评价 通过系统综述、决策分析及成本效益分析等一系列综合考量，助产工作者需要明确不同干预措施对孕产妇的每一个重要和（或）关键临床结局的利弊差异、应优先采用何种干预措施、是否能有效节约成本。

3. 适用性评价

(1) 评价指南是否回答了需要解决的问题，在使用指南质量评价工具评估、筛选出可信度高、实用性强的指南后，还需明确该指南是否回答了临床需要解决的问题。一篇临床实践指南能够针对临床问题做出的推荐意见有限，当指南无法回答临床问题时，则需要助产工作者通过其他途径寻找证据，如 RCT、系统综述等。

(2) 评价孕产妇的临床情况是否与指南中的目标人群相似，使用指南时充分考虑该指南有无与孕产妇相一致或抵触的因素存在。助产临床实践指南制订者应在指南中对目标人群进行详细描述，以便于助产工作者应用。

(3) 评价指南的时效性，由于现有的研究仍在不断更新，因此在选择指南时应注意选择最新的指南。

(4) 评价指南的临床推广可行性及成本效益，应当根据当前地区医疗保障体系覆盖力、所在医院的条件、孕产妇经济状况等方面综合考虑。

表 14-5　临床实践指南的 COGS 报告规范 *

条　目	说　明
1. 概述材料	提供一个包含指南的发布时间、状态（原稿、修订稿还是更新稿）、印刷版本及电子版资源的结构式摘要
2. 关注的问题	描述指南主要关注的原发疾病和（或）疾病状况（治疗所需条件）及相应的干预措施、医疗服务、技术方法，指出在指南制订过程中考虑到的任何可供选择的预防性、诊断性或治疗性干预
3. 目标	描述通过遵循指南而有望实现的目标，包括说明制订该题指南的合理原因
4. 用户 / 适用环境	描述指南的目标用户（如提供者的类型、患者）及适用该指南的目标使用环境
5. 目标人群	描述符合指南推荐意见应用条件的患者人群并列出所有的排除标准
6. 指南制订者	明确指南制订的责任组织及所有参与指南制订人员的名字、认证信息和潜在的利益冲突
7. 资金来源 / 赞助商	明确指南制订的资金来源 / 替助商，并描述其在指南的制订和报告过程中的作用，同时声明潜在的利益冲突
8. 证据收集	描述用于检索科学文献的方法，包括检索的时间段、数据库及筛选文献的标准
9. 推荐意见的分级标准	说明用于评价推荐意见对应的支持证据的质量标准及用于描述推荐强度的系统。推荐强度表明了遵循某推荐意见的重要性，它基于证据质量及对预期利弊的平衡
10. 综合证据的方法	描述是如何利用证据得出推荐意见的，如证据表、Meta 分析或决策分析
11. 发布前评审	描述指南制订者在指南发布前是如何评审和（或）测试指南的
12. 更新计划	说明是否有更新指南的计划，若有，则需说明此指南版本的有效期
13. 定义	定义不常见的术语及那些可能会引起误解的术语以正确化指南的应用
14. 推荐意见和理由	明确阐述所推荐的方案及该方案所适用的情形。通过描述推荐意见与支撑证据间的关联来证明该推荐的合理性。基于第 9 条中所述的标准指明证据质量及推荐强度
15. 潜在的利与弊	描述与应用指南推荐意见相关的预期利益和风险
16. 患者偏好	当推荐意见涉及相当数量的个人选择或价值观因素时，需描述患者偏好的作用
17. 流程图	需提供指南所描述的临床保健措施的阶段和决策图解
18. 实施注意事项	描述指南应用的预期障碍。为卫生保健提供者或患者提供任何可参考的有助于指南实施的辅助文件，并就指南实施过程中用于监测临床护理变化的审查标准提出建议

*. COCS 标准自发布以来未有更新，应用领域仅限临床实践指南

(5) 评价指南实施的障碍因素，通常分为指南自身存在问题和外部障碍因素，常见的外部因素包括孕产妇个体因素、认知态度、经济因素、设备因素等。

(6) 评价孕产妇及其亲属的偏好和价值观，指南推荐意见强度越高，采取该措施的预期获益越大，孕产妇及其亲属选择该措施的可能性越大。

（二）助产临床实践指南评价工具

2003 年，来自加拿大、英国等 13 个国家的研究学者成立了临床实践指南研究与评价国际工作组，并发布了指南研究与评价工具——AGREE。经过不断的使用、反馈、修订，该工作组于 2009 年推出 AGREE Ⅱ，使整体内容更加明确、具体。AGREE Ⅱ 可用于评价新发行的指南、现有指南或更新版指南，适用于任何疾病领域的指南。该工具分为 6 大维度，23 个条目，评分为 1～7 分，得分越高说明该条目符合程度越高。该工具可用于评价指南的方法学质量，也可用于评价指南的报告质量。AGREE Ⅱ 的具体内容见表 14-6。

表 14-6　AGREE Ⅱ 的条目 *

领　域	条　目	评分（1～7分）
领域一：范围和目的	1. 明确描述指南的总目的 2. 明确描述指南所涵盖的卫生问题 3. 明确描述指南适用的目标群体（孕妇、产妇等）	
领域二：参与人员	4. 指南制订小组包括所有相关专业的专家学者 5. 指南考虑目标人群（孕妇、产妇等）的观点和偏好 6. 明确界定指南的适用群体	
领域三：制订的严谨性	7. 采用系统的方法检索证据 8. 明确描述选择证据的标准 9. 明确描述证据的质量等级和局限性 10. 明确描述形成推荐意见的方法 11. 形成推荐意见时考虑了获益、不良反应及潜在风险 12. 推荐意见和证据之间有明确的联系 13. 指南发表前经过外部专家的评审 14. 提供指南的更新程序	
领域四：清晰性	15. 推荐意见明确，不模棱两可 16. 明确列出了针对某个情况或健康问题的不同选择 17. 关键性的推荐意见清晰、容易识别	
领域五：应用性	18. 描述指南在应用过程中的促进因素和障碍因素 19. 提供应用推荐意见的建议和（或）工具 20. 考虑推荐意见应用过程中潜在需要的资源 21. 提供监测和（或）审查标准	
领域六：编辑的独立性	22. 资金提供单位的观点不影响指南的内容 23. 记录并公示指南制订小组成员的利益冲突	

*. AGREE Ⅱ 的评价标准可以登录网址进行学习（http://www.agreetrust.org/agree-Ⅱ/）

1. AGREE Ⅱ的结构与内容

领域一：范围和目的。

条目1：制订指南的目的。应明确指南对社会、目标群体等存在的潜在影响，并落实到具体的临床问题或健康主题。

条目2：指南所涵盖的卫生问题。应详细描述所涉及的卫生问题，主要包括目标人群、干预或暴露、结局指标等。

条目3：指南目标群体，包括性别、年龄、临床症状及并发症等。例如，正常分娩临床实践指南的目标人群是妊娠37周～41^{+6}周自然临产、产程进展正常、胎儿以头位自然娩出的孕产妇，明确排除早产、难产及剖宫产者。

领域二：参与人员。

条目4：制订指南的专家应该来自所有相关专业，应描述指南制订小组成员名单、研究领域、所在单位及职务等。

条目5：应考虑目标群体的观点和选择。邀请目标群体参与指南制订，或参与指南初稿的外部审查；可通过对目标群体进行访谈和问卷调查，了解他们的价值观及偏好。

条目6：应明确指南的适用群体，以便于读者判断该指南是否适用。例如，正常分娩临床实践指南的适用人群主要是不同医疗机构的助产人员。

领域三：指南制订的严谨性。

条目7：采用系统的方法检索证据，指南中应可能清楚描述证据检索策略，包括检索日期、检索式、检索数据库及检索方法等，以确保检索策略的可重复性。

条目8：应根据指南的目的描述证据的纳入及排除标准，以及选择依据。

条目9：清楚地描述证据的质量等级和局限性，如使用的证据质量评价工具、方法评价证据可能存在的偏倚风险等。

条目10：详细描述指南形成推荐意见的方法，以及在面临分歧时所采取的决策方式，如德尔菲法。

条目11：在形成推荐意见时，应充分考虑推荐意见可能会造成的益处、不良反应及潜在风险等。

条目12：指南应明确各个推荐意见与关键证据之间的联系，以确保使用者能根据推荐意见追溯原始文献。

条目13：在指南正式发布前，应该由未参与指南制订的临床专家和孕产妇对指南进行外审。在指南中应报告外审人员的名单及相关信息。

条目14：指南应描述更新的具体过程，包括指南更新时间及更新的方法等。

领域四：清晰性。

条目15：推荐意见应明确，不模棱两可，如明确阐述在什么情况下，对何种孕产妇，实施何种干预等。一个明确的推荐意见的例子，如第一产程中的监测胎心，正常胎心率为110～160/min。潜伏期每60分钟听诊1次，活跃期每30分钟听诊1次；在宫缩后听诊胎心并计数1min，早期发现晚期减速。也可进行电子胎心监护，其能连续评估胎心率变化及其与宫缩和胎动的关系，但不主张在产程中持续监护。一个含糊的推荐建议的例子，如护士应观察产妇的皮肤色泽及四肢端温度，如甲床、面色苍白，肢端皮肤湿冷，提示大量出血，应迅速给予急救。当现有的证据难以决策出最佳干预措施时，应在指南中指出该推荐意见的不确定性。

条目16：明确列出针对某一情况或卫生问题的不同选择。

备目17：重要的推荐意见应清晰、容易辨识。可使用加粗、下划线、星标等形式对关键的推荐意见进行标注，部分指南会将推荐意见放在指南的最开始部分，以便使用者快速查找相关信息。

领域五：应用性。

条目18：指南描述了应用时的促进因素和障碍因素。

条目19：提供应用推荐意见的建议和（或）工具，以促进指南的使用和推广，在这个过程中可能需要一些附加的材料或工具，如参考手册、培训资料、设备支持等。

条目20：考虑推荐意见应用过程中的潜在的资源投入。

条目21：指南提供了可供监测或审查的标准，这些标准可能是过程测试、行为测量、临床或卫生结局的测量，以便于使用者对指南的实施和应用效果进行评价。

领域六：编辑的独立性。

条目22：资金提供单位的观点应不影响指南的内容，指南制订时可能接受外部赞助（如政府、专业团体、慈善组织和制药公司），但这些机构不能影响指南的制作过程，尤其是在证据的筛选、评价及推荐意见生成环节。

条目23：指南制订小组成员的利益冲突，应在指南中声明所有成员是否存在利益冲突。

2. AGREE Ⅱ的使用说明

(1) 评价人员的数量：推荐每个指南至少由2名，最好由4名评价人员进行评价，以增加评价的可靠性。

(2) 每个条目均以1～7分进行评价，缺乏相关概念或内容时给予1分，报告全面且符合手册中对于某项的规定时给予7分，评分取决于报告的完整性和该条目的符合程度。

(3) 各领域得分的计算方法：各领域得分等于该领域中每一个条目分数的总和，并标准化为该领域可能的最高得分的百分比，见表14-7。

表14-7 各领域得分的计算方法（以领域二：参与人员为例）

评价员	条目4	条目5	条目6	总 分
评价员1	5	6	6	17
评价员2	5	6	6	17
评价员3	4	3	4	11
评价员4	3	2	2	7
总分	17	17	18	52

4名评价人员对领域二（参与人员）的评估分数，见表14-7。

最大可能分值为：7（完全符合）×3（条目数）×4（评价者）=84。

最小可能分值为：1（完全不符合）×3（条目数）×4（评价者）=12。

领域二的最后得分为：（获得的分值-最小可能分值）/（最大可能分值-最小可能分值）×100% =（52-12）/（84-12）×100%=55.6%。

3. 注意事项

(1) 评价者在使用 AGREE Ⅱ前，应仔细阅读指南全文以获得指南相关的所有信息，包括使用手册、相关附件等，以免遗漏。

(2) AGREE Ⅱ中的 6 大领域评分是独立的，不能合并进行质量评分。尽管各维度的评分可用来粗略比较指南，帮助使用者决定是否推荐或使用，但不可根据对所有维度的总得分来评判指南的好坏。

第15章 循证助产在临床实践中的应用

学习目标

1. 熟悉产褥期助产临床实践中常出现的临床问题。
2. 掌握产褥期常出现的临床问题转化为循证助产问题的方法。
3. 能够基于循证助产,对证据进行检索、汇总、评价及应用。
4. 熟悉新生儿助产临床实践中常出现的临床问题。
5. 掌握将新生儿常出现的临床问题转化为循证助产问题的方法。
6. 能够基于循证助产,对证据进行检索、汇总、评价及应用。

一、如何在助产实践中应用循证理念

循证理念是一种基于科学证据进行决策的理念,它强调在做出决策前,应尽可能地收集、分析和利用现有的最佳科学证据,以确保决策的有效性和可靠性。这种理念已经广泛应用于医学领域,其强调在临床实践决策中,将最新的、最可靠的、最有说服力的科学证据与临床工作人员的专业技能和长期临床经验相结合,以制订出最佳的决策方案。

循证医学的核心思想包括以下四个方面。

(1) 证据优先:医学决策应基于最新的、最佳的科学证据,而不仅仅是基于临床工作人员的个人经验或偏见。

(2) 定制个性化助产护理方案:应充分考虑孕产妇的个人意愿、身体状况、心理状况等进行个性化定制助产护理方案。

(3) 持续学习与改进:助产工作人员需要持续学习和更新知识,充分了解医学领域的最新进展。

(4) 孕产妇参与:鼓励孕产妇积极参与围产期干预决策,助产专业人员应提供充足的信息,让孕产妇充分理解并能够做出明智的决策。

循证助产是循证医学的一个分支,旨在提高助产决策的科学性和有效性,通过遵循这些原则,改善孕产妇的围产期体验。

二、循证助产在产褥期的应用

情景案例导入

某女士,26岁,G_1P_0,足月妊娠。入院后,产程顺利,自然分娩一活男婴,Apgar 评分 9 分,胎膜胎盘娩出完整。产后第 3 天,产妇情绪低落,食欲差,拒绝对婴儿哺乳,并拒绝任何家属探视,经常自己偷偷蒙住被子哭,EPDS 评分为 18 分。

产妇拒绝药物治疗，更倾向于采取自身保健及非药物治疗方法。

请思考以下问题：

1. 如何检索产后抑郁非药物干预的证据？

2. 如何对证据进行总结与分析？

（一）产后抑郁非药物干预的循证护理分析

2022年9月，WHO颁布《围产期精神健康妇幼保健服务指南》，正式把围产期精神健康服务纳入WHO的健康服务范畴。全球13%的孕产妇会经历产后精神障碍，发展中国家的这个数字更高达19.8%。产后抑郁（postpartum pepression，PPD）是产后妇女常见的精神障碍，美国精神医学学会《精神障碍分类与诊断标准》（第五版）（DSM-Ⅴ）将PPD诊断为主要发生在产褥期，产后1个月内即可出现症状，最长可延迟至产后1年，常见的临床表现为情绪低落、兴趣丧失、精力下降、饮食方面的变化、无价值感，以及反复自杀念头等。PPD会对母婴产生严重影响，不仅会引起产妇免疫功能减退、内分泌失调和晚期产后出血等并发症，还会导致婴幼儿认知功能下降、情感障碍、行为发育迟缓，严重时出现产妇自伤和杀婴行为。因此，PPD是严重的公共卫生问题，亟须开展临床预防工作。研究证实，早期识别和干预是有效防控PPD的前提。目前，产妇PPD的防治手段包括药物干预和非药物干预。由于产妇生理的特殊性，非药物干预措施因其不影响哺乳、良好的安全性和可操作性更易为产妇所接受。因此，推广非药物干预方法至关重要。然而，国内相关文献内容多样且分散，缺乏临床实践指南，无法为医护人员提供有效的指导。因此，本章旨在通过系统的证据检索并对证据进行汇总和评价，汇总并评价关于产妇PPD的非药物干预的最佳证据，为预防产妇PPD提供循证依据，同时能够为产褥期其他疾病检索证据提供参考。

（二）循证路径

1. 检索文献

(1) 循证问题确立：根据复旦大学循证护理中心的循证问题确立PIPOST构建循证问题，P（population），有预防及干预PPD需求的产妇，包括正常产妇和筛查出的有抑郁风险的产妇；I（intervention），预防产妇PPD管理、各种非药物干预措施等；P（professional），医生、护士、社区医护人员、产妇、产妇家属；O（outcome），PPD发生率、爱丁堡产后抑郁量表得分、抑郁分级、产后生活质量、产妇对预防抑郁与管理的依从性等；S（setting），医院、社区、家庭或产妇生活或工作场所等；T（type of evidence），临床决策、证据总结、指南、系统评价、专家共识、Meta、建议声明等。

(2) 检索策略：以中文检索词"产后/产妇/产褥期/围产期""抑郁""最佳实践/指南/证据总结/专家共识/系统评价/Meta分析"英文检索词"postpartum/Metarnal/puerperium/perinatal""depression""best practices/guidelines/evidence summary/expert consensus/systematic review/meta-analysis"检索该领域的相关临床实践指南、系统评价等循证资源。基于"6S"证据模型，自上而下地检索以下数据库、指南网和专业协会网站：BMJ Best Practice、Up To Date、JBI、Cochrane Library、CINAHL、Medline、国际指南协

作网、英国国家卫生和临床技术优化研究所、苏格兰院际指南网、美国国家指南库、新西兰指南组织网、加拿大安大略注册护士协会网、昆士兰卫生组织网、加拿大情绪和焦虑治疗网、美国妇产科医师学会网、Dynamed Plus、Embase、SinoMed、PubMed、中国指南网、中国医脉通、中国知网、万方数据库。

(3) 文献纳入及排除标准

纳入标准：①文献内容涉及产后抑郁非药物干预；②文献类型为临床决策、推荐实践、指南、专家共识、证据总结和系统评价；③文献语种为中文或英文。

排除标准：①研究草案和计划书；②无法获取全文；③旧版本、重复发表，文献质量评价未通过的文献。

(4) 文献质量评价标准

① 指南：指南的质量评价使用 2017 版临床指南研究与评价工具（AGREE Ⅱ）。该工具共 23 个条目，分为 6 个领域，附加 2 个指南整体评价条目。每个条目按 1～7 分进行评价，每个领域得分等于该领域中每个条目分数的总和，并标准化为该领域可能最高分数的百分比。指南在 6 个领域的得分均>60%，则评为 A 级；不满足所有领域得分均>60%，但得分<30% 的领域数<3 个，则评为 B 级；得分<30% 的领域数>3 个，则评为 C 级。

② 专家共识：专家共识采用澳大利亚 JBI 循证卫生保健中心对专家意见和专家共识类文章的真实性评价工具 2016 年版进行评价。该工具包含 6 个项目，对每个项目做出是、否、不清楚、不适用的判断，经讨论后，决定该文献是否纳入。

③ 系统评价：系统评价采用多个系统评价评估清单 2（Assessment of Multiple Systematic Reviews，AMSTAR 2）工具，该工具共包含 16 个条目，其中条目 2、4、7、9、11、13、15 为关键条目，根据结果评定为高（指无或仅 1 个非关键条目不符合）；中（超过 1 个非关键条目不符合）；低（1 个关键条目不符合并且伴或不伴非关键条目不符合）；极低（超过 1 个关键条目不符合，伴或不伴非关键条目不符合）。

④ 临床决策和证据总结：临床决策和证据总结追溯到证据的原始文献，依据文献类型划分证据等级。

⑤ 文献质量评价过程：文献质量评价由 3 名经过循证护理培训的研究人员独立完成，对文献是否纳入或评价结果有冲突时，由循证护理专家介入，最终达成共识。当证据有冲突时，优先纳入来自高质量文献的证据，清晰性、可行性和权威性高的证据。

⑥ 证据分级及推荐级别：采用澳大利亚 JBI 循证卫生保健中心证据预分级及证据推荐级别系统 2014 年版，对纳入的证据追溯其所依据的文献进行等级及推荐级别划分。等级为 1～5 级，数字越小代表质量等级越高，A 表示强推荐，B 表示弱推荐。

（三）证据汇总及评价

1. 检索结果：本研究共纳入文献 28 篇，主要来源于澳大利亚 JBI 循证护理中心的关于 PPD 非药物干预的相关资料，内容类型主要是证据总结、临床决策、指南、专家共识及系统评价。

2. 证据汇总及评价：目前国内外关于 PPD 非药物干预的相关指南和系统评价整体质量较好，且指南推荐内容基本一致，可以借鉴国外高质量文献，在我国进行指南的本土化实施，以指导和规范临床助产护理实践，提高产褥期临床助产护理的服务质量。证据及推荐要点如下。

(1) 评估

- 建议首次产前检查和怀孕后期进行抑郁症筛查，在产后 6～12 周进行 1 次筛查，并在产后第 1 年至少再筛查 1 次（等级 B，强推荐）。
- 情绪抑郁或焦虑障碍史是 PPD 发生最大的危险因素（等级 C，强推荐）。
- 围产期疼痛是 PPD 的危险因素之一（等级 D，弱推荐）。
- 推荐使用爱丁堡产后抑郁量表进行 PPD 的筛查（等级 A，强推荐）。

(2) 非药物干预

- 干预通常由治疗师、心理学学生、研究人员、护士、心理学家、医生、社区卫生工作者提供，与产妇、产妇伴侣、家庭、朋友等合作，制订和修改产后抑郁的干预计划（等级 B，强推荐）。
- 三种简短的心理治疗（认知行为疗法、人际关系疗法和心理动力学疗法）是改善轻度至中度的 PPD 的一线治疗方法（等级 C，强推荐）。
- 认知行为疗法是治疗产妇 PPD 最有效的心理干预方案，实施时以课程形式开展，内容涉及心理教育、问题解决、认知重组、行为激活、人际冲突管理、放松和减压、基于正念的冥想，每次 1.5～3.0h，居家期间每天进行 15～60min 的练习（等级 A，强推荐）。
- 人际关系疗法用来对产妇人际关系进行梳理，来实现产妇角色良好转换及社会价值，实施时以个人或小组会议的形式开展，每次 30～60min（等级 C，强推荐）。
- 心理动力学疗法可在认知行为疗法和人际关系疗法无效时使用（等级 D，弱推荐）。
- 夫妻关系、婆媳关系及社会支持网络等是造成产妇 PPD 的重要因素，是临床不可忽视的干预方向（等级 A，强推荐）。
- 医院护理人员及社区医护人员应进行个性化、整体化和连续性的护理计划，依据产妇自身需求，合理调整产妇心理健康服务的护理计划及相关家庭教育干预内容（等级 A，强推荐）。
- 基于网络和移动的心理干预可预防 PPD，利用计算机或网络提供护理和支持，无须与医疗保健提供者面对面沟通（等级 B，强推荐）。
- 产后应定期进行体育锻炼，每周至少进行 150min 中等强度的有氧运动，运动干预的内容包括有氧活动、伸展运动、瑜伽和以锻炼为基础的训练（等级 A，强推荐）。
- 剖宫产术后不推荐锻炼，直到产后 6 周医生准许后方可进行锻炼（等级 B，强推荐）。

同时在医护人员监督下的运动比没有监督的运动对产妇 PPD 症状改善的效果更明显（等级 B，强推荐）。

- 音乐疗法可以改善 PPD 症状，选择轻音乐、纯音乐、催眠曲及产妇喜欢的音乐，聆听频率为每天 2～3 次，1 周为 1 个疗程，每次 20min 至 2h（等级 A，强推荐）。
- 音乐疗法可以改善产妇的个体身体和心理状况，提高产妇的洞察力和满意度（等级 C，弱推荐）。
- 产妇应多食用水果、蔬菜、非肉类蛋白质、鱼类和海鲜、乳制品和橄榄油等，可以有效降低 PPD 发生的风险（等级 A，强推荐）。

- 补充 ω-3 脂肪酸不会改善 PPD 症状（等级 A，强推荐）。

【小结】

PPD 通常会对母婴产生不良影响，识别 PPD 的高发人群可提前发现 PPD，并及时进行干预，便于采取针对性措施，降低母婴不良事件的发生，在临床不仅要关注产妇的社会心理危险因素，也应重视其生理指标和自身感受。推荐采用 10 条目的爱丁堡产后抑郁量表（Edinburgh Postnatal Depression Scale，EPDS）对产妇的抑郁状况进行评估，以衡量产后妇女患抑郁症的患病率。干预实施人员有医生、护士、专项服务 PPD 的社会工作者、心理学学生、联合治疗师和心理学家，干预方案的制订及其干预人员还应包括产妇以及产妇家庭的其他成员，以此充分保障产妇及产妇家庭的知情选择权，确保干预获得预期效果。

心理干预疗法是治疗产妇 PPD 的重要方法，有专家共识指出目前心理干预疗法应该成为 PPD 治疗方案的一部分。相关指南表明认知行为疗法是治疗产妇 PPD 最有效的心理干预方案；人际关系疗法用来对产妇人际关系进行梳理，来实现产妇角色良好转换及社会价值。通过家庭教育引导患者家属给予患者更多理解和关怀，同时组织患者与主要关系家属展开心理沟通，化解矛盾，缓和关系，减少负面情绪影响。目前关于使用基于互联网的心理干预措施治疗 PPD 的文章越来越多，最近的系统评价调查了基于计算机或基于网络的干预措施预防和治疗围产期心理健康，该评价表明，基于计算机或基于网络的干预措施可以有效缓解抑郁症状。

运动干预可以作为治疗 PPD 心理干预的替代方法，用于早期轻度抑郁的预防或治疗，并作为重度抑郁障碍治疗计划的补充。音乐疗法可以改善产妇的个体身体和心理状况，提高产妇的洞察力和满意度。音乐干预是一种有效且安全的 PPD 干预方法，方便、简单，可以广泛应用于临床。产妇更多地食用水果、蔬菜、非肉类蛋白质、鱼类和海鲜、乳制品和橄榄油与较低的 PPD 风险相关，但在临床中无法推荐将补充 ω-3 脂肪酸作为产妇 PPD 的补充疗法。

本章通过循证检索产后抑郁非药物干预的相关证据，总结及评价证据的等级及推荐程度，为助产士护理 PPD 提供更科学、规范的参考依据，并为助产士循证分析产褥期相关护理问题提供了方法学指导，促进循证助产学在产褥期实践的发展。

三、循证助产在新生儿中的应用

情景案例导入

某患儿，女，39 周剖宫产出生，Apgar 评分 9~10 分，出生时羊水清，量约 800ml，出生体重 3.35kg。患儿出生第 2 天早晨沐浴后发现脐部不新鲜，见胶冻样物质，脐带外翻直径约 3.5cm，脐轮红肿，直径约 1cm，触之不硬，局部皮温正常，局部无异味，无发热，无腹胀、呕吐。

请思考以下问题：

1. 如何检索新生儿脐部护理的证据？

2. 如何对证据进行总结与分析？

（一）新生儿脐部处理的循证护理分析

新生儿脐部处理是新生儿娩出后早期基本保健的核心干预措施之一。脐部是新生儿最易感染的身体部位，新生儿脐带剪断后仍存在脐部残端开放性创面，在脐带脱落与脐带血管闭合期间，脐部残端的开放性创面会出现脓性分泌物、滋生病原菌，易引发病原菌入侵感染脐部，轻者感染新生儿脐炎，重者则会导致新生儿败血症，危及生命。因此，科学、规范的新生儿脐部处理是保障新生儿脐部健康，避免继发性感染的必要条件。2020年，中国新生儿早期基本保健技术专家共识对新生儿脐部处理提出了建议，但调查显示，目前我国多数医院实践中的脐部处理规范仍有待提高。此外，新生儿脐部创面通常未完全愈合就提前出院，而产妇与家属对新生儿的脐部护理知识匮乏，脐部护理技能通常不达标，易导致新生儿的脐部感染风险增加。为更好地指导我国助产士进行新生儿临床实践，本文将以全面检索国内外"新生儿脐部处理"相关的循证资源为例，总结新生儿脐部处理及出院后延续性护理的最佳证据。为临床助产士护理新生儿脐部提供参考依据，也为助产士对新生儿其他疾病的循证护理提供借鉴。

（二）循证路径

1. 检索文献

(1) 循证问题确立：本研究的循证问题采用 PIPOST 模式构建，证据应用的目标人群（population）为足月、单胎、正常新生儿；干预措施（intervention）为脐部处理，包括新生儿脐部评估及检查、脐带结扎和脐部护理等措施；应用证据的专业人员（professional）为医疗机构中对新生儿进行早期基本保健与护理的医护人员；结局指标（outcome）为新生儿脐炎发生率、脐带脱落时间、病死率等；证据应用场所（setting）为提供新生儿早期基本保健的医疗场所；证据类型（type of evidence）为临床决策、临床实践指南、专家共识、证据总结、系统评价。

(2) 检索策略：以（新生儿、分娩、围生、脐部）中文检索词，以（newborn，neonatal，babies；delivery，birth，childbirth；postnatal，intrapartum；umbilical cord）为英文检索词检索该领域的相关助产实践指南、系统评价等循证资源。基于"6S"证据模型，自上而下地检索以下数据库、指南网和专业协会网站包括 BMJ Best Practice、Up To Date、JBI、Cochrane Library、CINAHL、Medline、国际指南协作网、英国国家卫生和临床技术优化研究所、苏格兰院际指南网、美国国家指南库、新西兰指南组织网、加拿大安大略注册护士协会网、昆士兰卫生组织网、Dynamed Plus、Embase、SinoMed、PubMed、中国指南网、中国医脉通、中国知网、万方数据库。

(3) 文献纳入及排除标准

纳入标准：①文献涉及新生儿脐部护理和处理措施；②文献类型为临床决策、推荐实践、指南、专家共识、证据总结和系统评价；③文献语种为中文或英文。

排除标准：①研究草案和计划书；②无法获取全文；③旧版本、重复发表，文献质量评价未通过的文献。

(4) 文献质量评价标准

① 指南：指南的质量评价使用 2017 版临床指南研究与评价工具（AGREE Ⅱ）。该工具共23个条目，分为6个领域，附加2个指南整体评价条目。每个条目按1～7分进行评

价，每个领域得分等于该领域中每个条目分数的总和，并标准化为该领域可能最高分数的百分比。指南在 6 个领域的得分均＞60%，则评为 A 级；不满足所有领域得分均＞60%，但得分＜30% 的领域数＜3 个，则评为 B 级；得分＜30% 的领域数＞3 个，则评为 C 级。

② 专家共识：专家共识采用澳大利亚 JBI 循证卫生保健中心对专家意见和专家共识类文章的真实性评价工具 2016 年版进行评价。该工具包含 6 个项目，对每个项目做出是、否、不清楚、不适用的判断，经讨论后，决定该文献是否纳入。

③ 系统评价：系统评价采用多个系统评价评估清单 2（Assessment of Multiple Systematic Reviews，AMSTAR 2）工具，该工具共包含 16 个条目，其中条目 2、4、7、9、11、13、15 为关键条目，根据结果评定为高（指无或仅 1 个非关键条目不符合）；中（超过 1 个非关键条目不符合）；低（1 个关键条目不符合并且伴或不伴非关键条目不符合）；极低（超过 1 个关键条目不符合，伴或不伴非关键条目不符合）。

④ 临床决策和证据总结：临床决策和证据总结追溯到证据的原始文献，依据文献类型划分证据等级。

⑤ 文献质量评价过程：文献质量评价由 3 名经过循证护理培训的研究人员独立完成，对文献是否纳入或评价结果有冲突时，由循证护理专家介入，最终达成共识。当证据有冲突时，优先纳入来自高质量文献的证据，清晰性、可行性和权威性高的证据。

⑥ 证据分级及推荐级别：采用澳大利亚 JBI 循证卫生保健中心证据预分级及证据推荐级别系统 2014 年版，对纳入的证据追溯其所依据的文献进行等级及推荐级别划分。等级为 1～5 级，数字越小代表质量等级越高，A 表示强推荐，B 表示弱推荐。

（三）证据汇总及评价

1. 检索结果

本研究共纳入文献 21 篇。其中，纳入临床决策 1 篇，来源为 UpToDate，追溯原证据，为高质量的系统评价或随机对照试验，纳入到证据总结中；纳入指南 16 篇，应用 AGREE Ⅱ 评价的结果显示：16 部指南总分均在 3～6 分，4 篇为 A 级，均来自 WHO，12 篇为 B 级。整体质量较高，全部纳入到证据总结中；纳入专家共识 3 篇，评价发现条目 6 "所提出的观点是否与以往文献有不一致的地方" 评价为 "否"，其余均评价为 "是"，整体质量较高全部纳入到证据总结中。纳入系统评价 1 篇，应用 AM-STAR2 评价质量为中，仅 "是否报告纳入研究的基金来源" "是否报告任何资助和潜在的利益冲突" 为否，其他均为是。

2. 证据汇总及评价

目前国内外关于新生儿脐部处理的相关指南和系统评价整体质量较好，且指南推荐内容基本一致。国内外相关证据涵盖脐带结扎、脐带检查、脐带护理及妇女意愿四个方面，具体证据及推荐等级如下。

(1) 脐带结扎

• 对于不需要复苏的正常足月儿，推荐延迟脐带结扎，以提高母婴健康和营养结局，而不是挤压脐带（等级 A，强推荐）。

• 延迟脐带结扎的时间：出生后 30～60s、不早于 30s、不早于出生后 1min、出生后 1～3min、出生后 1～5min、待脐部血管搏动停止后，最理想的时间是在肺部建立有效通气之后（等级 A，强推荐）。

● 对于足月分娩，当脐带完整时，阴道分娩后可将新生儿放于或低于母亲的腹部或胸部，或者在剖宫产切口的水平，不影响胎盘输血量（等级 A，强推荐）。

● 为了在延迟夹脐带期间保持体温，可将足月新生儿放在温暖的毛巾中或母亲的腹部，进行母婴皮肤接触的同时处理脐带（等级 A，强推荐）。

● 实施延迟断脐的妇产科医生和其他产科护理提供者应确保建立监测和治疗新生儿黄疸的机制（等级 A，强推荐）。

● 对于需复苏干预的新生儿（如心率<60 次 / 分），或对脐带完整性有任何担忧，立即断脐，同时重点放在稳定生命体征和建立有效通气上（等级 A，强推荐）。

● 当存在延迟断脐禁忌证时，应考虑立即进行脐带结扎（相对禁忌证，足月儿显著红细胞增多症，重度宫内生长受限，母亲孕前糖尿病、母亲抗体滴度高或单绒毛膜双胎中第 1 个新生儿娩出）（等级 B，弱推荐）。

● 任何情况下都应使用无菌刀片或剪刀切断脐带，戴无菌手套，以预防细菌感染，避免脐炎或新生儿破伤风（等级 A，强推荐）。

● 助产人员在接触或处理脐带之前脱掉被污染的第一副手套，务必确保接触或处理脐带的手套和器械无菌；如果有其他助手在场，助手需洗手后戴无菌手套处理脐带（等级 A，强推荐）。

● 用 2 把无菌止血钳分别在距脐带根部 2cm 和 5cm 处夹住脐带，并用无菌剪刀在距脐带根部 2cm 处一次断脐（等级 A，强推荐）。

● 脐带结扎时间应常规记录在病历中（等级 A，强推荐）。

(2) 脐带挤压：脐带挤压需要在进入常规实践之前进一步评估其获益和风险（等级 A，强推荐）。

(3) 脐带检查

● 胎儿娩出后，应在夹闭新生儿脐带后，或在出生后 48h 或 72h 内检查脐带一般状况，包括脐部皮肤、脐动脉数量、是否存在分泌物、脐带过粗或单脐动脉（等级 A，强推荐）。

● 特别注意观察脐根部至前腹部是否有红斑、肿胀等感染征象，如有，需做进一步专科检查并治疗（等级 A，强推荐）。

(4) 脐带护理

● 清洁、干燥式脐带护理可降低脐炎发生率（等级 A，强推荐）。

● 对在卫生机构和新生儿病死率低的环境中出生的新生儿进行清洁、干燥的脐带护理，以促进脐带残端脱落。不要在脐带断端上缠绷带，盖纸尿裤或包裹其他东西；不必在脐带断端及周围使用任何消毒剂，包括乙醇、三联染料、中草药或氯己定（除非有感染迹象）（等级 A，强推荐）。

● 如果脐带断端被粪便或尿液污染，可用清洁的水清洗后擦干保持干燥（等级 A，强推荐）。

● 如果脐带断端出血，需重新结扎脐带（等级 A，强推荐）。

● 如果脐带断端红肿或流脓，每日用当地所使用消毒剂护理感染部位 3 次，用干净棉签擦干（等级 A，强推荐）。

• 如果脓性分泌物和红肿 2d 内无好转，应转诊治疗（等级 A，强推荐）。

• 当医疗资源匮乏时或新生儿病死率高（＞30‰）的家庭中分娩时，在出生后第 1 周的每天使用 4% 氯己定进行脐部护理，以降低全因死亡率和脐炎感染风险（等级 A，强推荐）。

(5) 产妇意愿

• 产前应和新生儿父母讨论关于脐带处理的选择和依据（等级 A，强推荐）。

• 向新生儿父母提供关于脐带残端护理的信息（等级 A，强推荐）。

• 如果产妇要求在 5min 后断脐，支持她的选择（等级 B，弱推荐）。

【小结】

通过文献查阅，目前国际上关于新生儿娩出后的脐部处理均有较明确的推荐意见，助产士在临床实践中，为新生儿选择脐部护理方案时，应先对脐部环境及脐部状况进行准确评估，并应根据新生儿脐部变化，动态调整。其中，本研究中关于新生儿脐带结扎的最佳推荐意见基本一致：推荐延迟脐带结扎。延迟脐带结扎是指在新生儿出生后至少 30s 后，或等待脐带血管搏动停止后再结扎脐带。延迟断脐有助于帮助新生儿从宫内过渡到宫外生活，随着出生后肺的扩张，胎儿胎盘循环得以继续。本研究中关于新生儿脐带护理的最佳推荐意见也基本一致，国内外主要采用的脐部护理是自然干燥法、4% 氯己定消毒、70% 乙醇消毒、涂搽母乳 4 种方式。在发达国家或卫生经济条件好的家庭或医疗机构中，因常规无菌断脐后，发生脐炎的风险降低，若再额外使用抗生素则很有可能导致罕见并发症，故更推荐使用自然干燥法进行脐部护理，助产士应教会产妇做好新生儿脐部护理并做好延续性护理。此外，在发展中国家的社区和基层医疗机构，4% 氯己定消毒是降低新生儿脐炎的最佳护理措施，其等级排序位列第一。这是由于使用氯己定后，脐部细菌定植速率显著降低，能有效降低新生儿病死率和脐炎发生率。此外，尚未有足够的关于新生儿挤压脐带的原始研究来开展系统评价和 Meta 分析，因此并不做重点推荐。

本章通过循证检索新生儿脐带处理的相关证据，总结及评价证据的等级及推荐程度，为助产士护理新生儿脐部提供了科学、规范的参考依据，并为助产士循证分析新生儿相关护理问题提供了方法学的指导，促进了循证助产学在新生儿实践中的发展。

第16章 循证助产实践的自我评价

学习目标

1. 了解临床循证助产的意义。

2. 掌握循证助产实践自我评价的步骤。

3. 能够系统评价一项助产临床实践。

4. 具有严谨的工作作风、良好的心理素质和职业道德。

情景案例导入

某研究生，主管护师，勤奋好学，积极向上，是一名具有评判性思维的助产士。近年来，其所在的产房积极推行自由体位分娩、适度会阴保护、新生儿早期基本保健等助产适宜技术，其拟对科室开展的自由体位分娩这项技术进行临床实践的后效评价。

请思考以下问题：

1. 后效评价包括哪几部分？

2. 该助产士应通过哪些步骤进行自由体位分娩的效果评价？

一、在助产实践中应用循证理念

循证助产是一种工作方法和理念，开展循证助产对临床助产士的思维方式和工作方式是一个巨大的挑战，开展循证助产对促进临床助产实践的科学性、有效性、节约卫生资源具有重要的临床意义。

（一）循证助产可改进助产士的工作方法，更新助产理念

循证科学（evidence-based science）是在循证医学（evidence-based medicine，EBM）的发展中产生的，而循证医学的发展是医学科学自我反思的结果，在实证主义的哲学观下，循证医学强调审慎地、明确地、明智地运用最佳证据，结合临床长期经验和专业技能，考虑患者的价值观和意愿做出临床决策。

循证实践来源于实证主义的哲学观，因此循证助产作为循证实践的分支之一，可改变助产士以往凭借经验或按照个人习惯从事助产实践活动的方式，强调在做出临床判断时，应遵循来自研究结论的、有效的、科学的证据，并且强调不盲目接受已经发表的科研文章的结论，应对文献进行明确、审慎、客观地评审，同时将科研证据与助产经验，以及孕产妇的价值观、愿望与临床情景相结合，转化为临床证据，而做出最后的助产决策。

澳大利亚 JBI 循证护理与助产研究中心（Joanna Briggs Institute for Evidence Based Nursing and Midwifery，JBIEBNM）的建立，旨在通过开展卫生保健领域证据的合成、转化和应用研究，提高卫生保健活动的适宜性、可行性、临床意义和有效性的循证助产与助

产研究、实践与推广中心。

> 🌐 **知识拓展：用循证的观念反思护理常规**
>
> ### 关于剖宫产术前禁食禁饮时间的问题
>
> 一些妇产科护理常规中指出择期剖宫产手术前 8h 禁食，术前 4～6h 禁饮。2016 版美国麻醉医师协会（American Society of Anesthesiologists，ASA）发布的产科麻醉临床指南建议指出，实施选择性剖宫产的无并发症孕产妇，麻醉前 6h 禁食乳制品及淀粉类固体食物（油炸、脂肪及肉类不易消化食物需禁食 8h 以上），术前 2h 可摄入适量清饮料（推荐 12.5% 碳水化合物饮料，饮用量应≤5ml/kg 或总量≤300ml，可选择复合碳水化合物，如含麦芽糖糊精的碳水化合物饮料，促进胃排空）。合理调整术前禁饮禁食时间，有助于缓解术前口渴、紧张及焦虑情绪，避免低血糖发生、减轻围手术期胰岛素抵抗，减少术中术后恶心与呕吐（postoperative nausea and vomiting，PONV）及其他并发症发生，保证产妇围术期生命体征和体液容量稳定，利于产妇术后肠功能恢复，减轻空腹时胃酸对胃黏膜的损伤。我国临床领域在制订剖宫产术前禁食禁饮规范时，则应系统收集该领域的国内外文献，并评估相关文献科学性和严谨性，采用各种方式的适应证如何，是否导致孕产妇术中呕吐和误吸发生率增加，对其禁食禁饮后的生命体征、血糖、舒适度的影响如何等。因此，通过助产"循证"过程，所做出的临床判断才有利于孕产妇剖宫产术后的早期康复。
>
> 循证助产实践过程中因助产士的工作经验、精力和工作习惯，常会遇到一定困难和阻力，不仅要进行单一护理方法的改革（例如，上述剖宫产术前禁食禁饮时间的问题），还需要有高质量的研究证据、助产人力资源的合理配置、对助产士进行评判性思维的继续教育等措施，来减小变革的阻力。
>
> （摘自：中国优生科学协会妇儿临床分会产科快速康复学组. 产科快速康复临床路径专家共识 [J]. 现代妇产科进展，2020，29（8）：561-567.）

（二）循证助产促进助产学知识向临床实践转化

研究结果的转化是一个漫长且具有风险的过程，知识、研究与实践之间的差距是普遍存在的问题，知识转化（knowledge translation，KT）成为当今卫生保健领域的热点。全球首先提出知识转化模式的加拿大多伦多大学将"知识转化"定义为"有效、及时将符合伦理整合的知识应用于卫生保健实践，促进研究者与实践者的互动，从而保证最大限度地利用卫生保健体系潜力，获得卫生保健的最佳效果"，并强调知识转化是一个系统的、复杂的、动态的、循环的过程。知识转化需要多学科合作，将理论与方法相结合，关注知识、研究、过程，以及能力建造等因素，促进临床过程更加有效。

针对知识转化的程度，国外主要有两种分类方法：①根据知识利用的类型，将知识转化分为三类，即以"研究成果直接应用"为特征的工具性使用、以"研究结果启发感知或理解"为特征的概念性使用和以"运用研究结果说服他人 / 系统发生改变"为特征的说服性使用。②根据知识利用的过程，将知识转化分为六个阶段，即知识传播、形成认知、参考借鉴、采取行动、形成影响和推广应用。促进证据转化的干预措施，包括教育（现场培

270

训或发放材料）、质量审查和反馈、临床决策支持系统、意见领袖、提醒、获得图书馆资源、杂志俱乐部、循证培训、团队学习活动、助产管理者组织的活动、外部审查，以及肯定式探询。

开展循证助产必须首先获得行政管理层和决策机构对循证护理的认同和积极支持，这是循证助产的关键。为促进将证据应用到临床实践，促进科学决策，护理管理者须具备以下循证决策技能：①能够提出决策的核心问题；②能够通过文献检索找到所需证据；③能够评价相关研究的质量；④能够区分不同的证据及其适用性；⑤能够判断研究结果在类似人群中的推广性；⑥能够判断研究结果在本地人群中的适用性；⑦能够将依据证据的决策付诸实践。

（三）循证助产顺应了医疗卫生领域有效利用卫生资源的趋势

循证助产产生于全球卫生保健领域文献信息量迅速增长，同时要求卫生保健实践活动"既要有疗效又要有效益"的背景下。Archie Cochrane 指出，在卫生资源有限的现代社会里，应该对现有的卫生资源进行综合评价，有效利用。目前医疗卫生领域有众多的研究结果，但分布零散；科研经费的有限使充分利用现有的科研结果变得格外重要。同时，临床繁忙的日常工作常常使医务人员不可能及时获取最新学科进展信息。卫生保健领域的专业人员在阅读文献时常感到文献数量大、发展快，同时其中一些文献质量不高，需进一步筛选、分析、评价，所以临床人员很难迅速、有效地从文献中提取所需信息，做出最有利于孕产妇的临床决策。这一系列的因素使科研和临床之间脱节，理论和实践之间出现断层，临床决策过程往往缺乏对研究结果的系统总结和评价，影响临床决策的科学性。

在卫生资源有限、助产人员短缺、我国生育政策作出重大变革的当今社会，孕产妇对卫生保健的需求日益增加，有限的卫生资源和日益昂贵的医疗消费之间的矛盾同时又使人们更期望高质量、高效率的卫生保健服务。而"循证实践"从临床问题出发，通过对全球已有的相关临床研究进行系统评价，严格评价该领域相关研究的研究设计、研究结果，剔除不严谨的科研，归纳总结合理的科研，形成系统评价，指导临床变革，并通过证据应用，进行系统干预和动态监测，保证临床变革的正确方向。因此，循证助产可充分利用现有的研究资源，避免重复研究，同时减少实践中的变异性带来的不必要的资源浪费，节约卫生资源，并加速新知识和新技术的应用，以满足人群的卫生保健需求，因此循证助产是提高助产质量，为广大孕产妇提供科学、经济、有效助产服务的途径。

（四）循证助产促进临床助产实践的科学性和有效性

1.循证助产促进助产实践的科学性

寻找证据，作出科学的临床助产决策是循证助产的关键。目前，临床助产士往往觉得很难将科学研究的结果运用到临床实践中，其中的原因主要包括：①临床助产士没有机会了解这些研究结论；②临床助产士不清楚如何有效寻找所需的文献；③临床助产士不清楚如何评价研究结果的严谨性、科学性、有效性，因此不确定是否应该应用该研究结果；④即使明确了该研究结论的价值，由于该方法没有被写入护理常规和护理质量管理规范，所以临床助产士仍然无法将证据应用到实践中。

而循证实践则把在全世界收集的某一特定干预方法的研究结果，进行系统查询、严格评价、统计分析，剔除尚无明确证据证明有效的方法，将尽可能真实的科学结论综合后形成系统评价，并将系统评价结果制作成证据总结或"临床实践指南"（clinical practice guideline，CPC）提供给临床人员，可有利于临床助产士迅速地获取最佳、最新的科学证据。而临床助产士在应用证据时将所获得的证据与自身的专业知识和经验、孕产妇的需求结合起来，形成科学、有效、实用、可行的临床干预手段，并通过有计划地组织变革将证据引入临床实践过程，最后评价证据应用后的效果。从这一过程分析，循证助产充分利用科学研究结果，同时促进了科研结果的推广和应用。但循证助产的概念广于"应用研究结果"，循证助产所倡导的是一种科学的决策方法和工作程序，并还要考虑除研究证据外的其他因素，例如临床经验、孕产妇的需求和价值观等。运用循证助产可帮助临床助产士建立严谨的、科学的、实事求是的专业态度和工作方法，促进科学的助产实践活动。

循证助产强调临床助产士的知识和经验在寻求科学证据过程中的价值，并与临床实际问题相结合。因此，循证助产促进理论和实践有机结合，弥补理论实践的"断层"。循证助产挑战常规和某些习惯性的助产操作，提倡临床助产士将临床经验与系统的研究证据相结合，以获得科学的助产实践方法，这对提高助产循证有着积极的意义。

2. 循证助产促进助产实践的有效性

有效的护理活动是指能够提高或保持患者的健康水平，并保证最大限度地运用现有卫生资源的护理实践活动。助产实践是否有效往往通过质量管理过程来评价。

循证助产的 8 个步骤与美国卫生机构资格认证联合委员会（Joint Commission on Accreditation of Healthcare Organization，JCAHO）的护理质量管理 10 个步骤具有相似之处（图 16-1），两者都是一种工作方法，都具有促发变革和评价变革的功能，可通过循证助产促进助产质量提高，保证助产实践活动的有效性。

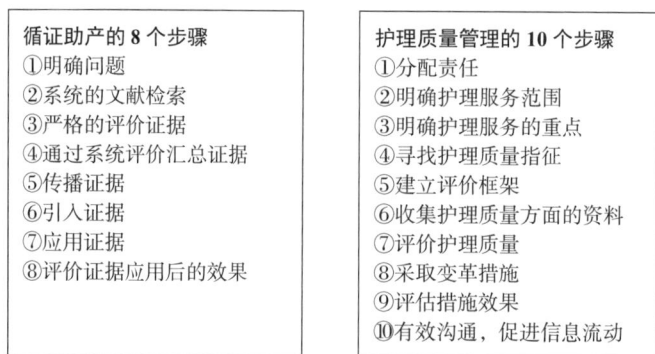

循证助产的 **8** 个步骤	护理质量管理的 **10** 个步骤
①明确问题	①分配责任
②系统的文献检索	②明确护理服务范围
③严格的评价证据	③明确护理服务的重点
④通过系统评价汇总证据	④寻找护理质量指征
⑤传播证据	⑤建立评价框架
⑥引入证据	⑥收集护理质量方面的资料
⑦应用证据	⑦评价护理质量
⑧评价证据应用后的效果	⑧采取变革措施
	⑨评估措施效果
	⑩有效沟通，促进信息流动

图 16-1　循证助产与护理质量管理步骤的对照

（五）循证助产有利于科学、有效地制订临床助产决策

卫生保健服务是通过各种各样大大小小的决定和决策实现的，决策利用知识和信息预测行动的可能后果，决策的好坏是卫生保健服务质量和效益的关键。卫生保健决策分为两类：一类是关于群体的宏观决策，例如国家卫生部门对不同等级的医院助产人员配备要求的决策；另一类是微观决策，例如产程中经口摄入能量管理审查指标的制订。助产决策涉及的是助产服务需要做什么、由谁来做、如何做等方面的决定，是影响助产质量，以及医疗服务费用、效益的重要环节。影响医疗卫生领域的决策的 3 个因素：证据（evidence）、

资源（resource）、资源分配中的价值取向（value）。传统的决策方式常常是经验式的，例如自妊娠晚期开始，孕妇基础代谢率明显升高；至分娩期时，机体由于应对疼痛、屏气用力需要消耗大量能量，常导致其处于饥饿甚至脱水状态。随着产科全身麻醉使用率和误吸率的降低，产程中通过经口肠内营养途径补充能量和液体逐渐得到国内外学者认可。然而，临床上产程中经口摄入能量的管理措施多源于经验，缺乏统一的规范及有效的评价标准。若摄入过多或摄入的食物不易消化，会增加产程中麻醉误吸的风险；若摄入不足会增加产妇低血糖、剖宫产、新生儿窒息、败血症等不良结局的风险。为规范医护人员在产妇产程中经口摄入能量管理行为，我国学者樊雪梅等以 JBI 循证卫生保健模式为指导框架，通过汇总产妇产程中经口摄入能量管理的最佳证据，结合专业判断构建科学的审查指标，根据具体的临床情景分析证据临床转化的障碍因素及促进因素，并制订全面有效的变革策略，推动产程中经口摄入能量管理的循证实践，促进助产质量持续改进。

　　例如，阿司匹林有抗血栓作用，因此推测小剂量阿司匹林（low dose aspirin，LDA）通过改善胎盘微循环，能够预防高危孕妇发生先兆子痫，减少其不良妊娠结局。LDA 临床应用于防治先兆子痫的发生，始于 20 世纪 80 年代发表于 Lancet 的一项研究。自此开始了广泛的争议，主要集中在三点，LDA 作为一种有效的抗血栓药物，是否明确能够有效预防先兆子痫的发生；是否确实减少先兆子痫相关不良母婴结局；孕期使用的安全性。循证证据来自 15 个设计严谨的高质量研究，孕期服用 LDA 显著降低高危孕妇先兆子痫的发病风险，而对于低风险或正常孕妇差异不明显。LDA 对母婴结局的影响，先兆子痫的胎儿不良结局包括早产、胎儿生长受限、小于孕龄儿、入住新生儿重症监护室治疗及围生儿死亡率增高。Meta 分析显示，口服 LDA 可以降低先兆子痫的高危孕妇 14%的早产和 20% 的胎儿生长受限的发生。2014 年，美国预防医学工作组为更新 LDA 预防先兆子痫的临床实践指南，专门邀请美国医疗保健研究与质量局专家组将现有随机对照研究进行 Meta 分析，经过严格筛选纳入 15 项高质量随机对照研究，排除低风险人群的数据，LDA 启动时间在孕 12～28 周，所有研究均在孕 12 周以后给药，其中 8 项研究在孕 12～16 周启动治疗，结果并未发现孕 16 周前开始 LDA 治疗较孕 16 周后给药有更多获益。LDA 临床应用于先兆子痫的预防已历经 30 年的验证，并成为目前一致公认的预防措施。但多数研究中没有比较 LDA 具体的剂量、用药时间等重要数据，而且缺乏长期潜在影响的随访。而中国计划生育政策改变，使高龄孕妇再生育问题成为产科临床必须面对的挑战。妊娠并发症、合并症的增加已经引起高度重视，特别是对威胁母婴健康的重大疾病，预测及预防是目前临床研究的重点。LDA 干预治疗先兆子痫的效果在不同种族或地域间存在差异，针对中国孕妇人群开展有关 LDA 防治先兆子痫的大样本多中心研究，评估 LDA 的合适剂量、用药时机、作用机制、安全性及风险效益等，将有益于指导临床实践。目前，我国医疗卫生费用不断提高而资源相对紧缺，社会各界都在呼吁增加卫生决策的透明度，提高卫生决策者的社会责任感，因此，现代社会的医疗卫生政策管理人员必须对决策所依据的研究证据进行明确的陈述，即使现有的证据有限或是根本不可靠，或者即使最终不得不依照可用资源和价值取向做出决策，决策者仍然必须查找和评估现有的证据。

　　助产实践中，决策者必须具备以下决策技能：①能够提出决策的核心问题；②能够通过文献检索找到所需证据；③能够评价文献的质量；④能够评价证据的真实性、重要性及其适用性；⑤能够将依据证据的决策付诸实践；⑥能够认真反思、剖析，进行循证后效评价。可见，循证助产为科学有效的临床助产决策提供了依据和工作方法。

（六）开展循证实践是将我国助产人员推向多学科合作和国际化平台的契机

循证实践强调多学科的合作，循证助产实践与助产学、临床医学、临床流行病学、卫生管理学、信息学、传播学等息息相关，通过在全球护理与助产信息平台上检索、评估、引入、利用证据资源，可切实开阔我国助产士的专业视野，检索并分析全球最新最佳文献，并通过证据应用，将知识转化为实践，与专业判断、孕产妇需求和本地区情形结合，促进科学的决策、有效的助产干预。

（七）开展循证实践有利于监督助产实践行为，保障孕产妇自身权益

循证助产实践应尊重孕产妇意愿，符合孕产妇价值观。循证决策的顺利实施并取得预期效果，很大程度上取决于孕产妇的"知情同意"和依从性。由于不同的孕产妇的价值观不尽相同，临床决策应体现个体化原则。将孕产妇的价值观及意愿应用与临床决策，具有一定的挑战性，这也是循证助产实践成功与否的关键所在。

二、循证助产实践能力的自我评价

在日常临床实践中，针对临床具体孕产妇的实际情况，遵循循证助产实践的步骤，即提出循证问题，通过检索收集有关文献和证据，在严格评价的基础上，具体应用于孕产妇后，观察决策实施后的效果，全面总结和评价临床实际问题解决的效果。循证实践者可分别从循证助产临床实践的每一个步骤进行自我评价。实践能力的自我评价阐述如下。

（一）评价"提出循证问题"的能力

评价者应提出以下这5个问题（表16-1）。首先，是否真正提出了问题？其次，对问题的描述是否符合一定的格式？在积累了一定的经验之后，可否进一步明确主要问题的关键所在，反省自己还欠缺哪些知识，并对最初提出的问题进行修订？提出问题的过程中若遇到困难或障碍时，能否想办法自己克服？是否有时间和动力、及时记录临床实践中随时可能出现的新问题，以待今后解决？如若没有这个习惯，临床助产士可能会失去一些自身提高循证实践的机会，应继续复习循证助产中"提出问题"这部分内容。

表 16-1 对"提出问题"的自我评价

序　号	自我评价内容
1	有无提出临床问题
2	问题的陈述是否简洁明了，符合一定的格式 　　有关"背景"知识的问题要素 　　有关诊断、防治等"核心"知识的问题要素
3	有无用绘图法来明确自己的知识缺陷，并对最初提出的问题进行修改
4	提出问题的过程中若遇见障碍，能否想办法克服
5	有无养成随时记录问题待以后解决的习惯

提出问题过程中应该考虑提出问题的成功率是否提高了，若提出问题的成功率很高，可以继续保持、再接再厉；若成功率较低，此时可咨询其他资深的同行或导师，也可以通过查阅文献等方法补齐短板。

（二）评价"寻找最佳外部证据"的能力

表 16-2 列出的相关问题有助于对"寻找最佳外部证据"的能力和效果进行自我评价。有无去寻找证据？是否了解涉及临床决策的、现有最佳临床证据源？能否迅速找到临床实践所需的硬件、软件及最佳证据？当开始检索时，能否从庞杂的信息来源中快速找到所需的外部证据？检索效率是否更高？可以利用电脑等终端快速检索 Cochrane Library 的系统综述、医学教科书、MEDLINE 的原始研究文献等。

表 16-2 对"寻找最佳外部证据"的自我评价

序 号	自我评价内容
1	有无去寻找证据
2	是否了解本领域内现有的最佳临床证据源
3	能否迅速找到临床实践所需的硬件、软件及最佳证据
4	能否从庞杂的信息来源中寻找到有用的外部证据
5	寻找证据过程中的检索效率有无逐步提高
6	检索 MEDLINE 数据库时有无使用截词符、检索符、MeSH 词、词典、限制词及智能检索等检索技巧
7	与文献管理专业人员及同行的检索相比，检索结果如何

继续提问：检索 MEDLINE 数据库时是否使用了医学主题词表（MeSH）、辞典、限制词，以及智能检索（intelligent free text）等检索技巧？是否设置了有效的检索过滤？

评价检索技能的有效方法就是请医学信息、图书管理等专业人士重复检索过程，然后比较两次检索的检索策略和检索结果的一致性。能从三方面获益：①可提高自我评价"寻找最佳外部证据"的能力；②有机会学到更好的检索技巧；③能够获得更多的、可回答临床问题的外部证据。

倘若在检索效率和效力方面仍有困难，还可以联系附近的医学图书馆，参加图书馆举办的课程或索要有关的指南以便自我学习，达到实践循证助产所要求的文献检索能力。甚至还可邀请专业检索人才加入临床团队不断提高检索技能。

实践证明，与循证助产有关的文献检索专业培训对于提高临床实践者的文献检索能力非常有帮助。

（三）评价"严格评价证据"的能力

表 16-3 列举了评价"严格评价证据"的能力所涉及的问题。首先，是否确实严格评价了外部证据？若无，能否找出具体的原因是什么？如何克服这些障碍？需强调的是若能加入某个小组（如各种杂志俱乐部）中，不但有助于循证助产实践，还能随时获得有用的反馈意见。

表 16-3　对"严格评价证据"的自我评价

序　号	自我评价内容
1	是否对外部证据进行了严格评价
2	严格评价的指南是否易于使用
3	能否逐渐做到准确且熟练地使用某些严格评价指标，如似然比、NNT 等
4	是否创建过严格评价的话题（CAT），并及时总结

外部证据的严格评价，将有助于提高证据应用的有效性和精确性。当然，在这个过程中还需进一步考虑某些效应指标的运用是否熟练而准确。可通过对比临床助产士与同行间的评价结果，或者从二次研究证据的来源文献中提取原始数据，自行计算结果，再与二次证据的结论进行比较。

最后，也是最高层次的要求，是否创建了严格评价话题（critically appraised topics，CAT）并加以总结。总结评分可用牛津循证助产中心提供的 CATMaker 完成。若使用了 CATMaker，则提问"粗略估算结果是否与 CATMaker 软件汇总结果一致"。尽管 CATMaker 评价工具很有用，但实际操作较为麻烦，可采用简便的方式，包括研究引用、临床底线、研究方法的两行式描述以及结果总结简表等来简要记录评价结果。

实际循证实践中，推荐以加入小组的方式来评价证据，如①通过与其他做同样证据评价的同事比较，或找一篇发表的二次文献中的原始文献自己评价和计算，将自己的结果与二次文献中的结论进行比较；②采用以团队为基础的评价方法，团队中的一半成员评价一篇阳性结果的文献，另一半成员评价同种干预措施的一篇不同结论的文献，再共同讨论为什么会出现不同的研究结果。

（四）评价"应用最佳证据指导临床决策"的能力

循证实践的第四步是将经过严格评价的证据与临床经验，以及孕产妇价值观或意愿相结合，做出临床决策。这个环节的自我评价需要考虑以下问题（表 16-4），能否真的将经过严格评价的证据整合到临床实践中。如果是，是否更有效、更精准地依据个体孕产妇的实际情况调整临床决策？这方面能力的自我评价，一个有效的方法是看能否通过循证决策、解决临床争议。

表 16-4　对"应用最佳证据指导临床决策"的自我评价

序　号	自我评价内容
1	是否将严格评价的证据应用到了临床实践中
2	能否逐渐做到准确且熟练地调整指标（如验前概率、NNT 等）以适应具体的病例个案
3	能否解释（和解决）将证据整合到决策中所出现的争议

循证助产实践中最重要的自我评价方式是对自我设计及行动的反思，自我评价应从学生时代开始，并贯穿于助产士的整个职业生涯。自我反省能够帮助临床助产士发现自身能

力缺陷和不足，也能够帮助临床助产士将可获得的最佳证据与助产实践相结合，不断提升循证助产实践能力。

三、循证助产实践的效果评价

经过上述四个步骤的自我评价之后，临床助产士对于自身循证助产实践的能力和不足将有充分的认识，循证助产实践能力也将进一步增强。与此同时，还要进行临床实践的效果评价，即评价一项有效的干预措施有没有被用于符合诊疗条件的患者，是否提高了临床助产实践质量？有多少临床助产实践确实可以做到有证可循？

例如《缩宫素对预防第三产程产后出血的有效性和安全性的评价》中，董魏徵等采用Meta 分析方法，系统评价单用米索前列醇对比单用缩宫素预防产后出血的有效性和安全性。结果表明，米索前列醇预防产后出血的有效性与缩宫素相当，但是不良反应发生率较高；缩宫素是平价、易生产获得、被卫生机构许可的药物、各级医院可执行，值得被推广到临床实践中。本文临床实践效果评价将从以下几个方面进行阐述。

（一）助产实践质量是否得以改善

从循证助产实践的效果角度来看，临床助产士实践能力的提高对于改善临床实践质量起关键作用，表 16-5 列举了 4 个关于自我评价"改变临床实践行为"能力的问题。当临床助产士发现有新证据表明既往的临床决策需要改变时，能否克服旧的思维惯性而进行适当的调整？对具体循证实践过程，如诊断、治疗、预后等方面是否进行过分析或审计，以评价效果？

表 16-5 对"改变临床实践行为"的自我评价

序　号	自我评价内容
1	当有新证据表明临床实践改变时，能否克服障碍进行相应的行为调整
2	是否有针对已有障碍实施改变的策略
3	是否考虑了改变的持续性
4	是否进行质控检查，如对诊断、治疗或其他循证助产实践方面的审计

助产质控评析非常重要，评析结果可以评价临床助产士的整体表现如何，同时评析会以多种方式进行，特别是个体反馈，这对改善助产士的临床工作会有极大的帮助。评析工作若能长期、持续、恰当地进行，将会促进临床助产实践质量不断提高。具体审计形式，包括随机选择孕产妇，质控小组通过讨论这些孕产妇最初诊断、干预措施等的依据，评价经"循证"实践的孕产妇所占比例。

（二）临床实践有证可循的现况

有多少临床助产实践真正做到了有证可循？这是评价循证助产实践效果的另一个方面。Iain Chalmers 等发表了一项研究结果，系统分析了当时在产科使用的 226 种方法的相关证据，结果表明，只有 20% 有效或疗效大于副作用，30% 有害或疗效可疑，50% 缺乏随机试验证据。学者 Iain Chalmers 根据长达 20 多年对妊娠和分娩后随访的大样本随机对照试验结果进行系统评价研究，结果明确肯定：先兆早产孕妇使用糖皮质激素可以降低新生儿死于早产并发症的风险，使早产儿死亡率下降 30%～50%。这一结论应用推广后，不仅避免了一些早产儿因母亲未得到相应的治疗而死亡，同时也有效降低了不必要的卫生资源消耗。随着循证助产实践的发展，越来越多的临床实践将会做到有证可循。

第 17 章　循证助产教学

学习目标

1. 了解助产教育的背景。

2. 熟悉循证助产教学的原则。

3. 熟悉循证助产教育概念。

4. 熟悉循证助产教育的教学模式和常用教学方法。

5. 运用循证助产教学方法开展一次循证助产临床教学。

6. 培养严谨科学的学风、良好的心理素质和职业道德。

7. 运用循证助产教学方法开展一次循证助产教学。

8. 基于循证护理教育概念框架进行教学研讨和教学反思。

9. 运用循证助产教学方法开展一次循证助产教学。

一、循证助产学与助产学教育

（一）助产学教育

伴随科学技术的迅猛发展和医学模式的转变，助产学教育模式也应与时俱进，适应新形势的变化。

国外助产学教育发展较早，助产学已成为发展比较成熟的一门学科。其助产学教育模式随着社会经济的发展与科学技术的突飞猛进而不断优化，已发展成为基于核心胜任力的高等助产教育。而我国助产学教育发展相对滞后，一直以来主要以中专层次的助产教育为主。2017 年教育部首次将"助产学"新增为普通高等学校本科专业，这也预示着我国以核心胜任力为导向的助产高等教育方兴未艾。

国际助产士联合会（International Confederation of Midwives，ICM）、世界卫生组织及国际妇产科联盟于 2004 年发表联合声明，敦促各国提供高质量的助产教育和临床培训，以帮助助产士获得执业所需的核心胜任力，充分发挥助产士的专业角色。2019 年 10 月，ICM 正式发布《助产士核心胜任力》（2019 版），对助产士应该具备的核心胜任力进行了界定。助产士核心胜任力涉及了助产士为妇女、新生儿及家庭提供高质量、文化相关的服务所需要的产科、新生儿、社会学、公共卫生、伦理学等领域的基本知识和技能、社区妇女和家庭卫生保健能力、孕期保健、分娩期保健、产后保健、新生儿保健，以及流产相关卫生保健能力等 7 个方面，共 268 个条目。助产核心胜任力强调了助产胜任力的概念内涵不仅包括单纯的技能，更重要的是临床推断能力、评判性思维，以及在提供助产服务时专业的态度和行为。这保证了助产士在助产实践范围内的工作自主权，对于促进自然分娩、减少不必要的医疗干预，实施以循证为基础的助产实践，推动助产专业的发展都有着重要意义。

《中国妇女发展纲要（2021—2030年）》指出，推进妇女健康事业发展，对于提高全民健康素质、构建和谐社会、建设社会主义现代化强国具有重要意义。要深入推进健康中国建设，健全妇幼健康服务体系，保障母婴安全、防治出生缺陷，努力使妇女平等享有全周期、全过程、全方位健康服务，不断提高妇女儿童身体健康、心理健康和社会适应良好状态。上述国家政策目标为新时期新形势下的助产教育提出了新问题、新特点和新要求，如何改革创新，建成适应行业特点、具有国际视角、符合国际标准的高素质助产人才培养模式成为助产教育面临的新挑战和新任务。高层次助产人员是助产学科发展的骨干力量，而循证助产实践能力是高层次助产人才的核心能力，因此培训具有循证实践理念和能力的高级助产人才在助产学科发展中显得尤为重要，也成为高等助产教育的主要内容之一。

（二）循证助产学

随着循证实践思想在全球卫生保健领域的影响不断深入和扩展，循证助产的观念也逐渐在助产领域渗透。循证助产注重实事求是的科学态度和探索钻研的精神，可改变临床助产士以经验和直觉为主的习惯和行为，对提高助产实践的科学性和有效性、推动我国助产学科的发展有着重要作用。

循证助产学与传统助产学的教育理念有所差异，它以解决临床实际问题为出发点，通过寻找现有最佳证据、评价和综合分析所得证据及正确应用所获取的证据来指导助产临床实践，保障母婴健康，并在实践中不断提高、完善和发展的理论和方法。

循证助产学可引导助产士在计划其护理活动过程中，审慎地、明确地、明智地将科研结论与其临床经验及孕产妇愿望相结合，获取证据，作为临床护理决策依据的过程。助产士在获取最佳证据、对证据的质量评价、效果评价等过程中，能充分调动主观能动性，全面培养助产士循证助产实践能力，以实现助产专业的规范化、可持续化发展。

二、循证教学原则

（一）以循证为前提的原则

循证助产教育对培养助产士循证护理能力、提升服务质量和保障助产学科良性发展尤为关键。以循证为前提的教学原则是指运用循证助产的理念和方法进行教学，包括运用最佳证据的教学方法，考虑学生个体学习需求、教育专家建议、课程设置、教学活动等情况设计教学活动，强调教育者应通过严谨与精确的质性和（或）量性研究方法开展循证助产教学，结合临床病例发现问题、搜寻证据、评价证据、应用证据发展护理计划并进行效果评价。

（二）以孕产妇为中心的原则

为学生展现助产学理论的前沿研究证据及助产实践的更新迭代过程，可为培养助产学生科学审慎的学习态度、启发其证据应用思维、进一步增加专业认可度奠定有力基础。以孕产妇为中心的教学原则是指在助产教学中运用最新的临床研究证据和实证，将最新的学术成果和理论体系融入日常教学，为助产士提供严谨、有效的助产教学内容，指导其切实解决临床问题，并辅助临床决策。

（三）以培养高素质助产人才为目的的原则

助产学的蓬勃发展需要大量具备循证助产实践能力的高素质助产人才。助产科研思维是高素质助产人才的必备能力，基于证据的批判性思维养成、基于问题的自主解决能力培养应贯穿到助产教育教学的全程。助产士应成为最佳证据的日常使用者，促进孕产妇参与决策，改善孕产妇结局。

（四）以多元化教学方法为导向的原则

在信息化时代下，助产教育面临着研究问题多元化、数据方法多元化和研究证据多元化等挑战。循证助产学应以开展系统有组织的科研实践为宗旨，通过"讲授+讨论+实践"结合的基本策略，以线上线下结合的形式，嵌入慕课、APP辅助教学等手段，融合个性化和启发式的教学方式，鼓励助产士从自己的日常科研或临床工作中寻找问题，以科学问题和国家需求为牵引，指导学生理解并应用课程内容。

三、循证助产教育

循证医学（evidence-based medicine，EBM）的引入，改变了传统的教学方法，使学生学会自我更新知识和临床技能的方法和技巧，在临床医疗决策中将现有的最佳临床研究证据融入临床思维和决策中，提高疾病的诊疗水平。

循证护理的核心思想是以客观的科学研究结果为依据，结合临床情境及专业经验，考虑患者的需求且尊重患者的愿望，做出临床判断与决策，为孕产妇提供优质护理服务。循证护理实践的推广对促进护理学科发展有着重要意义。在护理教育中渗透以证据为基础的理念，增强学生的循证意识，培养学生证据检索、筛选与质量评价的能力，以及运用评判性思维探讨问题、分析问题和解决问题的能力，同时也促进学生主动求索的学习动机，发挥学习潜能。在护理教育中推进循证实践是护理专业人才的培养方向，也是护理教育的发展方向。循证助产学以解决助产临床问题为出发点，提出一整套在助产临床实践中发现问题、寻找现有的最好证据、评价和综合分析所得证据及正确应用结果以指导疾病的诊断、治疗和预后的理论和方法。通过这种以问题为中心的教学，培养了助产专业（方向）学生主动学习、自我更新知识和创新意识，为树立正确、科学的医学观和为规范其今后的助产临床实践行为打下基础。

（一）循证护理教育的概念

Tilley 等在 1997 年指出循证护理教育（evidence-based nursing education）是运用循证护理的理念和方法进行护理专业课程和临床实践的教与学，包括运用有效的教学方法、考虑学生个体学习需求，以及教育专家建议、课程设置、教学活动的资源消耗等情况设计教学活动。因此，循证护理教育包括基于证据的教（evidence-based teaching）和基于证据的学（evidence-based learning）。循证护理教育注重学生的学习过程，提倡以问题为基础的学习和自导式学习，促进学生更深刻理解运用所学知识，培养学生的评判性思维、循证护理观念及应用证据的能力。

（二）循证护理教育的概念框架

实证主义认为通过观察或经验来认识客观环境和外在的事物。循证实践是基于实证主义理念产生的临床实践。循证护理是护理人员审慎地运用最佳科学证据，并与临床情境和专业经验相结合，尊重孕产妇的信仰、价值观与愿望，考虑孕产妇的需求，做出临床判断与护理决策的过程，重视护理干预的科学性。

建构主义的本体论认为世界是在历史与社会结构基础上被解释与定位的，被知晓的知识是变化着的、是可被解释且取决于观察者的观点。学生带着曾经的经历进入学习环境，新知识建构于先前的学习，学习是一个积极主动的过程。建构主义强调学习者对知识的内在化过程，学习与思维发生在学习者认知结构与环境交互作用所产生的同化或协调过程中，运用当前和过去所获得的知识和经验建构新知识，知识的建构反映了学习者与环境互动的结果。将循证护理理念与建构主义哲学观点结合指导护理教学，促使学生学习系统的文献检索、评判性的证据分析与筛选，进行有科学依据的护理干预，培养学生科学的临床推理与决策能力。循证理念与建构主义结合的学习理论框架图见图 17-1。

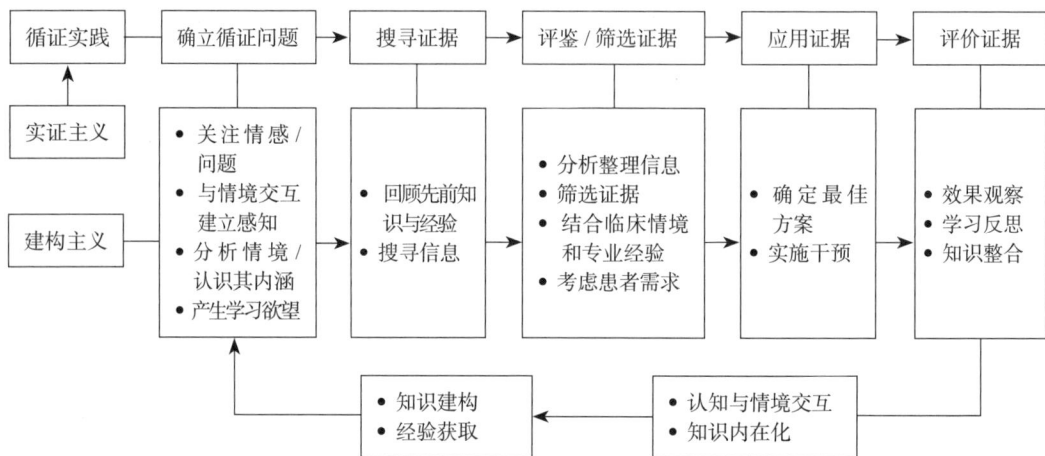

图 17-1　循证理念与建构主义结合的学习理论框架

循证助产教育依据循证医学和循证护理教育的理念和框架开展教学，可以贯穿助产人才培养的全过程。在不同阶段，教学内容和重点有所侧重和不同。

(1) 助产专业（方向）低年级本科生：主要介绍循证医学和循证助产学的理念和原则，使学生在思想上建立起对经验医学的缺陷和循证医学、循证助产学的优势的认识，引导学生认识事物发展的双重性，既不能盲目肯定，也不能盲目否定前人的实践经验，为规范助产学生的实践行为打下基础。

(2) 助产专业（方向）高年级本科生：在开设助产专业课程学习阶段，增设循证助产学。重点介绍循证医学和循证助产学中如何正确阅读、评价医学文献，如何快速、有效地查询相关文献资料，为在床旁实践循证医学和循证助产学打下基础。

(3) 助产专业（方向）研究生：在开设"循证医学"基础上，增设《循证助产学》课程。掌握如何正确阅读、评价医学文献和快速、有效地查询相关文献资料的基础上，重点强调结合助产临床实际实践循证助产学的步骤与方法。

(4) 助产士和继续医学教育项目：根据助产士的临床工作实际和对循证助产学相关知识掌握情况，重点学习结合助产临床实际，如何将文献的结果与孕产妇等服务对象的具体病情相结合，解决助产临床实际问题。

四、循证助产教学模式与实施

循证医学（evidence-based medicine，EBM）是一种新的医学实践模式。EBM 的核心思想是在医疗决策中将临床证据、个人经验与患者的实际状况三者相结合。循证医学核心内容是利用最佳医学证据对临床患者的处理和治疗等方面进行医疗决策，同时将个人的临床经验与患者的意愿相结合。实践 EBM 的过程包括 5 个步骤，即提出问题、寻找最佳的证据、评价证据、应用和实践证据，并对证据进行再评估。循证医学 PICOS 模式为 P（patients），研究对象；I（intervention），干预措施；C（comparison），对照；O（outcome），结局；S（study design），研究设计。其特点是将疾病的诊断、治疗、病因、预后及预防等散在的临床问题进行结构化梳理及归类，使思维脉络更清晰、证据搜集更有针对性。

EBM 为现代医学教育提供了新的教学模式，在助产临床教学中引入循证医学的理念，有助于助产学生发现问题，并主动地检索文献查找证据，提高独立解决问题的能力。

（一）在课堂教学中实施循证助产教育

课堂教学活动必须与临床实践相结合，积极发挥学生主观能动性。鼓励学生发现问题，运用理论知识和检索信息进行分析问题，运用最佳研究证据解决问题。通常以病例讨论法、仿真情境模拟法、以问题为基础的学习法等开展教学活动，创建动态的临床情境，使学生在没有增加孕产妇痛苦和危险的情况下针对临床真实或模拟病案提出需要解决的护理问题，查寻相关研究证据，评价证据的可靠性及临床适用性。学生通过反复的病例讨论或情境模拟演练进一步巩固知识、增强技能的同时也培养了护理责任心和专业价值观。

教师依据教学目的和内容，通过模型人或角色扮演、标准化患者等创建临床情境。根据学生的知识、技能水平和学习成熟度，调整情境的难易度和复杂程度。学生以 5~6 人为一组进行活动，一位学生扮演主要责任护士，协调团队的活动，其余同学协助其工作。每组有 1~2 名教师指导学生的学习活动。教师作为促进者，激发学生的学习动力，引导学生深入分析情境、综合思考分析临床问题。基于证据的学习的过程如下。

(1) 学习准备：教师讲解循证护理的概念和内涵、程序，复习基础临床流行病学知识和医学统计学知识，讲解文献检索方法，指导学生运用计算机数据库检索文献。讲解学习过程、学生和教师的角色等，使学生充分了解整个学习过程。

(2) 引入临床情境：学生仔细阅读学习资料，进行小组讨论。启发学生思考：为什么孕产妇会出现如此情况？还可能会发生什么？有哪些因素可能会影响病情？

(3) 确立循证问题：教师帮助学生深入讨论临床情境，学生提出需要解决的问题及所需的知识与技能。问题可涉及孕产妇在生理、心理及社会因素等方面，如孕产妇发生了什么？如何处理孕产妇目前的状况？也可以是关于助产操作技术的问题，如分娩镇痛方式、经阴道分娩保护会阴的方法、产后会阴清洁、乳房按摩方法等。帮助学生通过 PICOS 进一步界定循证问题。

(4) 文献检索、筛选与质量评价：以问题为导向，帮助学生确定文献检索的中文与英文关键词。学生通过教材阅读、图书馆相关资料查询、网上数据库运用等进行文献检索，教师与学生共同整理文献，审慎地、系统地开展文献的科学性和真实性评价，并进行可靠性及临床实用性的评估，帮助学生结合病情和孕产妇需求，筛选出适合临床情境的最佳证据，并对证据的等级加以关注，标注证据的来源和等级。

(5) 应用证据与效果评价：教师指导学生分析各种干预方法的作用原理和适用情况、比较使用效果、总结优势与不足，结合个案特点和临床实际情况，筛选出最适合的干预方法。

对于个案的护理问题可采用角色扮演、情境模拟的方法，使学生在演示中体会孕产妇问题的所在，运用实证解决问题并持续评估，发现新问题，做出证据评价。学生按操作规程评估孕产妇的症状和体征，询问病史，运用所学知识解释病情，并告知注意事项。教师用模型人设置各种异常情况如臀先露、胎心率异常、胎心监护晚期减速、头盆不称、枕后位、继发性宫缩乏力等，以观察学生能否识别异常情况，关注孕产妇主诉与感受，给予正确适当的解释和及时处理等。当学生不能及时识别或忽略危及孕产妇生命的重要临床表现而延误处理时，教师可设置病情越来越严重，组织学习讨论导致孕产妇病情恶化的原因，启发学生思考为什么孕产妇出现这样的病情变化，应如何处理，同时使学生深刻反思孕产妇的病情不可耽误，确保孕产妇生命安全的重要性。学生结合护理评估资料，通过讨论确定护理问题及其优先次序。学生根据最佳实证与孕产妇和（或）家属共同讨论，取得他们理解并征得他们同意后制订护理计划，遵医嘱进行各项护理干预措施，观察干预效果。

(6) 学习综合：教师组织学生对循证实践进行分析与评价。反思问题，包括在评估孕产妇和处理孕产妇病情变化时运用了哪些最佳实证？哪些证据没有运用？此领域所能检索到的证据对临床实践指导意义如何？组织进行小组焦点讨论，反思学习的收获和有待改进的方面，内容包括知识与技能、文献检索与筛选、质量评价与运用、沟通交流、健康教育及小组合作等。

(7) 教学评价：每一学习小组完成基于证据学习的反思报告，内容见表 17-1。教师对反思报告进行评价，给予评语。

表 17-1　基于证据学习的反思报告

内　容	要　求
前言	阐述循证探究的目的、意义与方法；包含关键信息、观点清晰
问题陈述	根据目前的情况，应用 PICOS 阐述关键问题，理由清晰明确
证据检索	阐述检索方法和关键词，证据充足，包含最新信息
证据评价与总结	评判性地评价文献，阐述评价方法与过程，明确证据的等级，总结各种干预措施的使用情况、优点和使用局限
证据运用	运用证据探讨解决问题的方法，理论与实践结合，分析深入全面、论据充足
效果评价	阐述效果评价方法，预期效果
建议	提出遇到的困难，并给予改进建议

上述的学习过程是循环往复，螺旋上升的，不仅促进学生学习专业知识与技能，培养其评判性思维能力，同时也能获取临床实践经验。

（二）在助产临床护理实习带教中实施循证助产教育

基于证据的临床带教方法（evidence-based clinical teaching）是指带教老师指导学生运用最佳证据的理论与技术为孕产妇提供护理服务的教学方法。强调以临床实践中的问题为出发点将科研成果、临床经验及孕产妇需求相结合解决问题。教师针对孕产妇的情况，引导学生提出需要解决的问题，带领学生共同讨论，进行相关理论依据或研究成果等证据的检索、评价和筛选，并将最佳证据应用于个案护理计划中，最后进行效果评价，并组织学生讨论所检索到的证据对于解决孕产妇问题作用如何，为何有些证据难于适用于本个案护理，使学生参与确立循证问题、检索证据、筛选与质量评价以及应用与评价的整个循证实践过程，增强他们的循证意识，加强知识的理解与运用。

以学生在妇产科病房进行的产科实习为例，方法如下。

(1) 实习前准备：组织学生观看将要去实习的妇产科病房的介绍录像，邀请已在该科室实习过的学生进行实习经验分享，内容包括产科病房的设施、孕产妇特点及身体健康状况、工作流程、所涉及的疾病知识、护理技术和治疗药物等，分主题准备进行同伴教学。

(2) 提出循证问题：在第1、第2天的实习观察中，询问学生观察到什么，引导学生思考孕产妇最需要什么，能为孕产妇做什么，学生说出了孕产妇感到紧张、焦虑需要陪伴、反复思考能否顺产、关于分娩疼痛的问题接连发问，引导学生思考为什么，把讨论主题引导至孕产妇对于分娩的认知问题，思考分娩的影响因素，以及孕产妇分娩前评估的方法有哪些，如何与有不同妊娠期并发症/合并症的孕产妇沟通，并通过PICOS进一步聚焦问题。

(3) 检索证据：根据PICOS进一步明确检索词，要求学生按"孕产妇、分娩、疼痛、影响因素"为关键词进行文献搜索，并完成文献证据整理，即作者、年份、文献来源、文献内容（包括人群、地点/场所、具体方法、效果报告）、证据级别、文献类型。

(4) 文献筛选与质量评价：在老师的指导下，学生分析文献，评价文献的质量，比较各种方法的效果以及使用局限性，针对孕产妇的情况进行筛选证据，并明确证据的等级。

(5) 证据运用：在上述证据的指导下，要求学生2人一组，每个小组选择不同的案例，考虑孕产妇愿意接受的方法并进行沟通和健康指导，注意观察孕产妇的反应，并通过回忆记录孕产妇当时的表情和情感反应。

(6) 效果评价：引导学生思考孕产妇对分娩的认知、分娩疼痛的了解程度如何？孕产妇的表情提示什么？反复进行此类干预后可能会有怎样的效果，有哪些文献依据。

(7) 学习综合与反思：进行小组焦点讨论，各小组进行经验分享，讨论在证据运用的过程中遇到哪些困难，此方面还有哪些问题需要进一步探究。

(8) 教学评价：按表17-1完成循证学习反思报告，老师对每份反思报告进行评分，给予评语。老师观察学生在整个实习活动中的表现，在专业态度、尊重孕产妇、关心关爱孕产妇、沟通时的语音、语调、表情与姿势，确认沟通信息清楚明白，以及对伴随情况处理等方面给予评价，鼓励学生积极参与讨论。对学生的教学查房评价内容详见表17-2。

（三）实施循证助产教育的三种教学模式

在实际工作中，针对不同的对象和场所，结合不同的学习目的，循证助产学可有多种教学模式，主要归纳为三种，即情景模拟教学、将证据融入临床助产教学模式和针对性的教授循证实践技能模式。

表 17-2 以问题为基础的循证助产学教学查房评价内容

专业态度及学习态度	护理计划
• 尊重孕产妇、维护孕产妇权益 • 关心安抚孕产妇 • 主动、好学、有责任心 • 讨论积极，观点清晰	• 考虑孕产妇需求 • 运用最佳证据
自主学习	**护理干预及效果评价**
• 搜寻证据全面，抓住重点信息 • 分析信息有评判性 • 小组分享：围绕病情展开、观点清晰	• 密切监测母胎病情变化 • 及时恰当处理各种变化 • 根据孕产妇的反应情况调整方案 • 护理操作技能正确熟练 • 持续评估孕产妇
护理评估	**健康教育**
• 病史询问：本次妊娠经过、既往史、婚姻史、生育史、过敏史、手术史等 • 评估症状：主诉、性质、间隔时间、持续时间、加重/缓解因素 • 身体检查：生命体征、心电图、胸部和腹部检查、眼底检查等 • 产科检查：宫高、腹围、胎心率、胎方位、宫缩、胎头下降程度、宫口扩张程度、骶尾关节活动度/弧度等 • 识别异常体征并解释原因 • 针对异常情况进行护理评估/专科评估 • 确定优先次序，体现轻重缓急	• 解释病情 • 嘱咐注意事项及配合要点 • 沟通语意清晰易懂 • 确认孕产妇及其家属理解信息 **小组合作** • 有效沟通 • 协调团队参与 **孕产妇对护理过程的满意度评价**

第一种教学模式：情景模拟教学

情景模拟教学，即创设循证医学实践中的情景模式。例如，在门诊时，遇到一位因头晕、头痛来就诊的妊娠 28 周的孕妇，作为助产士/责任护士会迫切想了解，孕期出现头晕、头痛各种潜在危险因素的发生概率，但发现自己并不清楚。接下来，开始查找相关证据，对获得的证据进行评价，然后去讨论如何使用这些证据制订临床诊断策略。当教师将情景模拟引入循证医学实践时，学生会发现，在真实的临床情景中，无论是对个体孕产妇还是一组孕产妇，教师都能把所获得的各种证据和知识有机结合在一起应用到实际临床决策中。通过实例让学生认识到，证据与临床实践不是割裂的，证据是好的临床实践不可或缺的重要组成部分。

第二种教学模式：将证据融入助产临床教学模式

将证据融入助产临床教学模式，即将助产研究的结果与教师讲授的临床主题知识有效融合。例如，当给可疑胎盘早剥的孕妇查体时，在教如何测量宫底高度的变化可以总结关于不同类型胎盘早剥的出血特点和宫底高度发生变化的研究结果。当教师把相关研究结果融入助产临床教学中时，学生会发现临床研究证据可以与其他来源的知识，包括生物学、医学人文学科、围产医学系统的理解、孕产妇的价值观和偏好，以及教师的助产专业知识等有机结合在一起。因此，学生能清醒地意识到证据的使用是助产临床学习取得良好效果不可或缺的一部分，是制订真实临床决策的重要内容，在助产临床工作中不可忽视。

第三种教学模式：针对性地教授循证实践技能模式

针对性地教授循证实践技能模式，例如，当教授妊娠期高血压疾病的预后时，除了教授先兆子痫、子痫孕产妇的预后内容外，还可以传授学生如何查找预后研究的文献，以及评价预后研究方法。有针对性地教授循证助产实践的技能，如提出可回答的临床问题的能力，快速有效检索文献的能力，以及严格评价证据的能力等，可以有效帮助学生理解并正确地使用证据；同时也能帮助学生培养独立和持续发展自己临床能力的技能。学生能意识到使用循证实践技能是终身职业发展的一部分，而不仅仅是单纯的课堂练习。

以上三种教学模式，无论哪种都需适合临床和教学环境，每种模式都需要不同的教学准备和技能，教师可以选择任何一种模式开始自己的学习和教学实践。优秀的循证助产教师是在教学实践和改革中不断成长起来的。教师可以改进和完善每种模式，也可融合这三种模式。当讲授特定的循证助产技能时，切实使用临床实践和教学的证据，会给学生更多的真实体验。

（四）实施循证助产学教学方法和实施过程

1. 循证医学 PICOS 模式教学方法

(1) 课前介绍：授课教师在授课前按照教学大纲和课程要求，给学生介绍教学实施过程，让学生对实施的过程有比较全面的了解。

(2) 循证内容：选用教材中适合的教学章节，分为 3～4 次课，每次 2～4 学时。

(3) 融入 EBM 的五部曲：①提出问题，即问题构建。授课教师根据每次课程的内容提出 4～6 个相关问题，如妊娠期糖尿病的定义与诊断标准是什么？妊娠期糖尿病与母胎相互影响是什么？妊娠期糖尿病的孕妇应如何进行孕期管理？妊娠期糖尿病的治疗有哪些新进展等；②寻找最佳的证据，进行文献检索；③严格的评价文献，将合格的文献进行认真、详细的阅读；④采用最佳的临床证据；⑤总结经验与评价证据，如通过循证助产学教学，学生得到了哪些收益？

(4) 课堂讨论：授课教师按照循证医学 PICOS 模式讲授理论课程，当讲到预先准备的问题时，带着学生分组进行案例讨论。在讨论过程中，教师启发学生思考，引导学生进一步提出问题，并对助产学教学中融入循证医学 PICOS 模式做出评价与总结。

2. EBM 结合 PBL 的教学方法

Barrows 和 Tamblym（1980 年）把"以问题为基础"的学习定义为以理解和解决问题为主要目标的学习，并且能在工作中得到结果。"以问题为基础的学习"（problem-based learning，PBL）是一种以临床问题为基础，以学生为中心的小组讨论式的教学方法。强调从问题着手，学生需要去探索所要知道的知识，并能够应用这些知识去解决问题。教师根据学生的知识和技能水平，选择病案，提前告知学生查房时间和需要讨论的问题。在教师指导下 5～6 人为小组进行个案护理查房，学习过程如图 17-2，具体如下。

(1) 情境澄清：学生澄清情境发生了什么，有哪些概念需要学习。教师指导学生全面分析情境，结合学习目标由浅入深提出问题。要求学生提出与个案护理相关的循证护理问题，如评估胎儿大小、头盆是否相称的最佳方案，以及产程中阴道检查次数、产程疼痛管理、产程饮食管理等。

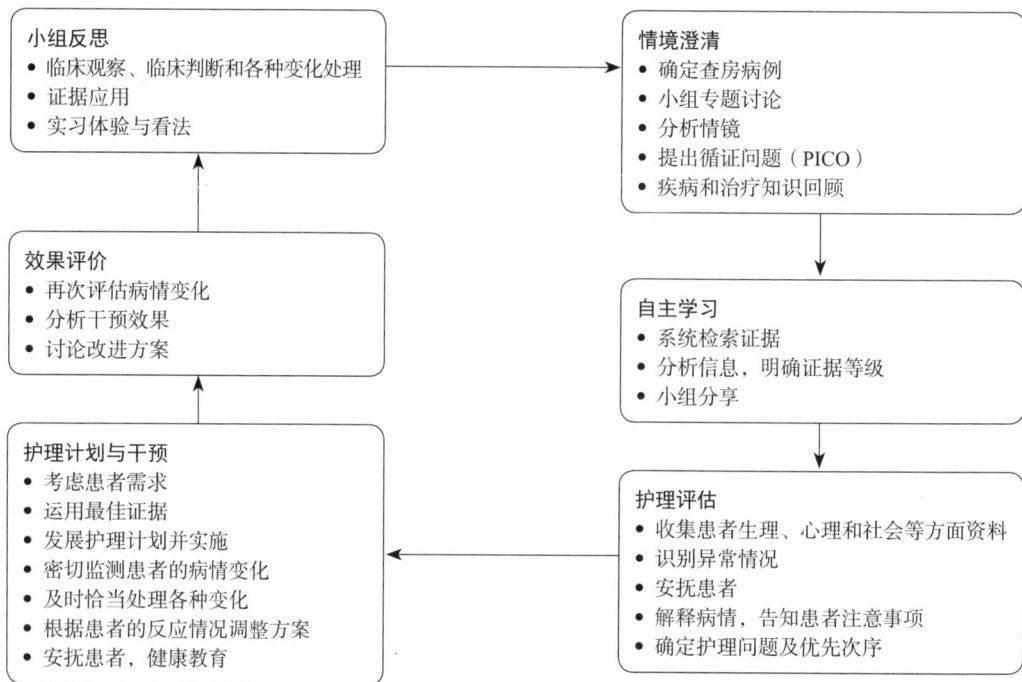

```
┌─────────────────────────────────┐        ┌─────────────────────────────────┐
│ 小组反思                         │        │ 情境澄清                         │
│ • 临床观察、临床判断和各种变化处理 │───────▶│ • 确定查房病例                   │
│ • 证据应用                       │        │ • 小组专题讨论                   │
│ • 实习体验与看法                 │        │ • 分析情镜                       │
│                                 │        │ • 提出循证问题（PICO）           │
│                                 │        │ • 疾病和治疗知识回顾             │
└─────────────────────────────────┘        └─────────────────────────────────┘
            ▲                                             │
            │                                             ▼
┌─────────────────────────────────┐        ┌─────────────────────────────────┐
│ 效果评价                         │        │ 自主学习                         │
│ • 再次评估病情变化               │        │ • 系统检索证据                   │
│ • 分析干预效果                   │        │ • 分析信息，明确证据等级         │
│ • 讨论改进方案                   │        │ • 小组分享                       │
└─────────────────────────────────┘        └─────────────────────────────────┘
            ▲                                             │
            │                                             ▼
┌─────────────────────────────────┐        ┌─────────────────────────────────┐
│ 护理计划与干预                   │        │ 护理评估                         │
│ • 考虑患者需求                   │        │ • 收集患者生理、心理和社会等方面资料 │
│ • 运用最佳证据                   │◀───────│ • 识别异常情况                   │
│ • 发展护理计划并实施             │        │ • 安抚患者                       │
│ • 密切监测患者的病情变化         │        │ • 解释病情，告知患者注意事项     │
│ • 及时恰当处理各种变化           │        │ • 确定护理问题及优先次序         │
│ • 根据患者的反应情况调整方案     │        │                                 │
│ • 安抚患者，健康教育             │        │                                 │
└─────────────────────────────────┘        └─────────────────────────────────┘
```

图 17-2 以问题为基础的循证护理教学查房

(2) 自主学习：学生按照 PICOS 提出循证问题，并进行证据检索，评价证据质量，明确证据等级，比较各种干预方法的特点、作用原理及使用注意事项等。

(3) 护理评估：学生以小组为单位带着问题收集孕产妇生理、心理、社会等方面的资料。在教师指导下，学生按操作规程评估孕产妇的症状和体征、询问病史，运用所学的知识解释孕产妇病情并告知孕产妇影响病情的因素、目前应该注意什么，关注孕产妇的伴随状况和感受，给予正确适当的解释与处理。

(4) 护理计划与干预：学生结合护理评估资料，确定护理问题，在循证证据分析、评价、归纳整理的基础上，针对孕产妇的护理问题，考虑孕产妇的需求，发展护理计划。在取得孕产妇同意与配合的前提下，实施护理计划，严密观察孕产妇对干预措施的反应，动态评价干预效果。根据孕产妇的情况，调整护理方案。

(5) 小组反思：针对护理查房中存在的问题展开讨论。鼓励学生相互提问，讨论有无更好的解决方案。

(6) 效果评价：按表 17-1 要求完成循证护理学习反思报告，教师给予点评。教师观察学生的实习表现，按表 17-2 内容进行评价。

以问题为基础的循证助产教学模式查房鼓励学生勇于质疑和探究，有利于培养学生以实证为基础的护理观念。学生能更好地理解掌握理论知识，增强临床思维、临床推理与决策能力，同时也促进了学习积极性和潜能的发挥。建议设立循证护理／助产实习基地，借助于临床丰富的病例及网络资源，鼓励学生参与临床护理实践，有效地促进循证护理／助产教育的实施。

此外，循证助产教学中还可结合不同的教学内容和学习背景、学生的不同临床经历和学习阶段，选择应用 EBM 结合基于训练的学习（training-based learning，TBL）教学方法、EBM 结合案例教学方法等。

五、提高循证助产教学技能的方法

（一）以真实临床决策和实践为中心

循证助产学的实践是从母胎开始并以母婴结束，因此，循证助产教学中最好的效果集中在学生直接负责护理和管理的疾病上。孕产妇的临床需求就是教学起点，它明确了教师需要的知识和要回答的临床问题。通过检索和评估相关证据后，回到孕产妇需解决的临床问题。这一过程展示了如何将证据与其他知识、孕产妇的偏好和孕产妇特有临床医疗环境相结合。当采用"针对性的教授循证实践技能模式"时，如果学习小组成员有不同的临床背景、面对不同的孕产妇健康问题，教师可以采用小组讨论一个或多个他们已经面临或未来将会面对的临床决策。通过将教师的教学重点放在当前或未来孕产妇的护理上，使学生学会如何在助产实践中使用证据做出恰当的临床决策。

（二）关注学生的实际学习需求

教学意味着帮助学生学习，教师将自己视为学习的指导或教练。由于助产专业（方向）学生的动机、学习态度、学习能力和技能、学习环境和可用的学习时间差异很大，教师可能需要采用各种不同教学方式和策略。一种模式不可能适合所有学生，因此在教学实践中，教师需要准确评估学生的学习情况，明确他们的学习需求，选择适合的教学方式和方法，并调整教学进度适应学生的学习情况和理解水平。在此过程中，教师应有足够的耐心。

（三）平衡被动学习和主动学习

被动学习（如听讲座）对于学习某些知识，让学生"知道是什么"可能是有效的，但只有通过主动学习，学生才能学会如何将这些知识付诸实践，即"知道如何应用"。被动学习和主动学习这两种学习方法都是有用的，平衡好两者的尺度才能获得最佳的学习效果。课程比较研究表明，与被动学习方法相比，采取主动和归纳学习方法的学生成绩更高、失误率更低。大多数学生在开始学习循证相关课程时，多为被动学习方式，建议教师多提倡主动学习方式，并帮助学生在主动和被动学习方法间进行平衡。

（四）注重新旧知识结合

学生开始学习循证相关课程时，多数已有一定的医学基础知识，包括临床经验和书本知识，无论选择哪一种模式的教学，教师都可以通过问题激发学生从记忆中回顾知识，从而激活学生已有的知识，通过将教授的新信息与已有的知识网络相结合，帮助学生更好地理解新课程，进行知识重构，以利于临床决策。

（五）重视每位学生

为了便于每位学生都能参与学习，教师可采用以下四种方式帮助学习小组：①可以提出更宽泛的背景问题并回答，由学习小组中几个人共同承担；②可将高年级学生与初学者搭配，既可帮助初学者提高获取和评价结果的能力，同时也培养和加强了团队合作；③每个团队成员可以通过分享整个团队其他成员的收获而获益，拓宽了每位成员的学习领域和知识范畴，使学习成果倍增；④在学习过程中，通过互动讨论帮助团队成员澄清对知识的一些不清楚和误解，帮助学生巩固以往学过的知识，并考虑其对他们临床决策和行动的影响。

（六）重视学习中的心理体验

学习可以涉及强烈的情感，无论是"积极的"（如发现的快乐或与他人一起学习的乐趣）还是"消极的"（如害怕被提问，不知道答案时的耻辱或浪费学习时间的愤怒）。教师应关注并帮助学生在学习情感领域中成长，帮助他们承认学习的感受，并制订适当的应对策略，提高学习效果；也可以通过分享自己的一些感受，如教师对学习的热情，教师可以回想一下，在做出合理的临床决策时，自己是如何利用各种不同来源获得的不同知识，通过对孕产妇医疗管理的经验和相应训练提高临床专业技能，通过与孕产妇对话和与他们合作，了解孕产妇的期望和偏好，同时通过大量阅读和严格评价文献获得有关研究结果。教师通过教授不同知识的获取途径和来源，指导帮助学生提高学习效率，同时培养学生以不同方式获取知识和学习的能力。

学习循证医学实践应将知识转化为行动，因此应尽最大努力切实履行和实现这些转化行动。这种为了他人的利益而行事的倾向，将道德原则与追求卓越和对工作的自豪感相结合，将增强学习的意义。通过教师的行动帮助学生在某个具有重要意义的领域成长，而表明教师努力改进并展示如何将新学习转化为更好的学习方法。也可以指导学生评估自己的表现和制订改进计划。

学习循证医学涉及一些行为，包括获取问题去回答，使用搜索界面等实际任务。教师可以通过角色扮演帮助学生在精神领域成长。通过明确的指导，展示出他们做得很好时，他们的行为是什么样，从而得到关于他们做得如何，以及如何改进的反馈。

（七）充分利用不同临床环境学习

孕产妇的个体情况和临床环境决定了不同的学习环境，如疾病的严重程度、工作的节奏、可用的时间和人力，因此应综合考虑这些因素来确定学习什么，何时、何地、何种方式和与谁参加学习。在一个环境（如母乳指导门诊）中有效的教学策略可能不完全适合其他环境（如产房）。教师可以利用不同教学模式的混合，利用在这些不同环境中出现的机会，完善以孕产妇和学生为中心的学习。

（八）做好充分准备并把握好学习时机

循证医学学习以当前的孕产妇开始和结束，但这并不意味着无法做好准备。相反，教师可以预见学生将会遇到的许多问题，这些问题实际就来自教师临床实践中经常遇到的孕产妇、健康检查和临床决策。为了抓住学习时机，教师要做好充分准备，教师可以收集、评估和总结将用于报告这些决策的证据，然后将这些摘要放在手边。教师只需要明确相应的临床情况是否存在，及时抓住学习教学时机引导学生理解和使用证据。这种机会还可以通过另一种方式来补充，当教师没有提前准备，可让学生参与提问、发现和评估证据，并整合证据到临床决策中。

（九）提供临床决策能力

实践循证医学要求教师在选择问题、选择知识资源、严格评估证据，以及将证据整合到临床决策的每个步骤都要做出判断。这不仅要求教师能够对不同类型的知识进行分类权衡和整合，更要求教师能够反思自己的选择所显示的临床意义。因此，无论做出何种临床决策，无论是证据本身还是如何将证据与其他知识、临床经验和孕产妇偏好相结合，都需要学生学会审慎的思考和充分的讨论，才能不断提高临床决策能力。

（十）培养终身学习的能力

临床实践可以被视为是最终的开卷测试，它出现在每位学生一生中的每一天，构成了整合全世界可供临床医生使用的一本"书"。为了发展和保持明智地使用这些知识的技能，学生需要努力勤奋地工作，接受系统的训练，集中全部精力，认识到自己需要学习的东西，具有独立的学习能力。多阶段学习方式是激励学生培养终身学习能力的好方法。教师将学习分割成可管理的多个部分，并明确每个部分需达到的目标，指导学生达到一个阶段的目标后，进入下一次学习达到新的学习目标。多阶段学习有助于在繁忙的临床工作中很好地管理时间，建立长期深入学习计划。因此，每个阶段的学习，尽管内容和目的可能有所不同，但都为实现终身自我学习的最终目标积累了丰富的经验，并不断培养和提高终身自我学习能力。

六、循证助产教学中应注意的问题

（一）循证助产教学与临床实践相结合

循证助产学是以解决助产临床问题为出发点，提出一整套在助产临床实践中发现问题、寻找现有的最佳证据、评价和综合分析所得证据及正确应用结果，以指导疾病的诊断、治疗和预后的理论和方法。因此，在教学过程中，不能脱离临床实践以纯循证理论开展教学，建议采取情景模拟教学等方法，调动学生积极性，引导学生思考；同时重视临床技能的训练和临床经验的积累，在此基础上，叠加循证医学方法开展临床实践，提高临床诊疗科学性和诊疗效果。

（二）循证医学的证据资源系统灵活

实践循证医学，要根据临床问题的类型查寻最佳的研究证据，但并不表明只有RCT和系统评价/Meta分析才是最佳证据。例如，要了解诊断性试验的准确性，需要从断面研究或临床对照研究中查寻；有关疾病预后的问题，要从队列研究中查寻；RCT是评价治疗性措施疗效的最佳设计，但当缺乏RCT时，则要从次一级的研究，如非随机对照试验或观察性研究中查寻答案。此外，计算机决策支持系统、专题证据汇总、研究摘要、原始研究等也可作为证据资源进行分析研究。

（三）循证助产教学过程注重学生成长

循证助产教学方法性较强，在学习初期，学生理解和掌握程度不够时，教师不能只注重完成教学任务，不给学生留下足够的思考和理解时间；或讲课至课时的结束，安排讨论的时间过少，甚至没有讨论。教学过程中，教师要考虑学生的理解程度和课堂反应，充分利用小组讨论、反思等形式，发挥学习小组和主动学习的能效，开展针对性地教授循证实践技能模式、EBM结合PBL等模式的教学，帮助学生巩固并深化循证助产学习效果，注重学生学习能力的提高。

参考文献

[1] 胡雁，郝玉芳. 循证护理学 [M]. 2 版. 北京：人民卫生出版社，2018.

[2] 胡雁，周英凤. 循证护理 [M]. 上海：复旦大学出版社，2021.

[3] 中华医学会妇产科学分会产科学组，中华医学会围产医学分会. 产后出血预防与处理指南 (2023) [J]. 中华妇产科杂志，2023, 58(06): 401–409.

[4] SARAH JO BROWN. 循证护理：弥合科研与实践的鸿沟 [M]. 3 版. 郝玉芳，晏利姣，译. 北京：北京大学医学出版社，2018.

[5] 李幼平，李静. 循证医学 [M]. 4 版. 北京：高等教育出版社，2020.

[6] 陈倩，刘义兰，王培红，等. 基于 Q 方法分析自然分娩孕产妇人文关怀需求情况 [J]. 护理研究，2019, 33(04): 560–563.

[7] 康德英，许能锋. 循证医学 [M]. 3 版. 北京：人民卫生出版社，2015.

[8] 黄鹏，奉水东. 循证医学基础 [M]. 北京：化学工业出版社，2016.

[9] 彭晓霞，方向华. 循证医学与临床研究 [M]. 北京：人民卫生出版社，2019.

[10] 梁涛，李春燕，孙丹丹. 从护理研究到循证证据的演变 [J]. 中国护理管理，2017, 17(7): 878–881.

[11] 胡雁，彭健. 我国质性研究系统评价和 Meta 整合论文的质量评价 [J]. 中国护理管理，2020, 20(4): 490–495.

[12] 伍咏梅，单菲，陈延龄. 循证护理模式在难产产妇助产中的临床应用研究 [J]. 哈尔滨医药，2015, 35(5): 358–360.

[13] 程丽楠，崔文香，崔英善，等. 循证护理对中国自然分娩产妇产程结局干预效果 meta 分析 [J]. 中国公共卫生，2015, 31(3): 288–291.

[14] 聂玲，沈婷，余婷，等. 早产儿口腔运动干预护理证据的应用现状及障碍因素分析 [J]. 中华现代护理杂志，2022, 28(25): 3405–3411.

[15] 李晶，高尚谦，邓俊，等. 循证转化护理专业组的建立及实践 [J]. 中华护理杂志，2017, 52(12): 1505–1508.

[16] 庄云婷，翟巾帼，张莉，等. 孕妇下肢痉挛管理的最佳证据总结 [J]. 中华护理杂志，2022, 57(18): 2276–2282.

[17] 黄丽华，翟巾帼，刘益君，等. 孕妇腕管综合征管理的最佳证据总结 [J]. 护理学报，2023, 30(22): 50–55.

[18] 李朝煜，牛玉婷，王薇，等. 关注循证实践本质的循证护理模式研究进展 [J]. 中国护理管理，2017, 17(12): 1720–1725.

[19] 卞薇，KIM BISSETT，田旭，等. Johns Hopkins 循证护理实践模式的研究进展 [J]. 护理学报，2017, 24(07): 26–29.

[20] 冯嘉蕾，岳洁雅，陈飞，等. 产妇正常分娩第二三产程护理的循证实践 [J]. 中华护理杂志，2020, 55(12): 7.

[21] 韦当，王聪尧，肖晓娟，等. 指南研究与评价 (AGREE Ⅱ) 工具实例解读 [J]. 中国循证儿科杂志，

2013, 8(04): 316-319.

[22] 韩柳，晏利姣，姜雨婷，等 . PARIHS 循证概念框架的演变及其应用思考 [J]. 护理学杂志，2017, 32(09): 84-86, 89.

[23] 郭琳，丁焱，张铮，等 . 分娩时会阴切开决策影响因素预测模型的构建 [J]. 中华护理杂志，2019, 54(10): 1469-1474.

[24] 陈云，万静，朱政，等 . 促进剖宫产术后产妇早期离床活动的循证实践 [J]. 中华护理杂志，2021, 56(05): 645-651.

[25] 郭晶晶，周立平，周宇恒，等 . 顺产产妇产后会阴伤口护理的循证实践 [J]. 循证护理，2021, 7(05): 646-651.

[26] 刘聪香，施伟慧，陈青林，等 . 母婴分离产妇住院期间保持正常泌乳状态的循证护理实践 [J]. 上海护理，2022, 22(06): 40-43.

[27] 王晓娇，顾春怡，李玲玲，等 . 助产机构正常产程分娩照护循证实践方案构建 [J]. 军事护理，2023, 40(05): 22-28.

[28] 戚芳，郭琳，毕森，等 . 产程中非药物性分娩镇痛的最佳证据应用 [J]. 护理学杂志，2021, 36(19): 48-51.

[29] 盛佳，成磊 . 哺乳期妇女乳腺炎非药物性管理的最佳证据应用 [J]. 护士进修杂志，2019, 34(08): 710-714.

[30] 丛雪，徐杨，王斗，等 . 产后盆底康复护理管理循证实践方案的构建 [J]. 中国护理管理，2021, 21(04): 526-532.

[31] 闵辉，张铮，谢博钦 . 提高分娩镇痛初产妇在第二产程中行自主用力的依从性——一项基于证据的最佳实践项目 [J]. 护士进修杂志，2020, 35(03): 204-209.

[32] 冉琼，刘小梅，唐佳玉，等 . 基于循证的新生儿足底采血疼痛综合管理的临床实践 [J]. 循证护理，2023, 9(14): 2514-2517.

[33] 罗毅，张彩凤，胡肖银，等 . 基于 i-PARIHS 框架提高婴幼儿尿标本留取成功率的循证实践研究 [J]. 上海护理，2022, 22(05): 6-10.

[34] 朱桥弟，邓亮亮，蒙顺好 . 循证护理模式在分娩临床实践中的应用分析 [J]. 实用妇科内分泌杂志 (电子版), 2016, 3(20): 162-163.

[35] 郝玉芳，晏利姣 . 循证护理：弥合科研与实践的鸿沟 [M]. 3 版 . 北京：北京大学医学出版社，2018.

[36] KENNETH F. SCHULZ, DAVID A. GRIMES.《柳叶刀》：临床研究基本概念 [M]. 王吉耀，译 . 北京：人民卫生出版社，2010: 16.

[37] 姜庆五 . 临床流行病学 [M]. 北京：高等教育出版社，2007: 58.

[38] 吴进林 . 观察性研究论文撰写规范 STROBE 解读 [M]. 长沙：中南大学出版社，2023.

[39] 满意，王怡，崔宇菁，等 . 孕前体质指数和孕期增重对新生儿出生体重及分娩方式影响的队列研究 [J]. 现代预防医学，2020, 47(12): 2166-2169.

[40] 顾莺，张慧文，周英凤，等 . JBI 循证卫生保健中心关于不同类型研究的质量评价工具——系统评价的方法学质量评价 [J]. 护士进修杂志，2018, 33(08): 701-703.

[41] 顾莺，张慧文，周英凤，等 . JBI 循证卫生保健中心关于不同类型研究的质量评价工具——分析性研究的质量评价 (一)[J]. 护士进修杂志，2018, 33(05): 400-403.

[42] 顾莺, 张慧文, 周英凤, 等. JBI 循证卫生保健中心关于不同类型研究的质量评价工具——分析性研究的质量评价 (二)[J]. 护士进修杂志, 2018, 33(06): 513–516.

[43] 周英凤, 顾莺, 胡雁, 等. JBI 循证卫生保健中心对关于不同类型研究的质量评价工具——患病率及分析性横断面研究的质量评价 [J]. 护士进修杂志, 2018, 33(03): 219–221.

[44] 周英凤, 顾莺, 胡雁, 等. JBI 循证卫生保健中心关于不同类型研究的质量评价工具——病例报告及病例系列的质量评价 [J]. 护士进修杂志, 2018, 33(04): 310–312.

[45] 周英凤, 胡雁, 顾莺, 等. 基于证据的持续质量改进模式图构建 [J]. 中国循证医学杂志, 2017, 17(50): 603–606.

[46] 周英凤, 朱政, 胡雁, 等. 推动证据向临床转化 (二) 如何选择知识转化理论模式 [J]. 护士进修杂志, 2020, 35(8): 707–712.

[47] 周英凤, 胡雁, 朱政, 等. JBI 循证卫生保健模式的更新及发展 [J]. 护理学杂志, 2017, 32(03): 81–83.

[48] 胡雁, 周英凤. 循证护理——证据临床转化理论与实践 [M]. 上海: 复旦大学出版社, 2021.

[49] 胡雁, 王志稳. 护理研究 [M]. 5 版. 北京: 人民卫生出版社, 2019.

[50] 胡雁. 如何开展质性研究的系统评价和 Meta 整合 [J]. 上海护理, 2020, 20(07): 1–5.

[51] 周英凤, 胡雁, 朱政, 等. JBI 循证卫生保健中心文本证据的质量评价清单 [J]. 护士进修杂志, 2024, 39(10):1075–1080.

[52] 刁莎, 刘峥, 石雨晴, 等. 指南临床适用性评价的影响因素分析: 一项横断面研究 [J]. 中国循证医学杂志, 2024, 24(01): 29–35.

[53] WHITING P, RUTJES W A, REITSMA B J, et al. QUADAS 的制定: 用于系统评价中评价诊断性研究质量的工具 [J]. 中国循证医学杂志, 2007, (04): 296–306.

[54] 陈红丽, 张戈, 赵青, 等. 近 10 年国内护理专家共识文献质量评价与分析 [J]. 中国护理管理, 2020, 20(03): 399–406.

[55] 张俊, 徐志伟, 李克. 诊断性试验 Meta 分析的效应指标评价 [J]. 中国循证医学杂志, 2013, 13(07): 890–895.

[56] 牛晶晶, 刘蕊, 王盼杰, 等. PROSPERO 平台注册诊断性试验系统评价 /Meta 分析的基本特征及合作情况分析 [J]. 中国循证医学杂志, 2019, 19(03): 353–360.

[57] 陈向明. 质性研究方法与社会科学研究 [M]. 北京: 教育科学出版社, 2000.

[58] 张方圆, 沈傲梅, 曾宪涛, 等. 系统评价方法学质量评价工具 AMSTAR 2 解读 [J]. 中国循证心血管医学杂志, 2018, 10(01): 14–18.

[59] 王家良. 循证医学 [M]. 3 版. 北京: 人民卫生出版社, 2022.

[60] 张薇, 许吉, 邓宏勇. 国际医学证据分级与推荐体系发展及现状 [J], 中国循证医学杂志, 2019: 19(11)1373–1378.

[61] 张丁丁, 朱以诚. 循证指南证据分级和推荐体系的发展 [J]. 华西医学, 2024, 39(05): 677–680.

[62] 张天嵩, 钟文昭, 李博. 实用循证医学方法学 [M]. 2 版. 北京: 中南大学出版社, 2016.

[63] 陈耀龙, 姚亮, SUSAN NORRIS, 等. GRADE 在系统评价中应用的必要性及注意事项 [J]. 中国循证医学杂志, 2013, 13(12): 1401–1404.

[64] 高锦萍, 朱瑞芳, 曹妍, 等. 网络干预疗法对产后抑郁症治疗效果的 Meta 分析 [J]. 循证护理, 2021: 7(02): 182–189.

[65] 方媛 . 妊娠前 20 周亚临床甲状腺功能减退与流产发生风险之间的 Meta 分析 [D]. 甘肃中医药大学 , 2018.

[66] 章孟星 , 周英凤 , 钟婕 , 等 . 口服降糖药治疗妊娠期糖尿病 (GDM) 安全性及有效性评估的系统评价再评价 [J]. 复旦学报 (医学版), 2020: 47(03): 339–351.

[67] 中华医学会妇产科学分会产科学组 , 李平 , 周奇 , 等 . 妊娠期急性脂肪肝临床管理指南 (2022) [J]. 临床肝胆病杂志 , 2022, 38 (04): 776–783.

[68] 黄桥 , 任相颖 , 张蓉 , 等 . GRADE 在我国临床实践指南 / 专家共识中的应用研究 [J]. 中国循证医学杂志 , 2021, 21(12): 1457–1462.

[69] 杨珂璐 , 胡志伟 , 刘明 , 等 . GRADE 在卫生技术评估中应用的实例解析 [J]. 中国药物评价 , 2021, 38(01): 8–13.

[70] 拜争刚 , 刘少堃 , 黄崇斐 , 等 . 定性系统评价证据分级工具——CERQual 简介 [J]. 中国循证医学杂志 , 2015, 15(12): 1465–1470.

[71] 罗杰 , 冷卫东 . 系统评价 /Meta 分析理论与实践 [M]. 北京：北京军事医学科学出版社 , 2013.

[72] 费宇彤 , 刘建平 , 于河 , 等 . 报告定性研究个体访谈和焦点组访谈统一标准的介绍 [J]. 中西医结合学报 , 2008, 6(02): 115–118.

[73] 李峥 , 刘宇 . 护理学研究方法 [M]. 2 版 . 北京：人民卫生出版社 , 2018: 154–155.

[74] 朱熠冰 , 李卫 . 临床医生如何解读 Meta 分析论文 [J]. 协和医学杂志 , 2020, 11(03): 314–319.

[75] 孙鑫 , 杨克虎 . 循证医学 [M]. 北京：人民卫生出版社 , 2021: 113–122.

[76] 季谋芳 , 李若冰 , 魏克静 , 等 . 妊娠期体育锻炼干预对自然分娩影响的 Meta 分析 [J]. 中国全科医学 , 2022, 25(15): 1897–1905.

[77] 翁鸿 , 王颖 , 李柄辉 , 等 . 系统评价与 Meta 分析的类型及制作步骤 [J]. 同济大学学报 (医学版), 2019, 40(02): 248–253.

[78] 徐勇 . Meta 分析常见资料类型及统计分析方法 [J]. 中华预防医学杂志 , 1994, 28(05): 5.

[79] 陈良英 , 何仲 , 魏丽丽 . Meta 分析及在护理学中的应用 [J]. 护理学杂志 , 2005, (04): 76–78.

[80] 费也珊 , 燕美琴 , 任永莲 , 等 . 不同断脐方式对早产儿结局影响的网状 Meta 分析 [J]. 护理研究 , 2022, 36(17): 3032–3040.

[81] 罗茜 , 康玲 , 尹国武 , 等 . 延迟结扎脐带对母儿围产期结局的影响 [J]. 现代生物医学进展 , 2017, 17(31): 6061–6065.

[82] 朱娟娟 . 新生儿出生后脐带结扎现状的全国流行病学调查 [D]. 上海交通大学 , 2020.

[83] 刘括 , 孙殿钦 , 廖星 , 等 . 随机对照试验偏倚风险评估工具 2. 0 修订版解读 [J]. 中国循证心血管医学杂志 , 2019, 11(03): 284–291.

[84] 田金徽 , 李伦 . 网状 Meta 分析方法与实践 [M]. 北京：中国医药科技出版社 , 2017.

[85] 易跃雄 , 张蔚 , 刘小媛 , 等 . 网状 Meta 分析图形结果解读 [J]. 中国循证医学杂志 , 2015, 15(01): 103–109.

[86] 李腾 , 张永爱 , 张海苗 , 等 . 非药物干预减少分娩恐惧的网状 Meta 分析 [J]. 中国循证医学杂志 , 2022.

[87] 彭晓霞 , 冯福民 . 临床流行病学 [M]. 北京：北京大学医学出版社 , 2013.

[88] 彭晓霞 , 方向华 . 循证医学与临床研究 [M]. 北京：人民卫生出版社 , 2019.

[89] 张君如 , 雷玉铃 , 隋伟静 , 等 . 护士对护理缺失体验的 Meta 整合 [J]. 中国护理管理 , 2024, 24(3):

404–411.

[90] 孙鑫，杨克虎. 循证医学 [M]. 2 版. 北京：人民卫生出版社，2014.

[91] 李幼平. 循证医学 [M]. 北京：人民卫生出版社，2021.

[92] 田金徽，陈杰峰. 诊断试验系统评价 /Meta 分析指导手册 [M]. 北京：中国医药科技出版社，2015.

[93] 曾宪涛，刘慧，陈曦，等. Meta 分析系列之四：观察性研究的质量评价工具 [J]. 中国循证心血管医学杂志，2012, 4(04): 297–299.

[94] 曾宪涛. 应用 STATA 做 Meta 分析 [M]. 北京：军事医学科学出版社，2014.

[95] 刘娟，乔建红，周淑君，等. 女性分娩创伤真实体验质性研究的 Meta 整合 [J]. 中华现代护理杂志，2022, 28(01): 2–8.

[96] 靳英辉，高维杰，李艳，等. 质性研究证据评价及其循证转化的研究进展 [J]. 中国循证医学杂志，2015, 15(12): 1458–1464.

[97] 张天崇，李博，钟文昭. 实用循证医学方法学 [M]. 3 版. 长沙：中南大学出版社，2021.

[98] 张静怡，张雅婷，盖琼艳，等. 定性资料的系统评价方法学汇总 [J]. 中国循证心血管医学杂志，2017, 9(05): 523–527.

[99] 钟珍梅，刘少堃，赵舒煊，等. 提高定性研究合成报告透明度 (ENTREQ) 的指南解读 [J]. 循证医学，2015, 15(05): 309–313.

[100] 拜争刚，刘少堃，黄崇斐，等. 定性系统评价证据分级工具——CERQual 简介 [J]. 中国循证医学杂志，2015, 15(12): 1465–1470.

[101] 袁浩斌. 循证护理中质性研究的 Meta- 整合方法 [J]. 护理学杂志，2012, 27(21): 67–69.

[102] 代玲，曾铁英，张可，等. 助产士参与创伤性分娩体验质性研究的 Meta 整合 [J]. 中华护理杂志，2021, 56(11): 1728–1735.

[103] 翟巾帼，陈小荷，沈健，等. 助产士门诊临床实践专家共识的构建 [J]. 护理学报，2021, 28(05): 62–65.

[104] 胡继宏. 循证医学 [M]. 2 版. 北京：人民卫生出版社，2019.

[105] 张立力，肖霖，杨慧霞，等. 阴道分娩会阴裂伤的预防与管理临床实践指南 [J]. 中华围产医学杂志，2022, 25(9): 643–660.

[106] 陈红丽，张戈. 近 10 年国内护理专家共识文献质量评价与分析 [J]. 中国护理管理，2020, 20(03): 399–406.

[107] 倪衡建，庚劲松. 循证医学基础与实践 [M]. 北京：科学出版社，2021.

[108] 王韬，牟怡. 医学传播学：从理论模型到实践探索 [M]. 上海：上海科技教育出版社，2019.

[109] 董道兴，杨玉佩. 循证医学与临床实践 [M]. 北京：中译出版社，2023.

[110] 高颖，杨晓琨，季昭臣，等. 中药注射液治疗脓毒症的系统评价再评价 [J]. 中国中药杂志，2023, 48(7): 1962–1975.

[111] 杨珂璐，李缘媛，解进，等. 清开灵注射液的系统评价再评价 [J]. 中国中药杂志，2021, 46(13): 3446–3454.

[112] 唐可欣，楚鑫，吴晨曦，等. 正念疗法治疗孕产妇抑郁等负性情绪的系统评价再评价 [J]. 现代临床医学，2023, 49(4): 290–294.

[113] 李江，唐威，王昕，等. 乳腺癌筛查领域的系统评价再评价 [J]. 中国肿瘤，2018, 27(06): 401–

408.

[114] 崔念奇，郑琼，张玉萍，等．ICU 谵妄评估工具诊断准确性系统评价再评价 [J]. 护理学杂志，2022, 37(15): 32–36.

[115] 郭锦荣，梅其杰，袁长深，等．基因多态性与骨肉瘤发生及预后的系统评价再评价 [J]. 中国医药导报，2021, 18(29): 112–117.

[116] 陈姝宇，周英凤，方园，等．妊娠期糖尿病相关风险因素的系统评价再评价 [J]. 循证护理，2023, 9(16): 2851–2861.

[117] 安然逊，徐园，石浩然，等．医疗保健干预性系统评价再评价报告规范：PRIOR 声明解读 [J]. 中国循证医学杂志，2023, 23(8): 978–987.

[118] 卢存存，杨丰文，柯立鑫，等．系统评价再评价优先报告条目解读 [J]. 中国循证儿科杂志，2018, 13 (3): 236–240.

[119] 王小钦．正确理解和应用临床实践指南 [J]. 中华内科杂志，2016, 55(12): 913–916.

[120] 中国妇幼保健协会助产士分会，中国妇幼保健协会促进自然分娩专业委员会．正常分娩临床实践指南 [J]. 中华围产医学杂志，2020, 23(6):371–375.

[121] 中国妇幼保健协会助产士分会．会阴切开及会阴裂伤修复技术与缝合材料选择指南 (2019)[J]. 中国护理管理，2019, 19(3):453–457.

[122] 中华医学会妇产科学分会妊娠期高血压疾病学组．妊娠期高血压疾病诊治指南 (2020) [J]. 中华妇产科杂志，2020, 55(4):227–238.

[123] 章孟星，周英凤，钟婕，等．妊娠期糖尿病临床护理实践指南的整合研究 [J]. 中华护理杂志，2019, 54(1): 104–113.

[124] 中华医学会儿科学分会儿童保健学组，中华医学会围产医学分会，中国营养学会妇幼营养分会，等．母乳喂养促进策略指南 (2018 版) [J]. 中华儿科杂志，2018, 56(4):261–266.

[125] 中华医学会围产医学分会．母亲常见感染与母乳喂养指导的专家共识 [J]. 中华围产医学杂志，2021, 24(7): 481–489.

[126] 中华医学会妇产科学分会产科学组，中华医学会围产医学分会．产后出血预防与处理指南 (2023) [J]. 中华妇产科杂志，2023, 58(6):401–409.

[127] 中华医学会儿科学分会新生儿学组，中华新生儿科杂志编辑委员会，中国医药教育协会新生儿护理分会．早产儿围出院期管理专家共识 (医护版) [J]. 中华新生儿科杂志，2022, 37(5):385–394.

[128] 胡保玲，李亚玲，王洁玉，等．我国护理领域中临床实践指南的相关研究情况 [J]. 中国医药导报，2022, 19(05): 188–191, 196.

[129] 晏利姣，高尚谦，韩柳，等．护理临床实践指南临床应用的方法学研究 [J]. 中国循证医学杂志，2019, 19(7): 863–870.

[130] 张静，梁士楚，陈忠兰．护理领域中临床实践指南依从性的研究进展 [J]. 中华护理杂志，2023, 58(6): 758–763.

[131] 谭力铭，范曼如，申泉，等．临床实践指南制订方法——指南的规范化报告 [J]. 中国循证心血管医学杂志，2019, 11(08): 900–904.

[132] 沙利娟，张爱霞，樊雪梅，等．产妇产后抑郁非药物干预的最佳证据总结 [J]. 中华护理杂志，2022, 57(24): 2977–2984.

[133] 邵晴晴，李亚南，白睿敏，等 . 预防孕产妇产后抑郁症非药物干预的最佳证据总结 [J]. 护士进修杂志 , 2024, 39 (16): 1760-1766, 1772.

[134] 中华医学会妇产科学分会产科学组 . 围产期抑郁症筛查与诊治专家共识 [J]. 中华妇产科杂志 , 2021, 56(8): 521-527.

[135] 丁辉，陈林，邸晓兰 . 产后抑郁障碍防治指南的专家共识 (基于产科和社区医生)[J]. 中国妇产科临床杂志 , 2014, 15(6): 572-576.

[136] 肖美丽，张劲强 . 产后抑郁预测研究进展 [J]. 中南大学学报 (医学版), 2020, 45(04): 456-461.

[137] 中华医学会妇产科学分会产科学组，中华医学会围产医学分会，中国妇幼保健协会妊娠合并糖尿病专业委员会 . 妊娠期高血糖诊治指南 (2022) [J]. 中华妇产科杂志 , 2022, 57(1): 3-12.

[138] 中华医学会妇产科学分会产科学组，中华医学会围产医学分会，中国妇幼保健协会妊娠合并糖尿病专业委员会 . 妊娠期高血糖诊治指南 (2022) [J]. 中华妇产科杂志 , 2022, 57(2): 81-90.

[139] 中华医学会围产医学分会，中华护理学会妇产科专业委员会，中国疾病预防控制中心妇幼保健中心 . 新生儿早期基本保健技术的临床实施建议 (2017 年，北京)[J]. 中华围产医学杂志 , 2017, 20(9): 625-629.

[140] 中华医学会围产医学分会，中华医学会妇产科学分会产科学组，中华护理学会产科护理专业委员会，等 . 中国新生儿早期基本保健技术专家共识 (2020)[J]. 中华围产医学杂志 , 2020, 23(7): 433-440.

[141] 中华医学会妇产科学分会产科学组，中华医学会围产医学分会 . 正常分娩指南 [J]. 中华围产医学杂志 , 2020, 23(6): 361-370.

[142] 中国妇幼保健协会助产士分会，中国妇幼保健协会促进自然分娩专业委员会 . 正常分娩临床实践指南 [J]. 中华围产医学杂志 , 2020, 23(6):371-375.

[143] 谢幸，孔北华 . 妇产科学 [M]. 9 版 . 北京 : 人民卫生出版社 , 2018.

[144] 王新田 . 循证护理学基础与方法 [M]. 北京 : 科学技术出版社 , 2023: 2-11.

[145] 李晶，高尚谦，丁炎明，等 . 循证转化护理专业组的建立及实践 [J]. 中华护理杂志 , 2017, 52(12): 1505-1508.

[146] 陈瑜，胡雁，周英凤，等 . 推动证据向临床转化 (十四) 证据临床转化的效果评价 [J]. 护士进修杂志 , 2020, 35(20): 1868-1870.

[147] 成磊，冯升，胡雁，等 . 我国循证护理实践中证据应用概念模式的构建 [J]. 护理学杂志 , 2019, 34(3): 71-76.

[148] 金蕾，曾洁，潘丽，等 . 初产妇第二产程 7 种体位对母婴结局影响的网状 Meta 分析 [J]. 护理学杂志 , 2019, 34(15): 37-40, 65.

[149] 中国优生科学协会妇儿临床分会产科快速康复学组 . 产科快速康复临床路径专家共识 [J]. 现代妇产科进展 , 2020, 29(8): 561-567.

[150] 吕永利，耿力，曾娅，等 . 循证护理实践中护理管理者困难体验的质性研究 [J]. 护理学杂志 , 2021, 36(11): 60-62.

[151] 陈玉祥，乔建红，丁凯雯，等 . 产妇正常分娩第一产程护理最佳证据总结 [J]. 护理学杂志 , 2022, 37(17): 98-101.

[152] 樊雪梅，朱珠，单春剑，等 . 产程中经口摄入能量管理审查指标的制订及障碍因素分析 [J]. 中华护理杂志 , 2022, 57(20): 2459-2466.

[153] 戚芳，黄绍强，闵辉，等. 椎管内分娩镇痛护理循证实践方案的构建 [J]. 护理学杂志，2019，34(4): 21–25.

[154] 龙伟. 小剂量阿司匹林预防子痫前期的循证医学意义 [J]. 实用妇产科杂志，2017，33(6): 417–419.

[155] 朱珠，周春秀，丛胜楠，等. 产妇产程中经口摄入能量管理的最佳证据总结 [J]. 中华护理杂志，2022，57(16): 1995–2002.

[156] 王薇，李朝煜，张敏，等. 关注实践过程的循证护理模式研究进展 [J]. 中国护理管理，2018，18(3): 428–432.

[157] 董魏徵，董敏，陈海燕，等. 米索前列醇对比缩宫素预防产后出血的临床有效性及安全性的 Meta 分析 [J]. 中国药房，2021，32(21): 2655–2661.

[158] 邢南南. 合作式情景模拟教学方法在产科临床护理实践教学中的效果评价 [J]. 中国高等医学教育，2022，(10): 104–105.

[159] 胡晓玲，柳春艳. 循证教育学概论 [M]. 北京：中国社会科学出版社，2021.

[160] 杨克虎，田金徽. 循证医学证据检索与评估 [M]. 北京：人民卫生出版社，2018.

[161] 李克研，卢智泉. 心血管内科教学中融入循证医学 PICOS 模式的效果与评价 [J]. 中国高等医学教育，2023(03): 76–77.

[162] 黄进，赵宇亮，余钰，等. 医学教育改革中的循证医学 [J]. 中国循证医学杂志，2010，10(04): 437–440.

[163] 梁珉，李雪，周自恒. 循证医学联合 TBL 教学法在牙周病教学中的应用效果 [J]. 继续医学教育，2023，37(12): 49–52.

[164] 杨洋，刘芳，刘磊. EBM 结合 PBL 教学法在我国临床教学中应用效果的 Meta 分析 [J]. 中国循证医学杂志，2020，20(08): 962–968.

[165] 冯守界，王正，张运修，等. PBL 结合循证医学教育模式在食管癌规范化培训中的应用 [J]. 中国继续医学教育，2022，14(14): 40–44.

[166] 黄崇斐，拜争刚，吴淑婷，等. 定性系统评价的撰写方法介绍 [J]. 中国循证医学杂志，2015，15(09): 1106–1111.

[167] 张天嵩，钟文昭，李博. 实用循证医学方法学 [M]. 2 版. 长沙：中南大学出版社，2014.

[168] 谭力铭，范曼如，申泉，等. 临床实践指南制订方法——指南的规范化报告 [J]. 中国循证心血管医学杂志，2019，11(08): 900–904.

[169] 张丽姿，毕石磊，陈敦金. 瘢痕子宫的产时管理 [J]. 实用妇产科杂志，2022，38(1): 6–7.

[170] 余艳红，杨慧霞. 助产学 [M]. 2 版. 北京：人民卫生出版社，2023.

[171] 费也珊. 不同断脐方式对早产儿结局影响的网状 Meta 分析 [D]. 太原：山西医科大学，2022.

[172] 赵光杰，王小钦. 如何循证制定临床指南 [J]. 中华内科杂志，2015(11):3.

[173] COCHRANE A L. Efecctiveness and effidiency. Randomre-flection on health services[M]. London:Nuffield provin-cial hospital cialhospitaltrust, 1972:85.

[174] SACKETT D L, ROSENBERG W M, GRAY J A, et al. Evidence-based medicine: what it is and what it isn't: it's about integrating individual clinicale xpertiseand the bestexternal evidence[J]. BMJ, 1996, 312 (7023):71–72.

[175] NEWHOUSE R P, DEARHOLT S, POE S, et al. Evidence-based practice : apractical approach to

implementation [J]. J Nurs Adm, 2005, 35 (1): 35–40.

[176] ZOE JORDAN, CRAIG LOCKWOOD, EDOARDO AROMATARIS, et al. JBI series paper 1: Introducing JBI and the JBI Model of EHBC. Journal of clinical epidemiology. https://doi. org/10. 1016/j. jclinepi. 2022. 04. 008.

[177] JORDAN Z, LOCKWOOD C, MUNN Z, et al. The updated Joanna Briggs Institute Model of Evidence-Based Healthcare[J]. International journal of evidence-based healthcare, 2019, 17(1):58–71.

[178] LOCKWOOD C, MUNN Z, JORDAN Z, et al. JBl series paper 3: the importance of people, process, evidence, and tech- nology in pragmatic, healthcare provider-led evidence implementation. JClin Epidemiol 2022. S0895–4356 (22) 00090–7.

[179] LOCKWOOD C, STANNARD D, JORDAN Z, et al. The Joanna Briggs Institute clinical fellowship program:a gateway opportunity for evidence-based quality improvement and organizational culture change. Int J Evid Based Healthc, 2020, 18:1–4.

[180] DJULBEGOVIC B, GUYATT G H. Progress in evidence-based medicine: a quarter century on [J]. Lancet, 2017, 390 (10092):415–423. DOI: 10. 1016/S0140–6736 (16) 31592–6.

[181] TITLER M G, KLEIBER C, STEELMAN V J, et al., The Iowa Model: A guide to evidence-based practice to promote quality care [J]. Critical Care Nursing Clinics of North America, 2001, 13 (4), 519–530.

[182] STEVENS K R. The impact of evidence-based practice on nursing and health care: A review of the literature [J]. Worldviews on Evidence-Based Nursing, 2013, 10 (2): 69–79.

[183] MELNYK B M, FINEOUT-OVERHOLT E. Evidence-Based Practice in Nursing & Healthcare: A Guide to Best Practice [M]. 3rd edition. Lippincott Williams & Wilkins, 2014.

[184] JOHANSSON R, NEWBURN M, MACFARLANE A. Has evidence-based care in labour made a difference? [J] British Journal of Obstetrics and Gynaecology, 2012, 119 (2): 155–162.

[185] ELLIOTT J H, TURNER T, CLAVISI O, et al. Living systematic reviews: An emerging opportunity to narrow the evidence-practice gap [J]. PLoS Med, 2014, 11 (2):e1001603.

[186] MORRIS Z, WOODING S. The answer is 17 years, what is the question: Understanding time lags in translational research [J]. Journal of the Royal Society of Medicine, 2011, 104 (12):510–520.

[187] RYCROFT-MALONE J, BUCKNALL T. Models and frameworks for implementing evidence-based practice [M]. Wiley-blackwell, 2013.

[188] LINDA M Z G, CALEDONIA B, JEFFREY A K, et al. Evidence Based Management of Labor [J]. Obstetrical and gynecological survey, 2024(1):79.

[189] RYCROFT-MALONE J O. The PARIHS framework-–a framework for guiding the implementation of evidence-based practice [J]. Journal of Nursing Care Quality, 2004, 19(4):297–304.

[190] KITSON A L, RYCROFT-MALONE J, HARVEY G, et al. Evaluating the successful implementation of evidence into practice using the PARiHS framework: theoretical and practical challenges [J]. Implement Sci, 2008, 3:1.

[191] ULLRICH P M, SAHAY A, STETLER C B. Use of Implementation Theory: A Focus on PARIHS [J]. Worldviews Evid Based Nurs, 2014: 11.

[192] MARIA I P A L, LAURA C K. The Johns Hopkins Evidence-Based Practice (EBP) Model:

Weinberg Perianesthesia Interventions for a Healing Environment [J]. Journal of PeriAnesthesia Nursing, 2021, 36 (4):e21–e21.

[193] RYAN L P, MAMARIL M, SHOPE B, et al. The Johns Hopkins Evidence Based Practice (EBP) Model: Learning the Process and Appraising the Evidence [J]. Journal of PeriAnesthesia Nursing, 2017, 32 (4):e29–e30.

[194] RENFREW M J, MC FADDEN A, BASTOS M H, et al. Midwifery and quality care:findings from a new evidence-informed framework for Metarnal and newborn care [J]. Lancet, 2014, 384 (9948): 1129–1145.

[195] WORLD HEALTH ORGANIZATION. WHO recommendations: intrapartum care for a positive childbirth experience [M]. Geneva: World Health Organization, 2018: 1–165.

[196] AASHEIM V, NILSEN A B V, REINAR L M, et al. Perineal techniques during the second stage of labour for reducing perineal trauma[J]. Cochrane Database Syst Rev, 2017, 6: CD006672.

[197] MAGOGA G, SACCONE G, AL-KOUATLY H B, et al. Warm perineal compresses during the second stage of labor for reducing perineal trauma: a meta-analysis [J]. Eur J Obstet Gynecol Reproductive Biol, 2019, 240: 93–98.

[198] DAHLEN H G, HOMER C S E, COOKE M, et al. Perineal outcomes and Metarnal comfort related to the application of perineal warm packs in the second stage of labor:a randomized controlled trial [J]. Birth, 2007, 34 (4): 282–290.

[199] WALDMAN R. ACOG practice bulletin no. 198 :prevention and management of obstetric lacerations at vaginal delivery [J]. Obstet Gynecol, 2019, 133 (1): 185.

[200] LEO A D, BAYES S, GERAGHTY S, et al. Midwives use of best available evidence in practice: An integrative review [J]. Journal of Clinical Nursing, 2019, 28:23–24.

[201] LI Y, LU H, ZHAO Y, et al. Core competencies of the midwifery workforce in China: a scoping review [J]. Journal of Nursing Management, 2021.

[202] DJULBEGOVIC B, GUYATT G H. Progress in evidence-based medicine: a quarter century on [J]. Lancet, 2017, 390 (10092):415–423.

[203] BARKER T H, STONE J C, SEARS K, et al. The revised JBI critical appraisal tool for the assessment of risk of bias for randomized controlled trials. JBI Evidence Synthesis, 2023,21 (3):494–506.

[204] THE JOANNA BRIGGS INSTITUTE. Joanna Briggs institute reviewers' manual: 2016 edition[M]. Australia: The Joanna Briggs Institute, 2016.

[205] DES JARLAIS D C, LYLES C, CREPAZ N. Improving the reporting quality of nonrandomized evaluations of behavioral and public health interventions: the TREND statement [J]. American Journal of Public Health, 2004, 94(3):361–366.

[206] MUNN Z, BARKER T, MOOLA S, et al. Methodological quality of case series studies: an introduction to the JBI critical appraisal tool. [J]. JBI evidence synthesis, 2020, 18(10):2127–2133.

[207] LOCKWOOD C, MUNN Z, PORRITT K. Qualitative research synthesis: methodological guidance for systematic reviewers utilizing meta-aggregation [J]. Int J Evid Based Healthc, 2015, 13 (3):179–187.

[208] SHEA B J, REEVES B C, WELLS G, et al. AMSTAR 2: a critical appraisal tool for systematic reviews that include randomised or non-randomised studies of healthcare interventions, or both [J]. The BMJ, 2017, 358:j4008.

[209] TONG A, FLEMMING K, ELIZABETH MCINNES. Enhancing transparency in reporting the synthesis of qualitative research: ENTREQ[J]. BMC Medical Research Methodology, 2012, 12(1):181.

[210] SIMON L, CLAIRE G, HEATHER M K, et al. Using Qualitative Evidence in Decision Making for Health and Social Interventions: An Approach to Assess Confidence in Findings from Qualitative Evidence Syntheses (GRADE-CERQual)[J]. Plos Medicine, 2015: 12.

[211] MUNN Z, PORRITT K, LOCKWOOD C, et al. Establishing confidence in the output of qualitative research synthesis: the ConQual approach[J]. Bmc Medical Research Methodology, 2014, 14(1):1–7.

[212] LOCKWOOD C, PORRIT K, MUNN Z. Chapter 2: Systematic reviews of qualitative evidence. Joanna Briggs Institute Reviewers' Manual[EB/OL]. [2024–06–14]. https://jbi-global-wiki. refined. site/space/MANUAL.

[213] Strengthening the reporting of observational studies in epidemiology[EB/OL]. [2024–10–14]. https://www. strobe-statement. org/checklists/.

[214] ZACHARY M, KYLIE P, CRAIG L, et al. Establishing confidence in the output of qualitative research synthesis: the ConQual approach. [J]. BMC medical research methodology, 2014, 14 (1):108.

[215] STRIEBICH E A G M. Support for pregnant women identified with fear of childbirth (FOC)/ tokophobia-A systematic review of approaches and interventions [J]. Midwifery, 2018: 61.

[216] ZHU Y, HUANG H, Xi X, et al. Terlipressin for septic shock patients: a meta-analysis of randomized controlled study [J]. J Intensive Care, 2019, 7: 16.

[217] CUMPSTON M, LI T, PAGE M J, et al. Updated guidance for trusted systematic reviews: a new edition of the Cochrane Handbook for Systematic Reviews of Interventions [J]. Cohrane Database of Systematic Reviews, 2019, 10(10).

[218] COMMITTEE OPINION NO. 684 Summary: Delayed Umbilical Cord Clamping Afterbirth [J]. Obstetrics and gynecology, 2017, 129 (1): 10–1097.

[219] WHITING P F, RUTJES A W, WESTWOOD M E, et al. QUADAS-2: a revised tool for the quality assessment of diagnostic accuracy studies [J]. Ann Intern Med, 2011, 155 (8):529–536.

[220] LIJMER J G, BOSSUGYT P M. Various randomized designs can be used to evaluated medical tests [J]. J Clin Epidemiol, 2009, 62 (4):364–373.

[221] SHIM S R, YOON B H, SHIN I S, et al. Network Meta-analysis: Application and Practice using STATA software[J]. Epidemiology and Health, 2017, 39:e2017047.

[222] LOCKWOOD C, PORRIT K, MUNN Z. Chapter 2: Systematic reviews of qualitative evidence. Joanna Briggs Institute Reviewers' Manual. [2024–06–14]. https://jbi-global-wiki. refined. site/ space/MANUAL.

[223] CRITICAL APPRAISAL SKILLS PROGRAMME. Making sense of evidence about clinical effectiveness. 10 questions to help you make sense of qualitative research. Oxford: CASP; 2018.

[2024–06–14]. https://casp-uk. net/checklists/casp-qualitative-studies-checklist. pdf.

[224] MELISSA C BROUWERS, MICHELLE E KHO, GEORGE P BROWMAN, et al. AGREE II: Advancing guideline development, reporting, and evaluation in health care [J]. Preventive Medicine, 2010.

[225] MUNN Z, PORRITT K, LOCKWOOD C, et al. Establishing confidence in the output of qualitative research synthesis: the ConQual approach [J]. Bmc Medical Research Methodology, 2014, 14(1):1–7.

[226] GUYATT G H, OXMAN A D, VIST G E, et al. GRADE: an emerging consensus on rating quality of evidence and strength of recommendations [J]. BMJ, 2008: 336.

[227] FIELD M J, LOHR K H. Clinical Practice Guidelines: Directions for a New Program [M]. National Academy Press, Washington. 1990.

[228] INSTITUTE OF MEDICINE. Clinical practice guidelines we can trust [M]. Washington (DC): National Academies Press, 2011.

[229] NATIONAL INSTITUTE FOR HEALTH AND CLINICAL EXCELLENCE. The NICE public health guidance development process (third edition) [EB/OL]. [2024–01–25]. https://www. nice. org. uk/process/pmg5.

[230] NATIONAL INSTITUTE FOR HEALTH AND CLINICAL EXCELLENCE. Developing NICE guidelines: the manual[EB/OL]. [2024–01–25]. https://www. nice. org. uk/process/pmg20.

[231] WORLD HEALTH ORGANIZATION. WHO Handbook for guideline development, 2nd ed [EB/OL]. [2024–01–25]. https://www. who. int/publications/i/item/9789241548960.

[232] DJULBEGOVIC B, GUYATT G H. Progress in evidence-based medicine: a quarter century on [J]. Lancet, 2017, 390: 415–423.

[233] WHO recommendations: Intrapartum care for a positive childbirth experience [M]. Geneva: World Health Organization, 2018: 1–165.

[234] QUEENSLAND HEALTH. Metarnity And Metarnity and Neonatal Clinical Guideline:normal birth[M]. Queensland: Queensland Health, 2018: 1–42.

[235] QUEENSLAND HEALTH. Intrapartum pain management [EB/OL]. [2024–1–31]. https://www. health. qld. gov. au/_data/assets/pdf_file/0014/1211126/g-intrapartum-pain. pdf.

[236] SCOTTISH INTERCOLLEGIATE GUIDELINES NETWORK. Perinatal mental health conditions [EB/OL]. [2024–1–31]. https://www. sign. ac. uk/media/2161/sign-169–perinatal-final. pdf.

[237] First and Second Stage Labor Management: ACOG Clinical Practice Guideline No. 8[J]. Obstet Gynecol, 2024, 143(1):144–162.

[238] NILES K M, JAIN V, CHAN C, et al. Guideline No. 441: Antenatal Fetal Health Surveillance [J]. J Obstet Gynaecol Can, 2023, 45 (9):665–677.

[239] BARASINSKI C, ZAROS C, BERCHERIE J, et al. Intervention during the Perinatal Period: Synthesis of the Clinical Practice Guidelines from the French National College of Midwives [J]. J Midwifery Womens Health, 2022, 67 Suppl 1:S2–S16.

[240] Intrapartum care for healthy women and babies [M]. London: National Institute for Health and Care Excellence (NICE), 2022.

[241] BROWN M A, MAGEE L A, KENNY L C, et al. The hypertensive disorders of pregnancy: ISSHP

classification, diagnosis & management recommendations for international practice [J]. Pregnancy Hypertens, 2018, 13:291–310.

[242] Gestational Hypertension and Preeclampsia: ACOG Practice Bulletin, Number 222 [J]. Obstet Gynecol, 2020, 135(6):e237–e260.

[243] BUTALIA S, AUDIBERT F, CÔTÉ A M, et al. Hypertension Canada's 2018 Guidelines for the Management of Hypertension in Pregnancy [J]. Can J Cardiol, 2018, 34 (5):526–531.

[244] BARTICK M, HERNÁNDEZ-AGUILAR M T, WIGHT N, et al. ABM Clinical Protocol #35: Supporting Breastfeeding During Metarnal or Child Hospitalization [J]. Breastfeed Med, 2021, 16 (9):664–674.

[245] QUEENSLAND HEALTH. Establishing breastfeeding [EB/OL]. [2024–1–31]. https://www. health. qld. gov. au/_data/assets/pdf_file/0033/139965/g-bf. pdf.

[246] ESCOBAR M F, NASSAR A H, THERON G, et al. FIGO recommendations on the management of postpartum hemorrhage 2022[J]. Int J Gynaecol Obstet, 2022, 157 Suppl 1 (Suppl 1):3–50.

[247] WHO recommendations for care of the preterm or low-birth-weight infant [M]. Geneva: World Health Organization, 2022.

[248] ROBINSON D T, CALKINS K L, CHEN Y, et al. Guidelines for parenteral nutrition in preterm infants: The American Society for Parenteral and Enteral Nutrition [J]. JPEN J Parenter Enteral Nutr, 2023, 47 (7):830–858.

[249] QUEENSLAND HEALTH. Guideline Supplement: Newborn baby assessment (routine) [EB/OL]. [2024–1–31]. https://www. health. qld. gov. au/_data/assets/pdf_file/0014/142043/s-newexam. pdf.

[250] National Institute for Health and Clinical Excellence. Postnatal care (NG194) [EB/OL]. [2021–04–20]. https://www. nice. org. uk/guidance/ng194.

[251] QUEENSLAND CLINICAL GUIDELINES. Perineal care. Guideline No. MN18. 30–V4–R23. Queensland Health. 2018 [EB/OL]. http://www. health. qld. gov. au/qcg.

[252] RCOG. The Management of Third- and Fourth-Degree Perineal Tears. Green-top Guideline No. 29 [EB/OL]. https://www. rcog. org. uk/en/guidelines-research-services/guidelines/gtg29/.

[253] QCG. Instrumental vaginal birth. Guideline No. MN18. 49–V2–R23. Queensland Health. 2018. [EB/OL]. https://www. health. qld. gov. au/qcg.

[254] ACOG Practice Bulletin No. 198: Prevention and Management of Obstetric Lacerations at Vaginal Delivery [J]. Obstet Gynecol, 2018, 132(3):e87–e102.

[255] Guidelines 2. 0: systematic development of a comprehensive checklist for a successful guideline enterprise[J]. Cmaj Canadian Medical Association Journal, 2014, 186(3):E123. DOI:10. 1503/cmaj. 131237.

[256] ASSOCIATION A P. Diagnostic and Statistical Manual of Mental Disorders[J]5th ed. EditionWashington, DC: American Psychiatric Association, 2013.

[257] CHEN M H, PAN T L, BAI Y M, et al. Postpartum Depression and Psychosis and Subsequent Severe Mental Illnesses in Mothers and Neurodevelopmental Disorders in Children: A Nationwide Study[J]. J Clin Psychiatry, 2021, 82(4).

[258] KLEINE I. Interventions to prevent perinatal depression: US Preventive Services Task Force

Recommendation Statement[J]. Arch Dis Child Educ Pract Ed, 2020, 105 (4): 242–243.

[259] STEWART D E, VIGOD S N. Postpartum Depression: Pathophysiology, Treatment, and Emerging Therapeutics[J]. Annu Rev Med, 2019, 70: 183–196.

[260] CHOW R, HUANG E, LI A, et al. Appraisal of systematic reviews on interventions for postpartum depression: systematic review[J]. BMC Pregnancy Childbirth, 2021, 21(1): 18.

[261] ADELE VIGUERA. Mild to moderate postpartum unipolar majordepression:treatment[EB/OL]. (2021–12–14) [2022–03–16]. https://uptodate3. 80599. net/contents/zh-Hans/mild-to-moderate-postpartumunipolar-major-depression-treatment?search=postpartum% 20depression&sectionRank= 2&usage_type=default&anchor=H3895986858&source=machineLearning&selectedTitle=2～126& display_rank=2#H3895986858.

[262] Registered Nurses' Association of Ontario. Assessment and interventions for perinatal depression[EB/OL]. (2019–05–08) [2022–08–16]. https://rnao. ca/bpg/guidelines/assessment-and-interventionsperinatal-depression.

[263] AUSTIN M P, HIGHET N, EXPERT WORKING GROUP. Mental health care in the perinatal period: Australian clinical practice guideline[EB/OL]. (2017–10) [2022–08–16]. https://guidelines. web portal. com/mental-health-care-perinatal-period-australian-clinical-practice-guideline.

[264] National Institute for Health and Care Excellence. Antenatal and postnatal mental health:clinical management and service guidance[EB/OL]. (2014–12–17) [2022–08–16]. www. nice. org. uk/ guidance/cg192.

[265] Screening and Diagnosis of Mental Health Conditions During Pregnancy and Postpartum: ACOG Clinical Practice Guideline No. 4[J]. Obstet Gynecol, 2023, 141 (6): 1232–1261.

[266] SING. Perinatal mental health conditions[EB/OL]. (2023–12–15) [2024–01–04]. https://www. sign. ac. uk/.

[267] BULL F C, AL-ANSARI S S, BIDDLE S, et al. World Health Organization 2020 guidelines on physical activity and sedentary behaviour[J]. Br J Sports Med, 2020, 54(24): 1451–1462.

[268] PARK S H, KIM J I. Predictive validity of the Edinburgh postnatal depression scale and other tools for screening depression in pregnant and postpartum women: a systematic review and meta-analysis[J]. Arch Gynecol Obstet, 2023, 307(5): 1331–1345.

[269] COOPER P J, MURRAY L, WILSON A, et al. Controlled trial of the short- and long-term effect of psychological treatment of post-partum depression. I. Impact on Metarnal mood [J]. Br J Psychiatry, 2003, 182: 412–419.

[270] NILLNI Y I, MEHRALIZADE A, MAYER L, et al. Treatment of depression, anxiety, and trauma-related disorders during the perinatal period: A systematic review [J]. Clin Psychol Rev, 2018, 66: 136–148.

[271] ASHFORD M T, OLANDER E K, AYERS S. Computer- or web-based interventions for perinatal mental health: A systematic review [J]. J Affect Disord, 2016, 197: 134–146.

[272] MCCURDY A P, BOULÉ N G, SIVAK A, et al. Effects of Exercise on Mild-to-Moderate Depressive Symptoms in the Postpartum Period: A Meta-analysis [J]. Obstet Gynecol, 2017, 129(6): 1087–1097.

[273] FANCOURT D, PERKINS R. Could listening to music during pregnancy be protective against postnatal depression and poor wellbeing post birth? Longitudinal associations from a preliminary prospective cohort study [J]. BMJ Open, 2018, 8 (7): e021251.

[274] YANG W J, BAI Y M, QIN L, et al. The effectiveness of music therapy for postpartum depression: A systematic review and meta-analysis [J]. Complement Ther Clin Pract, 2019, 37: 93–101.

[275] SILVA D F O, COBUCCI R N, GONÇALVES A K, et al. Systematic review of the association between dietary patterns and perinatal anxiety and depression [J]. BMC Pregnancy Childbirth, 2019, 19(1): 212.

[276] CHATZI L, MELAKI V, SARRI K, et al. Dietary patterns during pregnancy and the risk of postpartum depression: the mother-child 'Rhea' cohort in Crete, Greece[J]. Public Health Nutr, 2011, 14(9): 1663–1670.

[277] SURADOM C, SUTTAJIT S, OON-AROM A, et al. Omega-3 polyunsaturated fatty acid (n-3 PUFA) supplementation for prevention and treatment of perinatal depression: a systematic review and meta-analysis of randomized-controlled trials [J]. Nord J Psychiatry, 2021, 75 (4): 239–246.

[278] YEO C L, BISWAS A, TTK EE, et al. Singapore neonatal resuscitation guidelines 2016[J]. Singapore Med J, 2017, 58(7):391–403.

[279] MADAR J, ROEHR C C, AINSWORTH S, et al. European resuscitation council guidelines 2021: newborn resuscitation and support of transition of infants at birth [J]. Resuscitation, 2021, 161:291–326.

[280] MCDONALD S D, NARVEY M, EHMAN W, et al. Guideline No. 424: umbilical cord management in preterm and term infants [J]. J Obstet Gynaecol Can, 2022, 44(3):313–322.

[281] American College of Obstetricians and Gynecologists (ACOG). Delayed umbilical cord clamping after birth:ACOG Committee opinion, Number 8l4 [J]. Obstet Gynecol, 2020, 136 (6): e100–e106.

[282] PETITPREZ K, MATTUIZZI A, GUILLAUME S, et al. Normal delivery: physiologic support and medical interventions. Guidelines of the French National Authority for Health (HAS) with the collaboration of the French College of Gynecologists and Obstetricians (CNGOF) and the French College of Midwives (CNSF) [J]. J Mat ern Fetal Neonatal Med, 2022, 35(25):6576–6585.

[283] NUDELMAN M J R, BELOGOLOVSKY E, JEGATHEESAN P, et al. Effect of delayed cord clamping on umbilical blood gasvalues in term newborns: a systematic review [J]. ObstetGynecol, 2020, 135 (3):576–582.

[284] SALLY, KENDALL, ROS, et al. A global approach to promoting research and evidence-based practice for community nurses. [J]. British journal of community nursing, 2024, 29(1):16–19.

[285] CHIEUN, SONG. Changes in evidence-based practice self-efficacy among nursing students and the impact of clinical competencies: Longitudinal descriptive study [J]. Nurse education today, 2024, 132:106008.

[286] NAHUM-YERUSHALMY A, WALFISCH A, LIPSCHUETZ M, et al. Uterine rupture risk in a trial of labor after cesarean section with and without previous vaginal births [J]. Archives ofGynecology and Obstetrics, 2022:305(6):1–7.

[287] WORLD HEALTH ORGANIZATION. WHO Handbook for Guideline Development [M]. 2nd ed.

Geneva: World Health Organization, 2014.

[288] Scottish Intercollegiate Guidelines Network (SIGN). SIGN 50: a guideline developer's handbook [M]. Revised version. Edinburgh:SIGN, 2014.

[289] GROUP T W, ORGANIZATION W H. Care in normal birth: a practical guide. Technical Working Group, World Health Organization. [J]. Birth, 1997, 24(2):121.

[290] GUPTA J K, NIKODEM C. Metarnal posture in labour[J]. Eur J Obstet Gynecol Reprod Biol, 2000, 92(2):273–277.

[291] QIU P, LIN X, LI A, et al. Research status and hotspots of cesarean scar pregnancy from 2001 to 2020: a bibliometric analysis [J]. Ann Palliat Med, 2022, 11(2):631–646.

相 关 图 书 推 荐

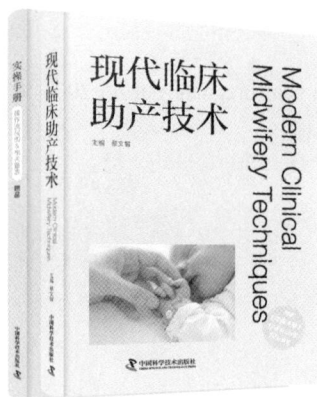

主编　蔡文智

定价　138.00 元

编者从助产学科发展和临床需求的角度出发，围绕以家庭为中心的助产服务模式，突出助产专业特色，系统介绍了覆盖全生命周期的连续性助产服务，以期对临床助产技术进行规范，对助产新技术、新理论进行补充和完善，为临床提供借鉴和指导，进而保障母婴安全，提高母婴健康水平。本书体例新颖、视角独到，兼顾科学性与前瞻性、专业性与通用性，是一部可操作性很强的助产学专业技术实用著作。全书共 16 章，包括绪论、优生咨询与保健技术、辅助生殖技术、产科心理技术、营养评估与体质量管理技术、分娩疼痛控制技术、体位管理技术、分娩助产技术、母乳喂养技术、胎儿和新生儿发育促进技术、新生儿照护技术、产科急救技术、产科康复技术、产科中医适宜技术、居家分娩技术、性与避孕技术，从操作技术定义、目的、适应证、禁忌证、操作步骤及流程、知识拓展等方面进行全方位阐述，以帮助助产士在工作中快速简明地获取相关内容，可作为临床助产士、产科护士、社区护士、高校教师等女性健康相关从业人员的专业参考书。

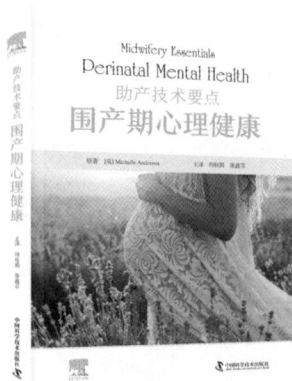

原著　[美] Michelle Anderson

主译　何桂娟　徐鑫芬

定价　118.00 元

本书引进自 ELSEVIER 出版集团，由国际生殖健康与生育研究专家 Michelle Anderson 领衔编写，是一部全面介绍孕产妇围产期心理健康问题的著作。全书共 9 章，系统阐述了围产期心理健康知识和助产实践的方法，详细探讨了妊娠期间和妊娠后的心理健康问题及其相关因素，以及可能的药物治疗干预，并针对不同孕产妇人群在妊娠期间和分娩后首次出现心理健康问题，提供了颇具深度和广度的专业知识和在实践中应用的建议。本书内容全面，实用性强，可为围产期不断筛查孕产妇心理健康的变化提供更完善的个性化、整体化和安全化的围产期心理护理，可作为护理、助产专业学生和临床护士及助产士、保健专业人员的指导用书。